Birte Kimmerle
Kinderkrankenpflege in Frühen Hilfen

Birte Kimmerle

Kinderkrankenpflege in Frühen Hilfen

Zur Entstehung einer spezifischen Berufsausrichtung der Pflegefachberufe

BELTZ JUVENTA

Die Autorin
Birte Kimmerle, Ph. D., ist Gesundheits- und Pflegewissenschaftlerin, Dipl. Pflegewirtin (FH) und Kinderkrankenschwester. Als wissenschaftliche Mitarbeiterin am Universitätsklinikum Tübingen widmet sie sich der klinischen Forschung und untersucht den Einsatz digitaler Technologien in der Gesundheitsversorgung. Ihre weiteren Arbeits- und Interessenschwerpunkte umfassen familienorientierte Versorgungskonzepte, partizipative Versorgungsforschung, Praxisentwicklung und die Professionalisierung der Pflegeberufe.

Das Buch wurde unter dem Titel „*Familien-Gesundheits- und Kinderkrankenpflege in Frühen Hilfen: eine Arena-Analyse zur Entstehung einer spezifischen Berufsausrichtung der Pflegefachberufe*“ 2024 als Dissertation von Birte Kimmerle zur Erlangung des Grades eines Philosophical Doctor (Ph. D.) an der Universität Witten/Herdecke, Fakultät für Gesundheit, Department für Pflegewissenschaft verfasst.

Dieses Buch ist erhältlich als:
ISBN 978-3-7799-8695-9 Print
ISBN 978-3-7799-8696-6 E-Book (PDF)
ISBN 978-3-7799-8697-3 E-Book (ePub)

1. Auflage 2025

in der Verlagsgruppe Beltz · Weinheim Basel
Werderstraße 10, 69469 Weinheim
service@beltz.de

Herstellung: Myriam Frericks
Satz: Datagrafix, Berlin
Druck und Bindung: Beltz Grafische Betriebe, Bad Langensalza
Beltz Grafische Betriebe ist ein Unternehmen mit finanziellem Klimabeitrag
(ID 15985-2104-1001)
Printed in Germany

Weitere Informationen zu unseren Autor:innen und Titeln finden Sie unter: www.beltz.de

Inhaltsverzeichnis

Abbildungsverzeichnis

Tabellenverzeichnis

Abkürzungsverzeichnis

Abs.	Absatz
Art.	Artikel
BB	Brandenburg
BDH	Bund Deutscher Hebammen
BDSG	Bundesdatenschutzgesetz
BE	Berlin
BeKD	Berufsverband Kinderkrankenpflege Deutschland
BGB	Bürgerliches Gesetzbuch
BGH	Bundesgerichtshof
BIFH	Bundesinitiative Frühe Hilfen
BKiSchG	Bundeskinderschutzgesetz
BL	Bundesland
BMFSFJ	Bundesministerium für Familie, Senioren, Frauen und Jugend
BMG	Bundesministerium für Gesundheit
BW	Baden-Württemberg
BY	Bayern
BZgA	Bundeszentrale für gesundheitliche Aufklärung
CDU/CSU	Christlich Demokratische Union Deutschlands/Christlich-Soziale Union
DBfK	Deutscher Berufsverband für Pflegeberufe
DGHWi	Deutsche Gesellschaft für Hebammenwissenschaft
DHBW	Dualen Hochschule Baden-Württemberg
DHV	Deutscher Hebammenverband
DIFU	Deutsches Institut für Urbanistik
DJI	Deutsches Jugendinstitut
DM	Dokumentarische Methode
DQR	Deutscher Qualifikationsrahmen
DRK	Deutsches Rotes Kreuz
EU	Europäische Union
FGH	Familiengesundheitshebamme
FGKiKP	Familien-Gesundheits- und Kinderkrankenpflege sowie Familien-Gesundheits- und Kinderkrankenpfleger*innen
FGP	Familiengesundheitspflege
FiM	Kriseninterventionsprogramm „Familie im Mittelpunkt“
G-BA	Gemeinsamer Bundesausschuss
GFB	Gesundheitsorientierte Familienbegleitung
GFK	Gesundheitsfachkräfte (Hebammen, Familienhebammen, Pflegefachpersonen, Kinderkrankenpfleger*innen, FGKiKP)

GKiKP	Gesundheits- und Kinderkrankenpfleger*innen
GKinD	Gesellschaft der Kinderkrankenhäuser und Kinderabteilungen in Deutschland
GT	Grounded Theory
HB	Hansestadt Bremen
HE	Hessen
HH	Hansestadt Hamburg
IEF	Insoweit erfahrene Fachkraft
IG Kikra	Interessensgemeinschaft freiberuflich und/oder präventiv tätiger Kinderkrankenschwestern
JFMK	Jugend- und Familienministerkonferenz bzw. Konferenz der Jugend- und Familienminister*innen
JMK	Jugendministerkonferenz bzw. Konferenz der Jugendminister*innen
KiD	Kinder in Deutschland
KiGGS	Kinder- und Jugendgesundheitssurvey
KKG	Gesetz zur Kooperation und Information im Kinderschutz
KWG	Kindeswohlgefährdung
LaB	Langfristige aufsuchende Betreuung und Begleitung
MPK	Ministerpräsidentenkonferenz bzw. Konferenz der Ministerpräsident*innen
MV	Mecklenburg-Vorpommern
NEST	Der Begriff ist kein Akronym. Er steht für eine Umgebung, in der Kinder gesund, geborgen und sicher aufwachsen können.
NFP	Nurse-Family Partnership
NI	Niedersachsen
NJW	Neue Juristische Wochenschrift
NW	Nordrhein-Westfalen
NZFH	Nationales Zentrum Frühe Hilfen
ÖGD	Öffentlicher Gesundheitsdienst
Para.	Paragraf
PflBG	Pflegeberufegesetz
QDA	Qualitative Datenanalyse
RP	Rheinland-Pfalz
SEVG	Systematisches Explorations- und Verlaufsinventar für Gesundheitsfachkräfte in den Frühen Hilfen
SGB	Sozialgesetzbuch
SH	Schleswig-Holstein
SitA	Situationsanalyse
SL	Saarland
SMA	Sozialmedizinische Assistent*in
SN	Sachsen

SPD	Sozialdemokratische Partei Deutschlands
SPFH	Sozialpädagogische Familienhilfe, Sozialpädagogische Familienhelfer*innen
SPZ	Sozialpädiatrisches Zentrum
ST	Sachsen-Anhalt
STEEP	Steps Toward Effective and Enjoyable Parenting – Schritte hin zu gelingender und Freude bereitender Elternschaft
TH	Thüringen
U3–U7a	kinderärztliche Früherkennungsuntersuchungen
VN	Vereinte Nationen
WHO	Word Health Organization bzw. Weltgesundheitsorganisation
WiEge	Akronym für Projekt „Wie Elternschaft gelingt“
WR	Wissenschaftsrat

Vorwort

Birte Kimmerle befasst sich in ihrer Untersuchung mit dem beruflichen Handeln von Familien-Gesundheits- und Kinderkrankenpflegefachpersonen vor dem Hintergrund aktueller Entwicklungen der Pflegeberufe. Dabei rückt sie ein neu entstandenes Handlungsfeld in den Fokus: die Frühen Hilfen. Das Angebot der Familien-Gesundheits- und Kinderkrankenpflege in Frühen Hilfen zielt darauf ab, Familien mit Kleinkindern in belastenden Situationen langfristig zu unterstützen. In diesem Arbeitsfeld agieren die spezifisch qualifizierten Pflegefachpersonen in einem Spannungsfeld zwischen Prävention von Kindeswohlgefährdung und Förderung von Kindergesundheit.

Die Studie bietet eine professionstheoretische und berufssoziologische Perspektive auf die Herausforderungen der Kinderkrankenpflege innerhalb des multiprofessionellen Arbeitsfeldes der Frühen Hilfen. Kimmerle zeigt auf, wie sich die Berufsgruppe im Zusammenspiel mit anderen Professionen positioniert und welche Dynamiken dadurch entstehen.

Für ihre empirische Untersuchung greift Birte Kimmerle auf die Situationsanalyse zurück, die aus der Grounded Theory hervorgegangen ist. Das theoretische Fundament dieses Ansatzes bildet die Theorie sozialer Welten und Arenen nach Anselm Strauss. Mit einer Arena-Analyse rekonstruiert Kimmerle die unterschiedlichen Perspektiven und Interessen kollektiver Akteure zum kontroversen Thema des Kinderschutzes. Dabei untersucht sie machtsensibel, wie Deutungshoheiten entstehen und welche Akteure dabei gewinnen oder verlieren. Anhand empirisch fundierter Daten zeigt sie, wie Angehörige der Pflegeberufe zeitweise insbesondere mit Hebammen um Zuständigkeiten konkurrieren. Dabei geht es nicht nur um fachliche Legitimation, sondern auch um materielle und symbolische Ressourcen, die berufliche Anerkennung sichern.

Kimmerle analysiert, wie sich im Diskursraum der Frühen Hilfen die spezifische Berufsausrichtung der Familien-Gesundheits- und Kinderkrankenpflege herausgebildet hat. Ihre Untersuchung verdeutlicht, dass Pflegefachpersonen mit erweiterten Kompetenzen nicht nur als Expertinnen für Kindergesundheit auftreten, sondern auch eine wichtige Brückenfunktion zwischen Gesundheitssystem und Kinder- und Jugendhilfe einnehmen. Gleichzeitig wird offenbar, dass die intersektorale Trennung des deutschen Gesundheitswesens eine zentrale Hürde für die Professionalisierung der Pflegeberufe darstellt.

Besonderes Augenmerk legt Kimmerle auf die professionshinderlichen Bedingungen, die im Spannungsfeld von Heteronomie und Autonomie der Berufsausübung entstehen. Ihre Analyse zeigt, wie bürokratische Anforderungen und hierarchische Strukturen die selbstbestimmte Berufsausübung häufig erschweren.

Daraus leitet sie die Notwendigkeit professionsförderlicher Rahmenbedingungen ab. Pflegefachpersonen mit spezifischen erweiterten Kompetenzen benötigen gezielte Unterstützung, um ihre Arbeit autonom und effektiv ausüben zu können. Die Untersuchung macht deutlich, dass solche Strukturen nicht nur die Attraktivität des Berufsfeldes steigern, sondern auch langfristig einen entscheidenden Beitrag zur Versorgung von Familien mit kleinen Kindern leisten.

Darüber hinaus beleuchtet Kimmerle die Herausforderungen der Kinderkrankenpflege im Kontext der generalistischen Pflegeausbildung. Gerade in diesem Zusammenhang zeigt ihre Arbeit, wie sich die spezifische Berufsausrichtung der Familien-Gesundheits- und Kinderkrankenpflege entwickelt hat und welchen essenziellen Beitrag Pflegefachpersonen mit spezialisierten Kompetenzen im häuslichen Umfeld leisten können. Die Ergebnisse ihrer Studie geben wertvolle Impulse für die Weiterentwicklung von Versorgungsstrukturen und liefern wichtige Erkenntnisse für die Professionalisierungsforschung in der Pflege.

Mit ihrer Untersuchung reiht sich Birte Kimmerles Buch in die Debatte um die Professionalisierung der Pflege ein und bereichert den wissenschaftlichen Diskurs mit einer fundierten Analyse zu den Chancen und Herausforderungen der Familien-Gesundheits- und Kinderkrankenpflege. Die Arbeit zeigt eindrucksvoll, wie berufliche Rahmenbedingungen, interdisziplinäre Zusammenarbeit und professionspolitische Fragestellungen ineinandergreifen. Sie skizziert notwendige Veränderungen, die eine zukunftsfähige Pflege ermöglichen können, und liefert damit nicht nur einen wichtigen Beitrag für die Fachwelt, sondern auch für die Weiterentwicklung der Pflegepraxis.

Osnabrück, Dezember 2024
Prof. Dr. Friederike zu Sayn-Wittgenstein

Tübingen, Dezember 2024
Prof. Dr. Ursula Offenberger

1 Einleitung

1.1 Hinführung

Die Kinderkrankenpflege[1] entwickelte sich zu Beginn des 20. Jahrhunderts als eine Antwort auf die hohe Säuglings- und Kindersterblichkeit (Elendt, 1992; Wegmann, 1992; Wunderlich, 1967). Mehr als ein Jahrhundert später zeigte sich eine ähnliche Entwicklung mit der Entstehung der Familien-Gesundheits- und Kinderkrankenpflege (FGKiKP), die ihren Ausgangspunkt ebenfalls in einer gesellschaftlichen Problemlage hatte. 2006 starb ein Kind an den Folgen von Verletzungen und Vernachlässigung, obwohl die Familie vom Jugendamt betreut worden war und das Kind unter staatlichem Schutz gestanden hatte. Dieser medial breit diskutierte Fall galt als Beweis für das Versagen des Kinderschutzsystems, stellte die Rolle staatlicher Stellen infrage und heizte die Debatte über öffentliche und private Erziehungsverantwortung an. Sowohl im gesellschaftlichen als auch im fachlichen Diskurs wurden Eltern und Familie infolgedessen nicht ausschließlich hinsichtlich ihrer Ressourcen betrachtet, sondern vor allem auch hinsichtlich ihrer Defizite. Familien in Überforderungssituationen und Belastungslagen wurden als „Risikofamilien", „Hochrisikofamilien" oder „Multiproblemfamilien" bezeichnet (Cierpka, 2012; Cierpka et al., 2007; Gerber, 2010; Kißgen & Heinen, 2010; Meier-Gräwe & Wagenknecht, 2011; Windus & Franzkowiak, 2012), was mit Gefährdungspotenzial für Kinder konnotiert wurde.

In der Konsequenz stellte sich die gesellschaftliche Frage, wie Familien frühzeitig und noch effektiver unterstützt werden können, damit Kinder gesund und frei von Gewalt aufwachsen. Eine Schwierigkeit wurde dabei darin gesehen, dass kumulierte Problem- oder sogar Notlagen, die sowohl die Elternteile als auch das Kind betreffen, auf zersplitterte Zuständigkeiten im Hilfesystem trafen, besser jedoch integrativ, aus einer Hand, bearbeitet werden sollten. Das warf wiederum die Frage auf, welche Fachkräfte qualifiziert waren, die Gesundheit von Müttern und Vätern, die gesunde Entwicklung und Ernährung von Kindern und die Alltagsgestaltung von Familien optimal einzuschätzen und zu fördern.

Vor diesem Hintergrund startete die Bundesregierung das Aktionsprogramm „Frühe Hilfen für Eltern und Kinder und soziale Frühwarnsysteme" und richtete 2007 ein Nationales Zentrum Frühe Hilfen (NZFH) als zentrale Koordinierungsstelle und Austauschplattform auf Bundesebene ein (Sann & Schäfer, 2008). Die

---

1 Für das Tätigkeitsfeld von Pflegefachpersonen in der pädiatrischen Versorgung wird in dieser Arbeit der Begriff *Kinderkrankenpflege* verwendet. Als Tätige in diesem Feld werden alle dreijährig ausgebildeten Pflegefachpersonen verstanden, die einen Berufsabschluss in diesem Versorgungssetting erworben haben, unabhängig von der spezifischen Berufsbezeichnung (z. B. „Kinderkrankenschwester" oder „Gesundheits- und Kinderkrankenpflegerin").

Bundesinitiative „Netzwerke Frühe Hilfen und Familienhebammen"[2] (2012–2017) wurde daraufhin ins Leben gerufen und veranschaulicht bereits in ihrer Namensgebung zwei ihrer zentralen Förderschwerpunkte: die Implementierung von Netzwerken sowie den Einsatz von Familienhebammen und vergleichbaren Berufsgruppen[3] (Art. 1 Abs. 2 Verwaltungsvereinbarung gem. § 3 Abs. 4 des Gesetzes zur Kooperation und Information im Kinderschutz [KKG]). In den letzten 15 Jahren haben sich Unterstützungsangebote Früher Hilfen für junge Familien ab der Schwangerschaft und mit Kindern bis zu einem Alter von drei Jahren bundesweit etabliert (NZFH, 2021). Dazu gehören präventive Hausbesuchsprogramme, in denen Familien längerfristig durch Gesundheitsfachkräfte (GFK)[4] betreut und begleitet werden. *Frühe Hilfen* zielen darauf ab, „Entwicklungsmöglichkeiten von Kindern und Eltern in Familie und Gesellschaft frühzeitig und nachhaltig zu verbessern" (NZFH, 2009, S. 13):

> Neben alltagspraktischer Unterstützung wollen Frühe Hilfen insbesondere einen Beitrag zur Förderung der Beziehungs- und Erziehungskompetenz von (werdenden) Müttern und Vätern leisten. [...] Grundlegend sind Angebote, die sich an alle (werdenden) Eltern mit ihren Kindern im Sinne der Gesundheitsförderung richten (universelle/primäre Prävention). Darüber hinaus wenden sich Frühe Hilfen insbesondere an Familien in Problemlagen (selektive/sekundäre Prävention) (NZFH, 2009, S. 13)

Frühe Hilfen zielen im Kern darauf ab, allen Familien Unterstützung anzubieten. Einerseits orientieren sie sich an den Ressourcen und am Entwicklungspotenzial von Kindern und Familien, um zu einem gesunden Aufwachsen beizutragen. Andererseits geht es darum, gewaltfreies Aufwachsen zu gewährleisten sowie das Recht auf Schutz, Förderung und Teilhabe von Kindern umzusetzen. Im Zuge der Früherkennung von Kindeswohlgefährdung wurde für Frühe Hilfen das Ziel formuliert,

> [...], dass Risiken für das Wohl und die Entwicklung des Kindes frühzeitig wahrgenommen und reduziert werden. Wenn die Hilfen nicht ausreichen, eine Gefährdung des Kindeswohls abzuwenden, sorgen Frühe Hilfen dafür, dass weitere Maßnahmen zum Schutz des Kindes ergriffen werden. (NZFH, 2009, S. 13)

---

2 Die Bezeichnung dieser Initiative wird in dieser Arbeit mit „Bundesinitiative" abgekürzt. Der Begriff „Bundesstiftung" steht analog dazu für „Bundesstiftung Frühe Hilfen". Sie wurde als langfristige Weiterführung zur Finanzierung der im Rahmen der Bundesinitiative implementierten Angebote im Jahr 2018 gegründet.

3 Einen dritten Schwerpunkt bildete die Förderung des Aufbaus ehrenamtlicher Strukturen, was in dieser Arbeit jedoch nicht fokussiert wird.

4 Als *Gesundheitsfachkräfte* werden in dieser Arbeit Hebammen und Familienhebammen sowie dreijährig ausgebildete Pflegefachpersonen im Tätigkeitsfeld Kinderkrankenpflege und FGKiKP bezeichnet.

Aus dieser Formulierung lässt sich als Aufgabe von Frühen Hilfen die Überleitung zu Maßnahmen des intervenierenden Kinderschutzes ableiten. Eine Intention Früher Hilfen war ursprünglich, präventive, gesundheitsbezogene und psychosoziale Hilfen aufzubauen, die bestehenden Hilfesysteme zu vernetzen und eine bessere Zusammenarbeit und Kooperation anzustreben (Paul & Backes, 2017).

In *Netzwerken Früher Hilfen* sollten die verschiedenen Hilfeangebote, beteiligten Akteursgruppen und Institutionen sektorenübergreifend koordiniert werden (Paul & Backes, 2017). Insbesondere eine enge Vernetzung und Kooperation von Institutionen und Angeboten aus den Bereichen der Schwangerschaftsberatung, des Gesundheitswesens, der interdisziplinären Frühförderung sowie der Kinder- und Jugendhilfe wurden angestrebt. Die Qualität der Versorgung von Familien sollte durch die Organisation in Netzwerken verbessert und Unterstützung flächendeckend und bedarfsgerecht gewährleistet werden (Paul & Backes, 2017). Großes Potenzial wurde in multiprofessioneller Kooperation und Vernetzung gesehen, zu deren Koordination und Gestaltung die Netzwerke dienen sollten (Sann et al., 2022, S. 66). Als Schlüssel für die langfristige Implementierung und erfolgreiche Etablierung der Netzwerke wurde die Einrichtung einer Koordinierungsstelle identifiziert (Sann et al., 2022, S. 60). Diese koordiniert den Einsatz der GFK wie Familienhebammen und FGKiKP.

Familienhebammen sind examinierte Hebammen[5] mit mindestens zwei Jahren Berufserfahrung und einer Zusatzqualifikation zur Arbeit in den Frühen Hilfen. Der Begriff „Familienhebamme" ist keine eigenständige Berufsbezeichnung, sondern er basiert auf dem Berufsbild der Hebamme und stellt eine Erweiterung dieses Berufes und seines Tätigkeitsspektrums dar (Horcher-Metzger, 2021, S. 176). Bereits seit 1980 gab es Konzepte für den Einsatz von Familienhebammen, z. B. in Bremen. Auch Modellprojekte im Rahmen des Aktionsprogramms (2006–2010) machten Familienhebammen bereits vor dem Start der Bundesinitiative zu zentralen Akteurinnen aufsuchender Hilfen für junge Familien. Allerdings wurde ihr Einsatz erst seit Inkrafttreten des Bundeskinderschutzgesetzes (BKiSchG) im Jahr 2012 zum finanzierten Regelangebot. Seitdem werden sowohl der Einsatz als auch die Qualifizierung von Familienhebammen staatlich gefördert und im BKiSchG geregelt. Der Beruf ist darüber hinaus an gesetzliche Regelungen und Berufsordnungen der Bundesländer gebunden.[6]

*Familien-Gesundheits- und Kinderkrankenpfleger*innen* (FGKiKP) sind examinierte Gesundheits- und Kinderkrankenpfleger*innen (GKiKP) oder

5 Seit dem Gesetz zur Reform der Hebammenausbildung 2019 gilt die Berufsbezeichnung „Hebamme" für alle Geschlechter. Die Bezeichnung „Entbindungspfleger" für männliche Berufsvertreter wird nicht weitergeführt.

6 Zum Beispiel sind in Niedersachsen die Bezeichnung „Familienhebamme" bzw. „Fachkraft Frühe Hilfen – Familienhebamme" und „Fachkraft Frühe Hilfen – Familien-Gesundheits- und Kinderkrankenpfleger/in" geschützt und die Weiterbildung ist dort landesrechtlich anerkannt.

Kinderkrankenschwestern bzw. -pfleger mit mindestens zwei Jahren Berufserfahrung und einer Zusatzqualifikation als FGKiKP. Sie setzen sich seit mehr als zehn Jahren neben Familienhebammen für das Wohl, die Gesundheit und den Schutz von Kindern am Lebensanfang ein (Paul et al., 2018) und unterstützen Familien in „besonderen Belastungssituationen" (NZFH, 2014c, S. 10). Sie führen sogenannte Willkommensbesuche[7] bei Familien mit Neugeborenen durch und bieten Familien in belastenden Lebenssituationen an, sie längerfristig zu betreuen und zu begleiten (Pabst et al., 2018, S. 68). Die Angebote im Rahmen der Frühen Hilfen sind für Familien mit bis zu dreijährigen Kindern freiwillig und kostenfrei (Renner et al., 2019c). Sie sind seit 2012 im BKiSchG verankert, welches auch die Einsätze von FGKiKP regelt, die über Bundesmittel finanziert werden (Renner, Scharmanski, van Staa et al., 2018).

Mit der Einführung von Hausbesuchsprogrammen im Kontext der Frühen Hilfen entstand ein neues Arbeitsfeld für die Kinderkrankenpflege außerhalb von Krankenhäusern. Dies stellt eine Besonderheit dar, da die Kinderkrankenpflege in Deutschland bisher nur begrenzt in außerklinische Versorgungsstrukturen eingebunden ist.

1.2 Forschungsanlass und Erkenntnisinteresse

Obwohl die Kinderkrankenpflege ein grundlegender Bestandteil der Angebote Früher Hilfen ist, wird sie in der Berufsrolle als FGKiKP[8] in der (Fach-)Öffentlichkeit kaum wahrgenommen: Familien und Kooperationspartner*innen sprechen die Fachkräfte teilweise als Hebammen an, im BKiSchG tauchen sie als Berufsgruppe nur indirekt auf und auch in Dokumenten des NZFH finden FGKiKP nicht durchgängig Erwähnung, sondern werden unter der Terminologie „Familienhebammen und vergleichbare Berufsgruppen aus dem Gesundheitsbereich" inkludiert (Ayerle et al., 2012; NZFH, 2014b, 2015b, 2018b; NZFH et al., 2013, S. 74, 2018; Lange & Liebald, 2013, S. 2, 7, Sann & Küster, 2013, S. 36, 43; Sann et al., 2022; Volk et al., 2020).

Ein wesentlicher Kern der Frühen Hilfen ist der Aufbau von Netzwerken zur interdisziplinären, multiprofessionellen und intersektoralen Zusammenarbeit und Kooperation (NZFH, 2016h). Um dies erfolgreich umzusetzen, ist es entscheidend, die Aufgaben, Zuständigkeiten, Handlungsmöglichkeiten und das

7 Bei Willkommensbesuchen werden Neugeborene willkommen geheißen. Das bedeutet, dass Familien, in denen ein Kind geboren wird, vonseiten der Kommune besucht und über Angebote für Familien informiert werden, z. B. über die Angebote Früher Hilfen. Die Familie kann den Besuch auch ablehnen.

8 Je nach Zusammenhang meint die Abkürzung FGKiKP entweder die Berufsbezeichnung oder die Pflegefachperson. In letzterem Fall steht die Abkürzung sowohl für den Plural als auch für die einzelne Fachkraft.

Profil der einzelnen Akteur*innen im Netzwerk zu kennen. In den Forschungsprogrammen des NZFH lag bis zum Beginn dieser Arbeit im Jahr 2016 kein expliziter Fokus auf der Rolle der FGKiKP. Gleichzeitig wurde wiederholt ein Bedarf zur „konzeptionellen Klärung von jeweiligen spezifischen Rollen und Aufgaben der Gesundheitsfachkraft gegenüber den betreuten Familien und im Zusammenwirken mit anderen [...] Fachkräften" festgestellt (NZFH, 2014a, S. 38; Pabst et al., 2018, S. 60). Auch im aktuellen Forschungsbericht des Deutschen Jugendinstituts (DJI) wird dieser Klärungsbedarf nach wie vor betont (Sann et al., 2022).

Vor diesem Hintergrund stellt sich die Frage, wie die Berufsausrichtung FGKiKP entstanden ist und wie und durch wen die Berufsrolle ausgehandelt wird. Im Zuge der Professionalisierungsbestrebungen der Pflegefachberufe[9] ist zudem relevant, welche Auswirkungen und Konsequenzen die gesellschaftlichen, strukturellen und (berufs-)politischen Entscheidungen bzw. Entwicklungen in diesem neuen Arbeitsfeld auf die Berufsentwicklung und die Berufsausübung, also auf das Handeln der dort tätigen Pflegefachpersonen haben. Das sind Fragen im Rahmen der Professionalisierungsforschung, sodass das zu untersuchende Phänomen – die berufliche Entwicklung einer Berufsgruppe in einem neuen Arbeitsfeld – in einem Professionalisierungskontext steht. In der vorliegenden Studie wird darum untersucht, wie Prozesse der Ausdifferenzierung, Aushandlung und Profilierung in Bezug auf die Berufsrolle FGKiKP ablaufen und zwischen wem sie stattfinden. Im Zentrum steht übergeordnet die folgende Frage:

*Wie gestaltet sich die Situation von Familien-Gesundheits- und Kinderkrankenpfleger*innen (FGKiKP) im Arbeitsfeld Frühe Hilfen?*

Dabei wird von einem *Situationsbegriff* ausgegangen, der räumlich und zeitlich dehnbar ist und diskursive sowie historische Ebenen einbezieht, also die Entstehung des Berufes und die Entwicklungen im Arbeitsfeld. Die Situation umfasst alles, was durch die stattfindenden Interaktionen zwischen den Beteiligten im Arbeitsfeld und in den Interaktionen der Forscherin mit dem Forschungsfeld als bedeutsam erachtet wird. Die Situation wird als relationales Gefüge, also als komplexe Struktur vielfältiger Beziehungen zwischen verschiedenen Elementen, betrachtet (Clarke, 2019; Clarke et al., 2018; Clarke et al., 2022a; Friese et al., 2022). Innerhalb der Studie werden diese für die Situation bedeutsamen Elemente (relevante Diskurse, Prozesse, Akteur*innen und Artefakte[10]) erschlossen und

9 Unter dem Begriff *Pflegefachberufe* werden in dieser Arbeit diejenigen Pflegeberufe mit mindestens dreijähriger Ausbildung gefasst, wohingegen der Begriff *Pflegeberufe* die „Assistenz- oder Helferausbildung in der Pflege" (§ 11 Abs. 1 Satz 2b PflBG) miteinschließt.

10 Artefakte sind menschengemachte Gegenstände, die physischer Natur sein können, z. B. Werkzeuge, Maschinen, Gebäude oder Kunstwerke, aber auch immateriell sein können, z. B. Symbole, Sprache oder soziale Institutionen.

in ihrer Relation zueinander untersucht. Es wird rekonstruiert, wie die Situation so geworden ist, wie sie sich darstellt.

Das Erkenntnisinteresse der Studie richtet sich auf die Situation von FGKiKP im Arbeitsfeld Frühe Hilfen, und zwar darauf, a) welche Umstände dazu geführt haben, dass sich die Berufsausrichtung FGKiKP entwickelt hat und was die Entwicklung beeinflusst, b) wie FGKiKP gegenüber anderen Akteursgruppen ihre Tätigkeit im neuen Arbeitsfeld aushandeln und was der Kern ihrer Aktivität ist, was ihr Handeln leitet und welche professionsbezogenen kollektiven Überzeugungen zum Ausdruck kommen.

Das Ziel der Untersuchung besteht darin, ein umfassendes Bild von FGKiKP in ihrem soziostrukturellen Gefüge im Organisationszusammenhang der Frühen Hilfen zu entwerfen. Davon soll abgeleitet werden, welche Anforderungen, Voraussetzungen und Perspektiven sich für die Weiterentwicklung der Berufsgruppe ergeben. Die Untersuchung zielt darauf ab, die Situation von Pflegefachpersonen in ihrer Rolle als FGKiKP im Arbeitsfeld der Frühen Hilfen hinsichtlich Professionalisierung und Professionalität zu analysieren. Die gewonnenen Erkenntnisse sollen als Grundlage für Argumentation, Interessenvertretung, den Erhalt und die qualitative Weiterentwicklung des Fachkräfteangebots sowie für eine sinnvolle Erweiterung des Aufgabenprofils und der Rolle der Pflegefachpersonen im außerklinischen Setting dienen.

Um dieses Ziel zu erreichen, müssen die Elemente, die die Situation konstituieren, identifiziert und schlüssig zusammengeführt werden, ohne sie dabei verkürzt darzustellen. Hierfür bieten die theoretischen und methodischen Ansätze und Strategien der Situationsanalyse (SitA)[11] nach Clarke et al. (2018; Clarke et al., 2022a) geeignete Anknüpfungspunkte. Insbesondere die Theorie der sozialen Welten von Strauss (1991, 1993) und die Konzepte von Foucault (1963, 1966, 2015) in Bezug auf Macht und Diskurse erweitern die theoretischen Bezüge dieser Arbeit.

Die Situationsanalyse von Clarke (2005, 2019) wird neben der konstruktivistischen Grounded Theory von Charmaz (2014) als Grounded Theory der zweiten Generation bezeichnet (Clarke, 2019, S. 18; Strübing, 2014, S. 97). Im Unterschied zur Grounded Theory der ersten Generation nach Glaser und Strauss (2010; Strauss, 1998 [1987]) bei der der analytische Fokus hauptsächlich auf der Handlungsebene lag, werden in der SitA Situationen und Diskurse in ihrer wechselseitigen Verbindung untersucht. Die gewählte analytische Perspektive, die mit den Theorien und Methoden der SitA einhergeht, berücksichtigt die Mehrdimensionalität der übergeordneten Forschungsfrage

11 Im Englischen hat sich die Abkürzung „SA“ für Situationsanalyse durchgesetzt, die im Deutschen jedoch aus Gründen der Assoziation mit der nationalsozialistischen Sturmabteilung abgelehnt wird. Im deutschsprachigen Raum etabliert sich deshalb „SitA“ als Abkürzung, z. B. bei Gauditz et al. (2023) und Offenberger, Baumgartner et al. (2023). Diese Abkürzung wird auch in dieser Arbeit verwendet.

dieser Studie: Zum einen konzentriert sich das Erkenntnisinteresse auf Handeln und individuelle biografische Fragen, zum anderen zielt die Forschungsfrage auf Prozesse der kollektiven Berufsentwicklung von Pflegefachpersonen ab. Diese sind wiederum von komplexen mehrdimensionalen Prozessen abhängig, von Machtverhältnissen sowie diskursiven und historischen Entwicklungen. Um die Prozessdimension zu untersuchen, wird die Theorie sozialer Welten und Arenen verwendet, um existierende soziale Welten und Arenen im betrachteten Forschungsfeld zu identifizieren und in ihrer Relation zueinander zu analysieren. Darüber hinaus sollen basierend auf der Forschungsfrage Strukturzusammenhänge aufgezeigt werden. Hierbei werden die strukturellen und institutionellen Entstehungsprozesse der Frühen Hilfen sowie die Ausdifferenzierung der Berufsrolle der FGKiKP und die beteiligten Diskurse rekonstruiert. Um diese verschiedenen Perspektiven und Ebenen in ihrer Komplexität und Heterogenität umfassend zu analysieren und darzustellen, wird die SitA als geeignetes „Theorie-Methoden-Paket“ (Clarke & Star, 2008, S. 117) eingesetzt.

Der Datenkorpus für die Analyse beinhaltet Material unterschiedlicher Formen. Er umfasst Interviewmaterial aus acht Leitfadeninterviews mit offenem berufsbiografischen Erzählimpuls und einer Gruppendiskussion mit FGKiKP sowie vielfältiges Diskursmaterial: Feldnotizen von Kongressen und Fachtagungen, Protokolle und Memos, die im Austausch mit anderen Fachpersonen, mit Pflegestudierenden und verschiedenen Stakeholdern entstanden. Zusätzlich wurden gesetzliche Grundlagen, konzeptionelle Texte, Stellungnahmen, Zeitungsartikel und einschlägige Literatur berücksichtigt. Auch mediale Berichte über Kindeswohlgefährdung, Fallanalysen und Expertisen zum Thema Kinderschutz wurden einbezogen.

Wichtige Prinzipien der empirisch-analytischen Arbeit der Grounded Theory bleiben auch bei der Situationsanalyse relevant. Beispiele dafür sind das *theoretical Sampling*, das Verfassen von Memos und das Anstreben einer theoretischen Sättigung (Clarke, 2005, 2009; Clarke et al., 2018; Corbin & Strauss, 2015; Strauss, 1998 [1987]). Die Datengenerierung und -analyse sind nach wie vor als iterativ-zyklischer Prozess miteinander verwoben (Strübing, 2018a, 2018b, 2019). Zusätzlich werden in dieser Studie je nach Art des Materials verschiedene Verfahren zur Analyse angewendet: Für die Analyse der Einzelinterviews werden Kodier-Strategien der Grounded Theory eingesetzt (Corbin & Strauss, 2015; Strauss, 1998 [1987]), während für die Analyse der Gruppendiskussion das Gruppendiskussionsverfahren aus der Dokumentarischen Methode zum Einsatz kommt (Bohnsack, 2002). Ein zentrales Verfahren der SitA, das in anderen Grounded-Theory-Ansätzen nicht vorkommt, ist das Mapping (Clarke et al., 2018; Clarke et al., 2022b), deren Anwendung im Rahmen dieser Arbeit in zwei Fachbeiträgen beispielhaft veranschaulicht wurde (Kimmerle et al., 2020; Kimmerle et al., 2023).

1.3 Aufbau der Arbeit

Die Arbeit gliedert sich in sieben Kapitel. In Kapitel 2 werden zunächst erste relevante theoretische Begriffe und Modelle der Berufsentwicklung eingeführt. Insbesondere die Theorie sozialer Welten und Arenen bietet eine sensibilisierende theoretische und begriffliche Grundlage, um die Ausdifferenzierung der Berufsausrichtung FGKiKP zu untersuchen und Aushandlungsprozesse mit anderen Berufsgruppen im neuen Arbeitsfeld Frühe Hilfen nachzuvollziehen und zu analysieren. Weitere Begriffe im Zusammenhang mit Frühen Hilfen sowie deren rechtlicher Rahmen werden geklärt und Forschungsprogramme, die im Rahmen der Bundesinitiative Frühe Hilfen und später zur Bundesstiftung Frühe Hilfen durch das NZFH veranlasst wurden, werden überblicksartig dargestellt. Der Stand der Forschung zu Gesundheitsfachkräften in Frühen Hilfen mit Fokus auf FGKiKP wird dargelegt. Die gewonnenen Erkenntnisse werden anschließend zusammengefasst und mit der Theorieperspektive zusammengeführt, um daraufhin die Forschungsfragen für die Untersuchung zu präzisieren.

In Kapitel 3 wird der metatheoretische Rahmen abgesteckt, indem methodologische Positionierungen als grundlegende Basis expliziert werden. Darauf aufbauend werden Theoriebezüge und Konzepte der Situationsanalyse zusammengefasst. In Kapitel 4 wird aufgezeigt, wie der Datenkorpus gebildet wurde und welche Methoden dabei zur Anwendung kamen. Ethische Aspekte und die Verbundenheit mit dem Forschungsfeld werden an dieser Stelle reflektiert. Anschließend werden die angewendeten Analyseverfahren mit Beispielen aus dem Analyseprozess dargestellt.

Kapitel 5 enthält die Ergebnisse der Studie und lässt sich in zwei Teile gliedern. Teil A rekonstruiert die Entwicklung Früher Hilfen und wie die Berufsausrichtung FGKiKP entstanden ist. Datengrundlage sind zahlreiche Dokumente und Strukturdaten. Teil B basiert auf empirischem Material, das mittels Interview- und Gruppendiskussionsverfahren erhoben wurde. Dieser Teil widmet sich der Perspektive von FGKiKP, individuellen und kollektiven Prozessen der Berufsentwicklung und ihrem Handeln in der Arbeit mit Familien, die im Rahmen Früher Hilfen längerfristig aufsuchend von ihnen betreut und begleitet werden.

In Kapitel 6 folgt die Diskussion der Ergebnisse zur Expertise und den Kernaufgaben von FGKiKP, zur sozialen Welt der Kinderkrankenpflege und deren Positionierung in der Arena Frühe Hilfen sowie bezüglich der Konstruktion von Kindeswohl. Daraus werden in Kapitel 7 Implikationen für die Praxis Früher Hilfen, für Versorgungsstrukturen, für die Rahmenbedingungen der Beschäftigung im Arbeitsfeld Frühe Hilfen, für die Berufsbildung, Qualifizierung und die Weiterentwicklung der Berufsausrichtung sowie für weitere Forschung abgeleitet. In der Schlussbetrachtung (Kapitel 8) werden das methodische Vorgehen und Begrenzungen der Studie reflektiert. Es folgen ein Ausblick auf Weiterentwicklungsmöglichkeiten der Pflegeberufe und Folgestudien, die sinnvoll und notwendig erscheinen, sowie ein Fazit.

2 Stand der Forschung und Begriffsklärung

Ausgangspunkt dieser Arbeit ist das Forschungsinteresse an der Situation von Familien-Gesundheits- und Kinderkrankenpfleger*innen im Arbeitsfeld Frühe Hilfen. Das Interesse richtet sich sowohl auf Berufsentwicklungsprozesse als auch auf das Handeln von FGKiKP. Um die Fragestellung für die Untersuchung zu schärfen, werden in diesem Kapitel theoretische Konzepte und Modelle sowie der Stand der Forschung zur Thematik des Erkenntnisinteresses zusammengetragen. Auf dieser Basis wird die Forschungslücke herausgearbeitet und die Fragestellung der Forschungsarbeit präzisiert.

Im ersten Teil des Kapitels folgt eine Auseinandersetzung mit Theorien und Modellen der Berufsentwicklung unter Bezugnahme auf Pflegefachberufe. Im zweiten Teil wird der Forschungsstand zu Frühen Hilfen als professioneller Handlungskontext und Arbeitsfeld beleuchtet: Zentrale Begriffe werden eingeführt und der rechtliche Rahmen wird dargestellt. Forschungsprogramme im Rahmen der Bundesinitiative bzw. Bundesstiftung Frühe Hilfen werden überblicksartig vorgestellt. Ergebnisse aus der Forschung zu Gesundheitsfachberufen in Frühen Hilfen im Allgemeinen und zu FGKiKP im Speziellen werden dargelegt. Anschließend werden die Ergebnisse fachlich und wissenschaftlich eingeordnet. Das Forschungsdesiderat und die herausgearbeitete Forschungslücke führen zu den finalen Forschungsfragen.

2.1 Ausdifferenzierung von Berufsausrichtungen: theoretische Begriffe und Modelle der Berufsentwicklung

Eine forschungsleitende vorweggenommene Annahme dieser Studie besteht darin, dass es sich bei Frühen Hilfen um einen expandierenden und neu entstehenden professionellen Handlungskontext handelt. Die Ausdifferenzierung einer spezifischen Berufsausrichtung im Arbeitsfeld Frühe Hilfen wird als Fragestellung im Rahmen der Professionsforschung verstanden. Das zu untersuchende Phänomen – berufliche Entwicklung und das Handeln von FGKiKP in einem neuen Arbeitsfeld – steht in einem Professionalisierungskontext. Zum theoretischen Rahmen und Hintergrund der Studie gehören daher berufssoziologische Ansätze zur Ausdifferenzierung von Berufsausrichtungen, Professionstheorien und Ansätze der Professionsforschung sowie die Auseinandersetzung mit Professionalisierungsprozessen in Pflegeberufen.

2.1.1 Profession, Professionalisierung, Professionalität: Modelle professionellen Handelns und Professionstheorien

Allem voran werden an dieser Stelle die Begriffe Profession, Professionalisierung und Professionalität auf der Grundlage professionstheoretischer Ansätze und aktueller Debatten für diese Arbeit bestimmt. Forschung zu Professionen hat ihre Ursprünge in den ersten Jahrzehnten des letzten Jahrhunderts und ist vor allem in der Soziologie verortet (z. B. Durkheim, 1902; Freidson, 1963). Bezüglich des Fokus der Professionsforschung und Theoriebildung hat sich von damals bis heute ein Wandel von der Untersuchung von Professionen (z. B. Freidson, 1989; Hughes, 1963; Marshall, 1939; Oevermann, 2008; Parsons, 1939) über die Betrachtung von Professionalisierung als Prozess (z. B. Abbott, 1988; Bucher & Strauss, 1961) hin zur Untersuchung von Professionalität und professionellem Handeln (z. B. Heiner, 2010, 2017; Helsper, 2016; Nadai & Sommerfeld, 2005; Pfadenhauer, 2014; Schütze, 2014, 2015) vollzogen. Doch wie lassen sich die Begriffe Profession, Professionalisierung und Professionalität gegeneinander abgrenzen?

Der Begriff *Profession* kann aus verschiedenen Perspektiven betrachtet werden. Eine Sichtweise zielt auf die Strukturdimension eines Berufes (Seltrecht, 2016, S. 71). Strukturtheoretische Ansätze erklären Professionen über deren strukturelle Merkmale. Diese umfassen z. B.

- Autonomie (bezüglich der Berufsgruppe vorbehaltenen Tätigkeiten, Zuständigkeitsmonopol, selbstorganisierte Verwaltung, eigenständige Organisationsform der Arbeit, Definitionsmacht über den Kern der Arbeit, Berufsausbildung, Bestimmung über Leistungsentgelt und Leistungsbewertung, selbstverantwortetes Entscheiden),
- Abstraktheit (akademische Wissensbasis, Wissenschaftsbasierung, Verwissenschaftlichung, Macht und Autorität über Wissen),
- Altruismus (Zentralwertbezug, wobei es sich um zentrale Werte wie Gesundheit oder Gerechtigkeit handelt, Wertebasierung, Gemeinwohlorientierung),
- Autorität (gegenüber anderen Berufsgruppen und für spezifische Problembereiche, Macht bezüglich Qualität bzw. Qualitätsstandards und Qualifizierung, Verbandsmacht, gesellschaftliches Ansehen) (Mieg, 2016, S. 28).

Werden diese Kennzeichen auf einzelne Berufsgruppenangehörige von Professionen übertragen, heißt das, dass sie für bestimmte Tätigkeiten zuständig sind und selbstbestimmt, wissens- bzw. wissenschaftsbasiert sowie gemeinwohlorientiert handeln. Sie werden auch als „Fachperson", „Experte" oder „Expertin" (Mieg, 2016, S. 29) bezeichnet (vgl. hierzu auch Kapitel 2.1.5).

Strukturtheoretischen Ansätzen zufolge lässt sich anhand formaler Merkmale ableiten, welche Berufe als Professionen gelten (können) und welche nicht. Der Status eines Berufes ist damit statisch und stabil. Interaktionistische

Professionstheorien legen Professionen andere Kriterien zugrunde und stellen weniger strukturbezogene, organisatorische und formale Aspekte in den Vordergrund, als vielmehr die Interaktion. Deren Grundlage bildet die Annahme, dass Menschen *im Austausch stehen* – in Auseinandersetzung – mit Dingen und der Bedeutung, die diese für sie haben, die sie ihnen beimessen. Bei den interaktionistischen Professionstheorien geht es darum, wie Menschen ihr (soziales) Handeln organisieren, wie sie durch Handlungen ihr Umfeld mitgestalten. Das bedeutet, dass Berufsangehörige die Sichtweisen auf ihren Beruf mitverantworten – insofern kann der Ansatz als emanzipatorisch bezeichnet werden (Cassier-Woidasky, 2007, S. 103). Abbott (1993) ist ein Verfechter interaktionistischer Professionstheorie und hat dafür drei Argumente:

> that professions could not be studied individually but only within an interaction system, that a theory of professions had to embrace not only culture and social structure but also intra-, inter-, and transprofessional forces, and that the development of professions would necessarily be a matter of complex conjunctures (S. 204).

Er betont, dass Professionalisierung ein komplexes Zusammenspiel ist und auch von sozialen Faktoren wie Macht, Prestige und sozialen Beziehungen innerhalb der Berufsgruppe, zwischen den Berufsgruppen und darüber hinaus auch von gesellschaftlichen Prozessen beeinflusst wird. Dem interaktionistischen Ansatz zufolge ist Berufsentwicklung immer im Fluss. Im Vordergrund steht nicht die Struktur, sondern der Prozess, wodurch der Begriff der Professionalisierung relevant wird.

Der Begriff *Professionalisierung* betrachtet die Berufsentwicklung auf der Prozessebene (Seltrecht, 2016, S. 71). Das heißt, er beschreibt entweder die aktuelle oder historische Entwicklung eines Berufes oder Berufsfeldes oder er bezieht sich auf die individuelle Kompetenzentwicklung (Mieg, 2016, S. 27, S. 30). In dieser Arbeit werden die Begriffe *Berufsentwicklung* und *Professionalisierung* synonym für die kollektive (Weiter-)Entwicklung eines Berufes als Prozess verwendet. Unterschieden wird die *individuelle Professionalisierung*: Hierbei geht es um den Kompetenzerwerb und die Ausbildung von Expertise bei einer Einzelperson. Der individuellen Professionalisierung liegt demnach ein Lernprozess zugrunde, der über Qualifikation zur Ausbildung von Spezialkompetenz führt (Mieg, 2016, S. 36). Individuelle Professionalisierung vollzieht sich im Rahmen der Ausbildungs- *und* Berufsbiografie. Im Begriff der Professionalisierung steckt das Verständnis, dass nicht irgendwann ein Ziel erreicht ist, sondern dass sowohl auf der individuellen Ebene der Lernprozess ein lebenslanger Prozess ist als auch – kollektiv betrachtet – die Aushandlung von Positionierungen und die Gestaltung von Relationen kontinuierlich stattfinden. An dieser Stelle wird ersichtlich, dass das Prozessuale und Interaktive eng mit der Handlungsebene verflochten sind.

Der Begriff *Professionalität* wird als handlungsbezogene Kategorie verstanden und beschreibt eine fachkundige Berufsausübung von bestimmter Qualität (Nittel, 2002, S. 48). Professionalität wird in dieser Arbeit mit *professionellem Handeln* gleichgesetzt. Es wird von *beruflichem Handeln* in dieser Arbeit begrifflich nicht unterschieden. Wenn professionelles Handeln bestimmte Qualitätsstandards impliziert, können die beiden Begriffe zwar nicht in jedem Fall synonym verwendet werden, im Falle von professioneller Pflege lässt es sich jedoch rechtfertigen. Denn einerseits kann argumentiert werden, dass in der professionellen Pflege Qualität kontinuierlich weiterentwickelt wird, Qualitätsstandards dort, wo es angemessen ist, z. B. bezüglich verschiedener Prophylaxen wie Dekubitusprophylaxe, angewendet werden und eine Evidenzbasierung pflegerischer Interventionen grundsätzlich angestrebt wird. Andererseits ist professionelles Handeln dadurch gekennzeichnet, dass es sich nicht standardisieren lässt wie Oevermann (2013) insbesondere für die Soziale Arbeit argumentiert. Er „versteht professionelles Handeln als stellvertretende Krisenbewältigung" (Mieg, 2016, S. 33). Das Wesen von Krisen befindet er als überraschend, unerwartet und im Ausgang ungewiss und dadurch gekennzeichnet, das Routinen zusammenbrechen (Oevermann, 2008, S. 57 f.). Sie lassen sich grundsätzlich nicht standardisiert bearbeiten. Bei der stellvertretenden Krisenbewältigung haben Professionen die Rolle, einerseits auf wissenschaftlich bewährtes und methodisches Wissen zurückzugreifen und dieses andererseits in „dialogische[r] Verständigung" mit dem*der Klient*in, verbunden mit einer „stellvertretenden Deutung", mit individuellem Fallverstehen in Einklang zu bringen (Oevermann, 2008, S. 67 f.). Das Ziel professionellen Handelns ist dabei die Sicherung oder Wiederherstellung der größtmöglichen Autonomie der*des Klient*in (Oevermann, 2013, S. 120).

Abbott (1988) betont, dass professionelles Handeln zudem von einer bestimmten Berufsethik und der Fähigkeit, komplexe moralische Entscheidungen in unsicheren und unvorhersehbaren Situationen zu treffen, geprägt ist. Dewe und Gensicke (2020) verbinden professionelles Handeln ebenfalls mit der Fähigkeit, begründet unter stetigem Druck entscheiden zu können, wozu praktisches Handlungswissen einerseits, systematisches Wissenschaftswissen andererseits, verbunden mit einer eine Kontextualisierung sowie Relationierung derselben und zusätzlich ein hohes Maß an Reflexivität notwendig sind (S. 9). Ein Kennzeichen professionellen Handelns sind demnach grundlegende Spannungen (Helsper, 2016, S. 50). Antinomien, Dilemmata, Widersprüche und Paradoxien finden sich in verschiedenen professionstheoretischen Modellen wieder (Helsper, 2004, 2016; Oevermann, 2008; Schütze, 1997, 2000, 2015). Beispiele für das Zusammenspiel gegensätzlicher Anforderungen sind folgende: der Zwang, ad hoc eine Entscheidung zu treffen, und der gleichzeitige Zwang, sie überlegt und begründet zu treffen; der Zwang, zu handeln und dies zu begründen bei gleichzeitiger Ahnungslosigkeit, weil keine legitime Handlungsbasis vorhanden ist; standardisiertes, routiniertes Handeln, aber auch auf Basis von Fallverstehen in Kenntnis der individuellen Situation der Adressat*innen (Helsper, 2016, S. 54). Insbesondere zwischen der autonomen Entscheidung im professionellen Handeln (Autonomie) und dem Handeln nach den Regeln und Routinen einer Organisation (Heteronomie) entsteht ein Spannungsfeld, das sich je nach Ausgestaltung der gesellschaftlichen Rahmenbedingungen und Organisationsstrukturen verstärken kann. Oevermann vertrat die These, dass professionelles Handeln wesentlich von strukturellen und organisatorischen Rahmenbedingungen abhängt und dadurch Widersprüchlichkeiten entstehen können, die Professionalität verhindern (können) (Oevermann, 1997). Strukturen beeinflussen demnach die Ausprägung der antinomischen Spannungen im professionellen Handeln (Helsper, 2016, S. 53–55). Der Umgang mit Antinomien gilt als Gradmesser für Professionalität (Seltrecht, 2016, S. 72). In der Auseinandersetzung mit Widersprüchen zeigt sich auch das berufliche oder *professionelle Selbstverständnis*, die Werte und Überzeugungen, die das Handeln leiten. Welche Aspekte von Professionalität sich im Handeln von FGKiKP im Rahmen der Tätigkeit in dem neuen Arbeitsfeld der Frühen Hilfen widerspiegeln und welches professionelle Selbstverständnis dem zugrunde liegt, woran sich FGKiKP orientieren, was ihr Handeln leitet, wird aus dem empirischen Material dieser Untersuchung abzuleiten und anschließend zu diskutieren sein.

Das Erkenntnisinteresse der Professionalisierungsforschung hat sich weg von der Frage, ob und wann es sich bei einem Beruf um eine Profession handelt oder nicht, hin zu der Frage entwickelt, wie Professionalität in die Praxis kommt (Dewe & Gensicke, 2020, S. 5). Das bedeutet, dass zunehmend professionelles Handeln im Fokus aktueller Professionalisierungsdebatten steht (Dick et al., 2016, S. 20). So gibt es verschiedene Modelle professionellen Handelns, denen unterschiedliche Ansätze zugrunde liegen. Dazu zählen unter anderem die indikatorisch-merkmalstheoretische Position, der systemtheoretische Ansatz, der strukturtheoretische und der interaktionstheoretische Ansatz (Becker-Lenz & Müller, 2009, S. 49; Helsper et al., 2000, S. 6 f.; Krampe, 2009, S. 66–73; Weidner, 2000, S. 164, 2011[1995], S. 46–48). Als maßgebliche Modelle für die Professionalisierungsdebatte in der Sozialen Arbeit und den Pflegeberufen werden in verschiedenen Publikationen vor allem zwei diskutiert (Becker-Lenz & Müller, 2009, S. 49; Nadai & Sommerfeld, 2005, S. 181–205; Nadai et al., 2005, S. 11, 18–23; Weidner, 2000, S. 164): die strukturbezogene Professionstheorie von Oevermann und das interaktionistische, handlungsorientierte, kompetenzbezogene Professionsmodell von Schütze (Oevermann, 2013, S. 119–147; Schütze, 2000, S. 49–96). In beiden Modellen geht es darum, den Professionalisierungsgrad eines Berufes zu beurteilen und den Entwicklungsstand einzuschätzen (Heiner, 2017, S. 17 ff.). Das ist jedoch nicht die Intention der vorliegenden Studie. An dieser Stelle geht es darum, wie der Prozess der Professionalisierung abgebildet werden kann.

Die Ausdifferenzierung von Berufsausrichtungen, also die Aufsplittung eines Berufes in unterschiedliche Ausrichtungen, ist ein Prozess, der sich im Rahmen von Professionalisierung vollzieht. Dabei sind mehrere Fragen von Interesse: Wie kann dieser Prozess erklärt werden? Wie läuft Professionalisierung ab? Mittels welcher Prozesse differenzieren sich Berufsausrichtungen aus? Zur Analyse von Berufsentwicklungsprozessen entwickelte Strauss, teilweise in Forschungspartnerschaften, ein theoretisches Modell: „a ‚process' model for studying professions" (Bucher & Strauss, 1961, S. 326). Er schlug verschiedene Konzepte vor (Strauss, 1978a, 1993), die von Clarke im Rahmen der Situationsanalyse aufgegriffen, weiterentwickelt und interpretiert wurden (Clarke, 1991, 2009, 2019, 2021; Clarke et al., 2018; Clarke et al., 2022b). Die für diese Arbeit zentralen theoretischen Konzepte werden im folgenden Kapitel erläutert.

2.1.2 Die Konzepte der Theorie sozialer Welten und Arenen

Der *Theorie der sozialen Welten und Arenen* zufolge gehören Handelnde sozialen Gruppen an, die als soziale Welten („social worlds") bezeichnet werden (Strauss, 1978a, 1993, S. 212 ff.). Dabei handelt es sich um „organisierte Formen der Vergemeinschaftung" (Nittel, 2011, S. 51). Gesellschaft wird als ein Mosaik aus sozialen Welten aufgefasst. Eine soziale Welt kann sich in unterschiedliche *Segmente* aufspalten (wie die Medizin als soziale Welt in Fachbereiche wie Anästhesie, Gynäkologie, Pathologie usw.), dann entstehen sogenannte *Subwelten* („subworlds"). Sie können sich ferner mit anderen sozialen Welten überschneiden. Diese Prozesse der Überschneidung („intersection") und Abspaltung („segemtation") sind für die Theorie sozialer Welten und Arenen wesentlich (Strauss, 1978a, S. 122 f.).

Eine soziale Welt kann z. B. eine Berufsgruppe sein (Bucher & Strauss, 1961). Bei Betrachtung der FGKiKP ist die Frage, ob sich diese als Subwelt der größeren Welt der Kinderkrankenpflege oder der Pflege konzipieren lässt, deren Mitglieder ihr Handeln auf die Beobachtung und Förderung der (Kinder-)Gesundheit richten. Charakteristisch für eine soziale Welt ist, dass ihre Aktivitäten an einer *Kernaktivität* („core activity" oder „primary activity") ausgerichtet sind (Strauss, 1978a, S. 122, 1993, S. 212). Das heißt, soziale Welten haben eine geteilte Absicht, bestimmte Dinge zu tun, und entwickeln darüber geteilte Ansichten. Diese geteilten Perspektiven und Ideologien bilden wiederum die Basis für kollektives Handeln (Clarke, 1991, S. 131; Clarke & Star, 2008, S. 115). Innerhalb einer sozialen Welt finden Debatten darüber statt, wie, wann, wo und durch wen etwas getan wird (Strauss, 1982a, S. 357–358). Außerhalb einer sozialen Welt, in Auseinandersetzung mit anderen sozialen Welten, laufen verschiedene Prozesse ab, z. B. *Legitimierungsprozesse* („legitimation processes"). Dabei geht es beispielsweise um das Verteidigen von Werten, um Theoriebildung, Standardsetzung und -überprüfung oder um Grenzziehung und Abgrenzung (Strauss, 1982b, S. 171). Wozu und worüber sowohl innerhalb einer sozialen Welt als auch nach außen, zwischen unterschiedlichen sozialen Welten, Verhandlungen stattfinden, erläuterten Strauss und seine Studierenden anhand von Anschauungsmaterial aus einer Interpretationsgruppe folgendermaßen:

> Soziale Welten funktionieren nach implizit getroffenen Vereinbarungen: Diese verhindern einerseits, daß eine soziale Welt sich in unpassender Weise in die Aktivitäten anderer sozialer Welten und deren Mitglieder einmischt oder sonstwie störend eingreift; andererseits erlauben sie, daß eine soziale Welt ihren eigenen Aktivitäten nachgehen kann, ohne von außen über Gebühr belästigt zu werden. Solche mehr oder weniger stillschweigend getroffenen Übereinkünfte – zuzüglich derer, die sich schon vor so langer Zeit etabliert haben, daß sich die heutigen Mitglieder nicht mehr daran erinnern – bestehen höchstwahrscheinlich auch zwischen benachbarten sozialen Welten. Das sind Vereinbarungen, die sich häufig oder gewohnheitsmäßig um Raum, Zeit, Geld, Arbeit und andere Ressourcen drehen: Ressourcen also, die jede soziale Welt benötigt, um die eigenen Zielsetzungen und implizierten Werte zu sichern: um in der gewohnten, bevorzugten oder zumindest einer annehmbaren Weise weiterarbeiten zu können. (Strauss, 1998 [1987], S. 295)

Der Ausschnitt zeigt, dass eine Art von ausgehandelter Ordnung („*negotiated order*")[12] notwendig ist, damit soziale Welten handlungsfähig werden und auch bleiben. Die soziale und organisatorische Ordnung scheint solide und störanfällig zugleich. Jede Veränderung wirkt sich auf die ausgehandelte Ordnung aus. Sie muss immer wieder neu ausgehandelt werden (Strauss, 1978b, S. 5f.). Wenn eine neue Berufsgruppe in dieses vielschichtige Zusammenspiel integriert werden soll, bedarf es einer Neuordnung. Strauss (1974) zufolge läuft es bei der Entstehung neuer Berufsgruppen oder der Ausdifferenzierung neuer Berufsausrichtungen immer „auf Kompetenzstreit hinaus, denn alte und neue Gruppen sehen ihre Interessen gefährdet oder ausgeschlossen" (S. 26 zitiert in Piechotta, 2000, S. 61). Abbott beschreibt in seinem Werk *The System of Professions* (1988) den Prozess der Professionalisierung, worunter er die gesellschaftliche Organisation kompetenter Expertenarbeit versteht, ebenfalls als konflikthaften Wettbewerb um Zuständigkeit (S. 33–113).

Ein Verständnis der *Aushandlungsprozesse* („negotiation processes") sozialer Welten erfordert einen genauen Blick auf *Arenen* als Orte der Austragung solcher Debatten (Strauss, 1982b, S. 173). Arenen sind durch Diskurse gekennzeichnet;

---

12 In einer späteren Veröffentlichung schlug Strauss (1993) vor, den Begriff der ausgehandelten Ordnung („concept of negotiated order") in „processual ordering" umzubenennen (S. 254). Damit soll verdeutlicht werden, dass es nicht nur um explizite, aktiv ausgehandelte Ordnungen geht, sondern dass auch implizite Vereinbarungen – wie sie auch Teil des zitierten Textausschnittes sind – eine Rolle spielen und Unbewusstes handlungsleitend sein kann und zur sozialen Ordnung beiträgt. Clarke (2021) greift das Konzept der *ausgehandelten Ordnung* bis heute als „negotiated order theory" auf (S. 47). Das bedeutet, in der Literatur sind bis heute beide Begriffe zu finden.

sie sind „discursive sites“, die vielschichtig und in komplizierter Art und Weise mit- und ineinander verwoben sind (Clarke et al., 2018, S. 73). In den Arenen werden von den Angehörigen unterschiedlicher sozialer Welten bestimmte Themen ausgehandelt (im Kontext dieser Arbeit z. B. das Kindeswohl), wobei das Thema, das in der Arena verhandelt wird, nicht immer offen zutage treten muss. Die Entstehung von Arenen ist Clarke (1991) zufolge ein trefflicher Ausgangspunkt, um zentrale soziale Prozesse zu erfassen, denn „nothing is taken for granted“ (S. 143). Das bedeutet, nichts kann als selbstverständlich vorausgesetzt werden, es gibt noch keine Routinen, alles muss zunächst zwischen den am Diskurs beteiligten sozialen Welten verhandelt werden. In dieser Entstehungsphase sieht Clarke (1991) in der Aushandlung „a key process, if not the fundamental process“ (S. 143). Denn über die Aushandlungsprozesse kann dann empirisch beobachtet werden, wie die Arena von den beteiligten sozialen Welten ko-konstruiert wird.

Für die Analyse der Entstehung von FGKiKP im Arbeitsfeld Frühe Hilfen bietet die Theorie sozialer Welten und Arenen sensibilisierende Konzepte. Auf dieser Basis lässt sich untersuchen, wie Gesundheits- und Kinderkrankenpfleger*innen als Pionier*innen in diesem multiprofessionellen Arbeitsfeld aushandeln, was ihre Zuständigkeit und ihre Aufgaben sind. Ein Ziel dieser Arbeit ist es, Aushandlungsprozesse in Frühen Hilfen zu analysieren und dabei zunächst zu bestimmen, in welcher Arena sie stattfinden.

2.1.3 Grenzobjekte und Grenzarbeit

Das Konzept der *Grenzobjekte* kann in Analyseprozessen hilfreich sein, wenn verschiedene soziale Welten miteinander in Aushandlung stehen. Grenzobjekte sind auf der Grenze angesiedelte Objekte, die für mehrere verschiedene soziale Welten ein verbindendes Element bzw. einen gemeinsamen Bezugspunkt darstellen. Grenzobjekte existieren zwischen den jeweiligen Welten oder an deren Übergängen und sind Vehikel, also Hilfsmittel zur Verständigung und „translation“ – zur Übertragung von Konzepten, Ideen oder Praktiken (Star & Griesemer, 1989, S. 393). Nach Star und Griesemer sind Grenzobjekte der „Schlüssel zur Entwicklung und Aufrechterhaltung von Kohärenz“ verschiedener sozialer Welten in ihrem Überschneidungsbereich (S. 393). Die Herstellung von Kohärenz ist eine Voraussetzung für die Zusammenarbeit und gelingende Kooperation der heterogenen sozialen Welten (S. 393). Clarke et al. (2018) griffen das Konzept auf und bezeichneten Grenzobjekte als „entities that exist at junctures“ (S. 75), also Elemente bzw. Einheiten, die an Knotenpunkten existieren – dort, wo soziale Welten aufeinandertreffen. Grenzobjekte sind Clarke, Friese und Washburn zufolge häufig „key issues for many if not most of the worlds involved in that arena“ (S. 75). Deshalb sind Grenzobjekte häufig auch Konfliktobjekte, an denen sich ein Ringen um die Deutungshoheit manifestiert. Die Analyse von Grenzobjekten kann dazu dienen, Machtverhältnisse zwischen sozialen Welten und Subwelten aufzuzeigen (Huvila, 2001, in Hörster et al., 2013, S. 11).

Grenzobjekte können sowohl soziale Welten als auch Arenen mit konstituieren, deshalb ist dieses Konzept für diese Arbeit von Interesse. Was kann im Hinblick auf das Arbeitsfeld Frühe Hilfen als Grenzobjekt gedeutet werden? Könnte das z. B. das Bundeskinderschutzgesetz sein? Die Frage wäre dann: Wie steht das Bundeskinderschutzgesetz in Beziehung zu den unterschiedlichen sozialen Welten? Wie wurde und wird es verhandelt? Welche Diskurse werden sichtbar?

Weil Pflegefachpersonen als FGKiKP in Frühen Hilfen die Grenzen ihrer klassischen Arbeitsfelder (wie das Krankenhaus sowie Einrichtungen der ambulanten und stationären Langzeitversorgung) überschreiten, ist auch der Begriff der *Grenzarbeit* für diese Arbeit relevant. Beim Konzept der Grenzarbeit geht es darum, wie Grenzen hergestellt, bearbeitet, aufgelöst, überschritten oder verschoben werden. Überall dort, wo Berufe die Grenzen ihrer Organisationen überschreiten, müssen Zuständigkeiten und Expertise (Bütow & Gries, 2013), aber auch Räume, Abgrenzungen und Hierarchien (Volk et al., 2020) ausgehandelt werden. Eine Forschungsgruppe an der Universität Hildesheim untersuchte im Rahmen der Begleitforschung der Bundesinitiative Frühe Hilfen „Kooperation als Grenzarbeit" (S. 1). Sie kam zum Ergebnis, dass Netzwerke Früher Hilfen erst durch Grenzarbeit hergestellt werden. Netzwerke haben im sozialwissenschaftlichen Sinn keine natürlichen Grenzen, sondern sind fluide und offen. Deshalb müssen sie nach außen und innen (ständig neu) ausgehandelt werden (S. 4). Allerdings konstatierten Volk et al., dass es sich bei den Netzwerken in Frühen Hilfen vielmehr um eine Art gestalteter multiprofessioneller Kooperationsbeziehungen handelt als um Netzwerke im sozialwissenschaftlichen Sinn (S. 5). In den Kooperationsbeziehungen im Rahmen von Frühen Hilfen sei es permanent notwendig, Grenzarbeit zu leisten, indem die Akteursgruppen z. B. ihre jeweils spezifischen Aufgaben verhandelten (S. 6). Darum stellten Schröder, Zeller und Rettig (2014) in ihrer Forschungsarbeit Familienhebammen als „professionelle Grenzarbeiterinnen" dar (S. 62–69). In Frühen Hilfen sind die unterschiedlichen Berufsgruppen zwischen Gesundheitssystem und Jugendhilfe grenzarbeitend gefordert. An interdisziplinären und -professionellen Schnittstellen sowie in Überschneidungsbereichen ist besonders interessant, wie sich ein Beruf in diesem Dazwischen inszeniert. Sind FGKiKP auch Grenzarbeiterinnen? Und wie inszeniert sich diese Berufsgruppe in den Netzwerken Früher Hilfen? Dies ist Bestandteil der Analysen.

2.1.4 Arbeits-, Tätigkeits- und Aufgabenfelder

Ein Begriff, der für diese Arbeit festgelegt werden soll, ist der Begriff des *Arbeitsfelds* in Abgrenzung zu *Berufsfeld, Tätigkeitsfeld* sowie *Handlungs-* und *Aufgabenfeldern,* in die sich ein Beruf arbeitsteilig ausdifferenziert. Dies geschieht in

Anlehnung an die Systematik und das Begriffsverständnis von Heiner (2010), wie sie es für die Soziale Arbeit durchdekliniert hat. Die Pflegeberufe arbeiten in der Regel im Gesundheitssystem. Das Gesundheitssystem ist damit das vorrangige *Berufsfeld* der Pflege[13]. Andere Berufsfelder sind z. B. die Jugendhilfe oder das Bildungssystem. Im Gesundheitssystem gibt es verschiedene *Arbeitsfelder* für Pflegeberufe wie klassischerweise das Krankenhaus die ambulante oder die stationäre Langzeitpflege, aber auch spezifisch ausgerichtete Kliniken oder Praxen, Rehabilitationseinrichtungen oder Einrichtungen für Menschen mit Behinderung. Frühe Hilfen liegen als Arbeitsfeld entweder zwischen dem Gesundheitssystem und der Jugendhilfe oder sie gehören, je nachdem wo sie angesiedelt sind, eher zum einen oder zum anderen Sektor – und damit entweder zum klassischen Berufsfeld der Pflegeberufe oder zu einem Berufsfeld, in dem Pflegeberufe seltener tätig sind.

Tätigkeitsfelder unterscheiden sich von Arbeitsfeldern durch eine Fokussierung auf einen Teilaspekt der Aufgabenstellung eines Berufs (Heiner, 2010, S. 96). In der Pflege oder Medizin fokussieren Tätigkeitsfelder z. B. die Versorgung einer bestimmten Bevölkerungs- oder Altersgruppe, in einer bestimmte Lebensphase oder Lebenslage oder bei einem spezifischen Krankheitsbild. Beispiele für verschiedene Tätigkeitsfelder der Pflegeberufe sind die Behindertenhilfe, die onkologische Pflege, Palliative Care, die psychiatrische Pflege, Public Health Nursing (in Deutschland bis jetzt wenig etabliert), aber auch Community Health Nursing, Schulgesundheitspflege, Familiengesundheitspflege sowie Familien-Gesundheits- und Kinderkrankenpflege. Im Tätigkeitsfeld Schulgesundheitspflege ist die Schule das Arbeitsfeld, das sich im Berufsfeld Bildungssystem befindet. Die *School Nurse* könnte somit als Bindeglied zwischen dem Bildungs- und dem Gesundheitssystem fungieren.

Aufgaben- bzw. Handlungsfelder der Pflegefachberufe sind z. B. die Krankenversorgung, die Krankenbeobachtung einschließlich Überwachung und Monitoring, die Information, Beratung, Anleitung, Betreuung und Begleitung von Menschen mit Pflegebedarf, die Prävention und die Gesundheitsförderung, aber auch die Rehabilitation, und Entwicklungsförderung.

Diese Aufgabenfelder, z. B. die Krankenversorgung, sind Teil eines *Arbeitsbogens*, der verschiedene Arbeitsschritte unterschiedlicher Berufsgruppen beinhaltet. Das Arbeitsbogenkonzept geht auf Strauss (1993) und seine Kollegen zurück. Er bezeichnete es auch als „arc of action" oder „arc of work" (S. 56). Der

---

13 Die berufliche Pflege umfasst alle Pflegefachberufe und richtet sich an Menschen aller Altersgruppen, „von der Wiege bis zu Bahre", wie es sich im Sprachgebrauch unter Pflegefachpersonen im Zuge der Generalistik etabliert hat. Das beinhaltet die Unterstützung in verschiedenen Lebens- und Entwicklungsphasen, verbunden mit unterschiedlichen Problemlagen.

Arbeitsbogen steht in Zusammenhang mit einer Verlaufskurve[14]. Diese umfasst „the course of any experienced phenomenon as it evolves over time" und damit verbundene Handlungen und Interaktionen (S. 53). Der Arbeitsbogen beinhaltet Handlungen und Interaktionen mehrerer Berufsgruppen zur Verlaufskurvenbearbeitung. Er repräsentiert den zeitlichen Verlauf und die Entwicklung von Arbeitsprozessen, die nicht linear, sondern dynamisch und komplex sind und Wendepunkte haben können. Das spezifische Aufgabenspektrum einer Berufsgruppe setzt sich aus den für die Berufsgruppe typischen Arbeiten mehrerer Arbeitsbögen zusammen (Seltrecht, 2016, S. 64).[15]

2.1.5 Expertise- und Kompetenzentwicklung

Was in dieser Arbeit unter professionellem Handeln verstanden wird und dass es bei der individuellen Professionalisierung um die Ausbildung von Expertise und Entwicklung von Kompetenz geht, wurde festgelegt (siehe Kapitel 2.1.1). In diesem Kapitel wird darüber hinaus erläutert, was mit Expertise und Kompetenz gemeint ist und wie pflegerische Expertise und Fachkompetenzen erworben werden.

Kompetenzen bzw. *Fachkompetenzen* werden als Berufskompetenzen im Sinne spezifischer, beruflich erlernter Handlungs- und Interaktionsfähigkeiten verstanden, die auf unterschiedlichen Wegen erworben werden können, nämlich durch Wissensaneignung z. B. durch Bildung (Aus-, Fort- und Weiterbildung oder Studium), durch Erfahrung in der beruflichen Praxis und durch kollegiale Beratung, Fachberatung oder Supervision. Kompetenzen entstehen somit im Wechselspiel von Theorie und Praxis: „Fachkompetenz ist das Ergebnis der Kombination von theoretischem mit praktischem Wissen." (Benner, 2017, S. 309). Auch der Deutsche Qualifikationsrahmen (DQR), der auf eine europäische Initiative zur Schaffung von Vergleichbarkeit und Transparenz von Qualifikationen in den Mitgliedstaaten der EU 2013 eingeführt wurde, unterteilt Fachkompetenz in Wissen und Fertigkeiten. Es geht dabei also um Wissen einerseits und „das angewandte pflegerische Können in realen Praxissituationen" (Benner, 2017, S. 58) andererseits.

---

14 Das Konzept der Verlaufskurve bei Corbin und Strauss (2010, S. 18 f.) kann sich auf den Verlauf einer chronischen Krankheit, den Sterbeprozess, eine soziale Problemlage oder ein Projekt beziehen. Mit diesem Verlauf ist Arbeit verbunden, z. B. zur Krankheitsbewältigung, Beseitigung einer Problemlage oder Projektarbeit. Diese beinhaltet wiederum sowohl Berufsarbeit z. B. durch Pflegefachpersonen als auch jegliche andere Form von Arbeit, z. B. biografische Arbeit im Umgang mit einer Krankheit.

15 In der Hebammenwissenschaft hat sich der so genannte *Betreuungsbogen* etabliert, der ebenfalls als Arbeitsbogen bzw. Verlaufskurve betrachtet werden kann: Er beschreibt das Aufgabenspektrum der Hebammen vom Kinderwunsch bzw. ab der Familienplanung bis zur frühen Elternschaft (Sayn-Wittgenstein, (2019 [2007]).

Expertise, verstanden als „Spezialkompetenz“ (Mieg, 2008, S. 3265), bezeichnet ein besonders hohes Maß an Fachwissen, Erfahrung und Können auf einem bestimmten Gebiet. Nach Benner (2017, S. 32) hat eine *Expertin* die höchste Kompetenzstufe erreicht.

Tabelle 1: Stufen der Kompetenzentwicklung in der Pflege

Stufe 1	Anfänger*in
Stufe 2	Fortgeschrittene*r Anfänger*in
Stufe 3	Kompetente Pflegefachperson
Stufe 4	Erfahrene Pflegefachperson
Stufe 5	Pflegeexpert*in

Quelle: eigene Darstellung nach Benner, 2017, S. 57–77

Benner (2017) entwickelte ein Modell, um die Kompetenzentwicklung von Pflegefachpersonen theoretisch abzubilden, das auf dem Dreyfus-Modell basiert (Tabelle 1). Demzufolge durchlaufen Pflegefachpersonen fünf Stufen, die Benner mit „from Novice to Expert“ überschreibt – von der Stufe der Anfänger*in zur Stufe der Expert*in. Dabei verändern sich im Laufe der Kompetenzentwicklung folgende Aspekte:

> Zum einen vollzieht sich eine Veränderung weg vom Befolgen abstrakter Grundsätze hin zum paradigmatischen Rückgriff auf konkrete Erfahrungen[16]. Zum anderen verändert sich die Wahrnehmung der situativen Erfordernisse durch den Lernenden. Er sieht die Situation immer weniger als eine Summe gleich wichtiger Einzelheiten und immer mehr als vollständiges Ganzes, in dem nur bestimmte Teile wichtig sind. Der dritte Aspekt betrifft die Entwicklung vom unbeteiligten Beobachter zum engagierten Handelnden. (Benner, 2017, S. 57)

Benner (2017) zufolge haben erfahrene Pflegefachpersonen im Vergleich zu kompetenten Pflegefachpersonen die Fähigkeit, die Situation ganzheitlich zu betrachten und aufgrund dessen die richtigen Prioritäten zu setzen. Sie lassen sich durch Maximen leiten und es fällt ihnen leichter, Entscheidungen zu fällen (S. 68 f.). Pflegeexpert*innen sind nicht mehr auf Maximen angewiesen, um in einer Situation angemessen zu handeln. Sie erfassen sie intuitiv und erkennen den Kern eines Problems klar. Benner nennt es auch den „Kennerblick“ (S. 311).

16 Damit meint Benner (2017) so genannte paradigmatische Fälle. Das sind berufliche Erfahrungen, die im Gedächtnis bleiben, weil sie „die Linse geformt haben“, durch die die Pflegefachperson ihre Arbeit wahrnimmt und weitere Fälle beurteilt (S. 311).

Das NZFH hat für FGKiKP, Familienhebammen und Netzwerkkoordinator*innen jeweils so genannte *Kompetenzprofile* herausgegeben. Diese lehnen sich in ihrer Begriffsverwendung und im Aufbau an den DQR an. Im Kompetenzprofil FGKiKP werden acht übergeordnete Handlungsanforderungen beschrieben, z. B. die oder der FGKiKP „erkennt Belastungen der Familie und unterstützt sie dabei, diese zu mindern" (NZFH, 2014c, S. 14). Dieser Handlungsanforderung werden entsprechende Kernkompetenzen zugeordnet, die dazu notwendig sind, z. B. die FGKiKP „kennt typische Belastungen und kann Einschätzungshilfen einsetzen" (S. 14). Kompetenz wird im DQR als Resultat von Lernprozessen im Rahmen von Bildung angesehen. Über Kompetenzfestschreibungen kann jedoch immer nur festgelegt werden, was jemand theoretisch kann. In der Praxis ist allerdings weniger entscheidend, welche Kompetenz eine Person hat, als vielmehr, welche Leistung sie bringt. Diese praktische Umsetzung von Kompetenz unter Einfluss realer Bedingungen im Zusammenspiel mit der Haltung und Einstellung einer Pflegefachperson wird *Performanz* genannt (Flaiz, 2018, S. 97).

In Bezug auf die Gesamtheit einer Berufsgruppe und deren Professionalisierung geht Pfadenhauer (2014) mit einem inszenierungstheoretischen Ansatz davon aus, dass die Darstellung der professionellen Leistung für die Aushandlung von Zuständigkeiten eine wesentliche Rolle spielt (Pfadenhauer zitiert in Pfadenhauer, 2005, S. 12; Pfadenhauer zitiert in Nadai et al., 2005, S. 35). Neben den im Kompetenzprofil festgeschriebenen Kernkompetenzen von FGKiKP, die aus Lernprozessen im Rahmen der Zusatzqualifikation hervorgehen sollen, ist also entscheidend, wie FGKiKP diese Kompetenzen in Handeln überführen und wie sie ihre Leistung im für sie neuen Arbeitsfeld Frühe Hilfen inszenieren.

2.2 Frühe Hilfen als Arbeitsfeld

In diesem Kapitel werden die Erkenntnisse aus der bisherigen Forschung zur Situation der Familien-Gesundheits- und Kinderkrankenpflege im Kontext der Frühen Hilfen zusammengefasst. Grundlage hierfür bildete eine zu Beginn der Arbeit durchgeführte systematische Literaturrecherche, die im weiteren Verlauf wiederholt und fortlaufend durch neue Erkenntnisse ergänzt wurde. Da es im internationalen Raum zwar ähnliche Berufsbilder, aber keine direkte Entsprechung zur FGKiKP gibt, konzentrieren sich die Rechercheergebnisse hauptsächlich auf Deutschland und die dortigen Entwicklungen.

2.2.1 Begriffsklärung und rechtlicher Rahmen

Die Bundesinitiative Frühe Hilfen

Zu Beginn des neuen Jahrtausends wurden die ersten Initiativen in Bezug auf Frühe Hilfen, wie sie heute in der Fachwelt verstanden werden, ins Leben gerufen. Vorläufer der Bundesinitiative Frühe Hilfen war das Aktionsprogramm „Frühe Hilfen für Eltern und Kinder und soziale Frühwarnsysteme" (2007–2010). Es wurde konzipiert, um den Schutz von Kindern zu gewährleisten. Erklärtes Ziel der damaligen Bundesregierung war es, die Hilfesysteme besser miteinander zu verknüpfen, insbesondere Gesundheitssystem und Jugendhilfe (BMFSFJ, 2006a). 2012 trat das Bundeskinderschutzgesetz in Kraft (BKiSchG). Auf dieser gesetzlichen Grundlage startete die „Bundesinitiative Netzwerke Frühe Hilfen und Familienhebammen" mit dem Ziel, das Wohl von Kindern und Jugendlichen zu schützen und eine gesunde Entwicklung zu fördern (Art. 1 Abs. 1 Verwaltungsvereinbarung *Bundesinitiative Netzwerke Frühe Hilfen und Familienhebammen* gem. § 3 Abs. 4 KKG). Die Bundesinitiative fokussierte auf drei Förderbereiche: den Auf- und Ausbau von Netzwerken Frühe Hilfen (I), die Qualifizierung und den Einsatz von Familienhebammen und vergleichbaren Berufsgruppen aus dem Gesundheitsbereich (II) sowie den Aufbau von Ehrenamtsstrukturen in Frühen Hilfen (III). Sie war zunächst auf vier Jahre angelegt (2012–2015), wurde dann um zwei Jahre verlängert (2016 und 2017) und sollte anschließend in eine Regelfinanzierung übergehen.

Die Bundesstiftung Frühe Hilfen

2018 wurde die Bundesinitiative in eine Bundesstiftung überführt, die den Namen „Bundesstiftung Frühe Hilfen" trägt. Sie ist eine nicht rechtsfähige Stiftung des Privatrechts und wurde gegründet, um den gesetzlich festgelegten Aufgaben des Bundes im Bereich der Frühen Hilfen nachzukommen. Dazu gehören die Sicherung der regionalen Netzwerke Früher Hilfen und die psychosoziale Unterstützung von Familien mit Säuglingen und Kleinkindern. Strukturen und Angebote, die im Rahmen der Bundesinitiative Frühe Hilfen aufgebaut wurden und sich bewährt hatten, sollten dadurch weiter bestehen bleiben, ausgebaut und dauerhaft gefördert werden. Somit führt die Bundesstiftung fort, was die Bundesinitiative in die Wege geleitet hat. Einzelheiten zur Umsetzung des Fonds Frühe Hilfen regeln die Verwaltungsvereinbarung, die Satzung und Leistungsleitlinien (gem. § 3 Abs. 4 KKG). Träger der Stiftung ist das Bundesministerium für Familie, Senioren, Frauen und Jugend (BMFSFJ), vertreten durch eine Geschäftsstelle (Art. 1 Abs. 2 Verwaltungsvereinbarung *Fonds Frühe Hilfen*). Die Begleitung und Evaluation obliegen dem Nationalen Zentrum Frühe Hilfen (NZFH).

Die ersten rechtlichen Regelungen zur Finanzierung von Einsatz und Qualifizierung von FGKiKP finden sich nicht direkt im BKiSchG, das Frühe Hilfen regelt, sondern in der Verwaltungsvereinbarung zur Bundesinitiative und inzwischen in den Leistungsleitlinien *Bundesstiftung Frühe Hilfen*. Der „Einsatz von Familienhebammen und vergleichbaren Berufsgruppen aus dem Gesundheitsbereich im Kontext Früher Hilfen" war einer der Förderschwerpunkte im Rahmen der Bundesinitiative. Der Auszug aus der Verwaltungsvereinbarung *Bundesinitiative Netzwerke Frühe Hilfen und Familienhebammen* (Abbildung 1) verdeutlicht, was die Förderung konkret umfasste.

Abbildung 1: Aus der Verwaltungsvereinbarung zur Bundesinitiative Frühe Hilfen

Förderfähig sind der Einsatz von Familienhebammen und vergleichbaren Berufsgruppen aus dem Gesundheitsbereich im Kontext Früher Hilfen. Sie sollen dem vom Nationalen Zentrum Frühe Hilfen (NZFH) erarbeiteten Kompetenzprofil entsprechen oder in diesem Sinne qualifiziert und in ein für Frühe Hilfen zuständiges Netzwerk eingegliedert werden. Die Länder haben die Möglichkeit, ein darüber hinausgehendes Profil festzulegen.
Gefördert werden insbesondere Sach- und Personalkosten für:

1. den Einsatz von Familienhebammen und Familiengesundheitshebammen sowie den Einsatz von Hebammen, Gesundheits- und Kinderkrankenpflegerinnen, Gesundheits- und Kinderkrankenpflegern, Familien-, Gesundheits- und Kinderkrankenpflegerinnen, Familien-, Gesundheits- und Kinderkrankenpflegern, Familiengesundheitspflegerinnen und Familiengesundheitspflegern, die dem Kompetenzprofil entsprechen
2. die Qualifizierung, Fortbildung, Fachberatung und Supervision für die genannten Fachkräfte
3. die Erstattung von Aufwendungen für die Teilnahme der genannten Fachkräfte an der Netzwerkarbeit
4. Maßnahmen zur Qualitätssicherung wie der Dokumentation des Einsatzes in den Familien. (Art. 2 Abs. 4 Verwaltungsvereinbarung *Bundesinitiative Netzwerke Frühe Hilfen und Familienhebammen* vom 1. Juli 2012)

In der Verwaltungsvereinbarung zur Bundesinitiative wurden FGKiKP demnach explizit als förderfähig aufgeführt (Abbildung 1). In der nachfolgenden, aktuell geltenden Verwaltungsvereinbarung *Fonds Frühe Hilfen* von 2017 werden jedoch weder die Kinderkrankenpflege noch FGKiKP benannt. Sie sind implizit enthalten: Als Beispiel für bewährte niedrigschwellige, familienaufsuchende Hilfen werden dort Angebote von „Familienhebammen und vergleichbar qualifizierten Fachkräften aus dem Gesundheitsbereich" aufgeführt (Abbildung 2).

Abbildung 2: Aus der Verwaltungsvereinbarung *Fonds Frühe Hilfen*

Frühe Hilfen sind niedrigschwellige und freiwillige Angebote für Familien. Sie richten sich insbesondere an (werdende) Eltern und Familien, die aufgrund von unterschiedlichen psychosozialen Belastungen einen erhöhten Beratungs- und Unterstützungsbedarf haben, aber häufig nur schwer einen Zugang zu Unterstützungsangeboten finden. Hier haben sich vor allem niedrigschwellige, familienaufsuchende Angebote wie beispielsweise von Familienhebammen und vergleichbar qualifizierten Fachkräften aus dem Gesundheitsbereich bewährt. [...] Der Fonds orientiert sich an den Prinzipien des vom Nationalen Zentrum Frühe Hilfen mit seinem Beirat entwickelten ‚Leitbild Frühe Hilfen'. Die im Rahmen der Bundesinitiative Frühe Hilfen von Bund, Ländern und Kommunen entwickelten Qualitätskriterien (wie zum Beispiel Kompetenzprofile und Empfehlungen) und wissenschaftlichen Erkenntnisse, insbesondere gewonnen durch die Begleitforschung des Nationalen Zentrums Frühe Hilfen, bilden die Basis für Qualitätsentwicklung und Innovation in den Frühen Hilfen. (aus der Präambel der Verwaltungsvereinbarung *Fonds Frühe Hilfen* vom 1. Oktober 2017)

Die *Qualifizierung* der Fachkräfte muss die „Mindestanforderungen zur Qualifizierung von Familienhebammen und Familien-Gesundheits- und Kinderkrankenpflegerinnen und -pflegern im Rahmen der Bundesinitiative Frühe Hilfen (BIFH)" (2014) erfüllen. Zudem müssen sie gemäß den vom NZFH erstellten Kompetenzprofilen für Familienhebammen (NZFH, 2013c) und für Familien-Gesundheits- und Kinderkrankenpflegerinnen und -pfleger in den Frühen Hilfen (NZFH, 2014c) qualifiziert sein. Ferner gelten zusätzlich die Ausbildungs- und Berufsordnungen des jeweiligen Ursprungsberufs.

Festgelegt ist auch, dass die Fachkräfte in Netzwerke für Frühe Hilfen eingegliedert werden sollen. In den Leistungsleitlinien zur Bundesstiftung (gem. § 3 Abs. 4 KKG) wird konstatiert, dass „die Einbindung der Akteure aus dem Gesundheitswesen [...] eine zentrale Entwicklungsaufgabe der Netzwerke" bleibt. Mit der Implementierung von Netzwerken für Frühe Hilfen wird § 3 des KKG umgesetzt. Der gesetzliche Auftrag der GFK lässt sich aus § 3 Abs. 4 KKG ableiten:

> Dieses Netzwerk soll zur Beförderung Früher Hilfen durch den Einsatz von Familienhebammen gestärkt werden. Das Bundesministerium für Familie, Senioren, Frauen und Jugend unterstützt den Aus- und Aufbau der Netzwerke Frühe Hilfen und des Einsatzes von Familienhebammen auch unter Einbeziehung ehrenamtlicher Strukturen. (§ 3 Abs. 4 KKG)

Frühe Hilfen haben seit dem BKiSchG von 2012 sowohl politische als auch formale Relevanz. Der Staat kommt damit seinen erklärten Aufgaben und seiner Mitverantwortung für die Entwicklung von Kindern und Jugendlichen nach

(§ 1 Art. 1 KKG). Er verpflichtet die Träger der Jugendhilfe (o. a., wenn landesrechtlich anders geregelt) zur „Information der Eltern über Unterstützungsangebote in Fragen der Kindesentwicklung" (§ 2 KKG) und will Eltern unterstützen, wenn dies erforderlich ist. Von FGKiKP ist im BKiSchG nicht die Rede. Doch über die Verwaltungsvereinbarung und die Leistungsleitlinien *Bundesstiftung Frühe Hilfen* ist auch der Einsatz von FGKiKP festgeschrieben. Daraus kann geschlussfolgert werden, dass auch die Berufsausrichtung FGKiKP politische und formale Relevanz erlangt hat.

Längerfristige aufsuchende Betreuung und Begleitung (LaB)

Gemäß Art. 3 Abs. 1 Nr. 2 der Verwaltungsvereinbarung *Fonds Frühe Hilfen* sollen Familien durch Angebote Früher Hilfen längerfristig psychosozial unterstützt werden. Diese Angebote werden auch als „gesundheitsorientierte Familienbegleitung" bezeichnet und in der Leistungsleitlinie mit „GFB" abgekürzt (Abbildung 3).

Abbildung 3: Aus den Leistungsleitlinien zur Bundesstiftung Frühe Hilfen

1. Längerfristige Unterstützung von Familien in den Frühen Hilfen

1.1 Fachkräfte

Insbesondere aufsuchende Angebote erreichen Familien in belastenden Lebenssituationen. Dabei hat sich die gesundheitsorientierte Begleitung von Familien durch Familienhebammen, durch Familien-Gesundheits- und Kinderkrankenpflegerinnen und -pfleger und durch vergleichbar qualifizierte Fachkräfte aus dem Gesundheitswesen bewährt. Vor allem ist ihr Einsatz eindeutig im präventiven Bereich verortet, und die Schnittstelle zu intensiveren Hilfen und zum professionellen Handeln bei einer Kindeswohlgefährdung ist präzise definiert. Zur Qualitätssicherung sollte ihr Einsatz fachlich begleitet und koordiniert werden.

Gefördert werden insbesondere Sach- und Personalkosten für:

- Einsatz der in der GFB [gesundheitsorientierten Familienbegleitung] tätigen Fachkräfte,
- Qualifizierung, Fortbildung, Koordination, Fachberatung und Supervision der in der GFB tätigen Fachkräfte,
- Erstattung der Aufwendungen für die Teilnahme der in der GFB tätigen Fachkräfte an der Netzwerkarbeit,
- Maßnahmen zur Qualitätssicherung wie der Dokumentation der GFB.

(Leistungsleitlinien *Bundesstiftung Frühe Hilfen zur Umsetzung des Fonds Frühe Hilfen* zur Verwaltungsvereinbarung *Fonds Frühe Hilfen* vom 1. Oktober 2017 gem. § 3 Abs. 4 KKG)

Die längerfristige, aufsuchende, gesundheitsorientierte Begleitung von Familien in den Frühen Hilfen wird durch Fachkräfte des Gesundheitswesens wie

Familienhebammen sowie Familien-Gesundheits- und Kinderkrankenpflegerinnen und -pfleger durchgeführt (Abbildung 3). Einsatz und Qualifikation der Fachkräfte werden aus dem Fonds Frühe Hilfen gefördert. Voraussetzung ist „eine fachliche Anbindung an ein multiprofessionelles Team im Rahmen des kommunalen Angebots"; sie sollen in ein Netzwerk Früher Hilfen eingebunden sein und „ihr Einsatz [soll] fachlich begleitet und koordiniert werden" (Leistungsleitlinien *Bundesstiftung Frühe Hilfen*).

Für Netzwerke Früher Hilfen war eine *Koordinierungsstelle* zwingend erforderlich, um gemäß Verwaltungsvereinbarung zur Bundesinitiative (2012–2017) förderfähig zu sein. Auch der Einsatz sogenannter „Netzwerkkoordinatoren und -koordinatorinnen in den Koordinierungsstellen" wurde und wird über Bundesmittel gefördert (Art. 2 Abs. 3 Verwaltungsvereinbarung *Bundesinitiative Netzwerke Frühe Hilfen und Familienhebammen*; Art. 3 Abs. 1 Nr. 1 Verwaltungsvereinbarung *Fonds Frühe Hilfen*). Inzwischen haben sich im Rahmen von Frühen Hilfen bundesweit flächendeckend Netzwerke gebildet (NZFH, 2021).

Nationales Zentrum Frühe Hilfen

Das NZFH nahm 2007 in Köln unter der Trägerschaft der Bundeszentrale für gesundheitliche Aufklärung (BZgA) in Kooperation mit dem Deutschen Jugendinstitut (DJI) seine Arbeit auf, um den Aufbau Früher Hilfen zu koordinieren und wissenschaftlich zu begleiten. Das NZFH sollte Wissen zusammentragen, bereitstellen und verbreiten sowie Qualitätsentwicklung und Qualifizierung im Rahmen von Frühen Hilfen unterstützen. Zu den weiteren Aufgaben des NZFH gehört es, einen interdisziplinären, länderübergreifenden und überregionalen Austausch zu initiieren, zwischen Wissenschaft, Fachpraxis, Politik und Öffentlichkeit zu vermitteln, die Kommunikations- und Kooperationsstrukturen zwischen Gesundheitswesen und Kinder- und Jugendhilfe zu verbessern und die Öffentlichkeitsarbeit im Rahmen von Frühen Hilfen zu gestalten (Paul & Backes, 2017; Sann & Schäfer, 2008, S. 112).

2.2.2 Forschung im Rahmen der Bundesinitiative

Das NZFH initiiert Forschung und führt auch selbst Studien durch, damit auf Grundlage wissenschaftlicher Erkenntnisse Frühe Hilfen begründet und weiterentwickelt werden können. Im Rahmen der Begleitforschungen zu Frühen Hilfen wurden verschiedene Forschungsstränge verfolgt: zur Prävalenz von Belastungen junger Familien, zur Implementierung von Konzepten und Strukturen, zur Erreichbarkeit und Effektivität sowie zur Kooperation und zu Schnittstellen Früher Hilfen. Die ersten beiden Studienprogramme (Prävalenz- und

Versorgungsforschung sowie Implementierungsforschung) wurden vom DJI geleitet. Die Forschung zu Kooperation und Schnittstellen sowie zur Erreichbarkeit und Effizienz leitete das NZFH.

Im Folgenden werden Erkenntnisse aus der Prävalenz- und Versorgungsforschung zur Bedarfs- und Versorgungslage von Familien mit Säuglingen und Kleinkindern in Deutschland dargestellt. Ergebnisse aus den Studienprogrammen zur Bundesinitiative mit Blick auf GFK werden dann im Folgekapitel zusammengetragen.

Ergebnisse aus der Prävalenz- und Versorgungsforschung über die Bedarfs- und Versorgungslage von Familien mit Säuglingen und Kleinkindern in Deutschland – Forschungsprogramm der Bundesinitiative (I)

Im Rahmen der Prävalenz- und Versorgungsforschung wurden mehrere Studien initiiert. Ziel der Studienfolge waren repräsentative Daten zur Bedarfs- und Versorgungslage von Familien mit Säuglingen und Kleinkindern in Deutschland, um daraus Unterstützungs- und Hilfebedarfe zur Weiterentwicklung der bestehenden Angebote ableiten zu können (Lorenz, Ulrich, Sann & Liel, 2020, S. 709; Spangler et al., 2020, S. 7). Es handelt sich, genauso wie bei der Implementierungsforschung (Kommunalbefragungen), um ein Studienprogramm des DJI[17], „*Kinder in Deutschland – KiD 0–3*". In der sogenannten Prävalenzstudie (Eickhorst et al., 2015, S. 382) wurden repräsentative Daten zur Prävalenz von psychosozialen Belastungen von Familien mit null- bis dreijährigen Kindern, deren Auswirkungen auf die kindliche Entwicklung sowie Daten zur Kenntnis und Inanspruchnahme von Präventionsangeboten erhoben (Eickhorst et al., 2016; Eickhorst et al., 2015; Eickhorst & Liel, 2020). Zum einen erfolgte der Zugang zu Eltern über Daten des Einwohnermeldeamts, um Telefoninterviews durchzuführen. Zum anderen wurden Eltern in pädiatrischen Praxen zur freiwilligen Teilnahme an der Studie aufgefordert und anschließend schriftlich mittels Fragebogen befragt. Zusätzlich wurden 197 Familien zu Hause besucht und dort vertiefend interviewt (Eickhorst & Liel, 2020, S. 2 f.). Darüber hinaus wurden Daten im Rahmen von Risikoscreenings in Geburtskliniken erhoben (Lorenz, Ulrich, Kindler & Liel, 2020, S. 130). Was wurde erhoben und was wird als Risiko, was als Belastung definiert?

Die erhobenen Risikofaktoren im Rahmen von KiD 0–3 lassen sich auf „Belastungsmerkmale mit einem empirisch bestätigten Zusammenhang für

17 Die Vertiefungsstudie erfolgte in Kooperation mit der Friedrich-Alexander-Universität Nürnberg, der Universität Bielefeld und der Bergischen Universität Wuppertal (Eickhorst & Liel, 2020, S. 2; Lang et al., 2022; Liel et al., 2022; Zimmermann et al., 2016; Zwönitzer et al., 2015; Zwönitzer et al., 2016).

Kindeswohlgefährdungen" zurückführen (Eickhorst & Liel, 2020, S. 3). In der Vertiefungsstudie KiD 0–3 von Zimmermann et al. (2016) sind das z. B. „Armut, beengte Wohnverhältnisse, Arbeitslosigkeit, Status als alleinerziehend, Migrationshintergrund, niedriger Bildungsgrad der Hauptbezugsperson, Misshandlungs- oder Vernachlässigungserfahrungen der Hauptbezugsperson, frühe Mutterschaft, mehr als zwei jüngere Kinder in der Familie, psychische Erkrankung und Substanzmissbrauch eines Elternteils" (S. 1265). Diese werden als „distale Risikomerkmale" bezeichnet. Als „proximale Risikomerkmale" galten folgende: „Streit der Eltern, Uneinigkeit der Eltern in Erziehungsfragen, aktuelle Gewalterfahrung in der Partnerschaft, Depression, negative Haltung zum Kind während der Schwangerschaft, negative Erziehungseinstellung zum Kind, Vernachlässigung, Stresserleben bzw. Überbelastung der Hauptbezugsperson, schlechter Gesundheitsstatus und schwieriges Temperament des Kindes" (S. 1265). Auch in anderen Teilstudien von KiD 0–3 wird darauf hingewiesen, dass Belastungsmerkmale erhoben wurden, die sich in Längsschnittstudien als Risikofaktoren für Kindeswohlgefährdung erwiesen hatten (Lorenz, Ulrich, Kindler & Liel, 2020, S. 131). Lang (2015) definiert *psychosoziale Belastungen* als „Merkmale und Eigenschaften von Familien [...], die das gesunde Aufwachsen von Säuglingen und Kleinkindern in Familien beeinträchtigen beziehungsweise gefährden können" (S. 8). In den Fragebögen, die im Rahmen der Prävalenz- und Versorgungsforschung entwickelt wurden, wurden demnach psychosoziale Belastungen von Familien mit Risiken für das Kindeswohl verbunden (Lorenz, Ulrich, Kindler & Liel, 2020, S. 129).

Im Rahmen der Studien zur Prävalenz- und Versorgungsforschung wurden demzufolge Belastungen von Familien und Risikofaktoren für Kindeswohlgefährdung nicht unterschieden, sondern synonym verwendet. Zu bedenken ist, dass in der Praxis der Angebote Früher Hilfen der Grundsatz gilt, Familien nicht zu stigmatisieren; gleichzeitig werden in der Forschung psychosozialen Belastungen und Risikofaktoren für eine Kindeswohlgefährdung gleichgesetzt. Zudem wurden die erhobenen Belastungs- bzw. Risikofaktoren unterschiedlich gruppiert[18]. Das erschwert den Vergleich der Ergebnisse unterschiedlicher Studien, auch wenn sie teilweise auf derselben Datengrundlage basieren. Die unterschiedlichen Operationalisierungen von Belastungen und Risikofaktoren der verschiedenen Teilstudien werden im Folgenden jeweils in den Fußnoten erläutert. In

18 In den unterschiedlichen Studien des Studienprogramms zur Prävalenz- und Versorgungsforschung wurden Belastungsmerkmale bzw. Risikofaktoren in unterschiedlichen Gruppen zusammengefasst: z. B. teilen Zimmermann et al. (2016, S. 1265) in distale und proximale Risikomerkmale ein, wohingegen Lorenz, Ulrich, Kindler und Liel (2020, S. 132) 25 Risikofaktoren in sechs Belastungsdimensionen nach Kindler (2009) einteilen, so auch Metzner et al. (2022, S. 5). Lorenz, Ulrich, Sann und Liel (2020) differenzieren in biografische, perinatale und psychosoziale Belastungsfaktoren.

den folgenden Abschnitten werden Ergebnisse zusammengetragen, die aufzeigen, was Familien kennzeichnet, die belastet sind, und die Hinweise auf den Beratungs- und Unterstützungsbedarf von Familien mit kleinen Kindern geben.

Im Zuge der Datenerhebung für die Studienreihe KiD 0–3 wurden Eltern im Rahmen der Früherkennungsuntersuchungen U3 bis U7a in pädiatrischen Praxen dazu aufgefordert, an einer Befragung zu subjektiv wahrgenommenen Belastungen teilzunehmen (Eickhorst & Liel, 2020, S. 5; Fullerton, Eickhorst & Lorenz, 2019; Lorenz, Ulrich, Sann & Liel, 2020). Ziel war es, Aussagen über die (subjektive) Belastungssituation von Familien mit Säuglingen und Kleinkindern in Deutschland treffen zu können. Von den befragten Familien (n = 7 549) waren 30 % mehrfach psychosozial belastet (Lorenz, Ulrich, Sann & Liel, 2020, S. 714). Alle Belastungsfaktoren zusammengenommen[19] wiesen sogar zwei von fünf Familien (40 %) drei und mehr Belastungsfaktoren auf, und zwar unabhängig vom Alter des Kindes, d. h. es gab keine Varianz zwischen dem Alter der Kinder zum Zeitpunkt der Früherkennungsuntersuchungen U3 bis U7a. Das Belastungsempfinden durch das Schlaf- oder Essverhalten des Kindes war je nach Alter variabel und lag zwischen 7 und 14 % bei der Belastung durch das Schlafverhalten sowie zwischen 3 und 6 % bei der Belastung durch das Essverhalten. Durch Schreien des Kindes fühlten sich über alle Altersstufen hinweg 13 % der Eltern belastet. Fast jeder dritte Elternteil zog seine elterlichen Kompetenzen in Zweifel (Lorenz, Ulrich, Sann & Liel, 2020, S. 711 f.). Auch die Ergebnisse zum subjektiven Belastungsempfinden weisen auf einen Unterstützungsbedarf von Eltern kleiner Kinder hin.

Im entwicklungspsychologischen Teil der sogenannten Vertiefungsstudie (Spangler et al., 2020) wurden Auswirkungen von familiärer Belastung auf die kindliche Entwicklung mithilfe statistischer Methoden untersucht. In der Studie konnte ein Zusammenhang zwischen dem Belastungsniveau oder Risikoausmaß

---

19 Im Zuge der Operationalisierung, die bezüglich psychosozialer Belastungsmerkmale vorgenommen wurde (Lorenz et al., 2020, IV–V), wurden diese eingeteilt in „Biografische Besonderheiten“ (junges Alter der Mutter, negative Kindheitserfahrungen, Erfahrung von Partnergewalt und Suchtproblematik), „Auffälligkeiten in der Schwangerschaft“ (ungeplante Schwangerschaft, Abtreibungs- oder Adoptionsgedanken, regelmäßiges Rauchen der Mutter während der Schwangerschaft, Schwangerschaftsvorsorge nicht regelmäßig), „perinatale Besonderheiten“ (Frühgeburt, niedriges Geburtsgewicht, Mehrlingsgeburt, Behinderung oder schwere Erkrankung des Kindes), „familiärer Hintergrund“ (keine oder neue Partnerschaft, Unzufriedenheit in der Partnerschaft, lautstarke Auseinandersetzungen oder fehlende soziale Unterstützung) sowie weitere Belastungsmerkmale, die von den Eltern ausgehen (Zweifel an der eigenen elterlichen Kompetenz, fehlendes Einfühlungsvermögen, Gefühl von sozialer Isolation, sich eingeschränkt fühlen durch Elternschaft, Wut- und Ärgerneigung oder Depression/Angstsymptomatik) oder durch das Kind ausgelöst werden (z. B. belastendes Schreiverhalten, Schlafverhalten, Essverhalten).

von Familien und der Entwicklung von Kindern hergestellt werden[20]. Die erhobenen kindlichen Entwicklungsparameter waren z. B. der sprachlich-kognitive Entwicklungsstand, die Bindungssicherheit, Verhaltensauffälligkeiten beim Kind oder das Autonomiestreben des Kindes (Zimmermann et al., 2016). Die Untersuchungsergebnisse zeigten: je mehr Risikofaktoren eine Familie aufwies, desto gestresster fühlten sich die Eltern (Spangler et al., 2020, S. 21). Eine Anhäufung von Risikofaktoren wirkte sich über verschiedene vermittelnde Faktoren wie das Stresserleben der Eltern und die Bindungssicherheit bereits früh und teilweise auch längerfristig negativ auf verschiedene Entwicklungsparameter wie die sprachlich-kognitive Entwicklung aus: Bereits im ersten Jahr ließen sich Entwicklungsunterschiede von Kindern je nach Belastungsniveau der Familie nachweisen, die sich mit zunehmendem Alter noch verstärkten. Wohingegen sich z. B. feinfühliges Elternverhalten positiv auf die Bindungssicherheit auswirkte. So erwies sich Feinfühligkeit als Schutzfaktor gegenüber negativen Auswirkungen hoher Belastungen der Familie (S. 35 f.). Die Autor*innen zogen aus den Ergebnissen die Schlussfolgerung, dass Angebote der Prävention und Intervention bereits früh ansetzen sollten (S. 21). Dabei betonten sie die Relevanz, die primären Bezugspersonen in die Maßnahmen einzubeziehen, also am Verhalten von Eltern anzusetzen, Bewältigungskompetenzen zu fördern und das Stresserleben von Eltern zu reduzieren. Elternkompetenzen, die sich möglicherweise aufgrund von Belastungen nicht entfalten können, sollen über präventive Ansätze verfügbar gemacht werden.

Teil des Studienprogramms waren auch Daten zum Vorkommen von innerfamiliärer Gewalt und Vernachlässigung sowie zu Risikokonstellationen (Eickhorst & Liel, 2020, S. 1; Lang et al., 2022). Auf Basis von Daten aus dem Studienprogramm der Prävalenz- und Versorgungsforschung wurden Zusammenhänge verschiedener Risikofaktoren für Kindesmissbrauch mithilfe statistischer Methoden untersucht, z. B. der Zusammenhang zwischen dem Risiko für Kindesmissbrauch und (von Eltern selbst berichteter) familiärer bzw. häuslicher Gewalt (Lang et al., 2022, S. 571). Laut den Autor*innen deuten ihre Ergebnisse darauf hin, dass das Risiko für Kindeswohlgefährdung in Familien mit häuslicher Gewalt größer ist (S. 577). Die Untersuchung widmete sich außerdem der Frage, ob bestimmte Konstellationen von Risikofaktoren Kindesmissbrauch genauso gut vorhersagen können wie die bloße Anzahl von Risikofaktoren in einer Familie über einem bestimmten Schwellenwert (S. 570 f.). Die Ergebnisse zeigen, dass zum Erhebungszeitpunkt T1 eine bestimmte Kombination von Risikofaktoren

20 Je nach „Risikostatus" wurden die teilnehmenden Familien einer von drei Gruppen zugeordnet, um die Entwicklung der Kinder in Zusammenhang mit einer niedrigen, mittleren und hohen Belastung bringen zu können. Wenn Familien keinen oder nur einen Risikofaktor aufwiesen, galt das als niedrige Belastung, wenn sie zwei oder drei Risikofaktoren aufwiesen, als mittlere Belastung. Ab vier Risikofaktoren wurde die Familie als psychosozial hoch belastet eingestuft (Zimmermann et al., 2016, S. 1266).

Kindesmissbrauch genauso gut vorhersagen konnte wie die Summe aller Risikofaktoren. Die vier ausschlaggebenden Risikofaktoren waren Depression oder eine Angststörung der Eltern, Impulsivität bzw. Ärgerneigung, subjektiv empfundener Stress und Unzufriedenheit in der Partnerschaft. Zum Zeitpunkt T2 sieben Monate später zeigte sich eine andere Kombination von Risikofaktoren für die Vorhersage von Kindeswohlgefährdung relevant, und zwar eine niedrige Bildung, elterlicher Stress, Regulationsprobleme des Kindes sowie erlebter Missbrauch in der Kindheit der Eltern. Somit ließ sich das Risiko zum ersten Zeitpunkt allein anhand von elternabhängigen Faktoren errechnen lässt. Zum späteren Zeitpunkt hing das Risiko auch vom Kind ab, da dessen Regulationsprobleme eine Rolle spielen (S. 576 f.). Eine Erklärung für dieses Ergebnis könnte den Autor*innen zufolge sein, dass die Anforderungen an Eltern mit dem sich entwickelnden Kind steigen: Eltern sind im Laufe der Entwicklung ihres Kindes zunehmend gefordert bis überfordert. Das Forschungsteam (Fullerton, Eickhorst & Lorenz, 2019, S. 1) fasste die Ergebnisse zu psychosozialen Belastungen folgendermaßen zusammen: Abgesehen von einer Belastungsspitze direkt nach der Geburt nehmen sowohl vom Kind ausgehende als auch elternbezogene Belastungsfaktoren mit dem Alter des Kindes von null bis drei Jahren zu. Nicht nur unmittelbar nach der Geburt, sondern auch noch im Laufe der Folgejahre sind psychosozial belastete Eltern demzufolge eine wichtige Zielgruppe für Unterstützungsangebote. Die Autor*innen der Studie zogen daraus den Schluss, dass insbesondere ressourcenorientiertes Arbeiten mit diesen Familien, beispielsweise der Aufbau sozialer Netzwerke oder die Stärkung von Kompetenzen, das Risiko für Kindeswohlgefährdung absenken könnte (Lang et al., 2022, S. 577).

Im Rahmen einer weiteren spezifischen Untersuchung zu Risikokonstellationen[21] (n = 7549) wurden mittels eines statistischen Klassifizierungsverfahrens vier Belastungsgruppen gebildet (1 = nicht oder nur geringfügig belastet, 2 = überwiegend sozioökonomisch belastet, 3 = belastet, 4 = hochbelastet). Den Ergebnissen zufolge ließen sich zwei von fünf Familien als belastet einstufen (41 %), wovon 5 % als hochbelastet[22] identifiziert werden konnten und damit der Gruppe 4 zuzuordnen sind (Lorenz, Ulrich, Kindler & Liel, 2020). Die Vernachlässigungsrate, bezogen auf das Kind, betrug in dieser hochbelasteten Gruppe 8 %. Auch war die Wahrscheinlichkeit in dieser Gruppe höher, dass ein Elternteil bereits wegen eines Gewaltdeliktes angezeigt worden war. Substanzmissbrauch kam häufiger vor. Die Kinder wurden von ihren Eltern in ihrer emotionalen Reaktion

---

21 Um Risikokonstellationen zu bilden, wurde ein statistisches Klassifizierungsverfahren angewendet, das Familien hinsichtlich ihres Antwortverhaltens gruppierte. Dieses Verfahren wurde mit der Bildung eines Risikoindexes anhand einfacher oder mehrdimensionaler Kumulation von Risikofaktoren verglichen. Letztere zeigen unterschiedliche Risikokonstellationen in ein und derselben Gruppe (Lorenz, Ulrich, Kindler, & Liel, 2020).

22 In den Familien der Gruppe 4, die als hochbelastet eingestuft wurden, waren 23 von 25 Risikofaktoren mit größter Wahrscheinlichkeit zutreffend.

auf Reize negativer eingeschätzt und auch das Schreiverhalten des Kindes war belastender (S. 133). In Familien, die der Gruppe 3 zugeordnet wurden, empfanden die Eltern mehr Stress und das Gewaltpotenzial war größer (S. 133). 83 % der Eltern in dieser Gruppe zweifelten an ihrer Erziehungskompetenz. Rund die Hälfte von ihnen gab an, Schwierigkeiten zu haben, sich in das Kind einzufühlen. Die Wahrscheinlichkeit für eine körperliche Misshandlung des Kindes war in dieser Gruppe mit 6 % hoch. In Familien der errechneten Gruppe 2 stand das Armutsrisiko im Vordergrund, die Hälfte der Schwangerschaften war ungeplant, zwei von fünf Eltern hatten einen niedrigen Bildungsstatus und die Wohnverhältnisse waren beengt (S. 133 f.). Die Cluster von Belastungen – als „Risikokonstellationen" bezeichnet – können Hinweise auf den Hilfebedarf einer Familie geben (S. 130). Um negative Auswirkungen familiärer Belastungen auf die Entwicklung der Kinder zu verhindern, sollten Angebote Früher Hilfen an die Risiko- und Schutzmechanismen der Familien möglichst genau angepasst werden (Spangler et al., 2020, S. 10).

Als Fazit aus den Ergebnissen zu Risikokonstellationen kann für die Arbeit mit belasteten Familien geschlossen werden, dass es nicht nur auf die bloße Anzahl von Risikofaktoren ankommt, sondern bestimmte Risikofaktoren wie z. B. häusliche Gewalt und besondere Konstellationen von Risikofaktoren besonders beachtet werden sollten. Hochgradig relevant ist auch das Ergebnis, dass Eltern, die von einer Misshandlung oder Vernachlässigung ihres Kindes berichten, gleichzeitig auch am meisten unter Stress leiden (Fullerton, Eickhorst & Lorenz, 2019, S. 1). Elterlicher Stress gehört auch zu den beiden Risikokonstellationen, die für Kindeswohlgefährdung die ausschlaggebendsten sind. Im Rahmen von Präventionsangeboten sollte außerdem der Faktor „starke Anzeichen für Depression/Angststörung" (Lorenz, Ulrich, Kindler & Liel, 2020, S. 135) besonders beachtet werden, weil er sich erstens als Risikofaktor für Entwicklungsauffälligkeiten beim Kind erwiesen hat und zweitens in besonders relevante Risikokonstellationen für Kindeswohlgefährdung einfloss. Bestimmte Belastungen steigern wiederum das Risiko, eine Depression oder Angststörung zu entwickeln: eine ungeplante Schwangerschaft, Armut bzw. Bezug von Sozialleistungen, Alleinerziehendenstatus, Probleme in der Partnerschaft und ein als negativ empfundenes Temperament des Kindes (Eickhorst et al., 2019, S. 1). Am Beispiel des Belastungsfaktors Depression/Angststörung lässt sich somit zeigen, wie verschiedene Faktoren miteinander zusammenhängen und sich gegenseitig beeinflussen. Ebenso können Anzeichen von Sucht bei Eltern mit Depression in Zusammenhang stehen: Eltern mit Anzeichen von Sucht berichteten häufiger von einer belasteten Beziehung zum Kind und bei ihnen ließen sich Zusammenhänge zur Entwicklung des Kindes und ein höheres Risiko für Vernachlässigung und Gewalt gegenüber dem Kind errechnen (Fullerton, Eickhorst, Sann & Lorenz, 2019, S. 1). Diese Ergebnisse zeigen: Eltern mit Anzeichen für eine Depression, Angststörung oder Sucht sollten mittels Früher Hilfen frühzeitig Unterstützung erfahren und weiterführende therapeutische Hilfen sollten anberaumt werden.

Im Rahmen des Studienprogramms zur Prävalenz- und Versorgungsforschung der Bundesinitiative Frühe Hilfen wurden Daten zur *Kenntnis und Inanspruchnahme von Präventionsangeboten* in der frühen Kindheit und von Frühen Hilfen erhoben (Eickhorst et al., 2016; Eickhorst et al., 2015; Eickhorst & Liel, 2020; Salzmann et al., 2021; Salzmann et al., 2018). Den Ergebnissen zufolge hatten fast alle befragten Familien (n = 8063) ein universelles Präventionsangebot in der Schwangerschaft oder Säuglings- und Kleinkindzeit genutzt (94 %). Die erhobenen Daten wurden auch in Zusammenhang zum Bildungsstand (Salzmann et al., 2021), zu Migration (Fullerton et al., 2018) und zum sozioökonomischen Status der Familie (Salzmann et al., 2020) ausgewertet:

Die Ergebnisse zeigen, dass Kenntnis und Nutzung der Angebote vom *Bildungsstand*[23] der Eltern abhängig waren (Salzmann et al., 2021, S. 2): Je höher das Bildungsniveau der Eltern, desto besser wussten sie über Präventionsangebote Bescheid. Selbst universell angebotene und von den Krankenkassen finanzierte Prävention (wie Geburtsvorbereitung, Hebammenhilfe oder Rückbildungskurse nach der Geburt) wurde umso häufiger genutzt, je höher der Bildungsstand der Eltern war (S. 2). Insbesondere Eltern-Kind-Gruppen wurden von Eltern mit mittlerer und höherer Bildung häufiger als von bildungsfernen Familien besucht (S. 3). Mit Willkommensbesuchen (vgl. Kapitel 1.1) als universellem Angebot wurde 2015 jede fünfte befragte Familie erreicht (Salzmann et al., 2018, S. 20). Willkommensbesuche waren damals allerdings nicht bundesweit flächendeckend verbreitet und wurden nur jeder dritten Familien überhaupt angeboten (Salzmann et al., 2021, S. 4). Sie fanden bei Eltern mit mittlerer und höherer Bildung häufiger statt als bei Eltern mit niedrigerem Bildungsstatus. Selektive oder indizierte Präventionsangebote hingegen wurden von bildungsfernen Familien genauso häufig oder sogar häufiger genutzt (S. 3). Die Schwangerschaftsberatung als selektives Präventionsangebot war in der Kohorte der weniger gebildeten Familien am besten bekannt. Die LaB durch Familienhebammen oder FGKiKP wurde Familien mit niedrigerer Bildung häufiger angeboten und von ihnen auch häufiger als von Familien mit höherem Bildungsniveau genutzt (S. 4).

Jede fünfte Familie in der Stichprobe (N = 8 063) lebte zum Erhebungszeitpunkt 2015 in Armut[24]. Die Ergebnisse brachten zutage, dass folgende Belastungsmerkmale bei *Familien in Armutslagen* signifikant häufiger vorlagen als bei Familien, die nicht von Armut betroffen waren (Salzmann et al., 2020; Salzmann et al.,

---

23 Der Bildungsstatus der Eltern wurde als Indikator für die Lebenslage der Familie erhoben (Eickhorst et al., 2016, S. 1279).

24 Eine „Armutslage“ wurde über den Bezug einer „sozialen Mindestsicherung“, d. h. von Sozialleistungen wie Arbeitslosengeld, Sozialgeld, Sozialhilfe oder bedarfsorientierter Grundsichtung in den letzten 12 Monaten definiert (Salzmann et al., 2018, S. 10; Salzmann et al., 2020, S. 1 f.).

2018): Beide Eltern hatten häufiger einen niedrigen Bildungsstatus, die Schwangerschaft war häufiger ungeplant, die Eltern waren bei Geburt des Kindes häufiger nicht älter als 21 Jahre, ein Elternteil war häufiger alleinerziehend und das Vorkommen von Gewalt in der Partnerschaft wurde häufiger bestätigt (Salzmann et al., 2018, S. 11 f.). Darüber hinaus häuften sich Belastungen bei sozioökonomisch schlechter gestellten Familien häufiger an: Jede dritte dieser Familien wies vier oder mehr Belastungsmerkmale auf (Salzmann et al., 2020, S. 3; Salzmann et al., 2018, S. 11–13). Zudem waren sie schlechter über Angebote des Gesundheits- und Sozialsystems informiert, ausgenommen die Schwangerschaftsberatung, und nutzten diese auch seltener, ausgenommen die Schwangerschaftsberatung sowie Familien- und Erziehungsberatung (Salzmann et al., 2018, S. 12 f.). Wohingegen das Angebot eines Willkommensbesuches von Familien unabhängig vom Sozialstatus zur Kenntnis genommen und genutzt wurde (Salzmann et al., 2020, S. 3). Die „längerfristige aufsuchende Betreuung und Begleitung durch eine Familienhebamme oder eine/-n Kinderkrankenpfleger/-in" wurde sogar signifikant häufiger von Familien mit Bezug von Sozialleistungen zur Kenntnis und in Anspruch genommen (Salzmann et al., 2020, S. 3 f.; Salzmann et al., 2018, S. 14 f.). Trotzdem wird nicht einmal jede fünfte Familie in Armut durch das Angebot der GFK erreicht (Salzmann et al., 2020, S. 4).

Familien mit Migrationshintergrund[25] wiesen ebenfalls signifikant häufiger bestimmte Belastungsmerkmale auf, z. B. hatten sie ein größeres Risiko für eine elterliche depressive Erkrankung und die Eltern waren in ihrer Kindheit häufiger hart bestraft worden (Salzmann et al., 2018, S. 15 f.). Auch lebten signifikant häufiger mehrere Kleinkinder im Haushalt von Familien mit Migrationshintergrund. Der Anteil an Familien, in denen sich vier und mehr Belastungsfaktoren anhäuften, war in Familien mit Migrationshintergrund jedoch nicht größer als bei Familien ohne Migrationshintergrund. Allerdings waren Kenntnis und Nutzung universeller Angebote in der frühen Kindheit mit Komm-Struktur (wie Hebammenhilfe, Geburtsvorbereitung oder Eltern-Kind-Gruppen) geringer als bei Familien ohne Migrationshintergrund. Angebote Früher Hilfen (wie Willkommensbesuche oder die LaB) waren dagegen unabhängig vom Migrationshintergrund bekannt und wurden nicht anders genutzt als von Familien ohne Migrationshintergrund. Über Angebote durch Ehrenamtliche waren Familien mit Migrationshintergrund besser informiert und nutzten diese häufiger (S. 16).

Insgesamt zeigen die Ergebnisse, dass über die aufsuchenden Angebote Früher Hilfen Familien mit spezifischen Problemlagen gut erreicht werden konnten und die Angebote von dieser Zielgruppe überproportional häufig in Anspruch genommen wurden (Salzmann et al., 2018, S. 20). Die Ergebnisse zu Belastungslagen von

25 Ein Elternteil des Kindes oder das Kind wurde(n) im Ausland geboren (Salzmann et al., 2018, S. 10). Damit ist diese Untersuchungsgruppe in sich sehr heterogen, z. B. wurde eine Fluchterfahrung nicht als spezifisches Merkmal erfasst (S. 18 f.).

Familien zeigen, dass die Zielgruppe, die man erreichen wollte – Familien mit psychosozialem Hilfebedarf – auch erreicht wird, dass es aber gleichzeitig noch Ausweitungspotenzial gibt (Eickhorst et al., 2016; Renner et al., 2017a; Salzmann et al., 2020, S. 4) – vor allem auch hinsichtlich dessen, wie unterschiedliche Belastungskonstellationen von Familien innerhalb der Angebote berücksichtigt werden.

2.2.3 Forschung zu Gesundheitsfachkräften in Frühen Hilfen

Ergebnisse aus der Implementierungsforschung des DJI über Gesundheitsfachkräfte in Frühen Hilfen: Forschungsprogramm der Bundesinitiative (II)

Um zu untersuchen, inwiefern sich aufsuchende Angebote durch GFK verbreiten, führte das DJI eine Kommunalbefragung durch. Erhoben wurde zunächst ein Status quo hinsichtlich kommunaler Aktivitäten und Zusammenarbeit der Sektoren, Stellenwert, Umfang, Art, Finanzierung und Verstetigung der Angebote sowie in Bezug auf Zugangswege („*Bestandsaufnahme*") (Gran et al., 2012; Sann, 2010, 2011). Seit 2012 fanden jährliche, standardisierte Befragungen der Jugendamtsbezirke („*Kommunalbefragung*") zur Dokumentation und Evaluation des Auf- und Ausbaus von Strukturen und Angeboten Früher Hilfen in den Kommunen statt (Küster, Pabst & Sann, 2017a, 2017b, 2017c, 2017d, 2017e, 2017f; Pabst et al., 2017). Dabei ging es auch um den Einsatz von GFK (Küster, Pabst & Sann, 2017), was für diese Arbeit von besonderem Interesse ist. Ziel war die Entwicklung bundesweit einheitlicher Indikatoren zur statistischen Erfassung sowohl der Lebenslagen und Bedarfe als auch der Leistungen und Netzwerke („*Indikatorenentwicklung*") (Pabst et al., 2017). Die „Ergebnisse der NZFH-Kommunalbefragungen im Rahmen der Dokumentation und Evaluation der Bundesinitiative Frühe Hilfen (2013–2017)" flossen in einen abschließenden Forschungsbericht ein (Sann et al., 2022, S. 3).

Ergebnisse zur Anzahl von FGKiKP

Im Rahmen der Implementierungsforschung wurden Kommunalbefragungen (2013, 2015 und 2017) zum Auf- und Ausbau der Netzwerke durchgeführt[26]. Die Ergebnisse geben folgendes Bild: In 90 % der Kommunen gab es im

26 Ergebnisse aus den Kommunalbefragungen des DJI wurden u. a. auf acht sogenannten Faktenblättern zusammengetragen, wovon sich insbesondere das siebte dem „Einsatz von Gesundheitsfachkräften in den Frühen Hilfen" widmet (Küster, Pabst, & Sann, 2017), und fanden Eingang in verschiedene Artikel, Beiträge und einen Forschungsbericht im Rahmen der Dokumentation und Evaluation der Bundesinitiative Frühe Hilfen (Sann, Küster, Pabst, & Peterle, 2022).

Dezember 2017 das Angebot der LaB (Küster, Pabst & Sann, 2017, S. 1). Dieses wurde fast überall von Familienhebammen und FGKiKP durchgeführt. Zum Erhebungszeitpunkt 2017 waren bundesweit 2 404 GFK in Frühen Hilfen tätig. 2015 waren es noch 2 149, und zwar 1 293 Familienhebammen, 365 FGKiKP, 286 GKiKP und 133 Hebammen (Küster, Pabst & Sann, 2017, S. 1; Sann et al., 2022, S. 99). Dabei muss allerdings angemerkt werden, dass manche GFK in mehreren Kommunen tätig waren, was bedeutet, dass diese Personen bei der Befragung mehrfach erfasst wurden. Somit kann nicht zweifelsfrei gefolgert werden, dass 2015 fast jede dritte Gesundheitsfachkraft in Netzwerken Früher Hilfen aus der Kinderkrankenpflege stammte und etwas mehr als jede sechste Fachkraft Familien-Gesundheits- und Kinderkrankenpflegekraft war, weil nicht klar ist, wie viele Fachkräfte doppelt oder dreifach erfasst wurden.

Eine Registrierung von Pflegefachpersonen ist in Deutschland bislang nicht verpflichtend und bundeseinheitlich. Entsprechend wird auch nicht systematisch erfasst, wo Pflegefachpersonen arbeiten. Aussagen darüber, wie viele GKiKP in Frühen Hilfen arbeiten, oder über die Anzahl von FGKiKP in Deutschland lassen sich darum schwierig treffen. Laut Berufsverband Kinderkrankenpflege Deutschland (BeKD) gab es bis Anfang des Jahres 2019 insgesamt 938 FGKiKP-Absolventinnen. Tabelle 2 zeigt, wie sich diese auf die einzelnen Bundesländer aufteilten.

Tabelle 2: FGKiKP-Abschlüsse nach Bundesländern

BW	BY	BE	BB	HB	HH	HE	MV	NI	NW	RP	SL	SN	ST	SH	TH	Gesamt
177	173	20	9		73	83	12	149	63	97		46	9		27	**938**

Quelle: eigene Darstellung selbst angefragter Daten beim BeKD (Stand 01/2019)

In Bremen (HB) waren bereits seit den 1980er Jahren GKiKP neben Familienhebammen in aufsuchenden Hilfen tätig, also bereits vor dem Start der Bundesinitiative Frühe Hilfen. Eine Erklärung dafür, weshalb hier keine FGKiKP-Abschlüsse verzeichnet sind, könnte darin bestehen, dass sich die Fachkräfte aus der Kinderkrankenpflege nach jahrelanger Tätigkeit in diesem Arbeitsfeld nicht haben nachqualifizieren lassen oder die Zusatzqualifizierung in einem anderen Bundesland in Anspruch genommen haben. Im Saarland hatte es bereits 2007, vor Start der BIFH, eine Zusatzqualifizierung für Hebammen gegeben, an der seit 2009 auch GKiKP teilgenommen hatten, genauso auch in Rheinland-Pfalz. Das bedeutet, dass eine Weiterbildung für aufsuchende Hilfen zur Unterstützung von Familien in diesen Bundesländern nicht erst mit dem Programm der Bundesinitiative etabliert wurde. Absolvent*innen ähnlicher familienorientierter Ausbildungen wurden vom BeKD nicht als FGKiKP erfasst.

Tabelle 3 zeigt, wie viele GKiKP von 2009 bis 2019/2020 an einer Zusatzqualifizierung für die Tätigkeit in Frühen Hilfen teilgenommen haben. Größtenteils entsprechen sich die Zahlen aus Tabelle 2 und Tabelle 3.

Tabelle 3: GKiKP-Teilnahme an Zusatzqualifizierung nach Bundesländern

BW	BY	BE	BB	HB	HH	HE	MV	NI	NW	RP	SL	SN	ST	SH	TH	Gesamt
36	207	19	10		73	74	13	140	224	97	55	46	22	43	32	**1 091**

Quelle: eigene Darstellung gemäß der Zahlen in Horcher-Metzger, 2021, S. 542–545

Die Differenz zwischen den Tabellen könnte z. T. darauf beruhen, dass nicht jede Teilnahme auch bedeutet, dass die Qualifizierung abgeschlossen wurde. Zudem sind die Erhebungszeitpunkte nicht identisch: Die Angaben aus Tabelle 2 beruhen auf Zahlen des BeKD Stand Januar 2019. Für Tabelle 3 wurden die Teilnahmen 2019/2020 einbezogen, das Jahr 2019 ist also vollständig inbegriffen, in der ersten hingegen nicht. Darüber hinaus stützen sich die Angaben auf unterschiedliche Datenquellen: Tabelle 2 beruht auf Angaben des BeKD, die Datenquellen sind nicht genauer bekannt. Angaben für Tabelle 3 wurden laut Horcher-Metzger (2021) teilweise bei Landeskoordinierungsstellen angefragt, bei Behörden der Länder sowie für Niedersachsen bei der Stiftung *Eine Chance für Kinder* und für Baden-Württemberg bei der Dualen Hochschule Baden-Württemberg Stuttgart (DHBW). Auf diesem Weg wurden vermutlich nicht alle Weiterbildungsteilnahmen erfasst. Zusätzlich zum Weiterqualifizierungsangebot der DHBW wurde die Zusatzqualifizierung z. B. in Stuttgart auch durch den BeKD angeboten. Die Teilnehmenden der Weiterqualifizierung beim BeKD wurden von Horcher-Metzger (2021) offensichtlich nicht mitgezählt, machen jedoch den größeren Anteil aus. Zudem handelt es sich in Tabelle 2 explizit um FGKiKP und nicht um Absolvent*innen ähnlicher Zusatzqualifizierungen, die in Tabelle 3 mit eingeschlossen sein können (weil von Horcher-Metzger nicht genauer differenziert wurde, welche Zusatzqualifikationen in ihre Erhebung einflossen).

Den Schätzungen des BeKD zufolge sind Anfang 2019 von 50 690 GKiKP bundesweit 630 im Arbeitsfeld Frühe Hilfen tätig. Im Rahmen der Kommunalbefragungen gaben die befragten Kommunen im Juni 2015 an, 651 GKiKP in Frühen Hilfen einzusetzen, wovon 365 bereits eine Qualifizierung zur FGKiKP abgeschlossen hatten. Insofern könnte die Schätzung des BeKD realistisch sein.

Qualifikation und Schnittmengen von Hebammen und Kinderkrankenpflegekräften

Die Zusatzqualifikation für die Tätigkeit in den Frühen Hilfen war für Hebammen und Gesundheits- und Kinderkrankenpflegekräfte (GKiKP) zum Zeitpunkt der Kommunalbefragung 2015 bereits nahezu identisch (Pabst et al., 2018, S. 56). In der Theorie wurden „Kenntnisse zum Beziehungsaufbau zwischen Eltern und Kind" und „über Ernährung und Pflege des Kindes" vertieft (S. 55). Außerdem wurden die Fachkräfte „im Umgang mit psychosozialen Belastungen der Familie" geschult (S. 56). In Bezug auf die Lotsinnenfunktion innerhalb der Hilfesysteme, die GFK erfüllen sollten, wurden „Fähigkeiten zur interdisziplinären Kooperation" vermittelt (S. 55–56). Hinsichtlich der Qualifikation, sowohl von Familienhebammen als auch von FGKiKP, ziehen die Autor*innen des DJI das Fazit, dass sich die beiden Berufsgruppen vor allen Dingen darin unterscheiden, welche grundständige Ausbildung sie durchlaufen haben. Gesundheits- und Kinderkrankenpfleger*innen seien demzufolge spezialisiert auf die Unterstützung von Kindern mit chronischen Erkrankungen, Behinderungen oder Regulationsstörungen. FGKiKP hätten darum „einen Schwerpunkt auf der kurativen Begleitung" (S. 56). Über die Spezifik der Hebammen treffen die Autor*innen keine Aussage, lediglich, dass (Familien-)Hebammen Mutter und Kind auch körperlich untersuchen. Die Ergebnisse aus den Kommunalbefragungen (2013 und 2015) im Rahmen der Implementierungsforschung zeigen, dass die Hälfte der in den Frühen Hilfen tätigen Kinderkrankenpflegefachpersonen die Zusatzqualifikation zur FGKiKP absolviert hatte. Von den Hebammen, die in Frühen Hilfen arbeiteten, verfügten mehr als 90 % über die Zusatzqualifikation. Die meisten GFK ohne Zusatzqualifikation befanden sich zum Befragungszeitpunkt 2015 vermutlich gerade in der Weiterbildung (Pabst et al., 2018, S. 57).

Beschäftigungsstatus

Zum Erhebungszeitpunkt im Juni 2015 waren 471 Vollzeitstellen durch GFK besetzt (2017 waren es 504,5): zwei Drittel freiberuflich, ein Viertel angestellt, ein kleiner Rest sowohl als auch[27] (Sann et al., 2022, S. 99). Verglichen mit der Anzahl der GFK in Frühen Hilfen (s. o.) bedeutet das, dass ein großer Anteil in Teilzeit im Arbeitsfeld Frühe Hilfen beschäftigt war: Die durchschnittliche Wochenarbeitszeit in den Frühen Hilfen lag bei den (F)GKiKP zum Erhebungszeitpunkt 2015 bei 11,7 Stunden, bei (Familien-)Hebammen waren es 10,8 Wochenstunden. Selbst wenn 708 Fachkräfte zum Zeitpunkt der Befragung in mehreren verschiedenen Kommunen tätig waren (S. 13), lässt sich aus den Zahlen Spielraum für die Ausweitung der Beschäftigungsverhältnisse ableiten (S. 99). Institutionell am Jugendamt angebunden war rund die Hälfte der GFK Früher Hilfen, etwas mehr als 10 % arbeiteten für das Gesundheitsamt, ein Fünftel war bei freien Trägern der Kinder- und Jugendhilfe beschäftigt (Pabst et al., 2018, S. 57). In Ostdeutschland war fast ein Viertel der Beschäftigungsverhältnisse am Gesundheitsamt angesiedelt, in Westdeutschland waren es weniger als 10 % (Sann et al., 2022, S. 100).

27 Drei Viertel der (Familien-)Hebammen waren 2015 freiberuflich tätig, bei (F)GKiKP war es die Hälfte. An Gesundheitsämtern waren zwei Drittel der Gesundheitsfachkräfte in Frühen Hilfen angestellt (62 %), an Jugendämtern waren fast alle Beschäftigungsverhältnisse freiberuflich (92 %).

Koordinierung der Gesundheitsfachkräfte und Teamanbindung

Bundesweit waren bis 2017 Koordinierungsstellen in fast allen Kommunen (94 %) implementiert worden, die den Einsatz von GFK regelten. In zwei von drei Kommunen fielen diese mit der Netzwerkkoordination zusammen (Sann et al., 2022, S. 101). Ergo koordinierten die sogenannten Netzwerkkoordinatorinnen (NZFH, 2013d) auch den Einsatz der Fachkräfte. Die Zahl der Vollzeitäquivalente der Personalressourcen für die Netzwerkkoordination lag mit 511,9 zum Erhebungszeitpunkt 2017 höher als die der GFK mit 504,5 (Sann et al., 2022, S. 62). Die Vollzeitäquivalente der Netzwerkkoordination verteilten sich auf 976 Personen (S. 63). Fast alle dieser Fachkräfte (93 %) waren akademisch qualifiziert, die meisten brachten Berufserfahrung in der Kinder- und Jugendhilfe mit und waren bereits vorher beim Jugendamt angestellt; 84 % waren Sozial- oder Diplom-Pädagog*innen (S. 64). Ziel war, die Angebote „fachlich abzusichern und qualitativ weiterzuentwickeln" (S. 101). Die Koordinator*innen hatten die Aufgabe, die Fallarbeit fachlich zu begleiten (in 83 % der Kommunen), Einzelfälle zu koordinieren (79 %), den Hilfebedarf der Familien einzuschätzen (80 %) und GFK bei Anzeichen für Kindeswohlgefährdung zu begleiten und zu beraten (76 %) (S. 102). Die Angaben der Kommunen hinsichtlich der Koordinierungsstellen ergaben ein homogenes Bild.

Einsatzbereiche und Handlungsfelder

Die Einsatzbereiche von GFK im Arbeitsfeld Frühe Hilfen umfassten zum Zeitpunkt der Kommunalbefragung 2015 sowohl Angebote mit „Komm-Struktur" wie (Gesundheits-)Sprechstunden oder Kurse als auch aufsuchende Angebote wie Hausbesuche bei den Familien (Pabst et al., 2018, S. 62). Manche GFK arbeiteten auch in Beratungsstellen oder außerhalb von Frühen Hilfen (wie Hilfen zur Erziehung u. a.).

Abbildung 4 zeigt den Anteil der Kommunen, die an der Befragung teilgenommen haben, die (Familien-)Hebammen und (F)GKiKP im Rahmen der LaB einsetzten, gemäß der Angaben im Rahmen der Kommunalbefragungen 2013, 2015 und 2017, im Verlauf. Die Grundgesamtheit (2013: N = 441; 2015: N = 488; 2017: N = 504) bezieht sich auf Kommunen, die eine längerfristige aufsuchende Betreuung und Begleitung (LaB) anbieten und an den Befragungen durch das DJI teilgenommen haben. 2017 wurden nur GFK mit Zusatzqualifikation einbezogen[28].

28 2013 und 2015 wurde die Personalstatistik nach Profession (Hebamme oder GKiKP) und Zusatzqualifikation (ja/nein) aufgeschlüsselt erhoben. Es wurden somit auch Hebammen und GKiKP ohne Zusatzqualifikation einbezogen, die in der LaB arbeiteten. Damals hatten einige der Fachkräfte die Zusatzqualifikation, begleitend zu ihrer Tätigkeit in Frühen Hilfen, begonnen aber noch nicht abgeschlossen (Sann et al., 2022, S. 13).

Abbildung 4: Einsatz von Gesundheitsfachkräften im Rahmen langfristiger aufsuchender Betreuung und Begleitung (Anteile der Kommunen in Prozent)

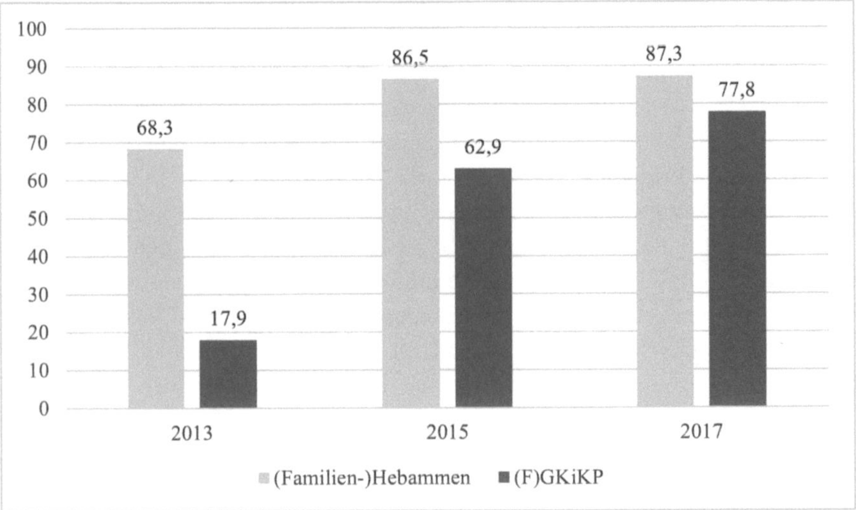

Quelle: eigene Darstellung (siehe Sann et al., 2022, S. 98)

Die Etablierung der Kinderkrankenpflege im Arbeitsfeld Frühe Hilfen lässt sich an dieser Grafik ablesen: 2013 setzten 18 % der Kommunen (F)GKiKP in Frühen Hilfen ein, 2017 waren es bereits viermal so viele (78 %). Neben (Familien-)Hebammen und (F)GKiKP wurden 2015 in 43 % der Kommunen auch Sozial- und Diplom-Pädagog*innen und Psycholog*innen (4 %) in der LaB eingesetzt (Sann et al., 2022, S. 98). Deren Einsatz wurde dann jedoch nicht aus Bundes-, sondern aus Landesmitteln finanziert (Pabst et al., 2018, S. 60). Der Anteil der Kommunen, die GKiKP für Willkommensbesuche bei Familien mit Neugeborenen einsetzten, hatte sich von 2013 bis 2015 verdoppelt (S. 59) und stieg weiter: Zum Erhebungszeitpunkt 2017 setzten 29 % der Kommunen FGKiKP zur Durchführung von Willkommensbesuchen ein (Sann et al., 2022, S. 88). In mehr als der Hälfte der Kommunen, die Willkommensbesuche anboten, wurden diese auch durch Sozial- oder Diplom-Pädagog*innen durchgeführt (S. 88 f.). In einigen Kommunen wurden GFK, die Familien längerfristig aufsuchend begleiteten, auch am Hilfeplanverfahren im Rahmen einer erzieherischen Hilfe beteiligt: in 27 % der Kommunen verpflichtend, in 35 % der Kommunen war die Teilnahme an Hilfeplanverfahren freiwillig und in 40 % der Kommunen fand eine Beteiligung statt, wenn die Familie dies wünschte. Es gab aber auch Kommunen (6 %), die GFK grundsätzlich nicht beteiligten (S. 103).

Zugangswege zu Leistungen der Gesundheitskräfte oder Zugang zu Familien

Eine der Forschungsfragen im Rahmen der Implementierungsforschung lautete: „Wie finden Familien Zugang zu den Leistungen der Gesundheitsfachkräfte?“ (Pabst et al., 2018, S. 61). Umgekehrt könnte die Frage auch lauten: Wie stellen GFK den Kontakt zu Familien her? Viele der genannten Zugangswege beschreiben, wie professionelle Akteur*innen (z. B. Gynäkolog*innen, Kinderärzt*innen, Hebammen, Pflegefachpersonen oder Pädagog*innen) Zugang zu Familien bekommen und Familien an GFK in Frühen Hilfen weitervermitteln. Der Kontakt erfolgte den Ergebnissen der Kommunalbefragung zufolge über Geburtskliniken, gynäkologische oder pädiatrische Praxen (über Früherkennungsuntersuchungen), über die Hebammennachsorge und über Beratungsstellen (wie Schwangerschaftsberatungsstellen oder sogenannte „Schreiambulanzen“). Die Kontaktaufnahme konnte aber auch direkt über die GFK selbst erfolgen, indem diese direkt im Sozialraum oder in Elterncafés Beratung anboten (S. 62). In diesen Fällen war der Zugang besonders niederschwellig und nicht stigmatisierend: Die Familien entschieden selbstbestimmt über die Kontaktaufnahme. Dasselbe gilt für Willkommensbesuche[29], die häufig ebenfalls einen ersten Kontakt mit GFK ermöglichen. Wird im Rahmen des Besuches ein erhöhter Unterstützungsbedarf vermutet, kann auf die Möglichkeit einer LaB durch GFK hingewiesen werden. Es gibt aber auch die Möglichkeit, dass Familien ihren Unterstützungsbedarf selbst erkennen und sich an Kontaktstellen für Frühe Hilfen wenden oder direkt an (freiberufliche) GFK. In einigen Kommunen bestanden Kooperationen zwischen Geburtskliniken und Kontaktstellen Früher Hilfen oder auch zwischen pädiatrischen Praxen und Frühen Hilfen mit dem Ziel, die Netzwerke Früher Hilfen bei den Familien bekannt zu machen und Familien in entsprechend passende Angebote zu vermitteln (sogenannte „Lotsensysteme“, Pabst et al., 2018, S. 66). In fast der Hälfte aller befragten Kommunen wurden standardisierte Instrumente zur Einschätzung von Belastungen und Risiken eingesetzt, die von Familienhebammen und FGKiKP angewendet werden. Der Einsatz von Assessmentinstrumenten oder sogenannten Screeningbögen wird von den Autor*innen als wichtiger „Baustein zur Vereinheitlichung der Leistungen“ gesehen. Allerdings müsse die Erfassung den Familien gegenüber offen und transparent erfolgen; die Gefahr einer Stigmatisierung stehe dabei im Raum (Pabst et al., 2018, S. 61–62).

---

29 Über zwei Drittel der befragten Kommunen boten 2017 Willkommensbesuche an. Das Angebot wird in der Stadt fast doppelt so häufig gemacht wie in ländlichen Gebieten und häufiger in Kommunen mit sozial benachteiligten Familien (Sann et al., 2022, S. 87 f).

Bedarfsabdeckung

Unter „Bedarfsabdeckung" verstehen die Autor*innen, wenn das Angebot Früher Hilfen den Bedarf der Familien mengenmäßig abdeckt (Pabst et al., 2018, S. 63). Eine fachliche Einigung hinsichtlich der Kriterien, wann von einer Bedarfsdeckung gesprochen werden kann, bestand jedoch nicht (S. 64). Die Datengrundlage für diese Berechnung war unzureichend, weil sich kein systematisches Screening einheitlich etabliert hatte und es darum keine valide Fallstatistik gab. Es gab jedoch Schätzungen des NZFH sowie Angaben der befragten Kommunen über zusätzlich benötigte Personalleistungen (S. 64–65). Der Kommunalbefragung zufolge wurden im Dezember 2017 insgesamt 433 zusätzliche Vollzeitstellen benötigt, um den Bedarf an Betreuung und Begleitung von Familien durch GFK abzudecken (Sann et al., 2022, S. 106). Bei einer errechneten durchschnittlichen Wochenarbeitszeit der GFK von 11,2 Stunden (Pabst et al., 2018, S. 65) hätten 1 539 GFK im Bereich der LaB gefehlt. Im abschließenden Forschungsbericht zur BIFH stellen die Autor*innen die Vollzeitäquivalente der Anzahl von Kindern unter drei Jahren gegenüber und kommen zu folgendem Ergebnis: In Westdeutschland stehen einem Vollzeitäquivalent 2 784 Kinder gegenüber, in Ostdeutschland mit Berlin sogar 5 446 Kinder (Sann et al., 2022, S. 99). Zwei Drittel der Kommunen (62 %) sahen 2017 den Mangel an GFK für LaB als gewichtigsten Grund für Schwierigkeiten bei der Bedarfsdeckung und einer Ausweitung des Angebots, wobei auch zu knappe finanzielle Ressourcen von den Kommunen (50 %) als ursächlich für einen schleppenden Ausbau des Angebots angesehen wurden (S. 108 f.). Es fehlten Stellen und eine adäquate finanzielle Abdeckung der Leistungen z. B. für Honorarkräfte, die Vergütung der Wegezeit oder für Gremienarbeit. Die Hälfte der Kommunen benannte weite Anfahrtswege im Sozialraum, vor allem auf dem Land, als Problem für die Ausweitung des aufsuchenden Angebots durch GFK (S. 108). Die Autor*innen weisen auf die Verkettung hin, dass durch den Aufbau Früher Hilfen eine Sensibilisierung für familiäre Bedarfslagen stattgefunden hat, der Bedarf an Unterstützung in den Familien durch die aufgebauten Vermittlungsstrukturen demzufolge zunehmend erkannt wurde und das Angebot dadurch stärker nachgefragt wird, was dazu führen kann, dass der Bedarf an Fachkräften weiterhin steigen wird (Sann et al., 2022, S. 106).

Maßnahmen der Qualitätsentwicklung

Im Rahmen der Kommunalbefragungen wurde die Implementierung von Maßnahmen zur Qualitätsentwicklung in Bezug auf den Einsatz von GFK abgefragt. Konkret waren dies 2017 (Sann et al., 2022, S. 105): ein Angebot zur Fachberatung (vier von fünf Kommunen); Instrumente zur Falldokumentation (neun von zehn Kommunen) – jede zweite Kommune nutzt die Dokumentationsvorlage des NZFH –; Fortbildungsangebote (fast alle Kommunen); Supervision (drei von vier

Kommunen); Arbeitshilfen und Empfehlungen (fast vier von fünf Kommunen) sowie ein schriftliches Konzept für den Einsatz von GFK (vier von fünf Kommunen). Als eine weitere Maßnahme der Qualitätsentwicklung wurde die Einbindung von GFK in multiprofessionelle Teams genannt, welche 2013 in drei von vier Kommunen umgesetzt wurde, 2015 jedoch nur noch von rund zwei Dritteln der Kommunen (Pabst et al., 2018, S. 67). 2017 stieg der Anteil auf vier von fünf Kommunen (Sann et al., 2022, S. 103). Freiberufliche GFK waren seltener Teil eines Teams als angestellte. Außerdem waren GFK an einem Gesundheitsamt eher in ein multiprofessionelles Team eingebunden, als wenn sie an das Jugendamt angegliedert waren (S. 104). Als zusätzliche Maßnahme wurde eine systematische Koordination nicht nur des Netzwerks (Netzwerkkoordination), sondern auch des Hilfeprozesses (Case Management) als notwendig erachtet. Solch eine systematische Prozesskoordination war bis dato kein Standard und auch kein Förderschwerpunkt hinsichtlich der Finanzierung Früher Hilfen. Das heißt, dass hierfür zusätzliche Ressourcen (auch Personal) benötigt werden würden (Pabst et al., 2018, S. 68).

Weiterentwicklungsbedarfe, die sich aus den Ergebnissen der Implementierungsforschung durch das DJI ableiten lassen

Die Autor*innen des DJI bezeichneten den Einsatz von spezialisierten GFK zur präventiven Unterstützung von Familien in belastenden Lebenslagen als „Markenzeichen der Frühen Hilfen" und die LaB von Familien mit einem erhöhten Unterstützungsbedarf, in denen sie eingesetzt werden, als „Kern der Angebote" (Pabst et al., 2018, S. 68). Der Einsatz von Familienhebammen und FGKiKP habe sich zum „weit verbreiteten Standard" entwickelt (Sann et al., 2022, S. 98). Wenn von spezialisierten GFK die Rede war, umfasste dies – bis 2015 – im Wesentlichen Familienhebammen, die freiberuflich im Auftrag des Jugendamts tätig waren. Seit Beginn der Bundesinitiative Frühe Hilfen (2012) war der Anteil von FGKiKP in Netzwerken Früher Hilfen jedoch unverkennbar angestiegen (Pabst et al., 2018, S. 68). Im Forschungsbericht des DJI von 2022 lautet die Formulierung: „Primär waren darin [in der LaB] FamHeb [Familienhebammen] und/oder FGKiKP tätig" (Sann et al., 2022, S. 100).

Für weitere Forschung müsste das Angebot der LaB genauer definiert werden. Erst dann könnten Fallzahlen standardisiert erfasst werden und die Dauer und Intensität der Betreuung wären vergleichbar. Langfristig wäre eine präzise Definition der Angebote notwendig, um die amtliche Kinder- und Jugendhilfestatistik weiterzuentwickeln (Pabst et al., 2018, S. 69; Sann et al., 2022, S. 110). Als größte politische wie fachliche Herausforderung wurde von den Kommunen der Mangel an Fachkräften betrachtet. Zwei von drei Kommunen (61 %), die bereits eine LaB anboten und dort GFK einsetzten, sahen 2017 die Versorgung mit GFK nicht als ausreichend an (Sann et al., 2022, S. 106). Um dem Fachkräftemangel entgegenzuwirken, wurden durch die Autor*innen des DJI verschiedene Maßnahmen vorgeschlagen (Pabst et al., 2018, S. 69): Zum einen sollten die Rahmenbedingungen der Beschäftigung verbessert werden, zum anderen sollte für die Tätigkeit mehr Werbung betrieben werden. Außerdem solle es unter Umständen auch anderen Professionen (neben Hebammen und GKiKP) ermöglicht werden, mit einer bzw. der Zusatzqualifikation in den Frühen Hilfen tätig zu werden. Diesbezüglich argumentieren die Autor*innen, dass dies „im Sinne einer breiteren multiprofessionellen Basis" wäre (S. 69). Interessant ist, dass in diesem Zusammenhang zum ersten Mal der Begriff „Familienbegleiter/-in" in den Frühen Hilfen auftaucht, wie er auch in Österreich verwendet wird, egal, welcher Grundprofession die Fachkräfte angehören. An welche Professionen dabei gedacht wurde, ist dem Beitrag nicht zu entnehmen. Vier von fünf der befragten Kommunen (85 %) sahen unabhängig von der LaB eine generelle Unterversorgung mit Fachkräften rund um Gesundheit und Geburt als Problem an (Sann et al., 2022, S. 107).

Von den befragten Kommunen wurde Bedarf zur konzeptionellen Klärung, vor allem hinsichtlich der „spezifischen Rollen und Aufgaben der Gesundheitsfachkräfte" (Renner, Scharmanski & Paul, 2018, S. 123) gesehen, und zwar zum einen gegenüber den Familien und zum anderen gegenüber anderen Berufsgruppen. Konzeptionell müsse zudem der Übergang zu weiteren Hilfsangeboten geregelt und weiterentwickelt werden (Küster, Pabst & Sann, 2017, S. 3). Die Leistungen der GFK wurden als „äußerst vielfältig" beschrieben: „Familienhebammen und FGKiKPs übernehmen sowohl Aufgaben der Gesundheitsförderung, Prävention und medizinischen Behandlung als auch Aufgaben aus dem Spektrum der psychosozialen Arbeit, der Unterstützung der elterlichen Erziehungskompetenz bis hin zu Leistungen im Kontext von Erziehungshilfen, wie beispielsweise die Teilnahme an Hilfeplangesprächen" (NZFH, 2016b, S. 17). Insbesondere die Übergänge zwischen der LaB und Hilfen zur Erziehung seien höchst unterschiedlich geregelt und müssten laut DJI genauer beforscht werden (Sann et al., 2022, S. 103). Neben der längerfristigen aufsuchenden Betreuung und Begleitung von Familien mit Säuglingen und Kleinkindern (Küster, Pabst & Sann, 2017, S. 1) in belasteten Lebenslagen als sekundärpräventives Angebot waren GFK sowohl im primärpräventiven Bereich, z. B. in Willkommensbesuchen, als auch teilweise im tertiärpräventiven Bereich tätig. Während 2015 noch in zwei von fünf Kommunen Familienhebammen und FGKiKP in Hilfen zur Erziehung tätig waren (Küster, Pabst & Sann, 2017), galt dies 2017 nicht einmal mehr für eine von fünf Kommunen (17 %)(Sann et al., 2022). Hier zeigt sich die Schnittstelle zu Maßnahmen im Kinderschutz und bei Kindeswohlgefährdung (Küster, Pabst & Sann, 2017, S. 3), womit es sich dann um Maßnahmen im tertiärpräventiven Bereich handelt (Sann et al., 2022, S. 102). Um Grenzen bezüglich der Kompetenzen und Einsatzfelder von GFK nicht zu überschreiten, wird die Notwendigkeit eines funktionierenden Netzwerks Früher Hilfen deutlich. Der Übergang in weitere

Hilfestrukturen muss geregelt und gesichert werden. In diesem Zusammenhang verweist die Kommunalbefragung auf einen hohen Qualitätsentwicklungsbedarf (Küster, Pabst & Sann, 2017, S. 3).

Insgesamt wurde als Ergebnis der Kommunalbefragungen hervorgehoben, dass die Unterstützung durch eine aufsuchende Gesundheitsfachkraft bei Familien „hochgradig akzeptiert ist und nicht als stigmatisierend erlebt wird" (Küster, Pabst & Sann, 2017, S. 1). Aus kommunaler Sicht habe sich ihr Einsatz „bewährt" und sei „dringend erforderlich" (NZFH, 2016b, S. 17). In den Berichten zur Implementierungsforschung durch das DJI wurden FGKiKP zunehmend als „Familien-Gesundheits- und Kinderkrankenpfleger/-innen" oder mit der Abkürzung explizit erwähnt, obwohl das in den zugrundeliegenden Forschungsfragen (noch) nicht der Fall gewesen war. Dort tauchte die Kinderkrankenpflege (noch) nicht auf (Sann et al., 2022, 18 f). Das NZFH hebt im Bericht zur Bundesinitiative Frühe Hilfen die hohe Zufriedenheit der Familien mit der Unterstützung durch Familienhebammen und FGKiKP als Ergebnis der Begleitforschung hervor (NZFH, 2016b, S. 19).

Ergebnisse aus den Forschungen des NZFH zur Einschätzung der Effektivität der Angebote in den Frühen Hilfen über Gesundheitsfachkräfte in Frühen Hilfen – Forschungsprogramm der Bundesinitiative (III)

Zu diesem Teil des Forschungsprogramms der Bundesinitiative gehörten mehrere Studien: eine *Aktenanalyse*, eine Online-Erhebung von Falldokumentationen (*Betreuungsverläufe*) durch GFK, eine sogenannte *Milieustudie*, eine *Erreichbarkeitsstudie* sowie eine *Elternbefragung* bzw. Mütterbefragung. Diese Erhebungen zielten auf Daten zur Praxis und zum Nutzen von GFK sowie zum Nutzen der Zusatzqualifikation, zu Betreuungsverläufen, zur Erreichbarkeit der Zielgruppe und Inanspruchnahme und Nicht-Nutzung der Angebote, zu Belastungen, Wertorientierungen und Bedarfen der Zielgruppe, zur Entwicklung von Elternkompetenzen und Auswirkungen Früher Hilfen. Dieser Forschungsstrang vonseiten des NZFH wurde auch als *Hilfeprozessforschung* und *Wirkungsforschung* bezeichnet. In diesem Kontext wurden sowohl quantitative Erhebungen (standardisierte Telefon- und Online-Befragungen, Fragebogenerhebung) als auch qualitative Methoden empirischer Sozialforschung (Aktenanalysen, Tiefeninterviews, Leitfadeninterviews, Fokusgruppen) eingesetzt. Ziel war die Weiterentwicklung der Angebote Früher Hilfen im Sinne einer Verbesserung der Erreichbarkeit und Effektivität beispielsweise durch Optimierung der Ansprachestrategien für elternunterstützende Angebote oder durch Weiterentwicklung der Dokumentationsvorlagen für aufsuchende GFK in den Frühen Hilfen. Um zu erheben, welche Wirkungen das Angebot bei den Familien entfalten kann, wurden GFK durch das NZFH online befragt. Auch zur Kindeswohlgefährdung und der Ermittlung von Grenzen der GFK fand eine Studie statt (Renner & Scharmanski, 2018; Renner et al., 2017b).

Um zu erheben, inwieweit Familien in belastenden Lebenslagen von dem Angebot durch GFK in Frühen Hilfen profitieren, wurde unter Einbeziehung von Familienhebammen mittels Telefonbefragung sowie mittels einer Dokumentenanalyse ermittelt, welche Ziele Familienhebammen in Frühen Hilfen verfolgen und welche Kompetenzen ihrer Ansicht nach von Eltern durch das Angebot beeinflussbar sind (Renner & Scharmanski, 2016, S. 1324). Auf Grundlage der Ergebnisse aus dieser empirischen Untersuchung erstellte das NZFH in Kooperation mit der Universität Halle-Wittenberg die „Dokumentationsvorlage für Familienhebammen und vergleichbar Berufsgruppen aus dem Gesundheitsbereich" (NZFH, 2018c). Zur Erfassung von Lebens- und Erziehungskompetenzen von Eltern enthielt diese ein aufwändig explizit dafür entwickeltes und getestetes „Systematisches Explorations- und Verlaufsinventar für Gesundheitsfachkräfte in den Frühen Hilfen" (SEVG) (Renner & Scharmanski, 2016, S. 1325). Der Online-Erhebungsbogen für die Befragung von GFK basierte auf der Dokumentationsvorlage. Das darin integrierte SEVG soll im Betreuungsverlauf als Assessmentinstrument für Ressourcen und Hilfebedarfe der Familien dienen, um die Betreuung an die Bedarfe anpassen zu können und den Betreuungsfokus bei Bedarf neu festzulegen. Darüber hinaus soll die Arbeit mit dem Instrument die multiprofessionelle Zusammenarbeit durch Festlegung einer gemeinsamen Sprache bzw. Nomenklatur unterstützen (Scharmanski & Renner, 2016, S. 1–2).

Die standardisierte Online-Befragung im Rahmen des Forschungsschwerpunktes zur Erreichbarkeit und Effektivität der Angebote in den Frühen Hilfen fand zwischen Dezember 2013 und März 2015 statt. Die Daten zum Einsatz von GFK in den Frühen Hilfen und im Kinderschutz (Renner & Scharmanski, 2018, S. 80) umfassten 937 Falldokumentationen von 190 GFK. Diese wurden statistisch hinsichtlich des Belastungsniveaus der Familien, des Zusammenhangs zwischen Belastung und der Notwendigkeit weiterführender Hilfen zur Abwendung einer Kindeswohlgefährdung sowie der Beendigung der Betreuung ausgewertet (S. 81). Als Belastungen von Familien, die eine Intensivierung der Hilfe notwendig machten, wurden folgende Faktoren gewertet: soziale Lage (v. a. Armut), stark belastende Erfahrungen in der Kindheit der Eltern, Anzeichen von häuslicher Gewalt, starke Erschöpfung oder Niedergeschlagenheit, Anzeichen für eine psychische Erkrankung oder starke Einschränkungen durch eine psychische oder körperliche Erkrankung (Renner & Scharmanski, 2018, S. 82; Renner et al., 2019b, S. 2). Solche Belastungen erkannten GFK bei fast jeder vierten betreuten Familie. Insbesondere dann, wenn GFK Anzeichen für häusliche Gewalt oder für eine psychische Erkrankung oder die Disposition dazu, verbunden mit Niedergeschlagenheit, Impulsivität und emotionaler Instabilität feststellten, betrachteten sie die Vermittlung weiterführender Hilfen zur Abwendung einer drohenden Kindeswohlgefährdung als notwendig (Renner & Scharmanski, 2018, S. 86). Die Daten zeigten keinen signifikanten Zusammenhang zwischen dem Item „zusätzliche Unterstützung [ist] notwendig […], um eine Gefährdung des Kindeswohls abzuwenden“ und Belastungen der Familie aufgrund von Alleinerziehendenstatus, Migrationshintergrund oder kindbezogenen Belastungen (S. 84).

Eine erste Untersuchung zum *Kompetenzzuwachs* von Eltern während der Begleitung durch eine GFK in Frühen Hilfen konnte zeigen, dass Familien, die nach Einschätzung der GFK keine zusätzliche Hilfe neben der LaB benötigten, einen hohen Kompetenzzuwachs im Betreuungsverlauf hatten, d.h. die Kompetenzkennwerte des SEVG, die zu drei Zeitpunkten gemessen worden waren, stiegen signifikant an. Im Gegensatz dazu fiel der Kompetenzzuwachs in Familien, die so stark belastet waren, dass neben dem Angebot durch eine GFK zusätzliche Unterstützung notwendig war, um eine Gefährdung des Kindeswohls abzuwenden, sehr viel geringer aus (Renner & Scharmanski, 2016, S. 1327). Zusammenfassend lässt sich sagen: Die Familien profitierten von dem Angebot durch GFK, aber nicht alle in demselben Maß. Ein Viertel der Familien benötigte weiterführende Hilfen und ein Kompetenzzuwachs bei der Hauptbezugsperson des Kindes gelang bezüglich einer Verbesserung der Interaktion zwischen Bezugsperson und Kind sowie bezüglich Lebensführungskompetenzen kaum und hinsichtlich der Fürsorgekompetenz für das Kind eher nicht (S. 1327).

Im Rahmen der Analyse von Betreuungsverläufen wurde auch erhoben, wie das Betreuungsverhältnis zwischen den GFK in Frühen Hilfen und den Familien mit intensiverem Hilfebedarf beendet wurde und wie es für die Familien danach ggf. weiterging. Für die Beendigung der Betreuung wurden von den GFK folgende Gründe angegeben[30] (Renner & Scharmanski, 2018, S. 84–86):

- Die Hauptbezugsperson sah keinen weiteren Hilfebedarf (20 %).
- Die Gesundheitsfachkraft entschied, dass die Betreuung beendet wird, weil sie keinen weiteren Hilfebedarf sah (18 %).
- Es entstand ein Zwangskontext (8 %) oder das Kind wurde in Obhut genommen (11 %).
- Die Hauptbezugsperson wollte keine weitere Hilfe annehmen und lehnte die Fortführung der Betreuung entgegen der Empfehlung der Gesundheitsfachkraft ab (10 %).
- Der Auftraggeber lehnte eine Fortführung der Betreuung ab (5 %).

Bei den meisten Familien, die zusätzliche Hilfe benötigten[31], damit eine Kindeswohlgefährdung abgewendet werden konnte, bestand am Ende der Betreuung

30 In n = 169 Fällen wurden Gründe für die Beendigung genannt. Die Gründe werden nach Häufigkeit der Nennung aufgeführt, begonnen mit der häufigsten Nennung.

31 Die Zahlen sind widersprüchlich, weil die Grundgesamtheit nicht klar benannt wurde oder fehlende Daten nicht angegeben wurden: Entweder waren es bei N = 937 Falldokumentationen 195 Familien mit zusätzlichem Hilfebedarf (21 %) (errechnet anhand der Angaben in Renner & Scharmanski, 2018, S. 86) oder 232 (wenn es 25 % der Familien betrifft, siehe Renner & Scharmanski, 2018).

weiterhin ein Hilfebedarf. Davon wurden drei von vier Familien vom Allgemeinen Sozialen Dienst (ASD) des Jugendamts weiterbetreut (Renner & Scharmanski, 2018, S. 86). Die Autorinnen des NZFH zogen aus den Ergebnissen die Schlussfolgerung, dass GFK zur Unterstützung von Familien „in sehr stark ausgeprägten Belastungslagen" einen wichtigen Beitrag leisteten, indem sie den Zugang zu intensiveren, passgenauen Hilfen möglich machten, zumal die Familien ohne die Betreuung und Einschätzung einer Gesundheitsfachkraft gegebenenfalls gar nicht erst aufgefallen wären (S. 86). Die Einschätzung, dass einzelne oder mehrere Belastungsfaktoren in der Familie so stark ausgeprägt waren, „dass zusätzliche Unterstützung notwendig ist, um eine Gefährdung des Kindeswohls abzuwenden", das Erkennen weiteren Hilfebedarfs im Allgemeinen sowie die Weiterleitung in passende Unterstützungsangebote, verbunden mit der „Abgabe" der Familie, bedurfte laut den Autorinnen besonderer Kompetenzen vonseiten der GFK (S. 86).

Zur Bewertung der Betreuung durch eine GFK wurde eine Elternbefragung, die de facto eine Mütterbefragung war (Befragungszeitraum 2014/2015; N = 1019), durch das NZFH veranlasst (Renner et al., 2019a). Die Forschungsfrage lautete: Wie bewerten Mütter den Einsatz von GFK in Frühen Hilfen? (Renner et al., 2017a, 2018, 2019a). Der Fokus dieser quantitativen Befragung lag auf Zufriedenheit und Akzeptanz. Die Auswertung der Daten zeigte, dass fast alle Mütter mit dem Einsatz von GFK (sehr) zufrieden waren (Renner, Scharmanski & Paul, 2018, S. 120). Auch die Arbeitsbeziehung bewerteten sie sehr positiv. GFK wurden von Müttern durchweg positiv konnotiert: Die GFK mochte aus Sicht der Mütter ihre Arbeit, leistete mehr als sie musste, war immer erreichbar und für die Adressatinnen wichtig; gestresst wirkte sie nicht. Attribute, mit welchen die Mütter die Beziehung zur GFK verbanden, waren: sehr gut, freundschaftlich, vertraut, herzlich, familiär, nah, innig (S. 120). Sie stimmten der Aussage zu, dass sie dazu „ermutigt wurden, eigene Wünsche zu äußern" (S. 120). Fast alle hätten das Angebot weiterempfohlen, fanden nichts verbesserungswürdig, außer dass manche den Wunsch äußerten, die Hilfe zu verlängern (S. 121). Die meisten befragten Mütter (Renner et al., 2017a, 2019a) wussten nicht, welche Qualifikation die Fachkraft hatte, die für sie zuständig war. Sie wussten zwar, ob sie von einer Hebamme oder einer Kinderkrankenschwester betreut worden waren, jedoch nicht, ob diese die Zusatzqualifikation zur Familienhebamme oder FGKiKP absolviert hatte. Unterschiede in der Zufriedenheit je nach beruflicher Herkunft der Fachkraft (Hebamme oder Kinderkrankenpflege) zeigten die Ergebnisse nicht. Die Akzeptanz der GFK und die Zufriedenheit mit dem Angebot waren hoch. Der Zugang zu Müttern in schwierigen Lebenssituationen und die Verbesserung der Entwicklungsbedingungen für die Familie schienen den Ergebnissen zufolge zu gelingen (Renner et al., 2017a, 2017b). Die Autor*innen gingen in ihrer Interpretation der Daten so weit zu schlussfolgern, dass sich durch die Unterstützung durch GFK die Chance der Kinder auf ein gesundes und entwicklungsförderliches Aufwachsen erhöht (Renner et al., 2017b). Aufgrund der hohen Akzeptanz und Anerkennung von GFK mit Zusatzqualifikation bei Eltern mit psychosozialem Hilfebedarf plädierten die Autorinnen dafür, dass das Angebot weiter ausgeweitet wird.

Zur Beantwortung der Frage, wie nützlich die Zusatzqualifikation von GFK ist und ob sie zu einer Verbesserung der Versorgung der Zielgruppe beiträgt, analysierten die Autorinnen im Rahmen der Forschung des NZFH zur Effektivität und dem Nutzen der Angebote Früher Hilfen die Daten einer Sub-Stichprobe (N = 298) der Mütterbefragung (N = 1019) (Scharmanski & Renner, 2018). Die Analyseergebnisse lassen den Schluss zu, dass die Betreuung durch spezifisch fortgebildete GFK aus Sicht der Mütter zu einer verbesserten Versorgung beitrug (S. 267), indem sie sich sowohl auf die Lebens- als auch auf die Fürsorgekompetenzen der Eltern förderlich auswirkte (S. 275). Ein Ziel der Zusatzqualifikation für eine Tätigkeit in Frühen Hilfen war und ist, GFK besser darauf vorzubereiten, Familien mit psychosozialen Belastungen[32] zu unterstützen. Die Frage war, ob dies gelungen ist und ob die Unterstützung durch Familienhebammen und FGKiKP diese Zielgruppe überhaupt erreicht. In der Studie wurde darum untersucht, ob Familien, die von GFK mit Zusatzqualifikation betreut wurden, stärker belastet waren als Familien, die von GFK ohne spezifische Qualifikation unterstützt wurden. Die Ergebnisse zeigen, dass Mütter in psychosozial belastenden Lebenslagen einen erhöhten Unterstützungs- bzw. Hilfebedarf bei sich sahen und dass GFK mit Zusatzqualifikation häufiger in diesen Familien eingesetzt wurden. Mütter, die einen Hilfebedarf bei Alltagsaufgaben bei sich sahen – das waren in der Untersuchungsgruppe vor allem Mütter mit Bildungsbenachteiligung – beurteilten die Betreuung durch speziell qualifizierte GFK hinsichtlich Alltags- und Lebenskompetenzen im Nachhinein als förderlicher als Mütter, die von GFK ohne Zusatzqualifikation betreut wurden. Dieser positive Effekt war nur dann messbar, wenn parallel zum Einsatz von GFK eine Beratungsleistung nach SGB VIII (Jugendhilfeleistung) erbracht worden war und die Gesundheitsfachkraft infolge auch den Auftrag hatte, die Mutter in ihrer Lebenskompetenz zu unterstützen (S. 274). Mütter mit Bildungsbenachteiligung sahen bei sich einen größeren Unterstützungsbedarf hinsichtlich der Versorgung und Pflege des Kindes als gebildetere Mütter. Die Unterstützung durch eine GFK im Bereich kindbezogener Fürsorge wurde von allen Müttern als sehr nützlich bewertet, unabhängig davon, ob die GFK über eine spezifische Qualifikation verfügte oder nicht (S. 273). Die Autor*innen zogen das Fazit, dass die Zusatzqualifikation für GFK erhalten bleiben soll und als Qualifizierungsmaßnahme – sowohl in ihrer Qualität als auch

32 Psychosoziale Belastungen wurden in der Untersuchung anhand folgender Merkmale operationalisiert: niedriges Alter (unter 21-jährig) bei Geburt des Kindes, Armutslage bzw. Sozialleistungsbezug, geringes Bildungsniveau bzw. kein Schulabschluss, alleinerziehend (Scharmanski & Renner, 2018, S. 271).

Quantität – weiter etabliert und ausgebaut werden soll (Scharmanski & Renner, 2018, S. 275).

Ergebnisse aus der Kooperations- und Schnittstellenforschung über Gesundheitsfachkräfte in Frühen Hilfen – Forschungsprogramm der Bundesinitiative (IV)

Im Forschungszyklus der Kooperations- und Schnittstellenforschung, bestehend aus mehreren Studien, ging es darum, die Kooperation und die Schnittstellen zwischen den unterschiedlichen Sektoren Gesundheitssystem und Jugendhilfe bzw. Frühe Hilfen zu untersuchen (Renner, Scharmanski, van Staa et al., 2018). Ziel war u. a. ein Monitoring der Zusammenarbeit (*Zusammen für Familien – ZuFa-Monitoring*) von Institutionen des Gesundheitswesens und der Kinder- und Jugendhilfe (Frühe Hilfen). Untersucht wurde die Zusammenarbeit niedergelassener gynäkologischer Praxen mit Frühen Hilfen (Neumann & Renner, 2020a, 2020b), die Sicht von Kinderärzt*innen auf Frühe Hilfen (Renner et al., 2019c; van Staa & Renner, 2019) sowie die Kooperation zwischen Frühen Hilfen und Geburtskliniken (Scharmanski & Renner, 2019). Mit diesen Studien zielte das Programm auf unterschiedliche Institutionen der beiden Sektoren Gesundheitswesen und Jugendhilfe und lieferte keine Ergebnisse, die Aufschlüsse in Bezug auf die Arbeit von GFK geben.

An diesen Forschungszyklus wurde 2020 ein Projekt des DJI angeschlossen, bei dem es darum geht, familienbezogene Tätigkeiten von Netzwerkkoordinierenden zu erfassen, indem zum einen Daten aus den Kommunalbefragungen sekundär ausgewertet werden (quantitativer Teil der Untersuchung zu strukturellen Rahmenbedingungen) und zum anderen Einzelinterviews mit 20 Netzwerkkoordinierenden geführt wurden (Erhebungszeitraum 2020 bis 2021). Im letztgenannten qualitativen Teil der Untersuchung zur Arbeit der Netzwerkkoordinierenden mit Familien sollten Gelingensfaktoren und Hemmnisse herausgearbeitet werden (eine Veröffentlichung dazu lag noch nicht vor). Erkenntnisse zur multiprofessionellen Kooperation flossen in den Forschungsbericht des DJI zur Entwicklung Früher Hilfen ein (Sann et al., 2022). Allerdings sind FGKiKP nicht als „Akteure des Gesundheitswesens“, wie das Kapitel benannt wurde (S. 71–79), inbegriffen. Die Einbeziehung von Familienhebammen in die fallübergreifende Zusammenarbeit in Netzwerken Früher Hilfen wurde untersucht, die Einbindung von FGKiKP in diese Netzwerke wurde hingegen nicht erhoben. Als Begründung wird angeführt, dass sie – anders als Familienhebammen – in der Regel nicht freiberuflich tätig waren. Auch in den anderen Veröffentlichungen zur intersektoralen Kooperation zwischen Gesundheitswesen und Kinder- und Jugendhilfe (Renner, Scharmanski, van Staa et al., 2018) werden FGKiKP (und die Kinderkrankenpflege) nicht als „relevante Akteure im Gesundheitswesen“ einbezogen, weshalb die

Ergebnisse dieser Forschungen keine Erkenntnisse im Hinblick auf die Berufsausrichtung bringen.

Diese Ausschlusskriterien von FGKiKP im Rahmen des Forschungszyklus *„Zusammen für Familien – ZuFa-Monitoring"* stehen im Gegensatz zu den Ergebnissen einer Studie der Universitäten Hildesheim und Trier, in der FGKiKP als „zentrale Akteursgruppe in der Organisation multiprofessioneller Zusammenarbeit" bezeichnet wurden (Göbel & Rettig, 2017, S. 458). Groß, Ginter und Zeller (2019) kamen zu der Einschätzung, dass sich die Berufsgruppe der FGKiKP „als eine wichtige Akteursgruppe im Handlungsfeld der Frühen Hilfen" etabliert habe (S. 36). Diese Studie wurde im Rahmen eines Forschungsauftrags des NZFH zur Multiprofessionalität in Frühen Hilfen ebenfalls in Zusammenhang mit der Kooperations- und Schnittstellenforschung durchgeführt und kann der Professionalisierungsforschung zugeordnet werden.

Im Rahmen des Forschungsprojekts „Professionelles Handeln von Familienhebammen und Multiprofessionalität in Frühen Hilfen" (Göbel & Rettig, 2017) startete 2013 zum einen eine Studie zur multiperspektivischen Analyse von kommunalen Netzwerken Früher Hilfen[33] (Volk et al., 2020, S. 3) und zum anderen eine Studie zum professionellen Handeln von Familienhebammen[34] (Rettig et al., 2017, S. 17; Schröder et al., 2014, S. 68). In einer einjährigen Verlängerung (2016/2017) richtete sich der Fokus auf FGKiKP und deren Handeln in den Frühen Hilfen[35] (Göbel & Rettig, 2017). Anschließend mündete das Projekt in eine zweite Verlängerung (2017/2018) zum Thema Frühe Hilfen und Flucht (Groß et al., 2019, S. 36). Die Finanzierung des gesamten Forschungsprojektes erfolgte aus Bundesmitteln im Rahmen der Bundesinitiative Frühe Hilfen durch das BMFSFJ.

Multiprofessionalität wurde in diesem Forschungsprojekt als Phänomen verstanden, das dann entsteht, wenn mehrere Berufsgruppen in einem Handlungsfeld tätig sind, das durch eine „spezifische, professionelle Anforderungsstruktur" gekennzeichnet ist (Göbel & Rettig, 2017, S. 458). Der Begriff wurde als Überbegriff für multiprofessionelle und interprofessionelle Zusammenarbeit bis hin zu interpersoneller Transprofessionalisierung verwendet (Göbel & Rettig, 2017, S. 458). Sowohl Multiprofessionalität als auch Professionalität wurden als etwas aufgefasst, das im Handeln hergestellt wird (Groß et al., 2017, S. 55). Vor allem

33 Die Datengrundlage der Mixed-Methods-Studie bildeten 26 leitfadengestützte Experteninterviews, fünf Gruppendiskussionen und teilnehmende Beobachtungen bei Aktivitäten der untersuchten Netzwerke (Volk et al., 2020, S. 9).

34 Die Datengrundlage bestand aus 32 Protokollen begleiteter Familienhebammenbesuche, 35 flankierenden Protokollen sowie 17 biografisch-narrativen Interviews mit Familienhebammen (Göbel & Rettig, 2017, S. 460).

35 Im Rahmen der Verlängerung führte die Forschungsgruppe neun berufsbiografische Interviews mit FGKiKP sowie Kinderkrankenpflegerinnen und protokollierte ethnografische Beobachtungen. Aufgezeichnet wurden acht Fallbegleitungen und vier Fall- bzw. Teambesprechungen (Groß, Ginter, & Zeller, 2019, S. 37; Göbel & Rettig, 2017, S. 461).

in der Auseinandersetzung mit anderen und in der Positionierung im Netzwerk wird demnach Professionalität hervorgebracht (S. 55).

Die Ergebnisse der empirischen Studie zur *multiperspektivischen Analyse von kommunalen Netzwerken Frühe Hilfen* der Stiftung Universität Hildesheim (2013–2015) sollten als Ausgangsanalyse zur Verbesserung der Kooperation dienen (NZFH, 2023). Veröffentlicht wurden die Ergebnisse jedoch erst 2020, also fünf Jahre nach Ablauf der Projektlaufzeit (Volk et al., 2020). Multiprofessionelle Kooperation wurde in der Studie als *Grenzarbeit* gerahmt (zum theoretischen Konzept siehe auch Kapitel 2.1.3). Die Ergebnisse zeigen, dass Konkurrenzverhältnisse zwischen den unterschiedlichen Berufsgruppen bestanden und diese dadurch zu „permanenter Grenzarbeit" gezwungen waren, dass es „Statusunterschiede" zwischen den beteiligten Professionen gab, dass Macht und Mitsprache in den Netzwerken unterschiedlich verteilt waren, dass es „Berufsgruppen mit geringerem Anerkennungsstatus im Netzwerk" gab und dass es sich in erster Linie um „professionelle Netzwerke" handelte, in denen Familien keine Partizipationsmöglichkeit hatten (Volk et al., 2020, S. 28–34). Die Autor*innen arbeiteten detailliert aus, wie sich die Grenzarbeit der verschiedenen professionellen Akteur*innen gestaltete, die sie als „multidimensional" beschrieben (S. 25). Sie kamen zu dem Ergebnis, dass Grenzarbeit auf drei Ebenen stattfand: a) im Bereich der Zielsetzung, b) in Bezug auf Zuständigkeiten und c) hinsichtlich der Positionierungen im Netzwerk (S. 8). Sie spannten folgende Pole auf, die die verschiedenen Dimensionen der Grenzarbeit aufzeigen (Volk et al., 2020, S. 26–28):

- Tradition vs. Innovation: Einerseits sollten bestehende Beziehungen berücksichtigt werden, andererseits muss die Offenheit des Netzwerks gewährleistet sein.
- Offenheit vs. Geschlossenheit: Einerseits sollten sich die Netzwerke organisieren, um zu funktionieren, andererseits sollten sie für neue Ideen und Mitglieder offenbleiben und die Zusammenarbeit (auch zwischen Netzwerk und Kommunalverwaltung) war eher ungeregelt.
- Autonomie vs. Abhängigkeit von der Kommunalverwaltung, verbunden mit der Frage, wie stark ein Netzwerk mit der Kommune verbunden sein sollte und wie stark es gesteuert werden sollte;
- Geordnet vs. ungeordnet, je nach dem Grad der Ordnung der Netzwerke, verbunden mit der Frage, welche Art Netzwerke inwieweit mit eingebunden werden, inwieweit Familien partizipieren und bis zu welcher Netzwerkgröße gelingende Zusammenarbeit noch gewährleistet bleibt;
- Regionale vs. kommunale Entwicklung, verbunden mit der Frage, wie weit sich ein Netzwerk aufspannt und welche Aufgabenbereiche (z. B. Kinderschutz und Frühe Hilfen) integriert werden;
- Abgrenzung vs. Offenheit der Netzwerke, je nach Ausgestaltung der Grenzarbeit, verbunden mit der Frage, wie sich ein Netzwerk überregional abgrenzt;

- Professionelle Identität vs. Transprofessionalität: Einerseits werden professionelle Grenzen erzeugt, auf der anderen Seite wird Transprofessionalität angestrebt.
- Anforderung, Aufgaben aufzuteilen vs. gemeinsam zu handeln und transprofessionelle Räume zu schaffen;
- Verpflichtung zu Kooperation (KKG legt Kooperationspflicht fest) vs. freiwillige Kooperation (wie das im Gesundheitswesen weitestgehend der Fall ist).

Die Autor*innen kamen zu dem Ergebnis, dass diese Paradoxien eine „funktionale Diffusität der Netzwerke Frühe Hilfen" erzeugten und die damit verbundenen Ambivalenzen ein hohes Maß an „reflexiver Grenzarbeit in der Netzwerkarbeit" erforderten (Volk et al., 2020, S. 29). Bei FGKiKP kommt hinzu, dass das Arbeitsfeld Frühe Hilfen und das Arbeiten in der Häuslichkeit der Familien neu für sie waren.

In der ethnographisch angelegten Forschung zum *professionellen Handeln von Familienhebammen* (Rettig et al., 2017; Schröder et al., 2014) ging es darum, wie Familienhebammen agieren und wie sie sich dabei selbst als Familienhebamme herstellen (Rettig et al., 2017, S. 18). In Bezug auf das Handeln von Familienhebammen arbeiteten die Autorinnen vier zentrale Handlungsmuster heraus: a) die Herstellung von Mutterschaft, b) die Fallbearbeitung, c) die Arbeitsbeziehung und d) die Positionierung im multiprofessionellen Feld (Schröder & Zeller, 2018, S. 112–115).

a) Das erste Handlungsmuster beinhaltet die starke Orientierung der Hebammen auf die Mütter (*Mütterorientierung*). Die Forscherinnen beobachteten, dass Männer häufig sogar aus der Mutter-Kind-Dyade ausgeschlossen wurden, und bezeichneten Familienhebammen als „Mütterhebammen". Zu diesem Handlungsmuster gehört die Herstellung von Mutterschaft, bei der es um das Mutterwerden geht, woran Familienhebammen beteiligt waren: Sie stellten damit ihre Adressatinnen, die Mütter, erst her. Dieser Herstellungsprozess wurde von den Autorinnen als Grenzarbeit interpretiert, auch weil Familienhebammen mit ihrer Handlungsorientierung auf die Mutter und mit der Reduzierung auf die Mutter-Kind-Einheit deutlich machten, für wen sie als Hebammen zuständig sind. Über diese Abgrenzung schufen sie Struktur in einem Handlungsfeld mit „Multiproblem-Konstellationen" (Schröder & Zeller, 2018, S. 114), um auf diese Weise handlungsfähig zu bleiben (S. 116).
b) Das zweite Handlungsmuster bezieht sich auf die *Fallbearbeitung*. Hier zeigte sich die Familienhebamme als Grenzarbeiterin, indem sie sich zwischen zwei Handlungspolen bewegte: dem situativen und schnellen Anbieten von Lösungen einerseits und der Orientierung am Prozess und der Beziehungsarbeit andererseits. Die Handlungslogik war einmal auf die Bearbeitung von Problemen gerichtet, die die Adressatin hatte oder formulierte und worauf

die Hebamme mithilfe ihres Wissens reagierte, indem sie Anweisungen oder Ratschläge gab. Im anderen Fall richtete die Hebamme den Fokus auf die Beziehung zur Mutter, um einen Zugang zur Familie zu sichern und nicht zu verlieren. Indem sie zwischen diesen beiden Polen austarierte, worauf sie ihr Handeln richtete, kann die Familienhebamme auch in Bezug auf dieses Muster als Grenzarbeiterin bezeichnet werden (Schröder & Zeller, 2018, S. 116).

c) Das dritte Handlungsmuster bezieht sich auf die *Arbeitsbeziehung*, welche prozessual und situativ etabliert und aufrechterhalten wurde, und zwar als gemeinsame Leistung von Familienhebamme und Adressatin. Eine wichtige Voraussetzung wurde in der Freiwilligkeit seitens der Adressatinnen gesehen. Eine Strategie der Familienhebammen war darum „das Auslagern eines Kontrollauftrags" oder das Bezugnehmen auf eigene Erfahrungen (Schröder & Zeller, 2018, S. 114). Die Grenzziehung zeigte sich in der Abgrenzung zum Jugendamt. Auf diese Weise wurde das Vertrauensverhältnis gewahrt, um Probleme bearbeiten zu können. Auch hier ging es – wie im zweiten Handlungsmuster zur Fallbearbeitung bereits erläutert – um ein „ständiges Austarieren zwischen Zugangswahrung und Problembearbeitung" (S. 114).
d) Das vierte Handlungsmuster bezieht sich auf die *multiprofessionelle Kooperation*. Dabei ging es um die Selbstpositionierung der Familienhebammen, welche zum einen über Abgrenzungen gegenüber Vertreter*innen anderer Professionen und zum anderen über Vernetzungen mit ihnen stattfand. Die Forscherinnen beobachteten diesbezüglich, dass in der multiprofessionellen Zusammenarbeit anderen Akteur*innen Kompetenzen abgesprochen wurden, was zu einer Expansion des Handlungsfelds und zu einer *Allzuständigkeit* von Familienhebammen führte. Diese *Allverantwortlichkeit*, die zum Teil der Motivation geschuldet war, den Zugang zur Adressatin sowie ihr Vertrauen zu wahren, führte zu *Grenzüberschreitungen*. Einen Grund für die Grenzüberschreitungen sahen die Autorinnen darin, dass das Feld der Frühen Hilfen „bislang wenig organisational strukturiert" war und sich Adressat*innen an Personen ihres Vertrauens wandten, ungeachtet der formalen Zuständigkeit. Ein weiterer Grund könnte sein, dass sich die Familien nicht ohne Weiteres „weiterlotsen" ließen (Schröder & Zeller, 2018, S. 115). Das „Grenzen-Ziehen" der Familienhebammen führte damit nicht unbedingt zur „Eingrenzung", sondern hatte teilweise auch „Allverantwortlichkeit und damit auch Allzuständigkeit" zum Ergebnis (S. 116).

Zusammenfassend bezeichneten die Autorinnen die Arbeit von Familienhebammen als „hoch anspruchsvoll" (Schröder & Zeller, 2018, S. 116): Strukturell bedingt handelten sie in Ambivalenzen. Die Abgrenzung ihrer Tätigkeit und die damit verbundenen Grenzziehungen blieben ihnen selbst überlassen, sie waren strukturell nur schwach eingebunden und dementsprechend wenig eingeschränkt. Es gab kaum Ankerpunkte und es konnte nicht auf feste

Zuständigkeiten, definierte Rollen und eindeutige Aufgabenverteilung zurückgegriffen werden. Daher bedurfte es „zahlreicher grundlegender Kompetenzen und Wissensressourcen" sowie einer ausgeprägten Sensibilität sowohl in der Fallarbeit als auch in der Vernetzungsarbeit. Gemäß Schröder und Zeller (2018) stand bei der Grenzarbeit von Familienhebammen weniger der Abbau von Grenzen zwischen Gesundheitswesen und Kinder- und Jugendhilfe im Vordergrund, als vielmehr das gezielte Setzen und Festigen von Grenzen. Familienhebammen seien gefordert, ein Berufsbild zu erschaffen (S. 116).

Analog zum Projekt derselben Forschungsgruppe zum Handeln von Familienhebammen (Rettig et al., 2017) ging es in den weiteren Arbeiten von Göbel und Rettig (2017) sowie Groß, Ginter und Zeller (2017, 2019) in der einjährigen Verlängerung um das Handeln von FGKiKP sowie um die Positionierung und den *Etablierungsprozess* von FGKiKP im Feld der Frühen Hilfen[36] (Groß et al., 2017, S. 56, 2019, S. 37). Die Fragestellung lautete: Wie wird von den Akteursgruppen im Kontext der Frühen Hilfen Multiprofessionalität hergestellt? (Groß et al., 2017, S. 56). Dazu widmeten sich die Autorinnen der Frage, wie die Kinderkrankenpflegefachpersonen ins Feld der Frühen Hilfen kamen, und skizzierten zwei Wege: Sie stammten entweder aus „Bereichen der Gesundheitsförderung" oder aus „Bereichen der Kinder- und Jugendhilfe" (Groß et al., 2019, S. 37). In der Studie zum professionellen Handeln von Hebammen hatten sie untersucht, was Hebammen motiviert, als Familienhebammen tätig zu werden, und rekonstruierten drei Typen von Hebammen, die den Weg ins Feld der Frühen Hilfen fanden: erstens diejenigen, die sich als „zur Hebamme berufen und zur Familienhebamme prädestiniert" darstellten, zweitens diejenigen, bei denen der Beruf „Familienhebamme" direktes Berufsziel war und drittens diejenigen, die die Tätigkeit als Alternative zur Hebammenarbeit und die neue Tätigkeit als passende, logische Weiterentwicklung ansahen. Als Motivation von FGKiKP führten sie ähnliche Gründe für eine Tätigkeit in den Frühen Hilfen an: Die befragten Fachkräfte waren entweder auf der Suche nach einer Alternative zur Klinikarbeit, insbesondere zum Schichtdienst, waren unzufrieden mit den strukturellen Arbeitsbedingungen im Setting Krankenhaus oder wollten etwas Neues ausprobieren (S. 37). Mit der Möglichkeit, freiberuflich zu arbeiten, verbanden die Frauen außerdem die Vorstellung einer besseren Vereinbarkeit von Familie und Beruf. In der Tätigkeit als FGKiKP sahen sie die Chance für eine persönliche und berufliche Neuorientierung oder auch die Möglichkeit einer fachlichen Spezialisierung (S. 37 f.). Ähnlich wie Familienhebammen gab es auch GKiKP, die sich aufgrund ihres Erfahrungswissens und ihrer Fachexpertise für die Tätigkeit in

36 Genau diese Formulierung wurde von mir in meiner Forschungsskizze zu Beginn meiner Arbeit 2016 ebenfalls gewählt. Im Verlauf habe ich vom Begriff „Etablierungsprozess" jedoch Abstand genommen, da er impliziert, dass eine Etablierung überhaupt stattfindet. Ich bevorzuge den Begriff „Entwicklungsprozess", weil er offen lässt, *wie* genau die Entwicklung vonstattengeht, und keine positive Konnotation vorwegnimmt.

Frühen Hilfen prädestiniert fühlten. Diejenigen, die aus dem Bereich der Kinder- und Jugendhilfe ins Arbeitsfeld der Frühen Hilfen stießen, betrachteten die Tätigkeit als FGKiKP als Gelegenheit, ihr „sozialpädagogisches und gesundheitsförderliches Wissen" zu verknüpfen (Groß et al., 2019, S. 38).

Zum Handeln von FGKiKP kamen die Autorinnen zu folgenden Ergebnissen: Anders als bei Familienhebammen, die in ihrem Handeln die Mütter fokussierten, zeigte sich bei den FGKiKP eher eine *Kindzentrierung*. Doch im Unterschied zur Arbeit im Krankenhaus mussten FGKiKP im Arbeitsfeld Frühe Hilfen zunächst klären: Was war ihr Auftrag und welche spezifischen Aufgaben waren damit verbunden? (Göbel & Rettig, 2017, S. 463). In der Studie zum Handeln von Familienhebammen kamen die Autorinnen zu der Feststellung, dass es den typischen Betreuungsfall nicht gab, sondern die Herausforderungen im Rahmen der Betreuung und Begleitung von Familien in belastenden Lebenssituationen sehr vielgestaltig waren: „Das Besondere ist das ganz Normale" (Schröder & Zeller, 2018, S. 111). Entsprechend mussten Zuständigkeiten und Aufgaben im „offenen, enthierarchisierten und lokal ganz verschieden gestalteten Feld der Frühen Hilfen" ausgehandelt und Strukturen erst etabliert werden (Göbel & Rettig, 2017, S. 464). Als Konsequenz der Kindzentrierung von FGKiKP resultierte „ein aktives Gestalten *multiprofessioneller Fallbearbeitung*" (S. 465). Für FGKiKP war „der offene Austausch aller fallrelevanten Informationen und ein persönlicher Kontakt mit anderen Professionen" analog zur Arbeit im Krankenhaus „gängige Praxis" und „funktionierende Normalität" (S. 465). Das bezog sich vor allem auf Berufsgruppen aus dem Gesundheitssystem wie (Kinder-)Ärzt*innen (S. 465). Auch Groß, Ginter und Zeller (2017) fokussierten darauf, wie FGKiKP fallbezogen Kooperationsbeziehungen eingingen und fragten, „wie FGKiKP (exklusive) Zuständigkeiten gegenüber anderen professionellen Fachkräften in Frühen Hilfen ausweisen und in fallbezogenen Kooperationsbeziehungen alltäglich herstellen oder eben auch nicht" (S. 55). Das übergeordnete Forschungsprojekt richtete den Fokus auf die Positionierung der unterschiedlichen beteiligten Berufsgruppen in Netzwerken Frühe Hilfen. Die Autorinnen fragten demzufolge nach der Positionierung von FGKiKP innerhalb der Frühen Hilfen (Göbel & Rettig, 2017, S. 460). Sie setzen FGKiKP ins Verhältnis zu Hebammen, dem Jugendamt und der dort vertretenden Sozialen Arbeit.

Bezüglich der Relation zu Hebammen kamen Groß, Ginter und Zeller (2017, 2019) zu dem Ergebnis, dass die Aufgaben zwischen (Familien-)Hebammen und FGKiKP vordergründig klar aufgeteilt waren. Ihr Grundsatz lautete: Geht es um Schwangerschaft, ist die (Familien-)Hebamme zuständig, geht es um ein krankes Kind, kommt die FGKiKP zum Einsatz. In der Realität wurden die Fälle bzw. Familien jedoch häufiger je nach zeitlichen Ressourcen der GFK verteilt (Groß et al., 2019, S. 39). Im Überschneidungsbereich der beiden Berufsgruppen konnte es dabei durchaus zu einem „Kompetenzgerangel" kommen (S. 39). Laut den Autorinnen befand sich die Beziehung der beiden Berufsgruppen zueinander in einem Spannungsverhältnis zwischen Konkurrenz und Bereicherung.

Die Abgrenzung der Zuständigkeitsbereiche zwischen FGKiKP und sozialpädagogischen Fachkräften wie der Sozialpädagogischen Familienhilfe (SPFH) war den Autorinnen zufolge nicht eindeutig, sondern je nach Situation und Aushandlungsergebnis unterschiedlich (Groß et al., 2017, S. 57). FGKiKP und SPFH waren – im Gegensatz zu Familienhebammen und FGKiKP – auch gleichzeitig in ein und derselben Familie tätig. Zuständigkeiten mussten dann in der konkreten Fallarbeit in der Familie ausgehandelt und voneinander abgegrenzt werden (S. 57). Demzufolge war die Kooperation personengebunden und fallbezogen. Das bedeutet, eine Kooperation zwischen FGKiKP und SPFH fand dann statt, wenn es der Fall erforderlich machte, den Autorinnen zufolge jedoch nicht darüber hinaus. Entscheidend für die Zusammenarbeit war ein gemeinsames Fallverständnis. Im Gegensatz arbeiteten FGKiKP und SPFH eher „nebeneinander", wenn das Fallverständnis unterschiedlich war und für SPFH der Fall sozialpädagogisch gerahmt war, während die FGKiKP ihn medizinisch betrachteten (S. 58). Die Autorinnen gaben ein Beispiel für Schwierigkeiten in der Verständigung zwischen einer FGKiKP, die in einem geschilderten Fall über die adäquate medizinische Versorgung des Kindes argumentierte – und dabei keine „Kindeswohlgefährdungs-Argumentation" hervorbrachte – und der Kinder- und Jugendhilfe, für die die Autonomie der Adressatin im Vordergrund stand (S. 60). Ein weiteres Spannungsfeld der fallbezogenen Kooperation zeigte sich in der Kommunikation zwischen „miteinander sprechen" einerseits und „aneinander vorbeisprechen" andererseits, was ebenfalls vom Fallverständnis abhängen konnte und was sie sogar als „Sprachbarrieren" bezeichneten (S. 61).

Groß, Ginter und Zeller (2017) rahmten Frühe Hilfen als Professionalisierungskontext, in welchem sie FGKiKP ins Verhältnis zur Sozialen Arbeit stellten (S. 53–64). Die Soziale Arbeit bezeichneten sie als „herausgeforderte Profession" (S. 54), was sie damit begründeten, dass im Arbeitsfeld Frühe Hilfen Berufsgruppen aus dem Gesundheitsbereich dazu aufgefordert waren, auf die Frage des Kinderschutzes, die in erster Linie eine sozialpädagogische sei, eine Antwort zu finden (S. 54). Als Herausforderung für Soziale Arbeit werteten sie die Aushandlung bzw. Abgrenzung von Zuständigkeiten, verbunden mit der Herstellung von Handlungsfähigkeit. Das galt vice versa allerdings auch für die anderen beteiligten Professionen, weshalb die Soziale Arbeit als „herausfordernde Profession" für GFK gerahmt wurde. Die Autorinnen gaben zum einen ein Beispiel, in dem die medizinische Argumentation gegenüber der sozialpädagogischen „den Kürzeren zog"[37]. Zum anderen zeigten sie, wie die medizinische Argumentation einer FGKiKP von einer sozialpädagogischen Fachkraft „überdeutet" bzw.

37 Ein Kind brauchte mehr Bewegungsspielraum, weswegen die Familie in eine größere Wohnung umziehen sollte, worum sich die SPFH nach Aufforderung der FGKiKP kümmern musste.

marginalisiert wurde[38] und das Jugendamt offenbar „am längeren Hebel saß“ und die Deutungshoheit über den Fall hatte (S. 63).

Die Positionierung gegenüber dem Jugendamt fiel FGKiKP nach Auffassung von Groß, Ginter und Zeller (2019) eher schwer. Gegenüber der Jugendhilfe fehlte es ihnen in Hinblick auf die Fallzuständigkeit „an Überzeugungskraft und Durchsetzungsvermögen“, wodurch ein Machtgefälle sichtbar wurde (Groß et al., 2017, S. 61, 2019, S. 40). Das machten sie daran fest, dass eine Interviewte schilderte, die „Sprache“ des Jugendamtes „habe sie noch nicht so drauf“ (Groß et al., 2019, S. 39). Gegenüber der Jugendhilfe waren FGKiKP um Abgrenzung bemüht, vor allem hinsichtlich eines Kontrollauftrags. Sie wollten sich nicht von der Jugendhilfe vereinnahmen lassen. Ein Zitat der FGKiKP zeigte zwar, dass das Jugendamt den Einsatz der GFK wertschätzte, doch machten die Autorinnen auch deutlich, dass an der Schnittstelle zwischen Gesundheitssystem und Jugendhilfe Spannungen entstanden. Göpel und Rettig (2017) hingegen sahen eine derartige Abgrenzung zum Jugendamt bei FGKiKP nicht (S. 466). Aufgrund des professionellen Selbstverständnisses von FGKiKP hinsichtlich ihrer Rolle in der multiprofessionellen Fallbearbeitung waren diese vielmehr darin bestrebt, das Jugendamt in die Fallarbeit miteinzubeziehen, erwarteten jedoch eine klare Aufgabenteilung und die Übernahme der Fallverantwortung (S. 468). Das Jugendamt konnte von den Autorinnen, ausgehend von ihrem Datenmaterial, als „Auftraggeber“ rekonstruiert werden, dem durch FGKiKP in sogenannten „Grenzfällen“ (wenn eine Kindeswohlgefährdung im Raum stand) Weisungsbefugnis zugestanden wurde (S. 467). Das Jugendamt fungierte sowohl als Legitimations- als auch als Sanktionsmacht im Hintergrund der FGKiKP und stärkte ihnen, auch gegenüber den Familien, den Rücken (S. 467). Diese Positionierung lässt FGKiKP zu „Ausführenden“ in einem Hierarchiegefälle werden (S. 469). Das Material belegt, dass FGKiKP sehr genau wussten und kommunizierten, wo die Grenzen ihrer Zuständigkeit lagen, bestimmte Aufgaben dann jedoch trotzdem übernahmen, wenn sie ihnen durch das Jugendamt übertragen wurden (Göbel & Rettig, 2017).

Göbel und Rettig (2017) bezeichneten die FGKiKP als „fallsteuernde Akteurin“, die „die Fäden in der Hand hat und zieht“, anwaltschaftlich stellvertretend für die Familien handelt und sich in Fallerzählungen als „wirkmächtige und zudem unentbehrliche Professionelle“ konstruiert, der „die unmittelbare Deutungshoheit über den Fall“ obliegt (S. 465). Die Arbeitsbeziehung der FGKiKP zur Familie wurde von den Autorinnen als vertrauensbasiert beschrieben, obgleich die FGKiKP, wenn nötig, in deren Autonomie eingriff (S. 465–469) und unter Zuhilfenahme des Jugendamts als „ultima ratio“, sozusagen als Drohkulisse mit „Interventionsmacht“ im Hintergrund, in den Familien teilweise ein hierarchisches

38 Für die FGKiKP hatte die medizinische Versorgung des Kindes Priorität, was einen Mehraufwand für die Mutter bedeutete, wohingegen die Sozialpädagog*innen der Autonomie der Mutter Priorität einräumten.

Arbeitsverhältnis erzeugt wurde (S. 468). Als Voraussetzung für eine gute Zusammenarbeit mit der Familie sahen sie die Bereitschaft der Familie, zu kooperieren und deren Interesse an Veränderung zum Wohle des Kindes (S. 467). Eltern wurden von FGKiKP als entwicklungs-, lernfähig und anpassungsbereit beschrieben, was gleichzeitig auch als Voraussetzung dafür gewertet wurde, dass „die Probleme im Häuslichen nicht zu Problemen für das Kind werden" (S. 468). Was die Positionierung der FGKiKP im Netzwerk betrifft, entwarfen die Autorinnen das Bild einer selbstbestimmt agierenden Akteurin, die das Fallgeschehen steuert und die Arbeitsteilung organisiert (S. 465). Dieses Bild hat eine andere Nuance als das, das Groß, Ginter und Zeller (2019) auf der Grundlage desselben Datenmaterials rekonstruierten: Sie zeichneten das Bild einer Fachkraft, die um ihre Handlungsfähigkeit „ringen" muss (Groß et al., 2019, S. 39) und Strategien entwickelt, um sichtbar zu werden und sich strukturell zu verankern (S. 38). Dieses Ringen um Handlungsfähigkeit sahen Groß, Ginter und Zeller (2019) auf drei Ebenen: a) als Berufsgruppe im Arbeitsfeld Frühe Hilfen, b) als professionelle Fachkraft im lokalen Netzwerk Frühe Hilfen und c) in der konkreten Fallarbeit im Hilfeprozess (S. 38–39). Bezüglich der ersten Ebene a) referierten die Autorinnen auf eine bestimmte Interviewpartnerin, die nach eigener Aussage die Frühen Hilfen als neues Arbeitsfeld für Kinderkrankenpflegefachpersonen selbst entdeckt hatte, die Entwicklung der Zusatzqualifikation Familien-Gesundheits- und Kinderkrankenpflege für ihre eigene Berufsgruppe mit angestoßen hatte und sich – bis hin zum persönlichen Kontakt zur damaligen Familienministerin – dafür eingesetzt hatte, dass die Kinderkrankenpflege als qualifizierte Berufsgruppe für Frühe Hilfen in das neue BKiSchG aufgenommen werden sollte (was nicht gelungen war) (S. 38). Die FGKiKP beteiligte sich an der konzeptionellen Arbeit und verwirklichte eigene Ideen für neue Angebote. Auf der Ebene b) der Netzwerke Früher Hilfen ging es um das Schaffen von Strukturen bis hin zum Arbeits- bzw. Honorarvertrag, was den Interviews zufolge viel Eigeninitiative und Geduld von FGKiKP erforderte und von einer Interviewpartnerin auch als „Kampf" (um formale Anerkennung) beschrieben wurde (S. 39). Auf der Ebene c) des konkreten Hilfeprozesses und der Fallarbeit nutzten FGKiKP „Vernetzung" als Etablierungsstrategie. Das passt wiederum zu den Ergebnissen von Göbel und Rettig (2017, S. 465), die die Organisation von Arbeitsteilung als Strategie von FGKiKP identifizierten. Dazu gehört auch die Selbstinszenierung von FGKiKP als professionelle Fachkraft und Expertin indem sie laut Groß et al. (2019, S. 39) das eigene Erfahrungs- und Fachwissens herausstellten. Sowohl den Ergebnissen von Göbel und Rettig als auch den Ergebnissen von Groß, Ginter und Zeller zufolge suchten FGKiKP nach Möglichkeiten, um sich im Netzwerk aktiv zu beteiligen bzw. Netzwerkarbeit zu gestalten. Die Positionierung, die Kommunikation (z. B. hinsichtlich eines gemeinsamen Fallverständnisses mit anderen Berufen) und die professionelle Anerkennung im multiprofessionellen Feld interpretierten die Autorinnen als zentrale Herausforderungen für FGKiKP (S. 40).

Vernetzung zeigte sich den Autorinnen zufolge sowohl als Handlungsmuster von Familienhebammen als auch als Strategie von FGKiKP, um in dem für sie neuen Tätigkeitsfeld als Berufsgruppe und als professionelle Fachkraft im Netzwerk handlungsfähig werden zu können (Groß et al., 2019, S. 38–40). Beidc Berufsgruppen inszenierten sich als vielfach vernetzt. Das Bild, das von *multiprofessioneller Kooperation* entworfen wird, ist jedoch ambivalent: Die Zusammenarbeit wurde von beiden Berufsgruppen sowohl als Entlastung und Bereicherung als auch als Belastung und Konkurrenz empfunden. Wer mit wem kooperiert, war gemäß den Ergebnissen des Forschungsprojekts vielfältig und kontextgebunden. Die Kooperation zwischen Familienhebammen und FGKiKP beschrieben die Autorinnen zwar als adressatenorientiert, gleichzeitig hing diese jedoch auch von den Ressourcen der Fachkräfte ab (Groß et al., 2017, S. 57).

Bezüglich des Berufsbilds Familienhebamme konstatierten die Autorinnen, dass es sich inzwischen gefestigt habe und gleichzeitig einem Veränderungsprozess zu unterliegen scheine (Schröder & Zeller, 2018, S. 112). FGKiKP positionierten sie als eigenständige Berufsgruppe (Göbel & Rettig, 2017, 460, 473). Sie verglichen ihre Ergebnisse zur Positionierung von FGKiKP mit Ergebnissen aus ihrer ersten Studie zum Handeln von Familienhebammen. FGKiKP und Familienhebammen unterschieden sich vor allem hinsichtlich der arbeitsteiligen Handlungslogik, die FGKiKP aus der Arbeit im Krankenhaus mitbringen und gewohnt sind (S. 471). FGKiKP suchten im Arbeitsfeld Frühe Hilfen ähnliche Strukturen wie im Krankenhaus. Wo sie sie nicht fanden, schufen sie sie, und es gelang ihnen auch, diese zu etablieren (S 472). Sie inszenierten sich selbst als „Leistungserbringerin“ (S. 472) der Kinder- und Jugendhilfe, wobei sie einerseits das Ziel formulierten, Fälle zu bearbeiteten, bevor sie zu Jugendamtsfällen wurden, und andererseits Hilfen zur Erziehung in Familien installierten und damit die Fälle erst zu Jugendamtsfällen machten. Durch diese Positionierung an der Schwelle zur Jugendhilfe einerseits und die Orientierung an den Grundsätzen der Gesundheitsförderung als handlungsleitende Reflexionsfolie für FGKiKP andererseits entsteht den Autorinnen zufolge eine Ambivalenz (S. 472). Auch auf Handlungsebene zeigte sich ein ambivalentes Bild zwischen der FGKiKP als Drahtzieherin („Fäden in der Hand“) einerseits und als weisungsgebundenes „Mädchen für alles“ andererseits (S. 473). Die Autorinnen hoben die Relevanz der FGKiKP als Vermittlerin zwischen verschiedenen Leistungssystemen und für die Netzwerke Früher Hilfen hervor und zogen das Fazit, FGKiKP seien in Bezug auf Familienhebammen *mehr* als eine „vergleichbare Berufsgruppe“ (S. 471).

Ergebnisse aus einer biografieanalytischen Studie zum beruflichen Selbstverständnis von Hebammen und Familienhebammen

Horcher-Metzger (2021) untersuchte, ob und inwiefern sich Biografie- und Berufsverläufe der Hebammen, die im Feld der Familienhebammen tätig sind, tendenziell von solchen, die sich von dieser Tätigkeit distanzieren, unterscheiden (S. 210). Auf Grundlage von zehn problemzentrierten Interviews – mit sieben Familienhebammen, einer Hebamme mit Bachelorabschluss, einer FGKiKP und einer Kinderkrankenschwester mit einem Bachelorabschluss in Sozialer Arbeit, die als Koordinatorin in Frühen Hilfen tätig war – analysierte Horcher-Metzger (2021) rollenspezifische Erwartungen von (Familien-) Hebammen an ihren Beruf und ihr berufliches Handeln (S. 210). Sie kam zu dem Ergebnis, dass die Lebensgeschichten der Befragten für ihre beruflichen Entscheidungen relevant sind und sich auf das Tätigkeitsfeld, in dem sie tätig werden, sowie auf die „Wahrnehmung ihrer Berufung" auswirken (S. 504). Sie analysierte ihre Ergebnisse auch im Hinblick auf unterschiedliche Kooperationsanforderungen. Diesbezüglich zeigte sie auf, dass es unter Hebammen eine berufsinterne Hierarchisierung von Klinikhebammen zu außerklinischen Hebammen über Hausgeburtshebammen bis zu Hebammen gibt, die „nur Wochenbettbetreuung" anbieten (S. 509). In Bezug auf die Kooperation zwischen Hebammen und Mediziner*innen hob sie das Spannungsfeld zwischen natürlicher Geburtshilfe und intervenierender Geburtsmedizin als relevant hervor: Hebammen erlebten eine Tendenz weg von hebammenbasierter Geburtshilfe hin zu medizinorientierter, kontrolliert technisierter Geburtshilfe und damit einhergehend eine Konkurrenz zwischen Hebammenwissenschaft und Medizin. Ein ähnliches Spannungs- und Konkurrenzverhältnis zeigte sich ihrem Material zufolge zwischen (Familien-)Hebammen und (F)GKiKP. Dies führte sie auf eine salutogenetische Herangehensweise von Hebammen gegenüber einer mitunter pathogenetischen Orientierung von Kinderkrankenpflegenden zurück (S. 510). Die Kooperation zwischen den in den Frühen Hilfen tätigen Hebammen und Fachkräften der Kinder- und Jugendhilfe bewerteten Hebammen als unbefriedigend. Sie fühlten sich von Jugendamtsmitarbeitenden ungenügend unterstützt und nicht wertgeschätzt, Aufträge empfanden sie als diffus und zu gering entlohnt (S. 511). Horcher-Metzger (2021) zieht daraus den Schluss, dass Tätigkeiten von Familienhebammen finanziell besser entgolten werden müssen. Sie zählt dazu auch materielle Investitionen wie z. B. für Supervision oder Weiterbildung. Darüber hinaus empfiehlt sie, die Inhalte der Zusatzqualifikation in die Ausbildung bzw. das Studium von Hebammen zu integrieren (S. 516 f.).

2.3 Bewertende Zusammenfassung und leitende Fragestellungen

Ausgangspunkt des Forschungsinteresses dieser Studie ist das Phänomen, dass sich eine spezifische Berufsausrichtung ausdifferenziert, und zwar in einem Arbeitsfeld, das für die Berufsangehörigen neu ist und das nicht im klassischen

Berufsfeld der Berufsgruppe angesiedelt ist. Die Forschungsergebnisse aus der Begleitforschung zu Frühen Hilfen zeigen:

- Die Anzahl von FGKiKP, die in Frühen Hilfen arbeiten, stieg in den Jahren seit 2012 (Inkrafttreten des neuen und ersten Bundeskinderschutzgesetztes) bis 2019 (neuste derzeit verfügbare Daten) stark an. Der Anteil von FGKiKP, die als GFK in Frühen Hilfen arbeiten, nahm schlagartig zu und ist im Vergleich zu Familienhebammen stetig steigend.
- Die Zusatzqualifikation hat sich bundesweit etabliert und wird von GFK, die in Frühen Hilfen arbeiten (wollen), auch angenommen. Fast alle GFK in Frühen Hilfen haben die Zusatzqualifikation erworben. Sie wird inzwischen teilweise auch an Hochschulen angeboten, z. B. als Kontaktstudium, oder die Inhalte sind in grundständige Studiengänge der Hebammenwissenschaft integriert (Schlüter-Cruse & Sayn-Wittgenstein, 2022).
- Die Beschäftigungsverhältnisse sind bundesweit heterogen. GFK sind entweder angestellt oder sie arbeiten auf Honorarbasis. Ihre institutionelle Anbindung (beim Gesundheitsamt oder Jugendamt oder bei freien Trägern der Jugendhilfe) ist unterschiedlich. Die Ursache dafür, dass so viele GFK in Teilzeit arbeiten (die durchschnittliche Wochenarbeitszeit von FGKiKP liegt bei 11,7 Stunden, die von Familienhebammen sogar noch darunter), ist unklar. Welche Auswirkungen es hat, wie die Fachkräfte an- und eingebunden sind, z. B., ob sie auf Honorarbasis als Freiberufliche mit Netzwerken Früher Hilfen zusammenarbeiten oder in ein hierarchisches Gefüge eingebunden sind, wurde nicht untersucht. Aus den Kommunalbefragungen wissen wir, dass drei von vier GFK in multiprofessionelle Teams eingebunden sind.
- FGKiKP können, der Begleitforschung zufolge, in unterschiedlichen Handlungsfeldern tätig sein (z. B. in Gesundheitssprechstunden oder Beratungsstellen). Sie werden jedoch vor allem im Rahmen der LaB und bei Willkommensbesuchen von Kommunen eingesetzt.
- Der Zugang zu Familien kann unterschiedlich erfolgen (z. B. über Geburtskliniken oder niedergelassene gynäkologische oder pädiatrische Arztpraxen, über die Hebammennachsorge, Beratungsstellen oder über Willkommensbesuche). Dabei zeigen die Forschungsergebnisse, dass der Zugang über die Angebote Früher Hilfen nicht stigmatisierend zu sein scheint und der Zugang zu den Familien den GFK niedrigschwellig gelingt, sich freiwillig und selbstbestimmt gestaltet und dabei tatsächlich diejenigen erreicht werden, die konzeptionell erreicht werden sollten, nämlich Mütter bzw. Familien, die sich stark belastet fühlen. Den Forschungsergebnissen des NZFH zufolge wurden Mütter, die sich stärker belastet fühlten und einen höheren Hilfebedarf bei sich sahen, häufiger von GFK mit Zusatzqualifikation betreut. Hinsichtlich der Ausbildung von Fürsorgekompetenzen bei Eltern war die Unterstützung unabhängig davon förderlich, ob die Fachkraft

die Zusatzqualifikation für Frühe Hilfen absolviert hatte (Scharmanski & Renner, 2018, S. 275).

- Vonseiten der Familien zeigte sich, dass diese mit der Unterstützung durch GFK sehr zufrieden sind und GFK hochgradig akzeptiert sind (Küster, Pabst & Sann, 2017, S. 1). Dabei hing die Zufriedenheit nicht davon ab, ob die Familie von einer Hebamme oder eine Kinderkrankenschwester unterstützt wurde (Renner et al., 2017a, 2017b).

In den Veröffentlichungen zur Begleitforschung Früher Hilfen werden GFK als Markenzeichen der Frühen Hilfen bezeichnet und die LaB wird als Kern der Angebote Früher Hilfen betrachtet (Pabst et al., 2018, S. 68). Der Einsatz von Familienhebammen und FGKiKP sei dabei in den Kommunen zum „weit verbreiteten Standard" geworden (Sann et al., 2022, S. 98). Die fortschreitende Etablierung der Berufsausrichtung FGKiKP lässt sich quantitativ an den Zahlen der Kommunalbefragung ablesen.

Die Verwaltungsvereinbarung *Bundesinitiative Netzwerke Frühe Hilfen und Familienhebammen* (gemäß § 3 Abs. 4 KKG) legte fest, dass untersucht werden soll, ob und wie die Maßnahmen zu einer Verbesserung der Situation von belasteten Familien beitragen. Entsprechend waren die Forschungsaktivitäten im Rahmen der Begleitforschung zur Bundesinitiative Frühe Hilfen zahlreich. Doch obwohl in der Verwaltungsvereinbarung explizit Erkenntnisse zu „Einsatzmöglichkeiten, der Anbindung und der Funktion von Familienhebammen und vergleichbaren Berufsgruppen aus dem Gesundheitsbereich in Netzwerken" Früher Hilfen eingefordert wurden (Art. 1 Abs. 2 Satz 2 Verwaltungsvereinbarung *Bundesinitiative Netzwerke Frühe Hilfen und Familienhebammen* vom 1. Juli 2012), war der Fokus sämtlicher Forschungsbemühungen von 2012 bis 2016 auf Familienhebammen gerichtet: zur Rolle der Familienhebamme (Mattern & Lange, 2012), zu Aufgaben von Familienhebammen in Netzwerken Früher Hilfen (Ayerle, 2012), zum Handeln von Familienhebammen (NZFH, 2014a; Rettig et al., 2017; Schröder et al., 2014), zur Zieldefinition von Familienhebammen (Mattern et al., 2013), zur Arbeit der Familienhebammen in Hamburg (Fertmann, 2012) und zur Perspektive von Müttern hinsichtlich des Nutzens von Familienhebammen (Makowsky & Schücking, 2013). Selbst in der – auf den Ergebnissen der Forschung zur Zieldefinition von Mattern et al. (2013) basierenden – bundeseinheitlichen Dokumentationsvorlage für Familienhebammen und vergleichbare Berufsgruppen aus dem Gesundheitsbereich (in der Neuaufl. vom NZFH, 2018c; 1. Aufl. 2010), taucht die FGKiKP unter den 34 aufgeführten Akteur*innen, die in die Betreuung involviert sein können, nicht explizit auf (NZFH, 2018c, S. 5). Demnach gibt es ein Instrument für die Dokumentation, mit dem auch FGKiKP arbeiten, in dem die Kinderkrankenpflege gänzlich unerwähnt bleibt.

Bis zum Beginn der vorliegenden Forschungsarbeit richtete kein Forschungsprojekt im Rahmen Früher Hilfen den Fokus auf die Berufsgruppe der

Kinderkrankenpflege, was erstaunlich ist, zumal konzeptioneller Klärungsbedarf hinsichtlich der spezifischen Rolle und Aufgaben(-felder) von GFK und der genaueren Definition der LaB bereits im Zwischenbericht zur Bundesinitiative konstatiert wurden (NZFH, 2014a, S. 38) und auch noch im aktuellen Forschungsbericht vonseiten des DJI angemerkt wird (Sann et al., 2022). Zum Beispiel werden von GFK sowohl Aufgaben der Gesundheitsförderung, der Prävention und der medizinischen Behandlung als auch Aufgaben aus dem Spektrum der psychosozialen Arbeit, der Unterstützung der elterlichen Erziehungskompetenz bis hin zu Leistungen im Kontext von Erziehungshilfen übernommen. Dabei zeigt sich, dass der Übergang zwischen LaB und Hilfen zur Erziehung (HzE) sowie die Schnittstelle zum Kinderschutz unklar sind.

Die Studienergebnisse im Rahmen Früher Hilfen geben Informationen hinsichtlich der quantitativen Etablierung von FGKiKP und der Ausweitung und bundesweiten Implementierung von Strukturen und Angeboten Früher Hilfen. Zusammenfassend wird deutlich, dass sich FGKiKP offensichtlich in Frühen Hilfen etabliert haben, immer zahlreicher vertreten sind und für die Entwicklung und Angebote Früher Hilfen relevant sind, dass sie offensichtlich auch für Familien wichtig sind und womöglich auch dafür, dass Kinder gesund aufwachsen (Renner et al., 2017b). Doch niemand weiß genau, was FGKiKP eigentlich tun und was sie können. Sie haben derzeit weder in der Wahrnehmung der Öffentlichkeit noch in der Fachpraxis ein klares Profil.

Für diese Arbeit und die Untersuchung des Phänomens, dass sich eine Berufsgruppe in einem neuen Arbeitsfeld ausdifferenziert und etabliert, sind vor allem die Forschungsergebnisse zur multiprofessionellen Kooperation in Frühen Hilfen interessant. Hier werden Frühe Hilfen als Professionalisierungskontext gerahmt und Netzwerke Früher Hilfen aus der Perspektive unterschiedlicher Professionen analysiert. Die Studienergebnisse zur multiprofessionellen Kooperation zeigen deutlich, dass im Arbeitsfeld Frühe Hilfen Professionalisierungsprozesse stattfinden, und weisen auf das Konfliktpotenzial der aufeinandertreffenden Berufsgruppen in den Frühen Hilfen hin (Volk et al., 2020). Neben diesen interessieren vor allem die Ergebnisse aus dem Forschungsprojekt zum Handeln von Familienhebammen (Rettig et al., 2017; Schröder & Zeller, 2018; Schröder et al., 2014), in dessen einjähriger Verlängerung der Fokus auf FGKiKP gerichtet war (Göbel & Rettig, 2017; Groß et al., 2017, 2019). Die Verlängerung startete 2016 zum selben Zeitpunkt wie das vorliegende Forschungsprojekt. Hinsichtlich der Positionierung von FGKiKP in Netzwerken Früher Hilfen kommen die Autorinnen zu den Ergebnissen, …

- dass zwischen (Familien-)Hebammen und FGKiKP nicht immer klar geregelt ist, welche Berufsgruppe in welchem Fall tätig wird, und es in Überschneidungsbereichen durchaus zu einem Kompetenzgerangel kommen kann (Groß et al., 2019, S. 39).

- dass die FGKiKP auch gegenüber SPFH ihre Zuständigkeitsbereiche situativ, fallbezogen und personengebunden aushandeln muss sowie, dass beide Berufsgruppen teilweise gleichzeitig in Familien tätig sind und eine Kooperation lediglich wenn nötig, aber nicht darüber hinaus stattfindet (Groß et al., 2017, S. 57–61).
- dass die Kooperation vom jeweiligen Fallverständnis abhängt: Haben die Fachkräfte ein unterschiedliches Fallverständnis, arbeiten sie eher parallel als zusammen und sprechen aneinander vorbei. Ein gemeinsames Fallverständnis hingegen ermöglicht eine gemeinsame Kommunikation sowie eine Zusammenarbeit (Groß et al., 2017, S. 61).
- dass das Fallverständnis von FGKiKP medizinisch gerahmt ist, wohingegen SPFH die Fälle sozialpädagogisch auffassen.
- dass sich FGKiKP an den Grundsätzen der Gesundheitsförderung orientieren.
- dass die Soziale Arbeit FGKiKP (und andere GFK) herausfordert, indem sie als in der Kinder- und Jugendhilfe etablierte Profession die Deutungshoheit für sich beansprucht und über die Institution Jugendamt über Handlungsmacht verfügt.
- dass FGKiKP dem Jugendamt gegenüber nicht genügend Überzeugungskraft und Durchsetzungsvermögen haben und selbst das Gefühl äußern, (noch) nicht dieselbe Sprache zu sprechen bzw. die Jugendamts-Sprache erst noch lernen zu müssen.
- dass multiprofessionelle Fallbearbeitung für FGKiKP zum professionellen Selbstverständnis gehört, sie jedoch wiederum eine klare Aufgabenteilung und die Übernahme der Fallverantwortung durch die Institution Jugendamt als Legitimationsmacht, als Sanktionsmacht und als Interventionsmacht gegenüber den Familien erwarten (Göbel & Rettig, 2017, S. 467).
- dass sich FGKiKP selbst als professionelle Fachkräfte und Expert*innen, als wissend und erfahren, als aktiv, engagiert und offen für Neues sowie als „Leistungserbringerin“ der Kinder- und Jugendhilfe, als „Drahtzieherin“ und „Lotsin, die die Fäden in der Hand hat“, inszenieren (Göbel & Rettig, 2017, S. 472; Groß et al., 2019, S. 39).

Aus der weiteren Forschung zur multiprofessionellen Kooperation erfahren wir darüber hinaus, dass Kooperationen in Frühen Hilfen vielfältig, kontextabhängig, adressatenorientiert sowie von Ressourcen abhängig sind und dass Kooperationsbeziehungen von FGKiKP und Familienhebammen sowohl als Entlastung und Bereicherung als auch als Belastung und Konkurrenz empfunden werden können. Sowohl FGKiKP als auch Familienhebammen zeigten sich in der Studie vielfach vernetzt.

Die Ergebnisse hinsichtlich der Positionierung von FGKiKP in Netzwerken Früher Hilfen sind widersprüchlich: Einerseits wird die FGKiKP als selbstbestimmte Akteurin dargestellt, die das Fallgeschehen steuert und Arbeitsteilung organisiert (Göbel & Rettig, 2017, S. 465). Andererseits wird die FGKiKP als Fachkraft abgebildet, die um Handlungsfähigkeit ringen muss (Groß et al., 2019, S. 38f.), und zwar sowohl als Berufsgruppe im Arbeitsfeld als auch als professionelle Fachkraft im lokalen Netzwerk sowie in der Fallarbeit im Hilfeprozess. Als Berufsgruppe im Arbeitsfeld sind FGKiKP gefordert, sichtbar zu werden und sich konzeptionell zu verankern. In den Netzwerken kämpfen sie um formale Anerkennung und strukturelle Verankerung. In der Fallarbeit sind sie bemüht, sich breit zu vernetzen, um handlungsfähig zu werden und zu bleiben.

Die Studienergebnisse untermauern den Eindruck, dass FGKiKP eine zentrale Akteursgruppe in Frühen Hilfen sind, dass sie aktiv Netzwerkarbeit gestalten und gleichzeitig Ausführende in einem Hierarchie- und Machtgefälle sind, die um professionelle Anerkennung im multiprofessionellen Feld kämpfen müssen.

Die Studienergebnisse lassen darauf schließen, dass Frühe Hilfen ein Arbeitsfeld bilden, in dem Professionalisierungsprozesse ablaufen. Sie zeigen, dass multidimensional Aushandlungsprozesse stattfinden, etwa in der Interaktion der verschiedenen beteiligten Akteursgruppen untereinander, weil es z. B. weder feste Zuständigkeiten noch eine klare Aufgabenverteilung gibt. Besonders die Ergebnisse von Volk et al. (2020) zu Netzwerken Früher Hilfen und multiprofessioneller Kooperation als Grenzarbeit lassen darauf schließen, dass neben Kooperationsbemühungen auch Konkurrenzverhältnisse und Differenzen zwischen den unterschiedlichen beteiligten Berufsgruppen bestehen, dass Macht und Anerkennung in den Netzwerken unterschiedlich verteilt sind und transprofessionelle Räume der Kooperation erst geschaffen werden müssen (S. 35). Frühe Hilfen sind zudem ein Schauplatz für verschiedene Diskurse und Debatten, z. B. darüber wie sich die Frage, wie Kinder vor Gewalt geschützt werden können am besten beantworten lässt. Frühe Hilfen lassen sich zum einen als Feld professioneller Praxis betrachten, in dem interaktive Aushandlungsprozesse stattfinden und in dem sich Professionen neu arrangieren, und zum anderen als Handlungsfeld des Kinderschutzes.

Die Studienergebnisse sprechen außerdem dafür, dass Grenzarbeit ein wichtiges Konzept für die Analyse von Professionalisierungsprozessen sein kann, die in der Arena Frühe Hilfen erfolgen. So konnte aufgezeigt werden, dass Familienhebammen permanent Grenzarbeit leisten, indem sie sich von anderen Berufsgruppen abgrenzen, Aufgaben eingrenzen, Grenzen ziehen und etablieren beziehungsweise auch gleichzeitig Grenzen abbauen sollen, z. B. die Grenze zwischen Kinder- und Jugendhilfe und Gesundheitswesen (Rettig et al., 2017). Weitere zentrale Konzepte für die Analyse der Entstehung einer spezifischen Berufsausrichtung wurden dem Forschungstand vorangestellt – zum einen, um die Forschung theoretisch einzuordnen, zum anderen, weil sie für die Entwicklung der Forschungsfragen von entscheidender Bedeutung waren.

Mit der Zusammenschau erster Ergebnisse zur Berufsausrichtung FGKiKP lassen sich auf die Frage zur Entwicklung der Kinderkrankenpflege in Frühen

Hilfen erste Antworten formulieren. Es wurden Prozesse skizziert, die im Arbeitsfeld Frühe Hilfen ablaufen. Doch um diese zu verstehen, müssen sie in einen größeren Zusammenhang gestellt werden. Diese Studie basiert darum auf einem Situationsbegriff, der räumlich und zeitlich dehnbar ist und diskursive sowie historische Dimensionen einbezieht, einschließlich der soziogenetischen Entwicklung der Berufsausrichtung und der Entstehung des Arbeitsfelds (Kimmerle et al., 2020). Um die Etablierung dieser neuen Berufsausrichtung zu verstehen, reicht es nicht aus, individuelle berufsbiografische Verläufe und die Professionalität der Fachpersonen zu untersuchen, wie es ursprünglich methodisch geplant war. Der Blick auf die Situation anhand der Konzepte sozialer Welten und Arenen hilft dabei, sie in ihrem Werden und Gewordensein zu veranschaulichen und zu verstehen. Dazu müssen politische und gesellschaftliche Zusammenhänge einbezogen werden. Die Situation wird als relationales Gefüge betrachtet, in dem verschiedene Elemente komplex miteinander verflochten sind. Die Entwicklung der FGKiKP und die dabei ablaufenden Prozesse können nur vor dem Hintergrund Früher Hilfen als Arena erklärt werden, denn die verschiedensten Aushandlungen, Diskurse und Debatten fließen in die Entstehung von FGKiKP mit ein.

Das Konzept der Arena ist geeignet, um die Entstehung Früher Hilfen, deren Entwicklung und die Hervorbringung der Berufsausrichtung FGKiKP zu untersuchen. Arenen können als Foren betrachtet werden, in denen Definitionen, Prozesse und Einflüsse diskutiert und Themen kontrovers verhandelt werden, sei es innerhalb einer sozialen Welt oder zwischen verschiedenen Welten. Die Forschungsergebnisse zu GFK in den Frühen Hilfen legen nahe, dass Netzwerke Früher Hilfen als „Aushandlungsnetzwerke" (Keller, 2012, S. 151) betrachtet werden können, die im Handeln entstehen und sich fortlaufend verändern. Die Aushandlungsprozesse sind durch die beteiligten sozialen Welten, ihr Zusammentreffen sowie das Machtgefälle zwischen ihnen geprägt.

Diese Studie erforscht den Einfluss von Diskursen und anderen Elementen, die die Arena prägen, auf die Entstehung und Entwicklung der FGKiKP. Aushandlungen und die Art und Weise, wie Konflikte ausgetragen werden, die Machtverhältnisse und Unterdrückung bestimmter Überzeugungen werden analysiert. Diskursive Positionen und unterschiedliche Auffassungen, die die Arena konstruieren und den Prozess aufzeigen, wie FGKiKP hervorgebracht wurden, werden untersucht.

Strauss (1993, S. 254) betrachtete Ordnung und Unordnung, Stabilität und Veränderung, Strukturen und deren Auflösung als „processual ordering". Das Konzept des *processual ordering* [Konzept der prozessualen Ordnung] (Strauss, 1978c, 1982a), das von Clarke (2021, S. 47 ff.) weiter ausgeführt wurde, eignet sich für Analysen im multiprofessionellen Feld der Frühen Hilfen. Es ermöglicht die Untersuchung, wie FGKiKP ihre Aktivitäten als Pionier*innen in diesem für sie neuen Arbeitsfeld aushandeln und sich positionieren, um Ordnung herzustellen. Auch innerhalb einer sozialen Welt besteht eine Ordnung, die immer wieder durch Aushandlungen hergestellt werden muss. Durch Aushandlungsprozesse wird eine gewisse Stabilität erreicht, wobei der Wandel das Normale ist und die Ordnung das Besondere. Subwelten entstehen und vergehen ständig. Die Frage, ob FGKiKP als soziale Welt oder Subwelt von Kinderkrankenpflege oder Pflege betrachtet werden können, sowie die Fragen nach Familienhebammen als eigene soziale Welt oder Subwelt der Hebammen, stellen sich vor dem Hintergrund der Theorie sozialer Welten und Arenen.

Das übergeordnete Ziel der Studie ist es, die Entwicklung der Kinderkrankenpflege im Arbeitsfeld Frühe Hilfen vor dem Hintergrund aktueller Entwicklungen der Pflegeberufe wie der Professionalisierungsdebatte und Akademisierungsbestrebungen einordnen zu können und Implikationen für die Weiterentwicklung ableiten zu können. Die übergeordnete Frage ist: *Wie gestaltet sich die Situation von FGKiKP im Arbeitsfeld Frühe Hilfen?* Vor dem Hintergrund des in diesem Kapitel zusammengefassten Forschungsstands – mit einem Fokus auf die Begleitforschung zu Frühen Hilfen – und erster dargelegter theoretischer Konzepte, die bei der Untersuchung der Situation der Kinderkrankenpflege im Arbeitsfeld Frühe Hilfen als sensibilisierende Konzepte dienen, können folgende Leitfragen zur übergeordneten Hauptfrage für diese Studie formuliert werden:

1. Wie entstand die Arena Frühe Hilfen, wie entwickelte sie sich zum (neuen) Arbeitsfeld für Gesundheitsfachkräfte und was konstituiert sie?
2. Wie entstand die Berufsausrichtung Familien-Gesundheits- und Kinderkrankenpflege (FGKiKP) und wie entwickelte sie sich von ihrer Entstehung bis ins Jahr 2020?
3. Wie bringen sich FGKiKP ins Arbeitsfeld Frühe Hilfen ein und wo sind sie verortet?
   - Wie finden sie ihren Weg in Frühe Hilfen als Arbeitsfeld?
   - Wie stehen sie in Relation zu anderen sozialen Welten?
   - Wie positionieren und profilieren sie sich?
   - Was leitet ihr Handeln und welche Strategien wenden sie an?
   - Was macht die Kernaktivität von FGKiKP aus und was ist ihr spezifischer Beitrag in der Unterstützung von Familien?

Für das nächste Kapitel ist die Frage relevant, vor welchem metatheoretischen Hintergrund, wie und mit welchen Theorien und Methoden sich das Phänomen – eine spezifische Berufsausrichtung differenziert sich in einem für sie neuen Arbeitsfeld aus – erklären lässt und wie die Situation der Kinderkrankenpflege im Arbeitsfeld Frühe Hilfen untersucht werden kann.

3 Metatheoretischer Rahmen

3.1 Methodologische Positionierung

Um methodische Grundsatzentscheidungen gegenstandsorientiert zu treffen ist es notwendig, den Forschungsgegenstand wissenschaftstheoretisch einzuordnen und methodologische Überlegungen voranzustellen. Diese sollen klären, vor welchen Hintergrundannahmen das Erkenntnisobjekt betrachtet wird und welche Anforderungen sich demzufolge an das methodische Vorgehen stellen (Froschauer & Lueger, 2009, S. 24).

Die Forschungsarbeit geht der Frage nach, wie eine Berufsausrichtung entstanden ist und wie die Berufsangehörigen die Situation in einem für sie neuen Arbeitsfeld verhandeln und gestalten. Das Erkenntnisinteresse richtet sich auf Prozesse beruflicher Entwicklung und das Handeln von FGKiKP. Das Anliegen ist dabei, die Regeln zu verstehen, die ihr Handeln bestimmen und was die Bedingungen dafür sind, wie sie sich (weiter-)entwickeln. Im Kern geht es also darum, Handeln und Prozesse zu verstehen. Die Untersuchung wird darum handlungstheoretisch fundiert. Mit der Theorie sozialer Welten und Arenen sowie dem Konzept der ausgehandelten Ordnung von Strauss (1993) wurden einige analytisch hilfreiche theoretische Begriffe und Zusammenhänge bereits im letzten Kapitel eingeführt. Sozialtheoretisch lassen sich die Konzepte von Strauss, ebenso wie interaktionistische Professionstheorien, z. B. Abbott (1988), auf den symbolischen Interaktionismus zurückführen, dessen Begründer Blumer (2013) war. Der symbolische Interaktionismus fußt auf der Philosophie des Pragmatismus und geht auf die Chicago Schule zurück (siehe Offenberger, Stange et al., 2023), in deren Tradition auch Strauss stand. Sein Verdienst war es, Handlung nicht isoliert zu betrachten, sondern Handeln und Struktur zusammenzudenken (Strübing, 2007, S. 7). Dieses Verständnis spiegelt sich im Begriff des „processual ordering" wider, der verdeutlicht, dass Strukturen und Handeln prozessual verwoben sind (Offenberger, 2016, S. 19). Damit bringt Strauss den Interaktionismus[39] „mit dem gesellschaftstheoretischen Kern der frühen Chicagoer Soziologie und der für sie prägenden pragmatistischen Sozialphilosophie" zusammen (Strübing, 2007, S. 7).

Aus der Sozialphilosophie des Pragmatismus und der Sozialtheorie des Interaktionismus – Strübing (2005) nutzt für diese Verbindung den Begriff „pragmatischer Interaktionismus" (S. 34) – geht ein *konstruktivistischer Realitätsbegriff*

39 Strauss ging zwar – wie Blumer, bei dem er studiert hatte – davon aus, dass Interaktion ein durch Symbole vermittelter Prozess ist, war jedoch der Auffassung, dass Interaktion darüber hinausgeht und nahm darum Abstand von der Bezeichnung „Symbolischer Interaktionismus"; siehe Offenberger (2016, S. 17); Strübing (2007, S. 7).

hervor. Dahinter verbirgt sich die Auffassung, dass es eine absolute, universelle Wirklichkeit nicht gibt, sondern dass Realität sozial konstruiert wird und durch Handeln hervorgebracht wird. Entgegen einer positivistischen Auffassung ist Realität folglich für die Wissenschaft und Forschung nicht absolut fassbar. Nach einem pragmatistischen Verständnis sind Wahrheit und Wirklichkeit kontextabhängig, historisch bedingt, ein veränderliches Produkt von Diskursen, Machtverhältnissen und sozialen Konstruktionen. Das heißt, über kommunikative Prozesse, in Interaktion und im wechselseitigen Austausch mit materieller und sozialer Umwelt werden gesellschaftliche Übereinkünfte über Realität hergestellt, woraus eine scheinbar selbstverständliche soziale Wirklichkeit resultiert. Doch diese sozialen Ordnungsbildungen sind beeinflussbar und gestaltbar. Denn Subjekt und Umwelt stehen in einem Wechselverhältnis, sind miteinander verwoben, verändern sich und entwickeln sich weiter. Das bedeutet, Wirklichkeit ist dynamisch, fluide und immer relativ, „je nachdem von welchem Blickwinkel aus wir sie uns erarbeiten, sie für uns in unserem praktischen Handeln strukturieren" (Strübing, 2005, S. 80). Erkenntnis ist somit immer an eine Perspektive gebunden, z. B. an die der Forschungsteilnehmenden oder an die der Forschenden. Das erfordert Reflexivität, was z. B. bedeutet, dass Sozialforscher*innen, „Rechenschaft über ihre Weltsichten und Erfahrungshintergründe geben" (Strübing, 2014, S. 98).

Die wissenschaftstheoretischen Maximen des Pragmatismus leiteten in den 1970er Jahren einen Paradigmenwechsel vom positivistischen zum *interpretativen Paradigma* ein, ein Umdenken von einem positivistischen Standpunkt, der den wahren Zustand der Dinge empirisch messbar machen wollte und der Suche nach Zusammenhängen, Gesetzmäßigkeiten und Tatbeständen hin zur Erforschung von Bedeutungen. Grundlegende *Annahmen des symbolischen Interaktionismus* waren, dass Menschen erstens „auf der Grundlage der Bedeutungen handeln, die Dinge für sie besitzen" (Blumer, 2013, S. 64), das können z. B. Personen, Gegenstände, Institutionen, Handlungen oder Werte sein. Die zweite Prämisse war, dass diese Bedeutung aus einem Interaktionsprozess hervorgeht. In diesem wird sie in Form von Symbolen kommuniziert und das System der Symbole erlernt. Aus der Interaktion mit anderen lassen sich die Bedeutungen ableiten. Und drittens werden die Bedeutungen in einem interpretativen Prozess abgeglichen und konstituieren daraufhin Handeln (Blumer, 2013, S. 64–68). Wenn empirische Sozialforschung ergründen will, wie soziale Wirklichkeit hergestellt wird, muss sie die in Interaktion entstandenen Symbole entschlüsseln und die impliziten sozialen Übereinkünfte offenlegen (Kruse, 2015, S. 28). Deshalb wurde die interpretative Sozialforschung im symbolischen Interaktionismus zu einer zentralen methodologischen Perspektive, die „das Verstehen der Dynamik sozialen Zusammenlebens" zum Ziel hat (Froschauer & Lueger, 2009, S. 77). Es geht darum zu verstehen wie bzw. nach welchen Regeln „Personen und Kollektive ihre Wirklichkeit gestalten" (S. 78). Soziale Realität hängt davon ab, welche Elemente, wie z. B. kulturelle Normen, zur Situation zugehörig betrachtet werden und welche Bedeutung diesen zugeschrieben wird. Soziale Phänomene sollen durch die Analyse und Interpretation von Bedeutungen, Symbolen und Diskursen verstanden werden.

Gemäß dem interpretativen Paradigma geht es darum, soziale Interaktion zu verstehen, wofür die Sinnzuschreibungen der Beteiligten wesentlich sind. Warum eine FGKiKP die Aussage trifft „wir gehören zum Team der Familienhebammen“, obwohl sie gleichzeitig betont, dass sie sich in der Kinderkrankenpflege beheimatet fühlt, erfordert eine genaue Interpretation ihrer Situation. Sie erkennt: alles ist neu, es gibt kein Konzept, niemand weiß, wer sie sind. In dieser Unsicherheit knüpft sie an Bekanntem an, indem sie ihre Identität durch die Verbindung zu den Familienhebammen erklärt. Um Handeln zu verstehen, ist es notwendig, dass sich die Forschende aktiv an den Interaktionen beteiligt, ins Feld geht und sich Zugang zu den Diskursen verschafft. Nur durch diese aktive Teilnahme kann ein tiefergehendes Verständnis für die Motivation und Sinnzuschreibungen der Akteur*innen in der sozialen Interaktion erreicht werden.

Mit diesen erkenntnistheoretischen und methodologischen Entwicklungen setzte eine Wende ein, weg von Universalismus, Generalisierung und Homogenität der Moderne hin zu Partikularismus, Heterogenität und Komplexität der Postmoderne (Clarke, 2012, S. 26). Diese Verschiebungen werden auch als *postmodern turn* bezeichnet, ein Phänomen, das weitreichende Auswirkungen auf Wissenschaft und Forschung hat. Wenn Realität nicht mehr als universell gegeben verstanden wird, können Methoden auch nicht theorie- und gegenstandsneutral sein (Strübing, 2014, 99, 102). Deshalb muss einerseits Theorie auf Methode und andererseits Methode auf Theorie bezogen sein; das ist für Clarke und ihre Kolleginnen damals wie heute ein unumgängliches Argument, weshalb sie den Begriff des *Theorie-Methoden-Pakets* geprägt haben (Clarke & Star, 2008).

Die Sozialphilosophie des Pragmatismus und die Sozialtheorie des Interaktionismus bilden die erkenntnistheoretische und methodologische Grundlage der Grounded Theory (GT) nach Strauss (Strübing, 2014). Clarke (2012) konzipierte die Situationsanalyse als postmoderne Erweiterung der GT (S. 53–76). Sie sah in der pragmatistisch-interaktionistischen Verortung der GT Potenzial, das sie für immer schon postmodern hielt und das es zu mobilisieren galt (Strübing, 2014, S. 106). In einem Interview (Morse et al., 2009) schilderte Clarke: „Strauss used social world maps elsewhere – but not linked to grounded theory. He had these as parallel tracks of work, but he did not pull them together. I pulled them together into situational analysis.“ (S. 242). Was vorher nebeneinanderstand, wollte sie in der Anwendung zusammenbringen. Ihre Intension war überdies, den Ansatz der GT in ihren Theoriebezügen zu überdenken und das sozialtheoretische Grundgerüst um einige elementare Aspekte auszuweiten (Offenberger, 2019), z. B. um Foucaultsche Konzepte und Überlegungen. Durch die räumliche und zeitliche Ausdehnung des Situationsbegriffs, die Einbeziehung narrativer, visueller und historischer Diskurse und die Aufmerksamkeit für Perspektivität und Heterogenität wollten Clarke und Kolleginnen (2018) dazu beitragen, der Komplexität des Sozialen Rechnung zu tragen. Alles, was sich in der Situation befindet, wird gegenseitig und voneinander beeinflusst und konstituiert die Situation mit (Strübing, 2014, S. 106). Die Konstruktionen der Situation zu rekonstruieren ist das Ziel der Situationsanalyse.

Auf diesen wissenschaftstheoretischen Grundüberlegungen bauen der theoretische Rahmen und die angewendeten Methoden der vorliegenden Forschungsarbeit auf. Zu Beginn des Forschungsprozesses lag der Fokus auf dem Handeln und der Interaktion von FGKiKP als einer neuen Berufsausrichtung im Rahmen von Netzwerken Früher Hilfen. Der Ausgangspunkt war zu fragen: „What is happening? What are the people and things doing?" (Clarke et al., 2018, S. 108). Um Handlungsprozesse von FGKiKP zu rekonstruieren, fiel die Entscheidung zunächst auf den Forschungsstil der GT in der Variante von Strauss (Corbin & Strauss, 2015; Strauss, 1998 [1987]). Zur Untersuchung von Handeln und Prozessen, wenn es um die Interaktion verschiedener Akteursgruppen (hier Berufsangehörige bzw. Berufsgruppen) und deren Reaktion auf bestimmte Bedingungen (hier Entwicklung im Feld der Frühen Hilfen) geht, eignet sich die GT besonders (Metzing, 2007, S. 53). Doch um zu verstehen, wie die Situation von FGKiKP so geworden ist, wie sie sich darstellt, welche Elemente eine Rolle spielen, wie und durch wen oder was sich die Situation gestaltet, wurde der Situationsbegriff im Laufe des Projekts erweitert. Die Situation wird als relationales Gefüge verstanden. Sie umfasst alles, was durch die stattfindenden Interaktionen relevant gemacht wird. Im Projekt wurde also die Frage gestellt, was die Situation von FGKiKP eigentlich konstituiert. Es gilt, „zu rekonstruieren, welche Situation sich aus der Handlungsperspektive der Beteiligten ergibt (einschließlich der Perspektive der Forschenden)." (Strübing, 2018c, S. 13). Methodologisch betrachtet geht es also darum, das *Wie* zu rekonstruieren (Przyborski & Wohlrab-Sahr, 2014, S. 4): das Wie der Entwicklung Früher Hilfen und von FGKiKP im neuen Arbeitsfeld in Zusammenhang mit bestimmten Problemkonstellationen und sozialstrukturellen Merkmalen (Przyborski & Wohlrab-Sahr, 2014, S. 5). Die übergeordnete Fragestellung lautet:

Wie stellt sich die Situation von FGKiKP im Arbeitsfeld Frühe Hilfen dar und was konstituiert sie?

3.2 Theoriebezüge und Konzepte der Situationsanalyse

Die vorliegende Forschungsarbeit wendet die Theorien und Methoden der Situationsanalyse (SitA)[40] nach Clarke an, welche auf den erkenntnis-, sozial- und

40 Im Englischen hat sich die Abkürzung „SA" für Situationsanalyse durchgesetzt, die im Deutschen jedoch aus Gründen der Assoziation mit der nationalsozialistischen Sturmabteilung abgelehnt wird. Im deutschsprachigen Raum etabliert sich deshalb „SitA" als Abkürzung, z. B. Gauditz et al. (2023), Offenberger, Baumgartner et al. (2023), die auch in dieser Arbeit verwendet wird.

wissenschaftstheoretischen Grundlagen der Grounded Theory (GT) aufbaut, diese erweitert und die traditionellen Verfahren der GT weiterentwickelt (Clarke et al., 2018). Dazu stellten Clarke et al. (2018) ein Theorie-Methoden-Paket zusammen, das im Folgenden erläutert wird.

Die Theorie der sozialen Welten und Arenen, deren Konzepte in Kapitel 2.1.2 bereits erklärt wurden, ist eine wesentliche theoretische Grundlage im Forschungsprogramm der SitA. Clarke (2005) kombinierte sie mit poststrukturalistischen und postmodernen Ansätzen[41]. Clarke et al. (2018, S. 41) beabsichtigten im Verlauf ihrer Arbeit, die GT gewissermaßen durch den *Interpretive Turn* „hindurchzuschieben" und um weitere Perspektiven zu erweitern. Dazu sollten folgende Annahmen beherzigt werden: dass jegliches Wissen durch die spezifische Situation, in der es produziert wird, geprägt ist; dass die Situation mehr ist als die Summe ihrer Teile und Grenzen fließend und durchlässig sind; dass Aushandlungsprozesse instabil und immer im Fluss sind und dass Diskurse vielschichtig und widersprüchlich sind. Komplexitäten, Unterschiede und Heterogenität sollten sowohl im Prozess als auch als Ergebnis von Forschung dargestellt werden. Um diesen Annahmen Rechnung zu tragen, wurde eine stärkere Einbindung von Reflexivität angestrebt sowie eine konsequente Verankerung der Forschung in der Gesamtsituation und die Einbeziehung von Diskursen gefordert (Clarke et al., 2018, S. 1). Fragen von Macht und Ungleichheit spielten in den Arbeiten von Strauss keine große Rolle (Strübing, 2014). Clarke (2019, S. 16) nimmt jedoch – insbesondere unter Berufung auf poststrukturalistische Ansätze – auf „feministische Erkenntnistheorie, Wissenschaftskritik und Ungleichheitsforschung" Bezug, womit sie die Methodik der GT bereicherte (Offenberger, 2019). Clarke et al. (2018) stützen sich in ihrer Weiterentwicklung der GT auf drei „neue Wurzeln" (Clarke, 2012, S. 92–114, S. 119) oder *„New Grounds*[42]*"* (Clarke et al., 2018, S. 77):

1. Erstens nehmen Clarke et al. (2018) Bezug auf Foucault und seine Konzepte von Diskursen und seiner Perspektive auf Macht (Foucault, 2015). Sie machen konkrete Vorschläge, wie sich die Analyse von Diskursen (Keller, 2008a) in eine GT integrieren lässt. Der Auffassung von Foucault (1966) zufolge werden Individuen und Kollektive durch Diskurse konstituiert: Welche Diskurse spielen dann für die Konstitution der Situation von FGKiKP eine Rolle?
2. Zweitens richten sie ihre Aufmerksamkeit auf die Materialität und die Berücksichtigung des Nichtmenschlichen. Bezüge zur Akteur-Netzwerk-Theorie werden hergestellt, wonach auch nichtmenschliche Aktanten potenziell

41 Für die zweite Auflage der Monografie zur Situationsanalyse änderten Clarke et al. (2018) den Untertitel von GT nach dem *Postmodern Turn* in GT nach dem *Interpretive Turn*, auf den sie mit den Erweiterungen z. B. um die Assemblage Theorie, eine Antwort geben wollten (Clarke et al. 2018, S. 3).

42 Könnte auch mit „neue Grundlagen" übersetzt werden.

über Handlungsmacht verfügen (Latour, 2010 [2007]). Auch auf die Bedeutung der Dinge nach einem pragmatistisch-interaktionistischen Verständnis, z. B. bei Foucault (1966), wird verwiesen. Ein Beispiel in der vorliegenden Untersuchung ist die Babywaage, die als Türöffner für die FGKiKP dient und damit zu einem machtvollen Element der Situation wird. Es geht darum zu erkennen, wie die Dinge zusammenhängen (Clarke et al., 2018, S. 86).

3. Als dritte theoretische Grundlage verweisen Clarke et al. (2018, S. 63 ff.) in der Neuauflage der SitA auf die Assemblage-Theorie. Assemblagen sind dynamische und heterogene Zusammenstellungen von Elementen, die eine Wirkung erzeugen, die größer ist als die Summe ihrer Einzelteile. Diese können sowohl materiell als auch immateriell sein, z. B. Menschen, Objekte, Diskurse und Praktiken, auch Technik. Dabei geht es insbesondere um die Konfigurationen der Beziehungen, also wie diese Entitäten in Raum und Zeit miteinander in Verbindung stehen (S. 62). Eine Annahme der Assemblage-Theorie ist, dass die Beziehungen nicht stabil und fest sind, sondern verschieb- und wandelbar. Ein Beispiel für eine Assemblage findet sich in der Fallerzählung einer FGKiKP:

> In einer Flüchtlingsunterkunft lebt eine Mutter mit ihrem Säugling. Eines Tages bekommt der Säugling einen Erstickungsanfall aufgrund eines verschluckten Geldstücks. Die Mutter kontaktiert über einen Messangerdienst die FGKiKP, die sie seit einiger Zeit im Rahmen Früher Hilfen betreut und begleitet. Die Kinderkrankenschwester kann die Mutter telefonisch anleiten, um zu verhindern, dass der Säugling erstickt, sodass ein Notarzteinsatz vermieden wird.
>
> Diese Assemblage umfasst verschiedene Elemente, die miteinander verknüpft sind und aufeinander einwirken, um eine bestimmte Situation zu lösen. Die Flüchtlingsunterkunft, das Angebot Früher Hilfen und das Handy sind notwendige Voraussetzungen für den Zugang zur Kinderkrankenschwester über den Messangerdienst. Die Mutter, die FGKiKP sowie der Säugling sind die betroffenen Akteurinnen, die in der Situation involviert sind. Die Kinderkrankenschwester bringt ihre Fachkompetenz ein, um den Erstickungsanfall zu beenden und einen Notarzteinsatz zu vermeiden. All diese Elemente bilden eine vorübergehende Konstellation, die als Assemblage bezeichnet werden kann.

Mapping-Strategien sind Werkzeuge, um verschiedene Schwerpunkte und Foki in einer Analyse zu setzen. Zum einen dienen die Maps dazu, die Analysen handhabbar zu machen, indem mit ihrer Hilfe die Situation als Ganzes nicht aus dem Blick gerät. Bildlich gesprochen sind sie ein Werkzeug, das wie beim Fotografieren das Weitwinkelobjektiv dabei hilft, ein „bigger picture" zu bekommen (Clarke et al., 2018, S. 117). Zum anderen können einzelne Facetten, beispielsweise bestimmte Prozesse, herausgegriffen werden. Übertragen auf die Fotografie entspricht dieser Vorgang dem Fotografieren mit dem Teleobjektiv, indem wir in einen bestimmten Bereich „hineinzoomen". Bezogen auf die Forschungsfrage liegt der Fokus der Analyse (Clarke et al., 2018, S. 16 ff.):

- auf der Ökologie von Beziehungen, die zwischen verschiedenen Elementen einer Situation bestehen: Was spielt – welche Elemente spielen – für die Situation von FGKiKP eine Rolle? Wie kann der Blick geweitet werden? Für diesen Analyseschritt schlagen Clarke et al. (2018, S. 127 ff.) *Situations-Maps* als Werkzeug vor.
- auf verschiedenen sozialen Gruppierungen, die in der Situation zusammentreffen: Wie steht die FGKiKP in Relation zu anderen Akteursgruppen in Netzwerken Früher Hilfen? Wie verhandeln und gestalten FGKiKP die Situation? Für diesen Analyseschritt schlagen Clarke et al. (2018, S. 147 ff.) *Maps sozialer Welten und Arenen* vor.
- auf Diskursen in der untersuchten Situation: Wie und aus welcher Situation heraus entwickelten sich die Frühen Hilfen? Eingebettet in welche Diskurse sind das Arbeitsfeld und die Berufsausrichtung überhaupt entstanden? Hierfür schlagen Clarke et al. (2018, S. 165 ff.) *Positions-Maps* als Analysewerkzeug vor.

Erläuterungen zur Anwendung von Mapping-Strategien erfolgen in Kapitel 4.2.3 zur Untersuchungsdurchführung anhand von Beispielen aus dem Forschungsprozess. Mit den Mapping-Verfahren im Rahmen der SitA stellen Clarke et al. (2022b) ein Repertoire an Instrumenten zur Verfügung, das dabei hilft, vielschichtige Wirklichkeiten zu analysieren und Komplexität darzustellen.

Die theoretischen und methodischen Ansätze der SitA bieten geeignete Anknüpfungspunkte, um die verschiedenen Elemente, die die Situation bestimmen, schlüssig zusammenzubringen und das große Ganze zu sehen. Dabei erweisen sich insbesondere die Theorie der sozialen Welten von Strauss sowie die Foucaultschen Konzepte von Macht, Disziplinierung und Diskurse als sinnvolle Ergänzungen für das Erkenntnisinteresse dieser Arbeit. Gemäß der pragmatistisch-interaktionistischen Grundlegung geht es weniger um das Handeln des Individuums als um das Kollektive der sozialen Welten, wie soziale Ordnung gebildet wird und welche (Macht-)Strukturen und Verhältnisse die Situation mit konstituieren. Im Verlauf der Forschung kristallisierte sich heraus, dass sich die Situation der FGKiKP nicht darstellen lässt, ohne aktuell stattfindende als auch historische Diskurse (z. B. den Kinderschutzdiskurs), genauso wie Objekte/nichtmenschliche Entitäten in die Analysen mit aufzunehmen. In Bezug auf die vorliegende Studie sind das beispielsweise die Arbeitsinstrumente, mit denen FGKiKP im Arbeitsfeld der Frühen Hilfen arbeiten, z. B. mit der „Dokumentationsvorlage" (NZFH, 2018c) oder dem so genannten „Kinderschutzbogen[43]". Auch die

43 Dokumentation zum Vorgehen bei gewichtigen Anhaltspunkten für eine Kindeswohlgefährdung (§ 4 KKG, § 8a SGB VIII).

Gesetze, die den Beruf und die spezifische Berufsrolle regeln (z. B. das so genannte Kompetenzprofil) und die Organisationen, in die die Fachkräfte eingebunden sind, spielen für die Analyse eine wichtige Rolle. Sie stellen die strukturellen Bedingungen dar, mit welchen sie sich auseinandersetzen, an die sie sich ggf. anpassen, in die sie sich einfügen und in denen sie ihre Position aushandeln. Diese Elemente kommen mit Hilfe der SitA in den Blick, sie konstituieren die Situation mit und werden darum in die Analysen einbezogen.

Die analytische Perspektive, die mit den Theorien und Methoden der SitA eingenommen werden kann, wird der Mehrdimensionalität der Fragestellung dieser Arbeit gerecht: Das Erkenntnisinteresse liegt *erstens* auf (kollektivem) Handeln von FGKiKP (Handlungsdimension) und stellt Fragen auf einer individuellen biografischen Ebene. Hier liegt der Ausgangspunkt der Studie. Die Forschungsfragestellung wurde im Verlauf ausgeweitet und zielt *zweitens* auf Prozesse der Professionalisierung und Positionierung, die eng mit kollektivem Handeln zusammenhängen. Zur Betrachtung der Prozessdimension wird die Theorie sozialer Welten und Arenen wirksam, indem mit deren Hilfe kollektive Akteur*innen und Arenen der Verständigung dargelegt werden können. *Drittens* zielt die Fragestellung darauf, Strukturzusammenhänge zu rekonstruieren. Dabei geht es um strukturelle und institutionelle Entstehungsprozesse der Frühen Hilfen, um die Ausdifferenzierung der Berufsrolle der FGKiKP und Diskurse, die an deren Entstehung beteiligt sind. Für die Analyse der Strukturdimension sind Ansätze der Diskursanalyse wie sie von Clarke und ihren Kolleginnen aufgegriffen wurden sinnvoll. Diskursive Ereignisse zur Entstehung Früher Hilfen und Entwicklung von FGKiKP lassen sich mit ihrer Hilfe rekonstruieren. Diskursarenen sind ein Beispiel dafür, wie Prozesse mit Strukturen und Handeln verwoben sind. Ziel ist es, die Situation von FGKiKP in eben dieser Verwobenheit unter Berücksichtigung verschiedener Perspektiven und Ebenen, in ihrer Komplexität und Heterogenität möglichst ganzheitlich zu analysieren und darzustellen. Das Ziel der Theorien und Methoden der SitA ist nicht die Generalisierung und das Produkt keine formale bzw. gegenstandsbezogene Theorie, sondern das Ziel ist eine dichte Analyse der Situation und das Produkt eine situierte, limitierte Geschichte (Clarke et al., 2018, S. 55–57) – „a sense of the big picture“ (S. 117).

4 Untersuchungsplanung und -durchführung

4.1 Bildung des Datenkorpus

In diesem Kapitel steht das Wie des Forschungsprozesses im Vordergrund. Zunächst geht es um die Methoden der Datengewinnung und die Zusammensetzung des Datenkorpus. Es wird dargelegt, wie welche Daten generiert, welches Material wie ausgewählt wurde und wie sich der Zugang zum Feld gestaltete. Das Kapitel schließt mit einer Übersicht über den Datenkorpus der Studie ab.

4.1.1 Erhebungsverfahren

Während des Forschungsprozesses wurden verschiedene Arten von Daten generiert und gesammelt. Praktiken der Datengewinnung waren zum einen das offene Leitfadeninterview, angelehnt an das problemzentrierte Interview nach Witzel (2000; Witzel & Reiter, 2012), zum anderen wurde das Gruppendiskussionsverfahren (Bohnsack, 2002; Bohnsack et al., 2010) eingesetzt. Es folgt eine kurze Erläuterung zu den beiden Verfahren.

Das Problemzentrierte Interview als offenes Leitfadeninterview

Das problemzentrierte Interview nach Witzel (2000; Witzel & Reiter, 2012) ist ein geeignetes Erhebungsverfahren zur Erfassung der individuellen Vorstellungen, subjektiven Überzeugungen und Erfahrungen von Expertinnen[44] im Arbeitsalltag. Es integriert offene Interviewverfahren, Fallanalyse und biografische Methoden und ist erkenntnisinteressengeleitet, was Witzel als *problemzentriert* bezeichnet. Das Verfahren beinhaltet einen Kurzfragebogen, einen Gesprächsleitfaden, die Tonbandaufzeichnung und das Postskriptum. Die Interviewpartner*innen sollen Raum zur Entfaltung ihrer subjektiven Vorstellungen und Erfahrungen haben, um individuelle Schwerpunktsetzungen, Begründungszusammenhänge, Bewertungen, Motivationen und Emotionen deutlich zu machen. In den

44 Für die Befragungsgruppe wird im gesamten Dokument die weibliche Form verwendet, da ausschließlich Frauen befragt wurden. Familien-Gesundheits- und Kinderkrankenpfleger*innen aller Geschlechter waren potenzielle Interviewpartner*innen. Es haben sich jedoch nur weibliche FGKiKP zu einem Interview gemeldet. Auch die Teilnehmenden der Zusatzqualifizierung, an der ich zwischen 2015 und 2021 als Referentin beteiligt war, waren Frauen.

Interviews wurde nach persönlichen Erfahrungen und konkreten Beispielen aus dem Arbeitsalltag der FGKiKP gefragt. Zu Beginn wurde ein offener berufsbiografischer Erzählimpuls gesetzt. Im Verlauf der Erhebungsphase wurde dieser variiert von „*Erzählen Sie mal, wie es dazu gekommen ist, dass Sie die Weiterbildung zur FGKiKP gemacht haben*" (August 2016), über „*Erzählen Sie mal, wie ist es dazu gekommen, dass Sie FGKiKP geworden sind?*" (August 2017), bis zu einen noch offeneren Impuls „*Ich bin daran interessiert, wie Sie eben zu Ihrem Beruf kamen, wie Sie geworden sind, was Sie sind*". Für die letzte Variante spricht, dass die Berufsbezeichnung nicht vorweggenommen wird und die Befragten selbst die für sie zutreffende auswählen. Um zum Erzählen aufzufordern wurde die folgende Formulierung verwendet: „*Und ich stell mir vor, dass Sie mir Ihre Geschichte dazu erzählen. Alles, was Sie denken, was wichtig ist. Sie können da beginnen, wo Sie möchten*". Auf diese Weise bestimmen die Befragten den Zeitpunkt des Einstiegs in die Biografie selbst. Der Interviewleitfaden kann im Anhang eingesehen werden (ANLAGE 11).

Die Gruppendiskussion

Die Gruppendiskussion basiert auf der Dokumentarischen Methode (Bohnsack, 2002; Bohnsack et al., 2010; Przyborski, 2004; Przyborski & Slunecko, 2010). Zum wissenstheoretische Hintergrund gehört die Auffassung, dass es zwei Sinnebenen gibt: zum einen den immanenten Sinngehalt, der unabhängig vom Entstehungszusammenhang direkt aus dem Material abgeleitet werden kann und zum anderen den dokumentarischen Sinngehalt, auch *Dokumentsinn*, der zusätzliche Bedeutungen und Interpretationen umfasst. Der Dokumentsinn basiert auf der Annahme, dass Menschen durch Erfahrung implizites Wissen erwerben, welches neue Erfahrungen strukturiert und ihnen Orientierung für das alltägliche Handeln gibt, dieses strukturiert und leitet (Bethmann, 2013, S. 61 f.). Die Dokumentarische Methode zielt darauf ab, dieses implizite, kollektive milieuspezifische Wissen über Gruppendiskussionen zur Darstellung zu bringen. So wird die Gruppendiskussion dazu genutzt, Aufschluss über die Haltungen zur Welt zu bekommen, die eine Gruppe sich in ihrem Erfahrungsraum angeeignet hat. Sie macht das Kollektive und – in der Interaktion – die Herstellung sozialer Wirklichkeit zum Gegenstand. Zentral ist der Orientierungsrahmen der Gruppe, der durch die provozierten Diskussionen dokumentiert wird. Er ist übersituativ und dokumentiert sich verlässlich und reproduzierbar als Folge sozialer Erfahrung. Als *Dokumente* werden bei der Dokumentarischen Methode Äußerungen, als Zeugnisse für Werthaltungen oder als Indiz für eine soziale Erfahrung, bezeichnet. Auch der Verlauf einer Gruppendiskussion wird *Dokument* genannt. Ziel ist es, den Orientierungsrahmen einer durch konjunktive Erfahrungen verbundenen Gruppe offenzulegen und die kollektiven Orientierungen, Wissensbestände und Werthaltungen bzw. Überzeugungen der Gruppe zu rekonstruieren

(Przyborski & Wohlrab-Sahr, 2014, S. 93). Zur Erhebung und Auswertung von Gruppendiskussionen ist ein selbstläufiger Diskurs und ein Relevanzsystem der Gruppe Voraussetzung. Der Leitfaden findet sich im Anhang (ANLAGE 12).

4.1.2 Zugang zum Forschungsfeld

Als Forschungsfeld wird in dieser Untersuchung das Arbeitsfeld von FGKiKP gefasst und alles, was zu dessen Entstehungskontext gehört. Neben der Sichtung einschlägiger Literatur zum Thema, boten die Tätigkeit als Dozentin im Rahmen der Zusatzqualifizierung zur FGKiKP (2015–2021) sowie die Teilnahme an Veranstaltungen und Kongressen im Rahmen Früher Hilfen einen Zugang zum Forschungsfeld. In diesen Zusammenhängen entstanden Gespräche mit Informantinnen sowie autoethnographische Notizen und Protokolle informeller Gespräche sowie von (Podiums-)Diskussionen und Eindrücken.

Als Forschungsteilnehmende für die Interviews und die Gruppendiskussion wurden Kinderkrankenpflegefachpersonen ausgewählt, die den Weiterbildungslehrgang zur FGKiKP absolvierten oder erfolgreich abgeschlossen hatten und als Familien-Gesundheits- und Kinderkrankenpflegekraft tätig waren. Interviews mit (ehemaligen) Teilnehmerinnen der Qualifizierung zur FGKiKP, die ich als Dozentin unterrichtet hatte, schloss ich aufgrund des anzunehmenden Machtgefälles aus. Die Befragten könnten sich an meinen Erwartungen orientieren und ihre eigene Meinung nicht ausreichend entfalten, was die Interviews zu stark beeinflussen würde.

Ein erfolgreicher Zugangsweg zu FGKiKP war über die Geschäftsstelle des Berufsverband Kinderkrankenpflege Deutschland e. V. (BeKD), der in Stuttgart die Qualifizierungsmaßnahme zur FGKiKP anbietet. Ein Anschreiben mit Informationen zum Projekt wurde an den Verteiler ehemaliger Absolventinnen des Lehrgangs in Stuttgart geschickt, worüber die meisten Interviews zustande kamen. Der Versuch, FGKiKP über potenzielle Arbeitsstellen wie Kommunalverwaltung, Jugendämter und Wohlfahrtsverbände zu kontaktieren, war nicht erfolgreich. In Nordrhein-Westphalen wurden ebenfalls Absolventinnen einer Weiterbildungsanbieterin angeschrieben, was keine einzige Rückmeldung erbrachte. In Berlin waren FGKiKP – zumindest im „visible Web" – nahezu unsichtbar. Durch Unterstützung eines freien Trägers konnte zwar der Kontakt zu einer freiberuflich tätigen FGKiKP hergestellt werden, diese musste den Interviewtermin jedoch kurzfristig absagen. Mitarbeiter*innen des freien Trägers signalisierten, dass es einen hohen Krankenstand und Fachkräftemangel in diesem Tätigkeitsfeld gibt, was die Schwierigkeit bei der Kontaktaufnahme erklären könnte. In Niedersachsen funktionierte der Zugang über die Kontaktstelle Früher Hilfen, die vorab im Internet recherchiert wurde. Die Datenerhebung fand bei Teilnehmenden, die beim Gesundheitsamt angestellt waren, während ihrer Arbeitszeit statt, während alle anderen sich in ihrer Freizeit für das Interview Zeit nahmen.

4.1.3 Ethische Aspekte

Die freiwillige informierte Einwilligung der Befragten, der *informed consent*, ist seit dem Nürnberger Kodex von 1947 explizit ein forschungsethisches Prinzip (Schnell & Dunger, 2010, S. 188). Die Person muss Bescheid wissen, informiert sein und mitentscheiden können, ob und in welchem Umfang und wie sie bereit ist, mitzuwirken (Schnell & Heinritz, 2006, S. 22; Weltärztebund (WMA), 2013, S. 6). Vor Vereinbarung eines Interviewtermins erfolgte eine Information der teilnehmenden Person, entweder mündlich (telefonisch) oder schriftlich (in einer E-Mail). Die gegebenen Informationen bezogen sich auf:

- die Zielsetzung und Fragestellung des Dissertationsprojekts
- die Methode der Erhebung
- Zeitumfang und mögliche Orte des Interviews
- die ausdrückliche Freiwilligkeit der Teilnahme
(DGP, 2016; Schnell, 2008, S. 117f.).

Wenn die Zustimmung zur Teilnahme an der Studie gegeben wurde, wurde ein gemeinsamer Termin für das Interview vereinbart. Dann erfolgte eine sowohl mündliche als auch schriftliche Information durch die Interviewerin in einem Vorgespräch. Die schriftliche Zustimmung zur Teilnahme sowie die Einwilligung zur weiteren Verwendung der Daten wurden vor Beginn des Interviews eingeholt (siehe ANLAGE 10). Durch die Interviewerin wurde ausdrücklich darauf hingewiesen, dass die Zustimmung, auch während oder nach dem Interview, ohne Angabe von Gründen und ohne, dass für die Probandin Nachteile entstehen, jederzeit zurückgezogen werden kann. Ein Beispiel wie das im Interview formuliert wurde ist folgendes:

> Sie können auch / wenn wir jetzt gesprochen haben und Sie haben mir Sachen erzählt / und denken nachher ‚oh ne, ich will das doch nicht', dann können Sie mich jederzeit anrufen und ich werde dann alle Daten rausnehmen, wie Sie das möchten. Also das liegt alles bei Ihnen, auch im Nachhinein, das ist mir wirklich wichtig, dass Sie sich vergegenwärtigen, dass es freiwillig ist und Sie auch im Nachhinein Ihre Zustimmung zurückziehen können. (Interviewerin, im Gespräch mit Schneider, Para. 39)

Das Informationsschreiben und die Einwilligungserklärung waren verständlich und einfach formuliert und wurden in einem Dokument zusammengefasst (ANLAGE 10). Abschließend zum Vorgespräch wurden die Befragten ermuntert auftauchende Fragen jederzeit zu stellen, sei es schriftlich (per Mail), telefonisch oder im persönlichen Gespräch. Die Kontaktdaten der Interviewerin waren ihnen zu jedem Zeitpunkt bekannt.

Die gesetzliche Grundlage für den Datenschutz ist das Bundesdatenschutzgesetz, welches die Erhebung, Verarbeitung und Nutzung personenbezogene Daten regelt (§ 1 Abs. 1 S. 2 BDSG). In Zusammenhang mit den Interviews wurden personenbezogene Daten erhoben. Dieses Schutzgut einer Person, das für Forschung verwendet werden darf, gilt es besonders zu schützen. Der oder die Betroffene muss der Erhebung, Verarbeitung und Nutzung seiner personenbezogenen Daten schriftlich zustimmen (§ 4 Abs. 1 BDSG). Geschützt werden die personenbezogenen Daten durch Anonymisierung „sobald dies nach dem Forschungszweck möglich ist." (§ 40 Abs. 2 BDSG). Bei sofortiger Anonymisierung könnten die Daten von den Befragten unter Umständen nicht mehr zurückgezogen werden. Deshalb werden sie zunächst pseudonymisiert, das heißt, Namen und andere Identifikationsmerkmale werden durch andere Kennzeichen ersetzt. Personenbezogene Daten aus dem Kurzfragebogen des Vorgesprächs wurden in Papierform, im privaten Arbeitszimmer, getrennt von den Audiodateien und Transkripten aufbewahrt. Die Audiodateien wurden als elektronischer Datensatz auf einem passwortgeschützten Datenträger aufbewahrt. Die Interviews wurden transkribiert und dabei bereits pseudonymisiert. Die Referenzliste bzw. Matchingtabelle wurde zusammen mit den Kurzfragebogen verschlossen aufbewahrt. Der Zugriff war nur der Forscherin möglich, die Zuordnung der Pseudonyme zu den personenbezogenen Daten daher unmöglich. Im weiteren Forschungsprozess wurden für die Auswertung die pseudonymisierten Transkripte herangezogen. Die Audiodateien der Interviews werden zugriffsicher aufbewahrt und nach zehn Jahren gelöscht. Auch die Kurzfragebögen und die Matchingtabelle werden dann vernichtet. Ab diesem Zeitpunkt sind die Daten endgültig anonymisiert. Ein ethisches Clearing durch die Ethik-Kommission der Universität Witten/Herdecke liegt vor (Vorgangsnummer 147/2016).

4.1.4 Verbundenheit mit dem Forschungsfeld

Als Kinderkrankenschwester interessierte mich das Feld der aufsuchenden frühen Hilfe für junge Familien mit Neugeborenen und kleinen Kindern bereits mein Berufsleben lang. Seit 20 Jahren verfolgte ich die Entwicklungen und sammelte Daten dazu, wie sich dieses Arbeitsfeld für Pflegefachpersonen entwickelt: zunächst aus purer Neugier als Kinderkrankenschwester, dann als Studierende vor dem Hintergrund gesundheitswissenschaftlicher Entwicklungen, seit 2015 als Dozentin mit einer pädagogischen Motivation und seit 2016 als PhD-Studentin aus berufssoziologischer Perspektive mit einem analytischen Interesse auf Berufsentwicklung. Das bedeutet, dass ich als Forschende mit meinem Forschungsfeld subjektiv verbunden bin: zum einen als Kinderkrankenpflegefachperson, die ihr eigenes Feld beforscht, zum anderen als Forscherin, die selbst Kinderkrankenpflegefachperson ist und sich mit diesem Berufsstand identifiziert.

Bereits Glaser und Strauss (1974) waren von ihrer Forschung persönlich betroffen, z.B. in ihrer Forschung zum Thema Sterben. Breuer (2010) schlug vor, die Verbundenheit mit der eigenen Forschung als epistemologische Analysemöglichkeit anzuerkennen, den eigenen Erfahrungs-, Wissens-, Interessenshintergrund zu reflektieren und Vorannahmen, Präkonzepte, heuristisch als Daten zu nutzen. Auch Clarke et al. (2018) betrachteten eigene Erfahrungen als Datenquelle: „Researchers should use their own experience of the phenomenon under study and of doing the research as one among many data sources" (S. 107), z.B. um Maps zu erstellen. Bei alledem müssten Forscher*innen jedoch „tyring to stay open enough to learn possibly difficult things about the situation and about ourselves" (S. 120). So versuchte ich, meine persönliche Verbindung mit dem Forschungsfeld nicht nur als Limitation zu sehen, sondern sie als Chance produktiv zu nutzen. Um Reflexivität zu gewährleisten, war besonders wichtig, sich in Forschungswerkstätten zusammenzuschließen, Methodenworkshops und Tagungen zu besuchen, und auch Perspektiven und Impulse anderer Forschender auf das eigene Thema einzubeziehen, mit ihrer Hilfe dunkle Ecken auszuleuchten oder „gorillas sitting around" (S. 120) zu erkennen.

4.1.5 Materialauswahl

Für die Rekonstruktion der Ausgangssituation Früher Hilfen als neues Arbeitsfeld für GKiKP wurden verschiedene Datenquellen herangezogen, darunter gesetzliche Grundlagen wie das KKG, Verwaltungsvereinbarungen, Leistungsleitlinien und Satzungen zur Bundesinitiative bzw. Bundesstiftung Frühe Hilfen im Rahmen des Bundeskinderschutzgesetzes (BKiSchG), sowie konzeptionelle oder programmatische Texte des NZFH wie das Leitbild Frühe Hilfen (NZFH, 2016h). Eine wichtige Grundlage bildeten u.a. die Kompetenzprofile für einzelne Akteur*innen Früher Hilfen sowie die Qualifizierungsmodule für die Zusatzqualifikation. Zeitungsartikel zu ausgewählten diskursiven Ereignissen, z.B. Ereignisse von Kindeswohlgefährdung mit Todesfolge, wurden ebenfalls berücksichtigt. Die Ergebnisse aus den durch das NZFH initiierten, durchgeführten und publizierten Begleitforschungen wurden schrittweise in den iterativ-zyklischen Prozess der Materialgewinnung und -analyse integriert. Insgesamt wurde variantenreiches Datenmaterial gesammelt und erzeugt.

Um das Handeln und die Wahrnehmung der FGKiKP sowie die zugrunde liegenden professionellen Überzeugungen zu untersuchen, wurden zwischen Februar 2016 und März 2018 sieben vertiefende Leitfadeninterviews (nach Witzel, 2000) mit FGKiKP durchgeführt. Die Interviews hatten einen berufsbiografischen offenen Erzählimpuls und dauerten zwischen knappen 2:00 und 2:45 Stunden, was darauf schließen lässt, dass die Studienteilnehmerinnen ausreichend Gelegenheit hatten, ihre Konstruktionen und ihr kommunikatives Regelsystem zu entfalten. Alle Interviews wurden aufgezeichnet, vollständig und wortwörtlich transkribiert sowie pseudonymisiert. Die Transkriptionsregeln können im Anhang (ANLAGE 13) nachgeschlagen werden. In Anwendung des *theoretical Sampling* (Strübing, 2019) wurden zunächst Fälle mit minimaler Kontextvariation erhoben. Im Verlauf des iterativ-zyklischen Prozesses kristallisierten sich strukturelle Rahmenbedingungen als relevante Indikatoren heraus. Daraufhin wurden Kontrastfälle gesucht, um diese Bedingungen zu untersuchen. Zum Beispiel wurde nach Unterschieden in Anstellungsverhältnissen (fest angestellt vs. Honorartätigkeit), Leistungsträgern (Jugendamt vs. Gesundheitsamt) oder Beschäftigungsformen (befristet vs. unbefristet) gesucht. Auch Informationsmaterialien wie Broschüren, Internetseiten und Filme zur Erläuterung der Angebote wurden zur Analyse der öffentlichen Darstellung der FGKiKP einbezogen sowie die Konzeption für Frühe Hilfen in der jeweiligen Region. Das Interview mit einer Expertin, die die Zusatzqualifikation für GKiKP und Hebammen anbietet und die (berufs-)politischen Entwicklungen mitgestaltet und miterlebt hat, wurde im März 2018 geführt und erweiterte das Material um diese Perspektive.

Die Gruppendiskussion mit Kinderkrankenpflegefachpersonen in Niedersachsen im Februar 2018 ergänzte die Analyse um kollektive Erfahrungshintergründe und Orientierungen. Die drei Gesundheitsfachkräfte (eine vierte musste sich aufgrund von Krankheit kurzfristig entschuldigen) waren beim Gesundheitsamt unbefristet angestellt und unterstützten gemeinsam mit Familienhebammen Familien mit Neugeborenen zuhause, bei Bedarf auch längerfristig. Es handelte sich um ein Realteam, das heißt, ihre Mitglieder waren im Alltag miteinander verbunden. Die Teilnehmerinnen bildeten seit acht Jahren als soziales Kollektiv ein Team und hatten darüber hinaus eine gemeinsame kollektivbiografische Erfahrung. Es konnte also davon ausgegangen werden, dass es konjunktive Erfahrungsräume in der Tätigkeit als FGKiKP gab. Die Gruppendiskussion sollte repräsentativ für diejenigen stehen, die sich aus der sozialen Welt der Kinderkrankenpflege im Krankenhaus in die Arbeit mit Familien in der Häuslichkeit begeben haben und im Arbeitsfeld der Frühen Hilfen tätig sind. Die Zugehörigkeit zur sozialen Welt der Kinderkrankenpflege bewirkt, dass es strukturidentische sozialisationsgeschichtliche Hintergründe gab, die neben der täglichen Arbeit für gemeinsame Erfahrungsräume sorgten. Weitere kollektive Erfahrungen der Gruppendiskussionsmitglieder im Berufsfeld Kinderkrankenpflege treten in der Gruppendiskussion in Bezug auf das Arbeitsfeld Klinik zutage. Es geht darum, dass die Mitglieder der Gruppe über „ein geteiltes Wissen von der Welt" verfügen (Bethmann, 2013, S. 62), geteilte Selbstverständlichkeiten, auf die die Personen in ihrer Argumentation referieren können. Tabelle 4 gibt einen Überblick über den Datenkorpus.

4.2 Analyseverfahren

Als Verfahren der Analyse, die im Rahmen der Situationsanalyse (SitA) zur Anwendung kamen, wurden multimethodisch Forschungsstrategien kombiniert. Clarke et al. (2018) betonen, dass Verfahren der Grounded Theory (GT) und SitA durchaus beide im selben Projekt angewendet werden können, schlagen jedoch vor, die beiden Analyseverfahren (GT und SitA) nicht zu vermischen, sondern einzeln durchzuführen (S. 108). Das Datenmanagement wurde mithilfe von Software zur qualitativen Datenanalyse (QDA) organisiert. Um die Analyseverfahren trennen zu können, wurden zwei QDA-Projekte angelegt: eines mit den empirischen Daten aus den Interviews und der Gruppendiskussion und ein zweites mit dem umfangreichen Diskursmaterial. Die Daten der Einzelinterviews wurden zunächst mit den Verfahren der GT bearbeitet. Sie wurden auch berufsbiografisch analysiert, dazu wurde Material stellenweise sequenziell bearbeitet, um Fallstrukturhypothesen herauszuarbeiten. Zur Analyse der Gruppendiskussion wurde zusätzlich zu den Verfahren der GT und der SitA Verfahren aus der Dokumentarischen Methode (DM) angewendet, um das Maximum aus dieser Art Daten herauszuholen. Im zweiten QDA-Projekt wurden die Dokumente zur Rekonstruktion des Arbeitsfelds Frühe Hilfen und zur Entstehung von FGKiKP abgelegt, um die Dokumente sowohl chronologisch als auch thematisch sortieren, Textstellen markieren sowie Memos ablegen zu können und eine Zusammenschau möglich zu machen. Mithilfe von Mapping-Strategien konnten Analyseergebnisse aus dem Gesamtmaterial zusammengedacht und zusammengebracht werden. Tabelle 4 zeigt auf, welches Material mit welchen Analysestrategien und Verfahren bearbeitet wurde. Die unterschiedlichen Verfahren werden in den folgenden Kapiteln genauer beschrieben und mit Anwendungsbeispielen aus dem Forschungsprozess versehen.

Tabelle 4: Datenkorpus

Datenmaterial	Offene Leitfadeninterviews	Gruppendiskussion	Strukturdaten und Dokumente	Felddokumente	Feldnotizen
Datenart	Interviews mit FGKiKP (2016–2018)	Gruppendiskussion mit einem Frühe-Hilfen-Team (2018)	Dokumente zur Entwicklung Früher Hilfen (2000–2020)	Stellenausschreibungen Stellenbeschreibung Arbeitsplatzbeschreibung einer Befragten Konzeptionen Früher Hilfen in 9 Regionen	bei Veranstaltungen wie Kongressen, Tagungen (2005–2019)
	Interview mit einer Weiterbildungsanbieterin (2018)		Dokumente zur Entwicklung der Berufsausrichtung (2000–2022)	Projektberichte von FGKiKP Posterpräsentationen Abschlussarbeiten Qualifizierung (2017, 2019)	als Dozentin im Rahmen der Qualifizierung zur FGKiKP (2015–2021)
Anzahl	n = 8 16:49 h 410 S. Transkript (rtf-Format)	n = 1 2:50 h 50 S. Transkript (rtf-Format)	n = 459 Dokumente gesammelt und gesichtet	Protokolle informeller Gespräche, Eintragungen Forschungstagebuch, analoge Blattsammlung, sowie Dokumentationen von Vorträgen, Dokumente aus Internetrecherchen und durch Befragte	
QDA-Software-Import	546 S. Transkript formatiert	137 S. Transkript formatiert	n = 202 Dateien	n = 72 Dateien	n = 43 Dateien
Analysestrategien	Fallanalysen, Fallstrukturhypothese Kodier-Strategien (GT) Memowriting Mapping-Strategien (SitA)	Gruppendiskussionsverfahren (DM): Formulierende, Reflektierende Interpretation, Komparative Analyse, Rekonstruktion der Diskursorganisation Kodier-Strategien (GT) Memowriting Mapping-Strategien (SitA)	n = 47 thematisch kodiert Dokumenten- und Strukturdatenanalyse Mapping-Strategien (SitA)	Memowriting Dokumenten- und Strukturdatenanalyse Mapping-Strategien (SitA)	Memowriting Mapping-Strategien (SitA)

Quelle: eigene Darstellung

4.2.1 Verfahren der Grounded Theory

Innerhalb des Symbolischen Interaktionismus stellt die Grounded Theory (GT) die am weitesten entwickelte Basis für die Analyse empirischer Daten dar (Keller, 2012, S. 148). Sie ist gekennzeichnet durch das Prinzip der Prozessualität, das sich darin ausdrückt, dass Erhebungs- und Auswertungssituation miteinander verwoben sind. Das heißt z. B., dass Auswertungsergebnisse den weiteren Prozess der Datenerhebung steuern. Dieses Prinzip wird in der GT auch *theoretical Sampling* genannt (Strübing, 2019). Theoretische Fragen leiten dann die weitere Auswahl von Material, womit auch die Auswahl von Textstellen im Material gemeint sein kann. Die GT benutzt sowohl deduktive als auch induktive Schlussfolgerungen – vom Allgemeinen zum Besonderen und umgekehrt – und als dritte Variante des Schlussfolgerns die Abduktion. Aus diesen drei Schlussformen ergibt sich in Verbindung mit dem *theoretical Sampling* ein iterativ-zyklischer Verlauf, der Theorie und Empirie miteinander verbindet (Strübing, 2018a, S. 32 f.). Die zyklisch sich wiederholenden Arbeitsschritte werden fortgeführt, bis keine weiteren Aspekte mehr zutage treten und eine *theoretische Sättigung* erreicht ist (Corbin & Strauss, 2015; Glaser & Strauss, 2010; Przyborski & Wohlrab-Sahr, 2014, S. 186; Schulze, 2015, S. 224 f.). Durch bestimmte Strategien des Kodierens (offenes, axiales, selektives) werden theoretische Konzepte gebildet (Corbin & Strauss, 2015). Keller (2012) bezeichnete diesen Vorgang als „theoriebasierten Sortiervorgang", bei dem auch die unterschiedlichen Rahmenbedingungen und Zusammenhänge der untersuchten Situationen, Interaktionsprozesse und Organisationen berücksichtigt werden (S. 149).

Die Kodier-Strategien der GT wurden im Rahmen der Untersuchung auf sämtliche Interviewtranskripte angewendet. Beim offenen Kodieren wurde die Chronologie der Ereignisse teilweise Segment für Segment rekonstruiert. Diese war relevant für die Konstruktion des Modells zum Handeln von FGKiKP (Abbildung 12). Beim axialen Kodieren trat der Ausschluss von Kindeswohlgefährdung als zentrale Thematik in den Vordergrund, die quer durch alle Segmente immer wieder auftauchte. Kindeswohl ließ sich im Rahmen des selektiven Kodierens als Kernkategorie in Bezug auf alle Interviewtranskripte bestätigen. Ein Literaturstudium parallel zur Datenanalyse bildet die Grundlage für die Entwicklung *theoretischer Sensibilität*. Die zugrundeliegenden theoretischen Konzepte, die bei der Kodierung und Kategorisierung der Daten eine Rolle spielten, wurden daher zu Beginn der Forschungsarbeit vorgestellt. Im Bestreben, die Forschungsfrage hinsichtlich der Entstehung der Berufsausrichtung und der Entwicklung von FGKiKP zu beantworten, wurden diverse Dimensionen aus der Forschungsliteratur herangezogen. Hierzu gehören beispielsweise die individuellen und kollektiven Prozesse der Berufsentwicklung (siehe Kapitel 5.4). Verschiedene Arten von Memos, z. B. Code-Memos oder theoretische Memos, wurden fortlaufend verfasst. Tabelle 4 gibt eine Übersicht über die Analyse-Strategien, die in der Studie zur Anwendung kamen.

Da einzelne Verfahren im Rahmen der GT nicht festgelegt sind (Charmaz, 2011, S. 182), lassen sich Erhebungsverfahren wie das problemzentrierte Interview (Witzel, 2000) oder Gruppendiskussionsverfahren (Bohnsack, 2002), genauso wie sequenzielle Auswertungstechniken, integrieren. Clarke (2005) ergänzte den Werkzeugkasten der GT um Mapping-Strategien und verband sie mit poststrukturellen Aspekten und neueren theoretischen Ansätzen (Clarke, 2019). In den beiden Folgekapiteln werden für die Analyse dieser Arbeit zentrale Verfahren – illustriert mit Beispielen aus dem Analyseprozess – zusammenfassend dargestellt.

4.2.2 Gruppendiskussionsverfahren

Um den kollektiven Orientierungsgehalt der Gruppendiskussion analytisch zu fassen und das Material dokumentarisch zu interpretieren, wurde die Heuristik des Gruppendiskussionsverfahrens von Bohnsack (2002) angewendet. Dabei wurden folgende Arbeitsschritte durchgeführt:

Formulierende Interpretation: Bei der formulierenden Interpretation wird ein thematischer Verlauf erstellt. Ausgewählte Passagen werden thematisch noch feiner aufgegliedert. Die verschiedenen Themen im Verlauf können bereits während der Transkription notiert werden oder auch durch Anhören der Aufnahme ermittelt werden. Das Dokument wurde nach der Transkription durchgesehen, um Passagen mit erhöhter Diskursdichte und dramaturgischen Höhepunkten, auch als *Hotspots* bezeichnet, zu identifizieren (Przyborski & Wohlrab-Sahr, 2014, S. 277–314). Weil Lachen oder überlappende Sprache auf solche Höhepunkte hinweisen, ist es wichtig, dass diese bei der Transkription berücksichtigt werden. Anschließend wurde das gesamte Material paraphrasiert und Überschriften wurden formuliert, um die thematische Struktur herauszuarbeiten. Ergebnis dieses Interpretationsschrittes war zum einen der thematische Verlauf, zum anderen eine zusammenfassende Reformulierung des kollektiv hervorgebrachten, immanenten Sinngehalts.

Reflektierende Interpretation: Bei der reflektierenden Interpretation liegt der Fokus auf dem Dokumentsinn. Dabei geht es nicht darum, was gesagt wird, sondern *ob* und *wie* etwas gesagt wird und was hinter der Äußerung steckt. Eckpunkte, die den Orientierungsrahmen markieren werden als *Gegenhorizonte* bezeichnet. Negative und positive Horizonte zu identifizieren ist ein wichtiger Schritt im Rahmen der reflektierenden Interpretation, um den übergreifenden kollektiven Orientierungsgehalt herauszuarbeiten. Bedeutsam sind Fragen wie: Wo strebt der Sinnzusammenhang hin? Wovon wendet er sich ab? Wo wird der Horizont begrenzt? Das Fehlen eines positiven Gegenhorizonts kann auf ein Orientierungsdilemma hinweisen. Zudem können in *Fokussierungsmetaphern* Handlungs- und Orientierungsprobleme zum Ausdruck kommen, indem sie bildhaft ausgedrückt und nicht direkt angesprochen werden. Sie spielen in der dokumentarischen

Interpretation eine zentrale Rolle (Bohnsack zitiert in Przyborski & Wohlrab-Sahr, 2014, S. 287). Es ist wichtig zu erkennen, worauf die Aufmerksamkeit der Gruppe gerichtet ist. Stellen, an denen die Teilnehmenden einander verstehen, ohne dass eine explizite Erläuterung erforderlich ist, oder wo es augenblicklich amüsant ist, ohne genauerer Ausführungen, geben Hinweise auf einen homologen Erfahrungshintergrund und kollektive Orientierungen. Der folgende Ausschnitt stammt aus einer dichten Passage der Gruppendiskussion[45], in der die Kinderkrankenschwestern ihre vielfältigen Erfahrungen und Beobachtungen bei Hausbesuchen in Familien verdeutlichten.

> [alle lachen]
> Heek: ja wir hatten da schon einiges, ne?
> Jannsen: d- d- das (sitzt) immer noch […] das fand ich echt grandios, das fand ich echt grandios, weil bei mir läuft dann immer gleich so'n Film ab
> Heek: klar Kopfkino
> Jannsen: ich hab SOFORT Kopfkino und das ist einfach / ich sah dann echt wirklich so klassisch 'n Typen // ((da stehn))
> Wiezorek: und man muss dazusagen, dass wir eine Kollegin im Team haben, die das SEHR sehr authentisch nachspielen kann.
> [alle lachen, besonders W. hört man heraus]
> Heek: ja das stimmt. Hehehe, die kann das, ja.
> *Interviewerin: Wer ist das?*
> Heek: Das bin ich.
> [alle lachen]
> Wiezorek: und wenn sie /
> Heek: ich hab auch schon Teamsitzung gehabt, wo ich dachte, jetzt muss ich das loswerden, ich muss das loswerden, das reicht nicht, wenn ich's erzähle, ich muss das zeigen
> Wiezorek: du musst das vormachen genau [lachend]
> Heek: was ich da gesehn habe, oh Gott oh Gott oh Gott oh Gott
> Jannsen: ja echt, grandios, das ist wirklich / ja ja / und DAS is so schön dass WIR hier jetzt // H: ja // eben halt so sitzen und auch so viel lachen können. Wir haben teilweise wirklich echt / heftige // H: wir haben geweint regelmäßig vor Lachen // heftige heftige Familien auch // H: ja // und dann isses gut zu wissen, dass es em halt ein tolles Team gibt um einen herum, dass man auch hier herfahren kann nach einem nicht so wunderbaren Hausbesuch und sich mal auskotzen kann, aber auch weiß so am nächsten Tag, da sitzen dann eben halt wieder Kolleginnen, wo man weiß: oah wunderbar, da kann ich das loswerden und MUSS das jetzt einfach mal erzählen und dann können

45 Das Real-Team setzte sich zusammen aus Frau Heek, FGKiKP, Frau Jannsen, Kinderkrankenschwester, Frau Wiezorek, FGKiKP sowie einer weiteren FGKiKP, die krankheitsbedingt kurzfristig an der Gruppendiskussion nicht hatte teilnehmen können.

wir aber auch LACHEN, // H: Mhm [bejahend] // wir KÖNNEN lachen, wir HAM einfach Spaß dabei und das tut der Seele so gut. (Gruppendiskussion, Para. 613–630)

In den Familien sind die Fachkräfte gelegentlich mit (milieu-)spezifischen Situationen konfrontiert, die sie herausfordern. Beispiele in der Gruppendiskussion sind der Umgang mit kulturellen Traditionen und Gepflogenheiten wie Einladungen zum Essen oder Situationen mit außergewöhnlichen Haustieren wie Echsen. Direkt vor dem zitierten Textausschnitt schildert eine FGKiKP eine Situation, in der unterschiedliche Wahrnehmungen von Freizügigkeit aufeinandertreffen. Die Teilnehmerinnen der Gruppendiskussion thematisieren ihren Umgang mit Andersartigkeit und Fremdheit. In der zitierten Textstelle ist es die Nutzung von Humor als kollektive Bewältigungsstrategie. An diesem Ausschnitt aus der Gruppendiskussion, bei dem alle lachen und durcheinander sprechen, wird ersichtlich, dass die Diskussionsteilnehmenden im Gegensatz zur Interviewerin über einen gemeinsamen Erfahrungshintergrund verfügen. Die Erläuterung der FGKiKP Wiezorek „und man muss dazusagen" ist an die Interviewerin gerichtet, die nachfragen muss (siehe Hervorhebung im Textausschnitt), weil sie die Erfahrung mit den anderen nicht teilt. Stellen, an denen die Teilnehmenden bevor zu Ende gesprochen wurde, schon auflachen, weil sie ahnen, worauf es hinausläuft, weisen ebenfalls auf den Orientierungsgehalt. Sie kennen das, was die Kollegin erzählt aus eigener Erfahrung und ohne konkret zu werden, weiß die andere, was kommt. Der Begriff „Kopfkino", der in der Gruppendiskussion mehrfach auftaucht, veranschaulicht dieses Phänomen: bei allen im Team läuft bei bestimmten Trigger-Wörtern derselbe Film ab. Dinge, auf die sie sich unmittelbar und selbstverständlich beziehen, ohne sie direkt anzusprechen bieten einen Zugang zum Orientierungswissen. Wenn eine Geschichte der anderen folgt, ist das ein weiterer Hinweis auf den Orientierungsgehalt. Dann gilt es zu erkennen: Was ist das Gemeinsame der Geschichten? In der Gruppendiskussion gibt es eine solche Reihung von Geschichten, die sich alle auf den Umgang mit Diversität beziehen. Das Team nimmt eine reflektierende Haltung dazu ein. Allerdings wird nicht reflektiert, dass das Team selbst, bestehend aus weißen heteronormativen Cis-Frauen, wenig divers ist. Ergebnis ist der übergreifende Orientierungsgehalt, der sich in der jeweiligen Passage dokumentiert. Im Beispiel wurde folgender Orientierungsgehalt extrahiert: Die Diskussionsteilnehmerinnen respektieren Andersartigkeit und begegnen kulturellen Gepflogenheiten, die ihnen fremd sind, mit Neugierde und Respekt, indem sie diese beherzigen. Sofern das Kindeswohl gewährleistet ist, passen sie ihre (professions-)eigenen Maßstäbe, z. B. Vorstellungen von Hygiene, an andere Normalitätsvorstellungen an. In den Familien fühlen sie sich wie Gäste und verhalten sich entsprechend.

Komparative Analyse: Für die komparative Analyse werden fallexterne Vergleichshorizonte aus dem Erfahrungshorizont der Interpretierenden herangezogen. Das kontinuierliche Vergleichen ist auch ein Prinzip der Grounded Theory

(Charmaz, 2014, S. 132; Corbin & Strauss, 2015) sowie der objektiven Hermeneutik (Oevermann, 1983). Dabei geht es um die gedankenexperimentelle Explikation von Lesarten und Kontextvariation (Przyborski & Wohlrab-Sahr, 2014, S. 250). Zunächst wurde das eigene, milieugebundene Vorwissen (fallextern) nach und nach mit empirisch generierten Vergleichshorizonten (fallintern) verbunden. Zur weiteren fallexternen komparativen Analyse wurde das Material der Gruppendiskussion in Forschungswerkstätten bearbeitet, wo Wissenschaftler*innen aus unterschiedlichen Disziplinen (Soziologie, Soziale Arbeit, Sozialwissenschaft, Theologie, Politikwissenschaft) zusammenkamen. Die komparative Analyse zielt darauf ab, den Orientierungsrahmen zu abstrahieren und eine Basistypik zu rekonstruieren. Bis zur Konstruktion der Basistypik wird nach minimalen Kontrasten gesucht. Um sie abzugrenzen und zu festigen, werden anschließend maximale Kontraste gesucht (Przyborski & Wohlrab-Sahr, 2014, S. 298 f.). Für die Festigung der Basistypik müsste weiteres Diskussionsmaterial generiert werden, z. B. mittels einer Gruppendiskussion mit Familienhebammen oder mit einer Berufsgruppe, die sich maximal unterscheidet.

Rekonstruktion der Diskursorganisation: Bei der Rekonstruktion der Diskursorganisation geht es darum, wie die Sprecher*innen aufeinander Bezug nehmen, wo sie sich miteinander solidarisieren oder einander widersprechen. Das Gruppendiskussionsverfahren ist ein sequenzanalytisches Verfahren, das die Abfolge von Äußerungen analysiert. Es folgt ein Repertoire an methodenspezifischem Vokabular, das dazu dient, die formale Struktur und damit die Diskursbewegung – also wie die Interaktionszüge aufeinanderfolgen – zu rekonstruieren. Dieses Vokabular wird in der Ergebnisdarstellung verwendet (Abbildung 5).

Propositionen können in Form einer expliziten Meinungsäußerung auftauchen oder als Frage. Sie können in Erzählungen und Beschreibungen aber auch implizit enthalten sein oder schlagwortartig zum Ausdruck gebracht werden. Um festzustellen, ob es sich bei einer Äußerung um eine Proposition handelt, muss der Gesprächskontext herangezogen werden. Wie schließt das Gesagte an vorher Gesagtes an?

Propositionen werden häufig zunächst knapp zum Ausdruck gebracht und dann in einer Erzählung oder Beschreibung elaboriert, also genauer ausgeführt. Diese Ausführung oder *Elaboration* kann in Form einer *Exemplifizierung* auftauchen, d. h. die Proposition wird anhand eines Beispiels erläutert. Oder die Elaboration wird in Form einer *Differenzierung* hervorgebracht. Eine Differenzierung kann z. B. eine Ergänzung sein, die auch von anderen Diskussionsteilnehmer*innen vorgenommen werden kann und die Proposition entweder einschränkt oder ausweitet. Auch im Konflikt können kollektiv geteilte Orientierungen zum Ausdruck kommen, z. B. durch Widerspruch, Korrektur oder wenn die Diskutierenden einander ins Wort fallen.

Abbildung 5: Methodenspezifisches Vokabular für die Rekonstruktion der Diskursorganisation

Proposition	Was wird in der Passage proponiert? Welche Orientierung wird aufgeworfen? Wo werden Aspekte einer Orientierung zum ersten Mal aufgeworfen? Welcher Horizont wird aufgemacht? Tipp: dort schauen, wo neue Themen beginnen
Elaboration	Aus- bzw. Weiterbearbeitung einer Orientierung bzw. eines Orientierungsgehalts; argumentative Elaboration oder Exemplifizierung in Form von Erzählungen; wie wird der Orientierungshorizont verdeutlicht? Welcher negative Gegenhorizont scheint auf?
Differenzierung	Grenzen des aufgeworfenen Horizonts werden markiert (ohne den Gegenhorizont aufzumachen)
Validierung	Bestätigungen von aufgeworfenen Orientierungen
Ratifikation	heißt nur „okay ich hab's verstanden", aber noch nicht, dass diese Orientierung geteilt wird
Antithese	Verneinung der Proposition, gegenläufiger Horizont wird aufgespannt, Synthese möglich
Opposition = Divergenz	Gegenentwurf einer Orientierung mit vorangegangener Unvereinbarkeit; Achtung: häufig verdeckt, kann auf den ersten Blick wie eine Zustimmung aussehen, dann aber in einen anderen Orientierungsrahmen gestellt werden (bspw. aneinander vorbeireden)

Quelle: eigene Darstellung, siehe Przyborski & Wohlrab-Sahr, 2014, S. 271–309

Hinter einer *Opposition* können nicht überbrückbare *Rahmeninkongruenzen* steckten. Häufig wird ein Thema dann rituell beendet (*rituelle Konklusion*), d.h. es folgt ein Abschluss, der nichts mit dem Thema zu tun hat, sondern auf der Metaebene angesiedelt ist wie z. B. „gut, dann haben ja jetzt alle was gesagt" oder „so weit mal – möchte noch jemand Kaffee?". Oder es folgt eine nicht konsensfähige Zusammenfassung oder das Thema wird in unsachlicher Weise eliminiert, z. B. durch einen Witz. Ansonsten wird mit einer *Konklusion* ein Thema beendet, propositionale Gehalte werden meist nochmal zusammengefasst (Przyborski & Wohlrab-Sahr, 2014, S. 293–396).

Die Diskursorganisation weist auf den *Diskursmodus* hin. Dieser kann *oppositionell* sein, auch *divergent* genannt, wenn Rahmeninkongruenzen bestehen, d. h. Unterschiede im Orientierungsrahmen dominieren. Eine rituelle Konklusion kann auf diesen Modus hinweisen. Der Diskursmodus kann auch *konkurrierend* sein, d. h. die Teilnehmenden konkurrieren dabei, den geteilten Rahmen am besten zum Ausdruck zu bringen, sind jedoch in der Lage, eine von allen akzeptierte Konklusion zu formulieren. Diese Art der Diskursorganisation wird auch *antithetisch* genannt, d. h. es dokumentieren sich zwar widersprüchliche Orientierungsgehalte, doch gibt es eine Synthese als Abschluss. Auf einen *parallelisierenden* Diskursmodus weist hin, wenn Erzählungen und Beschreibungen auf den ersten Blick unverbunden aneinandergereiht werden (Schäffer, 2018, S. 75–80). Diese Art des Diskursmodus wird auch „univok" genannt (Przyborski & Wohlrab-Sahr, 2014, S. 292) und liegt bei der von mir geführten Gruppendiskussion vor. Meine Schlussfolgerung ist, dass es bei diesem Diskursmodus helfen kann, milieuvertraut zu sein, um den roten Faden zu erkennen. Insgesamt geht es bei der Interpretation der Gruppendiskussion darum, Homologien zu suchen: Welche Sinnstrukturen werden über die Themen hinweg immer wieder artikuliert? (Przyborski & Wohlrab-Sahr, 2014, S. 271–309).

4.2.3 Situationsanalytische Mapping-Strategien[46]

Ein zentrales Verfahren der SitA und eine Innovation in der interpretativen Sozialforschung ist das Mapping. Mithilfe dessen lassen sich unterschiedliche Daten sowohl getrennt analysieren, z. B. Daten aus einem einzelnen Interview, als auch zusammenführen (Clarke, 2012, S. 17). Daher stellen die Mapping-Strategien eine Möglichkeit dar, die verschiedenen Analyseansätze zusammenzubringen und die Situation von FGKiKP aus verschiedenen Blickwinkeln zu betrachten.

Bei den Mapping-Strategien handelt es sich um „kartographische Techniken" zur Analyse und Veranschaulichung der verschiedenen Elemente einer Situation (Strübing, 2014, S. 104). Die Maps können zwar auch dazu dienen, Ergebnisse

46 Teile dieses Kapitels wurden unter dem Titel „Die Situationsanalyse als Weiterentwicklung der Grounded Theory: am Beispiel einer empirischen Untersuchung zur Kinderkrankenpflege in Frühen Hilfen" 2020 im *Journal für Qualitative Forschung in Pflege- und Gesundheitswissenschaft*, 7(2), S. 86–94, veröffentlicht. Mit freundlicher Genehmigung der Ko-Autorinnen und nach einer entsprechenden Mitteilung an den Verlag, wurden sie daraus entnommen (Kimmerle et al., 2020).

mit deren Hilfe aufzubereiten, Clarke (2009) konzipierte sie jedoch vielmehr, um in den unterschiedlichen Forschungsphasen Erkenntnisse zu stimulieren (Clarke, 2012, S. 121). Die Heuristik des Mappings als methodisches Verfahren wird im Folgenden erläutert und es wird exemplarisch aufgezeigt, wie diese im Analyseprozess Anwendung fanden.

Clarke et al. (2018, S. 104) schlagen drei verschiedene Arten von Maps vor: (1) Situations-Maps; (2) Maps sozialer Welten und Arenen und (3) Positions-Maps. Für die Nutzung der Mapping-Strategien im Analyseprozess gibt es weder eine Reihenfolge, noch müssen zwingend alle Arten von Maps angewendet werden. Welche Maps im Analyseprozess hilfreich sind, variiert je nach Fragestellung und ist abhängig von der Forschungsphase sowie vom Stand der Analysen. Im Laufe eines Projektes verändern sich die Maps, weil neue Daten hinzukommen oder neue Erkenntnisse neue Maps veranlassen. Eine Map ist demnach immer ein Provisorium (Clarke et al., 2018, S. 105). Je größer das Projekt, desto mehr Maps sind nötig (S. 123).

(1) *Situations-Maps* gibt es in *ungeordneter* Variante als *Messy-Map*, in *geordneter* tabellarischer Form und als *relationale Map*. Gemäß der Leitfrage, was die Situation konstituiert, werden in Situations-Maps Elemente gesammelt, die in der Empirie bzw. in den Daten relevant gemacht wurden. Zum einen geht es darum, zusammenzutragen, was aus Sicht der Beteiligten explizit zur Situation gehört, zum anderen, was in analytischer Überlegung oder aufgrund eigener Erfahrungen im konkreten Forschungsprozess hinzukommt. Im Unterschied zu einer einfachen Ideensammlung oder einem Brainstorming sollten die in eine Situations-Map eingefügten Elemente aus dem Material heraus bedeutsam geworden sein (Strübing, 2014, S. 108). Folgende Fragen können bei der Erstellung von Situations-Maps hilfreich sein (Clarke, 2002, S. 79 f.): Was konstituiert die Situation? Welche menschlichen (Individuen, Gruppen) und nichtmenschlichen (Organisationen, Institutionen), materiellen und symbolisch-diskursiven Elemente sind für die Analyse der Situation relevant? Welche Elemente werden (z. B. von den Interviewpartner*innen) für die Situation bedeutsam gemacht? Welche Vorstellungen, Konzepte, Ideologien, Diskurse, Symbole, Diskussionsschauplätze bzw. Arenen, kulturellen „Dinge“ spielen in dieser Situation eine Rolle?

Die gesammelten Elemente der Situation werden zunächst in einer abstrakten Situations-Map ungeordnet aufgeführt (*Messy-Map*). Abbildung 6 gibt dafür ein Beispiel.

Abbildung 6: Situations-Map (*Messy*-Version)

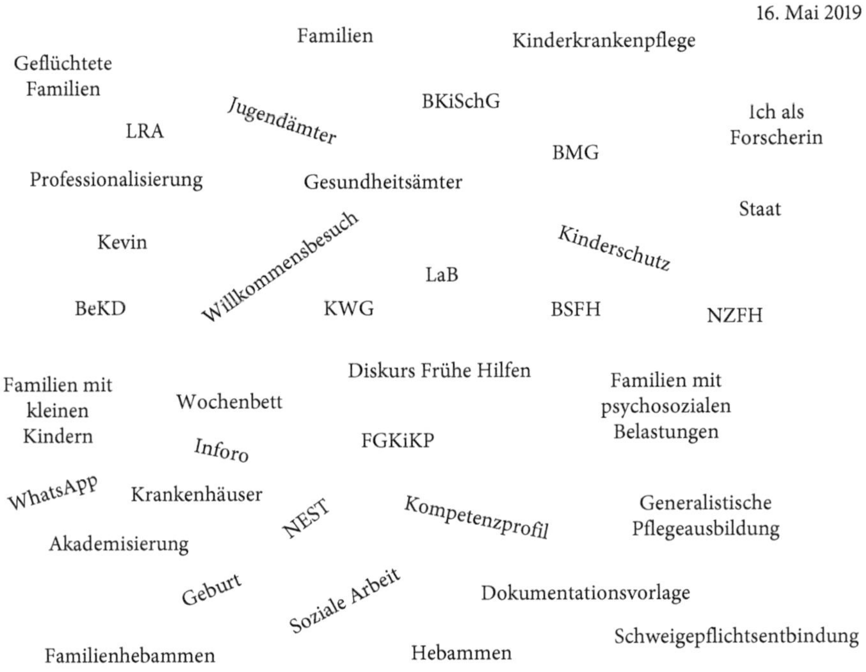

Quelle: eigene Darstellung basierend auf der Vorlage von Clarke et al., 2018

Übertragen auf die im Rahmen der Dissertation zu analysierende Situation sind das z. B. Familien, Eltern, Mütter oder Väter mit kleinen Kindern als individuelle Akteur*innen sowie FGKiKP oder Familienhebammen als kollektive Akteurinnen, die einzelnen interviewten Frauen mit ihrer individuellen Berufsbiografie jedoch wiederum als individuelle Akteurinnen. In den Interviews tauchen zudem nichtmenschliche Aktanten auf, die in der Situation bedeutsam sind, z. B. die Säuglingswaage, die eine wichtige Funktion in der Interaktion zwischen Eltern und Fachkräften einnimmt, indem sie als eine Art „Türöffner" oder „Eisbrecher" dient. Ein Beispiel für räumliche Entitäten sind Familienzentren oder Flüchtlingsunterkünfte. Auch wirtschaftliche Elemente konstituieren die Situation, wie der Fonds der Bundesstiftung Frühe Hilfen, oder zeitliche Elemente wie die Einführung des BKiSchG. Anschließend werden die Elemente in einer Tabelle sortiert. Daraus ergibt sich eine geordnete Situations-Map (*Ordered Map*). Tabelle 5 gibt ein Beispiel dafür.

Tabelle 5: Situations-Map (geordnete Version)

Individuelle menschliche Elemente/ Akteur*innen	**Nichtmenschliche Elemente/Aktanten**
interviewte Frauen; Familien, Eltern, Mütter, Väter mit kleinen Kindern Schwangere Frauen Säuglinge, Kinder, Kinder mit Behinderung, Kinder mit chronischer Erkrankung, frühgeborene Kinder Familien in belasteten/belastenden Lebenssituationen Familien mit psychosozialen Belastungen Flüchtlinge, geflüchtete Familien, geflüchtete Frauen „Akademikerfamilien" Freiberufliche FGKiKP Forscherin	„Willkommensbesuche" „Türöffner": die Waage / das Wiegen, das Willkommensgeschenk / der Schlafsack, Infomaterial Bundeskinderschutzgesetz u. a. (KKG usw.), Sozialgesetzbücher, VN-Kinderrechtskonvention, VN-Behindertenrechtskonvention Materialien und Instrumente des NZFH, „Kinderschutzbogen", „Dokumentationsvorlage", Qualifikationsmodule (Felsenweginstitut, NZFH), Kompetenzprofil (FGKiKP, Familienhebammen) Beratung: Schwangerschaftsberatung, Schwangerschaftskonfliktberatung, Stillberatung, Trageberatung „Schweigepflichtsentbindung" Belastungslagen Postpartale Depression Nachrichtendienste (Mobiltelefon)
Kollektive menschliche Elemente/ Akteursgruppen	**Implizierte Akteur*innen**
Berufsverband Kinderkrankenpflege Deutschland e. V. (BeKD); Deutscher Hebammenverband (DHV); Gesundheits- und Kinderkrankenpflegekräfte, FGKiKP, Hebammen, Familienhebammen, Soziale Arbeit (Sozialarbeiter*innen, Sozialpädagog*innen), Sozialpädagogische Familienhilfe (SPFH), Netzwerkkoordinatorinnen, Heilpädagoginnen, Kinderärzt*innen, Mitarbeiterschaft Jugendamt/Gesundheitsamt, Forschungsgruppen (Trier/Hildesheim, DJI, NZFH), Mitarbeiterschaft NZFH	Eltern, Kinder, Väter Insoweit Erfahrene Fachkraft lt. BKiSchG Kinderschutzfachkräfte
Diskursive Konstruktionen individueller und/ oder kollektiver menschlicher Akteur*innen	**Diskursive Konstruktionen nichtmenschlicher Aktanten**
Kevins Tod (diskursive Explosion) „Fall Kevin: Chronik eines vermeidbaren Todes" (Spiegel Online)	Kindeswohl – Kindeswohlgefährdung; Kinderschutz; Frühe Hilfen „Kindesmisshandlung: Tod in Bremen" (Zeit online); Ressourcenorientierter Blick
Politische/wirtschaftliche/ökonomische Elemente	**Sozio-kulturelle/symbolische Elemente**
NZFH Wohlfahrts-/Sozialstaat, BMG Wohlfahrtsverbände als Träger Bundesstiftung Frühe Hilfen (Fonds) Bundesländer und Kommunen, Landratsämter	die Farben Rosa/Lila/Weinrot im Logo und in der Aufmachung der Unterlagen der Bundesinitiative/-stiftung Frühe Hilfen weiße, deutsche Frauen, die als FGKiKP arbeiten kulturelle Hintergründe (werden relevant gemacht in Bezug auf die Familien) Waage

Zeitliche Elemente	Räumliche Elemente (lokal bis global)
Tod von Kevin 2006 Aktionsprogramm Frühe Hilfen 2007 Gründung des NZFH 2007 Bundesinitiative Frühe Hilfen 2012 Bundesstiftung Frühe Hilfen 2018	Privates Zuhause von Familien (Häuslichkeit) Flüchtlingsunterkünfte, Familienzentren, Ämter (Landratsamt, Jugendamt, Gesundheitsamt) Psychologische Beratungsstelle, Kinderarztpraxen, Krankenhaus, Geburtsklinik, Wochenbettstation Bremen (wo Kevin starb und wo es bereits in den 1980ern erstmalig Familienhebammen gegeben hat)
historische Aspekte	**Paradigmen**
Krankenpflege im Nationalsozialismus, Fürsorgerinnen als „Spioninnen", Erfahrung einer Nation von Fürsorge als Kontrolle, Kindheit als eigener Raum, Entstehung der Kinderkrankenpflege, Feminisierung der Krankenpflege, Krankenpflegegesetz	Paradigmenwechsel: Pathogenese vs. Salutogenese, Ressourcenorientierung vs. Risikoorientierung, Prävention und Gesundheitsförderung vs. Intervention, Krankheitsorientierung vs. Gesundheitsorientierung, Name des Berufes: Kinderkrankenpflege wird GKiKP
Hauptthemen, Debatten, Streitpunkte	**Damit zusammenhängende/verwandte (populäre) Diskurse (historische, narrative, und/oder visuelle)**
Kinderschutz, Kindeswohl, Kindeswohlgefährdung, Kindergesundheit, gesunde Entwicklung Familien in belasteten Lebenssituationen Lotsen, Beraten, Begleiten, Anleiten, Vermitteln und Vernetzen interdisziplinäre multiprofessionelle Kooperation und Koordination, Aufbau von Netzwerken Frühe Bindung, frühe Kindheit, frühe Förderung, Frühe Hilfen Generalistik, Akademisierung der Hebammen und der Pflege, Professionalisierung	kein Kind soll durchs Netz fallen Alle sollen gesund aufwachsen Eltern sind defizitär Eltern brauchen Unterstützung Eltern/Familie als Risiko (kranke) Kinder als vulnerable spezifische Zielgruppe – Professionelle Fachkräfte müssen spezifisch qualifiziert sein (für Kinder, für Kinderschutz, für Kindergesundheit) Krankheitsbewältigung ist abhängig von Elternkompetenz Eltern brauchen Information, Anleitung, Schulung, Beratung Private Verantwortung vs. öffentliche Verantwortung für Gesundheit Freiwilligkeit vs. Kontrolle/Zwang Kontrolle/Überwachung vs. Fürsorge/Hilfe/Unterstützung Hilfen müssen freiwillig, niederschwellig und frühzeitig sein (früh d. h., wenn die Kinder noch klein sind – biografisch betrachtet – und rechtzeitig – problembezogen) Prekarisierung der Eltern vs. deren Stärkung Ressourcenorientierung vs. Risikoorientierung

Quelle: eigene Darstellung nach der Vorlage von Clarke et al., 2018

Im Endeffekt geht es darum, die Relationen der verschiedenen Elemente untereinander zu bestimmen und zu analysieren (*Relational Map*): Was hängt womit wie zusammen? Clarke (2002, S. 79) bezeichnet diese auch als „Landkarten von Beziehungsräumen". Im Zuge des *relational Mapping* wird auf der Grundlage einer ausgefeilten *Messy*-Map ein Fokus gesetzt und anschließend durchdacht, wie dieses ausgewählte Element in Beziehung zu den anderen Elementen der Situation steht. Beispielsweise werden FGKiKP ins Zentrum gestellt und analysiert, wie sie in Relation zu anderen Elementen der Situation stehen, z. B. zu Hebammen oder zu Säuglingen, zu „Willkommensbesuchen" oder zum Kinderschutz. So können „Beziehungsnetze" („*web of relations*") dargestellt werden (Clarke et al., 2018, S. 141). Während des Prozesses ist es wichtig, auftauchende Gedanken über Zusammenhänge fortlaufend und prompt in Memos festzuhalten. Es kann auch notwendig werden, zur Beantwortung der ein oder anderen Frage, die sich im Prozess des *relational Mapping* stellt, in der Literatur zu recherchieren, um Antworten zu finden (Clarke et al., 2018, S. 142). Letztlich sollen *Relational Maps* dabei helfen, unterschiedliche Perspektiven herauszuarbeiten (Strübing, 2014, S. 108).

(2) *Maps Sozialer Welten und Arenen* stellen die zweite Rubrik von Maps dar (Clarke et al., 2018, S. 104). Clarke nimmt explizit Bezug auf die Theorie Sozialer Welten von Strauss (Kapitel 2.1.2) und verknüpft sie mit dem Ansatz der Diskursanalyse, was sich in dieser Art des Mappings widerspiegelt. Die Arena ist dabei gleichzusetzen mit dem Diskursfeld bei Foucault (Keller, 2008b, S. 236). In der Arena werden Diskurse geführt, ausgehandelt und stehen wechselseitig in Konkurrenz. Hat Forschung gemäß des pragmatistischen Ansatzes Handeln und Interaktionen im Blick, dann soll dieses Konzept ein Hilfsmittel sein, um soziale Prozesse und ihre Bedingungen und Konsequenzen in ihrer Komplexität besser zu verstehen (Strauss, 1978a, S. 119 f.). Maps Sozialer Welten und Arenen können als Analysetool eingesetzt werden, um mit ihrer Hilfe herauszuarbeiten, „wie verschiedene Akteur*innen soziale Welten und deren Grenzen konstruieren und dadurch Zugehörigkeitsformationen produzieren" (Sielert, 2023, S. 254), welche sozialen Welten für die Situation besonders relevant sind und welches Thema in der Arena ausgehandelt wird. Sie machen deutlich, welche Perspektiven für die Situation eine Rolle spielen und helfen zu analysieren, wie die sozialen Welten in Relation zueinander stehen (Strübing, 2014, S. 108 f.).

Folgende Fragen können helfen, Maps sozialer Welten/Arenen anzufertigen (Clarke, 2002, S. 80): Welche sozialen Welten sind hier am Wirken? Welche sozialen Welten und Subwelten oder Segmente treffen in einer bestimmten Arena aufeinander? Weshalb ist das so? Welche Sichtweisen vertreten sie und was hoffen sie durch kollektives Handeln zu erreichen? Welche Arten von Unterschieden innerhalb sozialer Welten (und auch zwischen den sozialen Welten) sind auszumachen? Wie stehen die wichtigsten sozialen Welten in Beziehung innerhalb der Arena/Arenen? Wer definiert die Arena und was dazugehört? Wer ist oder wird wodurch oder durch wen repräsentiert? Abbildung 7 gibt ein Beispiel für eine *Map Sozialer Welten/Arenen* aus dem Forschungsprozess.

Abbildung 7: Map sozialer Welten in der Arena zum Kindeswohl

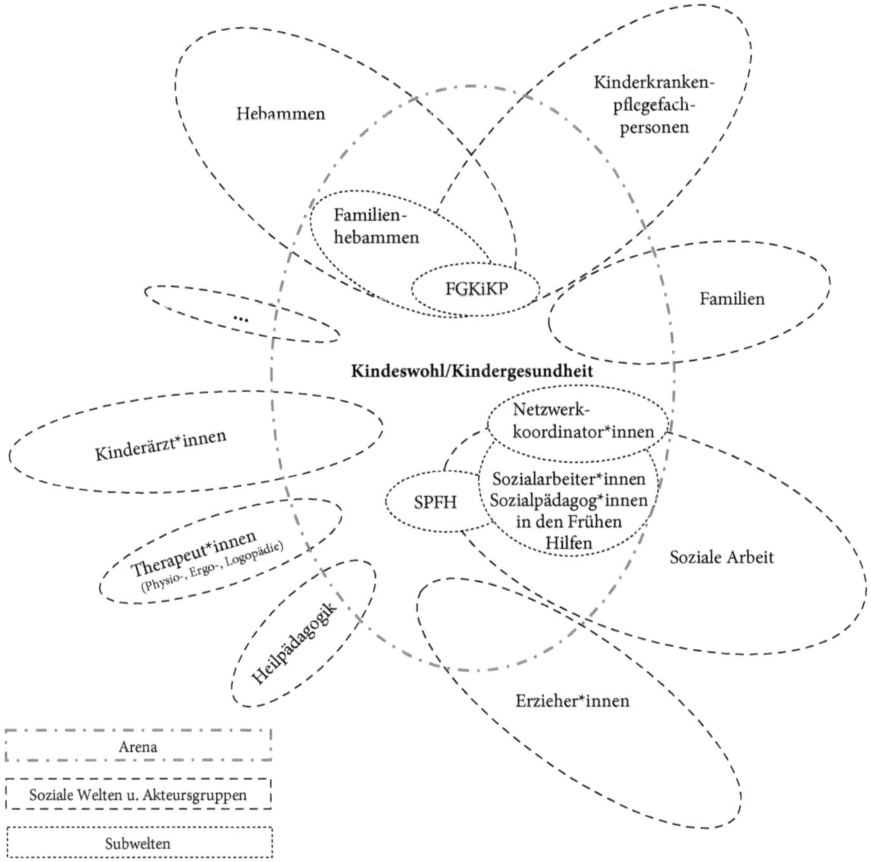

Quelle: eigene Darstellung mit Hilfe der Vorlage von Clarke et al., 2018

(3) *Positions-Maps* stellen die dritte Art von Maps dar (Clarke et al., 2018, S. 104). Sie ergänzen die anderen Mapping-Strategien dahingehend, genauer auszudifferenzieren, welche strittigen Themen verhandelt und welche argumentativen Positionen in den Aushandlungsprozessen oder Diskursen eingenommen werden. Sie haben das Ziel, die Bandbreite von Standpunkten, sogenannte „*Positions*", zu bestimmten Schlüsselthemen darzustellen. Darüber hinaus sollen sie helfen aufzudecken, wenn bestimmte Positionen überhaupt nicht vertreten werden. Fragen zur Erstellung von Positions-Maps sind: Was sind die grundlegenden Themen, zu denen es unterschiedliche Positionen gibt? Welche Positionen werden eingenommen und welche fehlen? (Clarke, 2002, S. 80–81). Die *Positions-Maps* können zudem leitend für das *theoretical Sampling* sein, indem z. B. nach Akteur*innen gesucht wird, die fehlende Positionen vertreten.

In einer frühen Forschungsphase können die Mapping-Strategien, insbesondere *Situations-Maps*, dabei helfen, die Forschung zu konzipieren, das Design festzulegen und zu sehen, wozu welches Material benötigt wird (Clarke et al., 2018, S. 104). In einer späteren Phase können sie im Sinne des *theoretical Samplings* aufzeigen, wozu weiteres Material generiert werden sollte und den Analyseprozess auf diese Weise sinnvoll steuern und vorantreiben. Besonders auch mithilfe von *Positions-Maps* lassen sich „blinde Flecken" ausmachen („*positions not taken*"), die das weitere Sampling leiten können (Clarke et al., 2018, S. 104). Die Mapping-Strategien eignen sich aber auch als Eintrittstor („*entrée*") in die Analyse (Clarke & Star, 2008, S. 118), um einen ersten Zugang zur Analyse zu finden, indem sie helfen, das gewonnene Material aufzubereiten.

Maps dienen dazu, Analysen handhabbar zu machen, indem mit ihrer Hilfe die Situation als Ganzes nicht aus dem Blick gerät. Somit sind sie ein Mittel, das dabei hilft, ein „*bigger picture*" zu bekommen (Clarke, 2019, S. 16). Ebenso können einzelne Facetten, beispielsweise bestimmte Prozesse, herausgegriffen werden. In dieser Forschungsarbeit sind das vor allem Professionalisierungsprozesse der Kinderkrankenpflege im Arbeitsfeld Frühe Hilfen.

Sowohl Situations-Maps als auch Maps sozialer Welten und Arenen eignen sich für die Untersuchung von Relationen zwischen verschiedenen Elementen der Situation. Insbesondere Maps sozialer Welten und Arenen zeigen ein sozial-ökologisches Beziehungsgefüge (Clarke et al., 2018, S. 104). Sie halten fest, wer involviert ist und worum es geht. Im Rahmen der Analyse von Aushandlungsprozessen wurde mit dem aufbereiteten Material aus den Interviews und der Gruppendiskussion pro Setting eine Map sozialer Welten angelegt. Auf diese Weise ließen sich besonders gut die unterschiedlichen Sichtweisen der an der Situation Beteiligten vergegenwärtigen und es ließ sich vergleichen, worum es in den Aushandlungen jeweils geht. Als ein Schlüsselthema der Arena Frühe Hilfen kristallisierte sich das Kindeswohl heraus: Wer bestimmt über das Kindeswohl? Wer darf dieses einschätzen? Unter welchen Bedingungen? Wo ist die Grenze zur Kindeswohlgefährdung? Auf welcher Basis wird gehandelt?

Neben den passenden Theoriebezügen sind die von Clarke et al. (2018; Clarke et al., 2022a) vorgeschlagenen Mapping-Strategien ein hilfreiches methodisches Mittel, um den Analyse- und Erkenntnisprozess voranzutreiben und Positionalitäten sichtbar zu machen. Insbesondere die Maps sozialer Welten und Arenen sind zur Analyse von Aushandlungsprozessen für diese Studie zentral, denn sie bringen in den Blick, was anders nicht sichtbar werden würde. Ohne die Anwendung der Theorien und Methoden der SitA hätten sich die Analysen dieser Arbeit auf die Handlungsdimension konzentriert. Dabei wäre außer Acht geblieben, wie und welche Diskurse an der Herstellung von FGKiKP beteiligt sind. Durch die SitA kann sichtbar werden, wie der Diskurs um Kinderschutz und Kindeswohl an der Entstehung von FGKiKP beteiligt ist, wie dieser Diskurs „Knowhow" erzeugt und Maßstäbe setzt und damit das Handeln dieser Fachkräfte leitet und legitimiert.

5 Darstellung der Forschungsergebnisse

In Auseinandersetzung mit dem Datenmaterial entwickelten sich zwei Stränge, die im Analyseprozess schwerpunktmäßig verfolgt wurden: zum einen wurde das Gewordensein der Situation von FGKiKP im Arbeitsfeld Frühe Hilfen rekonstruiert, zum anderen wurde untersucht, wie sich FGKiKP im Arbeitsfeld einbringen. Die Forschungsergebnisse werden darum in zwei Teilen dargestellt:

Teil A basiert auf den Dokumenten und Strukturdaten zur Rekonstruktion des Arbeitsfelds Frühe Hilfen und zur Entstehung von FGKiKP. In diesem Teil wird aufgezeigt, wie die Arena Frühe Hilfen entsteht, was sie ausmacht und wie aus ihr ein neues Arbeitsfeld für die Kinderkrankenpflege hervorgeht. Die Institutionalisierung, Formalisierung und Etablierung der Berufsausrichtung, also die FGKiKP in ihren Strukturzusammenhängen, wird hier erörtert. Die Arena wird als Diskursraum betrachtet und Diskurse, die an der Konstitution von FGKiKP beteiligt sind, werden beleuchtet. Mithilfe von Positions-Maps kann verdeutlicht werden, welche Positionen in den dominanten Diskursen wie verhandelt werden.

Teil B basiert auf den empirischen Daten aus den Interviews und der Gruppendiskussion. Auf dieser Grundlage wird gezeigt, was die neue Rolle als FGKiKP ausmacht, was das Besondere und Neue an der Tätigkeit ist und was wiederum nicht. Es wird dargestellt, wie sie ihre Zugehörigkeit formen und sich zu anderen positionieren, sowie mit wem sie in Interaktion treten. Mithilfe von Maps sozialer Welten wird veranschaulicht, auf welche anderen sozialen Welten FGKiKP in der Arena Frühe Hilfen treffen und wie sie sich positionieren bzw. positioniert werden.

Mithilfe des Forschungsansatzes der Situationsanalyse wird die Entstehung und Entwicklung von FGKiKP unter Berücksichtigung der gesamtgesellschaftlichen Zusammenhänge und berufsbiografischer Motive in ihrer komplexen Dynamik und ihr fachlicher Beitrag in diesem Tätigkeitsfeld aufgezeigt. Die Ergebnisse werden anschließend vor dem Hintergrund aktueller Entwicklungen im Pflegeberuf reflektiert und diskutiert.

TEIL A: Die Arena Frühe Hilfen

Der erste Teil des Ergebniskapitels (Teil A) widmet sich der Entstehung des Arbeitsfeldes Frühe Hilfen und der Berufsausrichtung FGKiKP. Dabei werden Fragen zur Entwicklung des Arbeitsfeldes, den politischen Entscheidungen und der Positionierung der Kinderkrankenpflege in Frühen Hilfen behandelt. Es erfolgt eine Analyse historischer, politischer und gesellschaftlicher Prozesse, Diskurse und Kontroversen, sowie konzeptioneller, formaler und struktureller

Rahmensetzungen, die an der Entstehung der Arena beteiligt waren und für die Situation der FGKiKP relevant sind. Das Ziel besteht darin, gesellschaftliche Problemstellungen, Bedarfe und Diskurse herauszuarbeiten, um Ansätze für Interventionen und Angebote – wie insbesondere die langfristige aufsuchende Betreuung und Begleitung – einordnen zu können. Diese Erkenntnisse werden im Anschluss mit den Ergebnissen aus den Interviewanalysen zusammengeführt. Für die historische Rekonstruktion wurden verschiedene Datenquellen genutzt, darunter Dokumente, Medienberichte, programmatische Literatur und autoethnographische Notizen. Eine Strukturdaten- und Dokumentenanalyse wurde durchgeführt, wobei vor allem Mapping-Strategien zum Einsatz kamen. Die Ergebnisse werden in den folgenden Kapiteln präsentiert.

Frühe Hilfen als Arbeitsfeld von Kinderkrankenpflege

Die Entwicklung der Arena Frühe Hilfen und wie diese zu einem Arbeitsfeld der Kinderkrankenpflege wurde werden aufgezeigt. Die Strukturdaten- und Dokumentenanalyse ergab drei Phasen: Phase I (bis 2011) beinhaltet die Problemanalyse, die durch einen medienwirksamen Fall von Kindeswohlgefährdung, wissenschaftliche Analysen und Aktionen zur Weiterentwicklung des Kinderschutzes geprägt ist. In dieser ersten Phase wurde die Zusatzqualifizierung für FGKiKP entwickelt und erste Kinderkrankenpflegefachpersonen boten Leistungen in diesem Feld an. Der Start der Bundesinitiative Frühe Hilfen markiert den Übergang zur Phase II (2012–2015), die durch den Aufbau von Netzwerken und die Etablierung der Familienhebamme als zentrale Akteurin gekennzeichnet ist. Phase III (ab 2016) konzentriert sich auf die Schaffung von Kontinuität und wird als „Verstetigung, Vernetzung und Qualifizierung“ bezeichnet. Jede Phase wird in einem eigenen Kapitel behandelt.

5.1 Mediale Explosion, Analysen und Aktionismus (Phase I): Eine Arena entsteht

Die erste Phase erstreckt sich von der Jahrtausendwende bis zur Verabschiedung des Bundeskinderschutzgesetzes Ende 2011. In dieser Zeit entstand die Arena Frühe Hilfen und brachte u. a. auch die Berufsausrichtung FGKiKP mit sich. Es werden verschiedene Entwicklungsstränge betrachtet, die miteinander verflochten sind. Zunächst wird die Entwicklung früher Hilfen[47] anhand politischer Meilensteine nachgezeichnet. Die Bedeutung der medialen Aufmerksamkeit für Fälle von Kindeswohlgefährdung wird beleuchtet. Anschließend werden

47 „Frühe Hilfen“ war damals noch kein feststehender Begriff und wurde darum noch nicht großgeschrieben.

Kinderschutzverläufe und Fehler im Kinderschutz analysiert sowie Praxis- und Forschungsprojekte zusammengefasst. Dies bildet den Rahmen für die Entstehung der Berufsausrichtung. Kontroversen und Spannungsfelder werden anhand stattfindender Diskurse aufgezeigt. Abschließend werden die Entwicklungen zusammengefasst und ein Zwischenfazit formuliert.

5.1.1 Ursprung der Arena

Die Entwicklung Früher Hilfen dokumentiert sich in Protokollen von Ministerkonferenzen, Berichten und Stellungnahmen, Nationalen Aktionsplänen und politischen Programmen. Im Folgenden werden politische Meilensteine zusammengefasst, um für die Situation relevante Prozesse, Debatten und Diskurse zu betrachten, die zur Entwicklung beigetragen haben. Sie werden im Anhang tabellarisch dargestellt (siehe ANLAGE 1).

Der *elfte Kinder- und Jugendbericht* von 2002 gibt bereits Hinweise auf zukünftige Entwicklungen im Bereich der Frühen Hilfen. Obwohl „Frühe Hilfen" in diesem Bericht noch nicht explizit erwähnt wurden, wurden bereits wichtige Aspekte der Situation von Familien mit Neugeborenen diskutiert: Es wurde festgestellt, dass die Säuglingssterblichkeit in Deutschland im Vergleich zu anderen westlichen Ländern höher ist und mit der sozialen Lage von Familien in Verbindung steht (BMFSFJ, 2002, S. 221–225). Darum wurde betont, dass Familien unterstützende Rahmenbedingungen benötigen, um ihre Aufgabe als zentrale Sozialisationsinstanz erfüllen zu können. Eine familienunterstützende Politik wurde gefordert, die niedrigschwellige Zugänge zu Jugendhilfeleistungen, verlässliche Hilfen aus einer Hand und Mitwirkungsmöglichkeiten für Familien ermöglicht. Es wurde auch auf den Bedarf der Eltern nach Rat und Orientierung hingewiesen, der sich in der Konjunktur populärer TV-Sendungen zu Erziehungsfragen und Elternzeitschriften zeigte (BMFSFJ, 2002, S. 55). Die Themen Vernachlässigung und intersektorale Kooperation und eine Vernetzung sozialraumorientierter Angebote wurden ebenfalls angesprochen, jedoch nicht weiter ausdifferenziert. Die Forderungen der Sachverständigenkommission blieben allgemein und wenig konkret, spiegeln jedoch die Grundprinzipien wider, die bei der Konzeption der Frühen Hilfen im Jahr 2006 maßgeblich waren.

Im Februar 2005 verabschiedete das Bundeskabinett einen *Nationalen Aktionsplan* „Für ein kindergerechtes Deutschland 2005 bis 2010" (BMFSFJ, 2006b). Sechs Handlungsfelder wurden festgelegt, darunter Gewaltfreiheit, Chancengerechtigkeit durch Bildung und Förderung eines gesunden Lebens. Als eine folgenschwere gesellschaftliche Problemlage, die aufgrund sozialer Folgen auch volkswirtschaftlich ins Gewicht fällt, wurde erkannt, dass gewaltfreie Erziehung noch nicht umgesetzt wurde, obwohl ein Gesetz zur Ächtung von Gewalt in der Erziehung im Jahr 2000 verabschiedet worden war. Eine Kampagne zur Förderung des Respekts vor Kindern wurde gestartet. Der Aktionsplan forderte Gewaltpräventionsmaßnahmen, wie Schulung von Fachpersonen und Aufklärung von Eltern, z. B. sollten Elternbriefe in verschiedenen Sprachen aufzeigen, wie in typischen Alltagssituationen Konflikte gewaltfrei gelöst werden können. Im Bereich der Bildungsförderung wurden Maßnahmen zur frühen und individuellen Förderung von Kindern vorgeschlagen. Eine Orientierung, die sich im Nationalen Aktionsplan zeigte: Kinder haben Rechte, für die in allen Politikfeldern gekämpft werden muss. Die „bestmögliche Förderung der Gesundheit“ ist ein solches Recht (BMFSFJ, 2006b, S. 37). Darum sollten im Bereich der Gesundheitsförderung neue Konzepte entwickelt werden. Die Bundesregierung forderte zur Umsetzung des Nationalen Aktionsplans politische und gesellschaftliche Partner*innen zur Mitwirkung auf, z. B. die Jugendministerkonferenz (JMK) (BMFSFJ, 2006b, 34, 77).

Auf der *Jugendministerkonferenz* (JMK, 2005) in München wurden wesentliche Beschlüsse zu „frühen Hilfen“ gefasst, um den Gesundheitsrisiken von Kindern und Jugendlichen und der schlechten Erreichbarkeit sozial benachteiligter Zielgruppen zu begegnen. Eltern wurden in ihrer Verantwortung für die Gesundheit ihrer Kinder hervorgehoben und sollten in ihrer Gesundheitskompetenz gestärkt werden. Die Kinder- und Jugendhilfe wurde in die Verantwortung für Prävention und Gesundheitsförderung genommen und Maßnahmen zur Kooperation von Jugendhilfe und Gesundheitswesen gefordert. Aufsuchende Versorgungsangebote durch den Öffentlichen Gesundheitsdienst (ÖGD) wurden vorgeschlagen. Eine intensivere Vernetzung der Fort- und Weiterbildung von Fachkräften des Gesundheitswesens und der Jugendhilfe sowie die Stärkung von Gesundheitsaspekten in der Aus-, Fort- und Weiterbildung von pädagogischen Fachkräften wurden als wichtige Voraussetzungen genannt. Einzelne Gesundheitsfachberufe fanden in der JMK keine Erwähnung.

Die Beschlüsse des Nationalen Aktionsplans und der Jugendministerkonferenz wurden im *Koalitionsvertrag* von CDU/CSU und SPD im November desselben Jahres übernommen (CDU/CSU und SPD, 2005, S. 95). Die Ziele waren eine Verbesserung des Kinderschutzes durch Frühwarnsysteme und frühe Hilfen, die Verknüpfung von Gesundheitsleistungen, Jugendhilfe und zivilgesellschaftlichem Engagement sowie die Stärkung des staatlichen Schutzauftrags und der Erziehungsverantwortung. Es wurde betont, dass Hilfen für Kinder mit sozialen und gesundheitlichen Risiken frühzeitig einsetzen sowie verlässlicher und vernetzter sein sollten. Die Strukturen der Angebote sollten verbessert und neue entwickelt werden. Das Projekt „Frühe Förderung für gefährdete Kinder – Prävention durch Frühförderung“ wurde im Koalitionsvertrag festgelegt, mit einem Budget von zehn Millionen Euro über fünf Jahre. Ein Servicebüro auf Bundesebene sollte zur Koordination der Aktivitäten eingerichtet werden. Der Koalitionsvertrag legte den Grundstein für die Gründung des NZFH und definierte wichtige Grundlagen für seine Arbeit (CDU/CSU und SPD, 2005, S. 98 f.).

Die JMK 2006 in Hamburg legte einen besonderen Fokus auf Familien und wurde zur *Jugend- und Familienministerkonferenz* (JFMK). Das Programm des Bundes zum Ausbau früher Hilfen wurde von den Minister*innen begrüßt. Die Stärkung der Kindergesundheit und die Bedeutung der Familie für Prävention und Gesundheitsförderung wurden betont. Die intersektorale Kooperation zwischen Gesundheitswesen und Jugendhilfe wurde erneut unterstrichen. Es wurde erklärt, dass die Aus-, Fort- und Weiterbildung aller beteiligten Professionen stärker auf gesundheitsrelevante Aspekte und vorhandene Hilfesysteme ausgerichtet sein sollte. Die Einbindung von Fachkräften aus verschiedenen Bereichen und die Förderung von Netzwerkarbeit waren als wichtig angesehen (NZFH, 2024).

Der *12. Kinder- und Jugendbericht* betonte die Bedeutung der Familienbildung (BMFSFJ, 2006c, S. 8). Es wurden Angebote für sozial benachteiligte Familien mit Migrationshintergrund vorgestellt, um ihre Erziehungskompetenz zu stärken und die Teilhabe der Kinder an der Gesellschaft zu verbessern. Beispiele solcher Projekte waren das „Ostapje – Schritt für Schritt"-Programm, das „Rucksack-Programm" zur Sprachförderung und Elternbildung, das Angebot „Starke Eltern – Starke Kinder" vom Deutschen Kinderschutzbund und die „Mütterzentren" als Treffpunkte für Mütter und Kinder. Die Sachverständigenkommission empfahl, Selbsthilfe von Familien zu fördern, Erkenntnisse aus der Säuglingsforschung und Entwicklungspsychologie einzubeziehen und niedrigschwellige Angebote für sozial benachteiligte Familien anzubieten (BMFSFJ, 2006c, S. 183). Es wurde betont, dass nicht nur extreme Fälle von Vernachlässigung und Missbrauch Unterstützung benötigen, sondern dass Eltern im Allgemeinen Orientierung und Rat suchen. „Stärkung der Elternkompetenz" zog sich als Motto durch die Empfehlungen des Berichts (BMFSFJ, 2006c, S. 45). Der Bericht erkannte bereits vor dem Fall von Kevin die Probleme von Kindeswohlgefährdung und Gewalt und stellte die Sicherung des Kindeswohls als politisches Ziel heraus (BMFSFJ, 2006c, S. 3–5).

Das BMFSFJ (2006a) unter der Leitung von Bundesministerin von der Leyen veröffentlichte im August 2006 einen ersten Entwurf für das *Aktionsprogramm* „Frühe Hilfen für Eltern und Kinder und soziale Frühwarnsysteme". Das Ziel war der Schutz von Kleinkindern, die frühzeitige Erkennung von Risiken und die Implementierung effektiver Hilfesysteme. Der Entwurf betonte die Verbesserung und Weiterentwicklung der Hilfesysteme durch systematische Fehleranalysen, die Erforschung von Ursachen und Häufungen von Kindeswohlgefährdung sowie die Untersuchung der Modellprojekte in den Bundesländern im Hinblick auf Anforderungserfüllung, Leistungsfähigkeit und Wirksamkeit. Das NZFH wurde gegründet, um diese Aufgaben in Zusammenarbeit mit Forschungseinrichtungen wie dem Deutschen Jugendinstitut (DJI) zu übernehmen. Eine professionelle Qualifikation der eingesetzten Fachkräfte wurde als wesentliches Element angesehen, damit Frühwarnsysteme funktionieren und Risikofaktoren korrekt erkannt und bewertet werden. Die Zusammenarbeit zwischen Gesundheitswesen und Jugendhilfe (z. B. die Abklärung psychosozialer Risiken und von Hilfebedarf) sollte verbessert werden, insbesondere im Bereich der Zugänglichkeit von Müttern rund um die Geburt (BMFSFJ, 2006a, S. 3). Präventive Angebote des Gesundheitswesens wie die Geburtsvorbereitung sollten mit Aufgaben der Jugendhilfe wie die Erkennung psychosozialer Risiken verbunden werden. Besonders belastete Familien und solche „mit geringer sozialer Integration […], mit geringem Bildungsstand oder mit Migrationshintergrund" (BMFSFJ, 2006a, S. 9) sollten gezielt erreicht werden, auch durch aufsuchende Angebote z. B. zur Hilfestellung bei der Säuglingspflege und die Auswertung von Familienhebammenprojekten.

5.1.2 Ein Kinderschutzskandal entfacht die Debatte um Frühwarnsysteme

Im Oktober 2006 wurde in Bremen die Leiche von Kevin gefunden, ein Kind substituierter drogenabhängiger Eltern. Trotz der Betreuung durch das Jugendamt und obwohl er unter dem Schutz des Staates gestanden hatte, starb er aufgrund von Verletzungen und Vernachlässigung. Die Untersuchung des Falles ergab, dass es Zeiträume ohne Hilfen und fehlende Anschlusshilfen gegeben hatte und die Übergänge zwischen den Hilfesystemen funktionierten nicht. Es fehlten klare Vorgaben und Kontrollmaßnahmen, und Konsequenzen wurden nicht gezogen, wenn Absprachen von der Familie nicht eingehalten wurden. Die Beteiligten fragten sich, wie das Risiko falsch eingeschätzt und den Eltern immer wieder neue Chancen eingeräumt werden konnten. Die Erkenntnis aus dem Fall Kevin war die Notwendigkeit einer besseren Vernetzung der beteiligten Akteur*innen[48], einer verbesserten Kooperation z. B. zwischen Jugendamt und Suchthilfe, einer standardisierten Risikoeinschätzung und Aktenführung, kollegialer Beratung, Supervision und angemessener Finanzierung für diese Maßnahmen zur Verbesserung des Hilfesystems.

48 Beteiligte am „Fall Kevin": Oberarzt/Kinderarzt, Krankenschwester und Sozialdienst (der Klinik, wo Kevin geboren wurde), Familienhebamme (Gesundheitsamt Bremen), Verein für Suchttherapie, AK Kommunale Drogenpolitik („Drogenhilfe"), Sachbearbeiter und Sachgebietsleiterin (Amt für Soziale Dienste), Hausarzt (Methadonprogramm Vater), aufsuchende Familienberatung, Mitarbeiterin und Leiterin Früher Hilfen (eher Frühförderung), Kinderarzt vom Gesundheitsamt, Kinderarzt der Familie, Mitarbeiter*innen eines Kinderheimes, Bewährungshelferin, Richterin, Rechtsmedizin, Vater, Mutter, Kind, Großmutter des Kindes, Tagespflegemutter, Amtsvormund, Trauergruppe (Baptistengemeinde), sozialpädagogischer Spielkreis, Leiter Sozialzentrum, Mitarbeiter FiM-Projekt, Polizei.

Im Dezember 2006 wurde auf einer *Sonderkonferenz der Jugend- und Familienminister*innen* (Sonder-JFMK) ein Entwurf für ein Kinderschutzgesetz diskutiert. Im Jahr 2007 folgte ein wichtiger Meilenstein mit der Ausschreibung von *Modellprojekten* und ihrer wissenschaftlichen Begleitung im Rahmen des Aktionsprogramms „Frühe Hilfen für Eltern und Kinder und soziale Frühwarnsysteme" (BMFSFJ, 2007). Finanziert vom Bund und mit dauerhaften Strukturen auf Landesebene sollten diese Projekte den Zugang zu Familien mit besonderen Belastungen und Risiken verbessern. Die Stärkung der Elternkompetenz und maßgeschneiderte Unterstützungsangebote standen im Fokus, ebenso wie die fachliche Qualifikation der Helfenden (BMFSFJ, 2007).

Der *Kinderschutzgipfel*, bei dem die Bundesregierung mit den Ministerpräsident*innen der Länder zusammenkam, fand kurz vor Weihnachten statt, was die Dringlichkeit und Wichtigkeit unterstreicht, mit der gehandelt wurde (Stötzel, 2009). Der Fokus lag auf der Früherkennung von Kindeswohlgefährdung und Vernetzung. Die Argumentationslinie, die dem Ergebnisprotokoll entnommen werden kann, war folgende: Überforderte Eltern können zum Risiko für ihre Kinder werden, daher benötigen Familien passgenaue und kontinuierliche Unterstützung. Hierfür trägt der Staat die Verantwortung. Dazu braucht es ein enges Netz von Hilfen. Die Vernetzung verschiedener Behörden und Einrichtungen, wie Gesundheitswesen, Kinder- und Jugendhilfe, Sozialämter, Justiz und Polizei, wurde als grundlegend angesehen. Eine Arbeitsgruppe *AG Vernetzung* wurde eingerichtet, um Vorschläge für vernetzte Strukturen und soziale Frühwarnsysteme zu entwickeln. Die Wirksamkeit des Schutzauftrags nach § 8a SGB VIII und die Verpflichtungen der aufsuchenden Jugendhilfe sollten überprüft werden. Datenschutz und Datenaustausch zwischen Behörden wurden diskutiert. Über die grundgesetzliche Verankerung von Kinderrechten blieben die Länder uneins. Zum Thema *Kinderschutz* fasste die MPK folgende Beschlüsse: 1. Aufbau von starken Netzen für Kinder und Eltern, 2. Verstärkte Anstrengungen für Kinder in Not, 3. Datenschutz darf Kinderschutz nicht behindern, 4. Verbindliche und inhaltliche Überarbeitung der Vorsorgeuntersuchungen (MPK, 2007).

Bund, Länder und Kommunen sollten mit Unterstützung des NZFH „Vorschläge für vernetzte Strukturen und regelhafte soziale Frühwarnsysteme und Fördersysteme" (MPK, 2007 zitiert in Stötzel, 2009, S. 788) erarbeiten. Die Ergebnisse der Arbeitsgruppe *AG-Vernetzung* wurden im April des Folgejahres in einem Eckpunktepapier veröffentlicht. Dieses legte konkrete Aufgaben für Bund, Länder und Kommunen fest, um die Vernetzung und die Entwicklung von Kooperations- und Koordinationsstrukturen zu verbessern. Der Bund sollte durch das NZFH als Wissensplattform den Wissenstransfer zwischen Wissenschaft und Praxis sicherstellen, den länderübergreifenden Wissensaustausch fördern, Begleitmaterial entwickeln und die Öffentlichkeit informieren. Ein Fachbeirat beim NZFH sollte die Vernetzung unterstützen. Die Länder sollten Koordinationsstellen auf Länderebene schaffen, um die Vernetzung voranzutreiben.

Die *Länder* sollten die „Implementierung von Frühen Hilfen und sozialen Frühwarnsystemen“ fördern, z. B. durch Kinderschutzkonferenzen für den Erfahrungsaustausch zwischen den Kommunen. Die Verantwortung und Zuständigkeit der Länder umfassten Maßnahmen zur Qualitätsentwicklung, wie die Erstellung von Leitfäden oder Empfehlungen im Kinderschutz. Das Thema Kinderschutz sollte in der Aus-, Fort- und Weiterbildung aller Akteur*innen integriert und die Öffentlichkeit sensibilisiert werden. Weitere Zuständigkeiten der Länder waren landesrechtliche Regelungen wie Datenschutz oder Früherkennungsuntersuchungen. Die Länder sollten Strategien entwickeln, um den Zugang zu Familien zu verbessern und infrastrukturelle Voraussetzungen zu schaffen, z. B. durch Eltern- und Familienbildung oder Eltern-Kind-Zentren. Auch Familienhebammen wurden im Eckpunktepapier der AG-Vernetzung erwähnt, und die Länder wurden aufgefordert, Lösungen für eine Grundfinanzierung zu finden.

Den *Kommunen* wurde eine zentrale Rolle bei der Vernetzung im Kinderschutz zugewiesen. Sie sollten Netzwerke Früher Hilfen und sozialer Frühwarnsysteme auf- und ausbauen sowie koordinieren. Bestehende Strukturen sollten dabei genutzt und schrittweise ins kommunale Regelsystem integriert werden. Es sollten regionale Kinderschutzkonzepte entwickelt und verbindliche Kooperationsvereinbarungen zwischen den Akteur*innen im Netzwerk getroffen werden. Für die Netzwerkarbeit auf kommunaler Ebene sollten Ressourcen bereitgestellt werden, um die professionsübergreifende Qualifizierung und Fortbildung der Fachkräfte sowie die Akzeptanz und Bekanntheit der Hilfenetzwerke durch kommunale Öffentlichkeitsarbeit zu fördern (Bund, Länder und Kommunen in Zusammenarbeit mit dem NZFH, 2008).

Die Kinderschutzdebatte wurde durch den Fall Kevin „angeheizt“ und löste einen Aktionismus im Kinderschutz aus. Im Anhang wird in einer zusammenfassenden Tabelle illustriert, wie der Fall Kevin als Auslöser für die Entwicklung früher Hilfen fungierte (ANLAGE 2). Die medial erzeugte Spannung beschleunigte die Entwicklung von Frühen Hilfen. Die darauffolgende fachliche Debatte über Vernachlässigung und die Verbesserung des Kinderschutzsystems werden im nächsten Kapitel behandelt.

5.1.3 Analysen von Kinderschutzverläufen und Fehlern im Kinderschutz

Der Beschluss, aus Fehlern im Kinderschutz zu lernen, wurde von Seiten der Politik unterstützt. Die Machbarkeitsanalyse von Fegert, Ziegenhain u. a. (BMFSFJ, 2008) spielte dabei eine wegweisende Rolle. Das NZFH wurde beauftragt,

Erkenntnisse zusammenzubringen und einen Austausch zur Qualitätsentwicklung im Kinderschutz zu initiieren. Tabelle 6 bietet einen Überblick über Aktivitäten zur Analyse von Kinderschutzverläufen und Fehlern.

Tabelle 6: Analysen im Kinderschutz

Zeitleiste	Meilenstein	Inhalt	Ziel
2008 Juni	Beschluss MPK: Aus Fehlern im Kinderschutz lernen	„Um Defizite im Kinderschutz zu identifizieren und um aus problematischen Kinderschutzverläufen zu lernen, wird das Nationale Zentrum Frühe Hilfen in Abstimmung mit Bund und Ländern eine Plattform für einen regelhaften Erfahrungsaustausch einrichten" (MPK, 2008, S. 3; siehe auch Stötzel, 2009)	Kinderschutz durch Austausch und Reflexion verbessern
2008	Machbarkeitsexpertise (BMFSFJ, 2008): Lernen aus problematischen Kinderschutzverläufen	Fehleranalyse, Risikomanagement, Fehlerberichtssysteme in anderen Anwendungsbereichen (Luft- und Raumfahrt, Medizin, Kernkraft) und Überlegungen zu dessen Übertragung auf das Kinderschutzsystem, Schwachstellen und Verbesserungen im Kinderschutz, Schlussfolgerungen und Empfehlungen	Verbesserung des Kinderschutzes durch konsequente Fehleranalyse; Identifikation von Lücken im System; zentrale Erarbeitung von Lösungen; Etablierung einer Fehlerkultur und eines einheitlichen Berichtssystems
2010	Problematische Kinderschutzverläufe (Fegert et al., 2010)	Mediale Skandalisierung und Institutionalisierung im Kinderschutz; Kinderschutzfälle im Spiegel der Berichterstattung; Erfahrungswissen (anderer Fachdisziplinen, international, in Deutschland, aus dem Management); fachwissenschaftliche Empfehlungen zur Weiterentwicklung des Kinderschutzes	Fachliche Fehleranalyse und Strategien zur Verbesserung des Kinderschutzes
2009–2015	Projekt (DJI, 2021): „Lernen aus problematischen Kinderschutzverläufen"	Entwicklung konkreter Instrumente, Entwicklung eines Leitfadens zur strategischen Kommunikation, Ermittlung förderlicher und hinderlicher Faktoren für Beratung, Weiterentwicklung eines professionellen Risiko- und Fehler- und Krisenmanagements	Wissen über Fehler und Risiken generieren, für Praxis aufbereiten → Beitrag zur Qualitätsentwicklung im Kinderschutz

Quelle: eigene Darstellung

Die MPK vom 12. Juni 2008 griff die Beschlüsse des Kinderschutzgipfels auf (Stötzel, 2009). Das NZFH sollte den länderübergreifenden Austausch ermöglichen, um Defizite zu identifizieren und aus problematischen Kinderschutzverläufen zu lernen. Die Bundesregierung beauftragte eine Expertise zur Verbesserung des

Kinderschutzes, die von Expert*innen wie Fegert, Kindler und Ziegenhain verfasst wurde. Sie analysierten medienpräsente Kinderschutzfälle, darunter auch der Fall Kevin. Die Analyse zeigte, dass im Jahr 2007 über 99 Familien und im Jahr 2008 über 34 Misshandlungsfälle in den Medien berichtet wurden, wobei 192 Kinder betroffen waren, von denen mehr als die Hälfte jünger als zwei Jahre alt war (Fegert et al., 2010, S. 55–78).

Die Expertise präsentierte verschiedene Fehleranalyseinstrumente aus der Luftfahrt, der Medizin und Kernkraftwerken sowie internationale Ansätze zur Analyse von Fehlentscheidungen im Kinderschutz. Durch qualitative Interviews mit Fachkräften aus dem Kinderschutz und drei Unternehmensberatern wurden Übertragungsmöglichkeiten von Instrumenten aus der Wirtschaft auf den Kinderschutz diskutiert. Die Expertise enthielt Empfehlungen zur Bewältigung von problematischen Kinderschutzverläufen und zur Verbesserung des Kinderschutzes. Teile der Expertise flossen in eine Buchveröffentlichung ein (Fegert et al., 2010). Da die Expertise zur Analyse von Kinderschutzverläufen und Fehlern im Kinderschutz von zentraler Bedeutung für die Weiterentwicklung des Kinderschutzsystems und die Entwicklung von Frühen Hilfen war, werden die folgenden Aspekte genauer beleuchtet: Probleme im Kinderschutz, Relevanz für professionelle Fachkräfte in Frühen Hilfen sowie fachwissenschaftliche Empfehlungen, die sich in Verbindung mit dem Einsatz von GKiKP bringen lassen.

Welche Probleme werden in der Expertise zur Analyse im Kinderschutz benannt?

Die Expertise problematisierte die „Berichterstattung über Skandalfälle“ (BMFSFJ, 2008, S. 102) und das mediale Bild des deutschen Kinderschutzes anhand von Extremfällen wie dem Fall Kevin (BMFSFJ, 2008, S. 8). Die Kinderschutzfälle selbst, Vernachlässigung und Misshandlung von Kindern, wurden einer Fehleranalyse unterzogen. Strukturelle Mängel, organisatorische Schwierigkeiten, Personalmangel und Überlastung wurden als Ursachen für das Versagen der bestehenden Systeme identifiziert. Es fehle an Kontrolle und die Zusammenarbeit zwischen verschiedenen Behörden und Berufsgruppen sei unzureichend. Darüber hinaus wurde ein „fehlendes Kinderbewusstsein“ (S. 93) in der Gesellschaft festgestellt: Das Wissen, was ein Kind brauche z. B. wie viel Schlaf, Essen und Trinken oder was einem Kind guttut und was nicht, sei in der Gesellschaft verloren gegangen. Aufgrund dessen brauchten Eltern zunehmend Unterstützung. Schwachstellen im Kinderschutz wurden in der Risikoeinschätzung, der Überprüfung der Hilfen und der interdisziplinären Zusammenarbeit gesehen. Weitere Probleme umfassten fehlende Fallbesprechungen, ein fehlendes Berichtssystem und Fehlermanagement im Kinderschutz (S. 91). Zuständigkeiten waren unklar und es gab Verständigungs- und Kommunikationsprobleme zwischen verschiedenen Berufsgruppen und Institutionen, konkurrierende Strukturen, fehlende bundesweit einheitliche Standards, eine mangelhafte Dokumentation sowie einen Datenmangel im Jugendhilfe- und Gesundheitsbereich (BMFSFJ, 2008, S. 123, 127).

Welche dieser Probleme spielen für den Einsatz professioneller Fachkräfte in Frühen Hilfen eine Rolle? Es wurde festgestellt, dass in Kinderschutzfällen die Kinder nicht sorgfältig genug in Augenschein genommen wurden. Darüber hinaus wurde kritisch gesehen, wenn die Entscheidungsfreiheit der Eltern und Integrität der Familie unter allen Umständen gewährleistet und eine ablehnende Haltung der Eltern akzeptiert wurde (BMFSFJ, 2008, S. 14). Eine unzureichende Beteiligung und mangelnde Kooperation der Familie werde hingenommen (S 76). Fachkräfte erhielten oft kein ganzheitliches Bild von der Familie, führten Informationen nicht zusammen und erkannten Zusammenhänge zum Kindeswohl nicht. Das Risiko wurde in brisanten Fällen fehleingeschätzt, Anhaltspunkte für eine mögliche Kindeswohlgefährdung wurden nicht erkannt. Zudem wurde das Mehraugenprinzip vernachlässigt, und Entscheidungen allein von Mitarbeiter*innen der Sozialbehörden getroffen, ohne Beratung oder dokumentierte Abwägung der Entscheidung (BMFSFJ, 2008).

Welche fachwissenschaftlichen Empfehlungen wurden in der Expertise gegeben?

Ausgehend von dem Statement, Familien gemäß ihrer Bedürfnisse und Bedarfe zu unterstützen, insbesondere wenn Probleme auftauchen, bezogen sich die Empfehlungen auf die *Fehleranalyse*, die *Zusammenarbeit und Kommunikation, Kompetenzen und Wissen, Management und Organisation, Standards, rechtliche Bestimmungen und Instrumente* sowie *Wissenschaft und Forschung* (BMFSFJ, 2008). Diese werden im Folgenden zusammengefasst.

Fehleranalyse: Um aus Fehlern im Kinderschutz zu lernen und ein Fehlermanagement einzuführen, wurde empfohlen, eine Fehler- und Vertrauenskultur zu entwickeln. Dazu sollten unabhängige Evaluationsprozesse etabliert und die Struktur-, Prozess- und Ergebnisqualität analysiert werden. Ein Berichtssystem für riskante Vorfälle sei einzuführen. Langfristig sollten multidisziplinäre Analysen von schwerwiegenden Fehlern im Kinderschutz regelmäßig durchgeführt werden (BMFSFJ, 2008, S. 101).

Zusammenarbeit und Kommunikation: Für eine effektive interdisziplinäre Zusammenarbeit im Kinderschutz sei eine klare Kommunikation unerlässlich. Dies erfordere einen geregelten Informationsfluss, geregelte Zuständigkeiten und persönliche Bekanntschaften zwischen den Fachkräften (BMFSFJ, 2008, S. 85). Es wurde empfohlen, Entscheidungen über potenzielle Kinderschutzfälle gemeinsam zu treffen und nach dem Mehraugenprinzip zu handeln (S. 100). Dies beinhaltet Teamentscheidungen, Fallbesprechungen und dokumentierte Entscheidungsprozesse. Eine umfassende Dokumentation von Argumenten und eine sorgfältige Risiko- und Ressourcenabwägung seien ebenfalls wichtig. Entscheidungsprozesse sollten offenbleiben und nicht als endgültig angesehen werden (S. 126).

Kompetenzen und Wissen: Die Autor*innen der Machbarkeitsexpertise empfahlen eine Steigerung der Fachkompetenz durch interdisziplinäre Fortbildungen zum Thema Kinderschutz, Risikoabwägungsprozesse, Kooperation und Gesprächsführung sowie Datenschutzbestimmungen (BMFSFJ, 2008, S. 94–101). Spezifische Weiterbildungs- und Ausbildungsangebote (auch Studiengänge und E-Learning-Angebote), die sich auf Risikofaktoren und das Erkennen von Risiken konzentrieren, sollten geschaffen werden. Die Kenntnis über Suchterkrankungen, psychiatrische Erkrankungen und Delinquenz bei Eltern sollte verbessert werden. Auch wurde betont, dass Fachkräfte im Bereich der Erwachsenenpsychiatrie und der Sucht- und Drogenhilfe über familienbezogene Aspekte informiert werden sollten. Interdisziplinäres Handeln, Systemkompetenz und das Wissen über rechtliche Grundlagen und Datenschutz sollten ebenfalls Teil der Bildungsangebote sein (S. 124–130).

Management und Koordination: Im Bereich Management und Koordination empfahlen die Autor*innen die Einführung von prozess- und ergebnisbezogenem Controlling, Hilfeprozessmanagement und -koordination, Teamkoordination und die Organisation von Fallbesprechungen sowie klare Dienstanweisungen. Die Übertragung von Instrumenten aus anderen Bereichen wie der Industrie wurde empfohlen, z. B. das Prinzip „one face to the customer“ (BMFSFJ, 2008, S. 102). Die Vorbereitung, Strukturierung und effiziente Lenkung von Teamsitzungen und -entscheidungen wurden als entscheidend betrachtet. Zielgrößen für eine Outcome-Bewertung sollten entwickelt und entsprechende Daten erfasst werden. Werte und Grundsätze sollten in einem Leitbild festgelegt werden. Die Qualitätssicherung beinhaltet auch die Strukturqualität und die Identifizierung problematischer Schnittstellen im Netzwerk. Für Notfälle und prekäre Risikosituationen sollten entsprechende Strukturen wie ein Notfalltelefon, Kinderschutzheime und Notfallpläne geschaffen werden. Datenschutzbestimmungen sollten überarbeitet werden, um Meldungen an das Jugendamt bei Verdacht auf Kindeswohlgefährdung im Notfall zu erleichtern (BMFSFJ, 2008, S. 124–126).

Standards, rechtliche Bestimmungen und Instrumente: Empfohlen wurde ein standardisiertes Vorgehen im Kinderschutz mit klaren Verfahrensregeln. Standards für Hausbesuche, fachliche Standards und Leitlinien für Interventionen und Teamentscheidungen wurden befürwortet. Die Dokumentation sollte verbessert und entsprechende Arbeitshilfen eingesetzt werden. Datenschutzbestimmungen sollten überarbeitet werden. Als Instrument wurde ein „Kinderschutzbogen“ (BMFSFJ, 2008, S. 94) zur Risikoabschätzung (S. 99) empfohlen. Checklisten sollten für kontrollierte Routinevorgänge verwendet werden.

Wissenschaft und Forschung: Auf Grundlage wissenschaftlicher Erkenntnisse empfahlen die Autor*innen der Machbarkeitsexpertise folgende Maßnahmen zur Verbesserung des Kinderschutzes (BMFSFJ, 2008, S. 71):

- Frühe präventive Hilfe für Familien mit Belastungen
- Stärkung der diagnostischen Kompetenz von Pädiater*innen in Bezug auf Kindesmisshandlung und -vernachlässigung
- Implementierung von Assessmentinstrumenten zur Risikoeinschätzung und Hilfeplanung in der Jugendhilfe
- Interventionsstudien zur Verbesserung der Wirksamkeit von Hilfeangeboten in Gefährdungsfällen
- Bereitstellung von wissenschaftlichen Informationen, Trainings- und Schulungsmaßnahmen für Fachkräfte
- Etablierung einer institutionsübergreifenden Zusammenarbeit und Abbau von Kooperationshemmnissen in Gefährdungsfällen
- Stärkung von Fachaufsicht und Gerichten
- Qualifizierung von Supervision und Fallberatung zur Korrektur von Fehlentwicklungen im Einzelfall.

Forschungsbedarf sahen Fegert u. a. (BMFSFJ, 2008) in folgenden Bereichen: Entwicklung und Vereinheitlichung von Standards, Zusammenführung von Empfehlungen, Validierung des Kinderschutzbogens, Grundlagenforschung zu früher Vernachlässigung und Mutter-Kind-Interaktion, Präventions- und Interventionsstudien in einem kontrollierten Design (S. 130).

Für Verbesserungen im Kinderschutz betrachteten die Autor*innen der Machbarkeitsexpertise folgende Aspekte als relevant: Vertrauen, gemeinsame Werte und Haltungen, die Unternehmens- und Führungskultur, Teamstrukturen und Teamorganisation, Innovationsbereitschaft, Dokumentation, das Gesamtbild des Kinderschutzsystems, eine gemeinsame Sprache und Fachwissen sowie die Kommunikation begangener Fehler. Als Hindernisse sehen sie vor allem Konflikte zwischen verschiedenen Disziplinen und Spezialist*innen und die Unwilligkeit zur Verständigung über Disziplingrenzen hinweg (BMFSFJ, 2008, S. 123). Zur Verbesserung der Fachlichkeit der zuständigen Fachkräfte im Kinderschutz wurden verschiedene Qualifizierungsmaßnahmen vorgeschlagen. Dazu gehörten Fort- und Weiterbildungsangebote sowie E-Learning-Angebote, um die Fachkompetenz der Fachpersonen zu steigern, insbesondere hinsichtlich der Kenntnis von Risikofaktoren für Kindeswohlgefährdung.

Die Empfehlungen der Expertise fanden Eingang in politische Entscheidungen und Aktivitäten, wie durch Praxis- und Forschungsprojekte im Rahmen des Aktionsprogramms deutlich wurde. Diese Projekte wurden im gesamten Bundesgebiet initiiert und gefördert und tragen zur Verbesserung des Kinderschutzes bei. Der Aspekt des „Aktionismus“ ist ein charakteristischer Teil dieser ersten

Phase der Bemühungen zur Stärkung des Kinderschutzes und fand seinen Ausdruck insbesondere im Rahmen des Aktionsprogramms Frühe Hilfen.

5.1.4 Praxis- und Forschungsprojekte

Die Ausschreibung der Bundesregierung für Praxis- und Forschungsprojekte (2007) im Rahmen des Aktionsprogramms „Frühe Hilfen für Eltern und Kinder und soziale Frühwarnsysteme“ führte dazu, dass in allen Bundesländern Modelle für Frühe Hilfen implementiert und von verschiedenen Forschungsteams evaluiert wurden (Ayerle, 2012; Ayerle et al., 2010; Bastian, Böttcher et al., 2008; Bastian, Diepholz & Lindner, 2008; Borchardt et al., 2010; Kindler & Suess, 2012; Künster, Schöllhorn et al., 2010; Lutz & Sandner, 2010a, 2010b; Makowsky & Schücking, 2010; Schöllhorn et al., 2010; Sidor et al., 2010; Suess, 2010; Suess et al., 2010; Ziegenhain et al., 2011; Ziert et al., 2010). Die Praxis- und Forschungsprojekte spielen eine zentrale Rolle in Phase I der historischen Rekonstruktion. Sie werden in einer tabellarischen Übersicht im Anhang der Arbeit aufgelistet (ANLAGE 3).

Die Modellprojekte hatten das gemeinsame Ziel, den verbesserten Schutz von Kindern vor Vernachlässigung und Misshandlung zu erreichen (NZFH, 2008, S. 4). Forschungsprojekte wurden in allen Bundesländern durchgeführt, um die verschiedenen Praxisprojekte und ihre Ansätze empirisch zu überprüfen und zu evaluieren (S. 12). Das Aktionsprogramm suchte nach Lösungen für zentrale Fragen wie die frühzeitige Erkennung von Hilfebedarf, die Wirksamkeit von Unterstützungsmaßnahmen für Familien, die Organisation eines Netzwerks früher Hilfen und die Entwicklung von Präventionsstrategien zur Verhinderung von Kindeswohlgefährdung. Ziele umfassten den Zugang zu Familien mit Unterstützungsbedarf, den Vertrauensaufbau, die Risikoerkennung, die Motivation der Familien, das maßgeschneiderte Angebot sowie die Begleitung der Familien. Dabei waren Vernetzung, Kooperation und Koordination von Anfang an Schlüsselbegriffe und wichtige Zielgrößen (Bastian, Diepholz & Lindner, 2008, S. 7; NZFH, 2008, S. 13). Die Verankerung von Frühen Hilfen sollte interdisziplinär erfolgen und sie sollten in bestehende Strukturen im Regelsystem integriert werden (NZFH, 2008, S. 12).

Die Modellprojekte dienten dazu, Erfahrungen und Beispiele guter Praxis zu sammeln, über das NZFH als Plattform auszutauschen und die gewonnenen Erkenntnisse zu verbreiten. Trotz der zentralen Vernetzung und Koordination über das NZFH variierten die Modelle der Frühen Hilfen sowohl zwischen den Bundesländern als auch innerhalb einzelner Bundesländer. Teilweise unterschieden sich selbst die Praxisprojekte im Rahmen ein und desselben Forschungsprojektes z. B. die 14 Modellprojekte, die das Forschungsteam von Bastian, Böttcher et al. (2008) in Nordrhein-Westfalen und Schleswig-Holstein evaluierte oder die acht Modellprojekte „Guter Start ins Kinderleben“, die von Künster, Knorr et al. (2010,

S. 243) evaluiert wurden. Dennoch gab es einige Gemeinsamkeiten, wie das Ziel, Familien mit Belastungen frühzeitig zu erreichen und den Zugang zum Hilfesystem niedrigschwellig zu gestalten. Aufsuchende Angebote wie Hausbesuchsprogramme wurden aufgebaut und evaluiert.

Ausrichtung der Praxisprojekte

Die meisten Praxisprojekte im Rahmen des Aktionsprogramms waren anfangs risikoorientiert ausgerichtet. Problematische Kinderschutzverläufe und Fälle von Kindeswohlgefährdung wurden zum Ausgangspunkt für die Entwicklung der Praxis- und Forschungsprojekte gemacht. Risiken für ein gesundes Aufwachsen sollten früh erkannt werden (NZFH, 2008, S. 9). Zur Früherkennung sollten Präventionsprogramme aufgebaut werden (Kindler & Sann, 2010, S. 161). Teilweise wurden Frühinterventionsprogramme aus dem Ausland als Vorbild herangezogen wie das *Nurse-Family-Partnership*-Programm (als Vorbild für Pro Kind) oder *STEEP* (als Vorbild für WiEge). Beide Programme waren in den Vereinigten Staaten von Amerika entwickelt worden. Sie sind bindungstheoretisch fundiert und richten sich an sozial benachteiligte Mütter. Zielgruppe für die Angebote waren in manchen Praxisprojekten explizit Mütter (Makowsky & Schücking, 2013) oder Schwangere (z. B. bei Pro Kind), psychisch kranke und/oder suchtbelastete Eltern (in Mecklenburg-Vorpommern) und in allen anderen Praxisbeispielen Eltern oder Familien mit besonderen Belastungen. Belastet können Eltern sein, wenn diese besonders jung, alleinerziehend, drogenabhängig, psychisch krank oder von Gewalt oder Armut betroffen sind (Makowsky & Schücking, 2010). Risikosituationen oder besondere Hilfebedarfe sollten rechtzeitig erkannt werden. Die Familien sollten ein passgenaues Hilfeangebot erhalten, Unterstützung erfahren und die Eltern in ihrer Erziehungs- und Beziehungskompetenz gestärkt werden. Diesbezüglich sollten die Hilfen an Ressourcen und Schutzfaktoren anknüpfen und die Resilienz stärken. Es wurden so genannte *Frühwarnsysteme* aufgebaut, um eine intersektorale Vernetzung und interprofessionelle Zusammenarbeit zu ermöglichen. Der Begriff der Frühwarnsysteme spiegelt den Grundgedanken der Projekte wider, er war auch im Namen des Aktionsprogramms enthalten und mündete im Laufe der Implementierungsphase in den Begriff „Netzwerke Frühe Hilfen“ (Paul & Backes, 2008). Der Fokus lag auf dem Aufbau der Infrastruktur und den gesetzlichen Rahmenbedingungen für die Kooperation und Vernetzung der Hilfesysteme (Meysen et al., 2009; Weiß, 2010, S. 62). Darum kann diese Entwicklungsphase Früher Hilfen auch als *Implementierungsphase* bezeichnet werden.

Ausrichtung der Forschungsprojekte

Der Fokus in der Forschung zu den Modellprojekten lag auf dem Zugang zu Familien mit besonderen Belastungen sowie der Entwicklung von Erfolgsfaktoren für den flächendeckenden Ausbau und die Verbesserung der Praxis Früher Hilfen. Die Wirksamkeit der Hilfen, sozialer Frühwarnsysteme und Netzwerke wurde ebenfalls untersucht. Einige Forschungsprojekte konzentrierten sich auf Belastungsfaktoren von Familien und Risikofaktoren für Kindeswohlgefährdung wie Misshandlung und Vernachlässigung, für die es in Deutschland zu diesem Zeitpunkt kaum Forschung gab. Die Ausschreibung des Aktionsprogramms diente als Bestandsaufnahme der Initiativen, Frühwarnsysteme, Hilfenetzwerke und Unterstützungsangebote in den einzelnen Bundesländern. Das NZFH sammelte und verbreitete die verschiedenen Evaluationsergebnisse. Eine Tabelle im Anhang (ANLAGE 4) zeigt Publikationen, die in dieser ersten Phase von 2008 bis zum Start der Bundesinitiative 2012 durch das NZFH herausgegeben wurden. Die Bestandsaufnahmen des DJI und des Deutschen Instituts für Urbanistik (DIfU), werden im Folgenden zusammengefasst (NZFH, 2011; Sann, 2010).

2010 veröffentlichte Sann (2010) im Namen des NZFH eine Broschüre, die die Ergebnisse einer ersten Bestandsaufnahme zur Entwicklung der kommunalen Praxis im Bereich Früher Hilfen in Deutschland enthält. Das DIfU wurde durch das NZFH beauftragt, diese erste Teiluntersuchung durchzuführen, die sich auf Kooperationsformen und Netzwerke im Bereich Früher Hilfen konzentrierte. Eine schriftliche Fragebogenbefragung der Jugend- und Gesundheitsämter wurde zwischen November 2008 und Februar 2009 durchgeführt. Die Ergebnisse zeigen, dass Hebammen zu den wichtigsten Kooperationspartnerinnen der Jugend- und Gesundheitsämter gehörten (S. 21), gefolgt von niedergelassenen Kinderärzt*innen, Kinder- und Geburtskliniken, Kitas sowie Beratungs- und Frühförderstellen. Kinderkrankenpflege taucht als Kooperationspartnerin nicht auf. Es wurde festgestellt, dass die Vernetzung der Fachkräfte im Bereich Früher Hilfen wirksamer war, wenn klare Formen der Kooperation mit festgelegten Verfahrenswegen und Zuständigkeiten zwischen den beteiligten Professionen und Institutionen etabliert waren (S. 25–27). Der größte Unterstützungsbedarf bestand bei der Qualifizierung der Mitarbeiter*innen, gefolgt von Finanzierung, Entwicklung von Screening-Instrumenten und Informationsmaterialien (Sann, 2010, S. 28–30).

Die zweite Teiluntersuchung zur Entwicklung der kommunalen Praxis im Bereich Früher Hilfen im Jahr 2009 bis März 2010 gibt Informationen zur Ausgestaltung von Angeboten, Zugangswegen und Praxis der Früherkennung. Bei den befragten Jugendämtern und Gesundheitsämtern wurden in der Zwischenzeit Stellen im Bereich Früher Hilfen ausgebaut. Ein Viertel der Jugendämter hatte eine Koordinierungsstelle eingerichtet, während bei weiteren 15 % die Einrichtung einer solchen geplant war. Bei den kommunalen Angeboten im Bereich Früher Hilfen wurden unter anderem aufsuchende Angebote im ersten Lebensjahr erwähnt, die von Familienhebammen und bei rund einem Drittel von „Kinderkrankenschwestern" durchgeführt wurden (Sann, 2010, S. 10). Andere Berufsgruppen wie Sozialpädagog*innen, Familienpat*innen (ehrenamtliche Laien) und Familienpfleger*innen waren ebenfalls beteiligt. Bei anderen angeführten Angeboten wie Angeboten des Kinder- und Jugendgesundheitsdienstes oder bei Elternkursen und Erstbesuchsdiensten nach der Geburt war nicht eindeutig festgelegt, von welchen Berufsgruppen aus dem Gesundheitsbereich diese durchgeführt wurden.

Einige Modellprojekte nutzten bereits Familienhebammen, während in den frühen Phasen der Entwicklung Früher Hilfen die Kinderkrankenpflege noch keine große Rolle spielte. Die Arbeitsgruppe Frühe Hilfen/Frühwarnsysteme des BMFSFJ suchte Fachpersonen, die sich mit Kindergesundheit, Kindeswohl und Kinderkrankheiten auskannten und in der Lage waren, die Gesundheit und das Wohlbefinden von Kindern zu beurteilen (BMFSFJ, 2006a, S. 9). Zu diesem Zeitpunkt wurde keine Verbindung zwischen den Anforderungen der Frühen Hilfen an Fachkräfte und der Expertise von Kinderkrankenpflegefachpersonen hergestellt oder kommuniziert.

5.1.5 Familienorientierung in Pflegefachberufen

Bevor die Berufsausrichtung FGKiKP in Deutschland entstanden ist, waren im Ausland familienorientierte Ausrichtungen in Pflegefachberufen längst etabliert. Es gab geregelte Qualifizierungswege, wie z. B. den Masterabschluss als *Family Health Nurse* in den Vereinigten Staaten oder die *Child and Family Health Nurse* in Australien. In Deutschland begannen sich familienorientierte Ausrichtungen um die Jahrtausendwende zu entwickeln.

Tabelle 7: Familienorientierung von Gesundheitsfachberufen – Schritte der Entwicklung im Zeitraum 1980–2007

Zeitleiste	Ansätze zur Strukturbildung und Konzeptentwicklung	Berufsgruppen
1980er	Bremer Modell der Familienhebammen und Familienkinderkrankenschwestern	Hebammen und Kinderkrankenschwestern
1990er	Familienhebammenmodelle NW, HH	Hebammen
2000	WHO Konzept *Family Health Nursing* (WHO, 2000b)	Pflegefachpersonen und Hebammen
2000	WHO-Ministerpräsidentenkonferenz: „Pflege und Hebammenwesen“ Erklärung von München (WHO, 2000a)	Pflegefachpersonen und Hebammen
2000	Familienhebammenprojekte NI z. B. „Aufsuchende Familienhilfe für junge Mütter – Familienhebammen“ (2001–2004)	Hebammen und Sozialarbeiterinnen (im Tandem)
2001	Fortbildung Public Health / Gesundheitsförderung für Pflegeberufe in der Europäischen Union	Pflegeberufe

Zeitleiste	Ansätze zur Strukturbildung und Konzeptentwicklung	Berufsgruppen
2004	AG-Familienhebammen beim Bund Deutscher Hebammen (BDH)	Hebammen
2005	Curriculum Familiengesundheitspflege (DBfK): Weiterbildung „Familiengesundheit" in Essen und München, zweijährig berufsbegleitend	Pflegefachpersonen (und Hebammen)
2007 Sept.	Handlungsfeld Familiengesundheit, Artikel in Pflegezeitschrift: Erweiterung des Aufgabenspektrums Pflegender, Übernahme neuer Verantwortungsbereiche, Stärkung der Familiengesundheit	Pflegende, Hebammen; Gemeindeschwestern, Tele-Gesundheitsschwestern, *Community Medicine Nurses* (CMN); *Family Health Nursing, Advanced Practice Nursing* im ambulanten Bereich
2007	Fortbildung: „Familien beraten" in Rheinland-Pfalz (RP)	Zunächst für Hebammen konzipiert, auch Kinderkrankenpfleger*innen zugelassen

Quelle: eigene Darstellung

Tabelle 7 zeigt verschiedene Prozesse der Strukturbildung und Konzeptentwicklung im Bereich der gemeinde- und familienorientierten Pflege sowie des Hebammenberufs vor der Ausschreibung des Aktionsprogramms. Diese Prozesse waren teilweise mit Qualifizierungsmöglichkeiten für das Handlungsfeld Familiengesundheit verbunden, die ebenfalls aufgeführt sind.

Ein wichtiger Meilenstein war die WHO Ministerkonferenz „Pflege und Hebammenwesen", die zur „Erklärung von München" führte (WHO, 2000a). Auf der Konferenz ging es um die Umsetzung des gesundheitspolitischen Rahmenkonzepts *Gesundheit 21* auf nationaler Ebene (WHO, 1999). Die WHO (1999, S. 3) schlug vor, die Rolle von Pflegenden und Hebammen neu zu definieren und die Einführung von *Family Health Nurses* in Betracht zu ziehen. In München verpflichteten sich die Mitgliedsstaaten der WHO in der Europäischen Region, das Pflege- und Hebammenwesen zu stärken und Wege für gemeinde- und familienorientierte Arbeit zu finden. Es wurde signalisiert, die Rolle von Pflegenden und Hebammen in den Bereichen Public Health, Gesundheitsförderung und gemeindenaher Entwicklungsarbeit auszuweiten (WHO, 2000a).

Die Family Health Nurse und Entwicklung der Familiengesundheitspflege

Das Konzept der *Family Health Nurse* wurde von der WHO (2000b) entwickelt und führte zum Konzept der Familiengesundheitspflege in Deutschland, das vom DBfK (2007) ausgearbeitet wurde. Die Begleitforschung wurde von der Universität Witten/Herdecke von 2005 bis 2008 durchgeführt und von der Robert Bosch Stiftung gefördert (Krüger et al., 2012). Das Konzept der Familiengesundheitspflege sieht vor, sozial benachteiligte Familien präventiv aufzusuchen, zu begleiten, zu beraten, zu unterstützen und zu befähigen, um die Gesundheit von Einzelpersonen und Familien zu fördern. Erklärtes Ziel ist es, einen niederschwelligen Zugang zu benachteiligten Gruppen zu schaffen, Versorgungslücken zu schließen und die Auswirkungen sozialer Ungleichheit auf die Gesundheit von Familien frühzeitig zu erfassen und zu beeinflussen. Im Gegensatz zur späteren FGKiKP sollte die Familiengesundheitspflege für Familien in allen Lebensphasen zuständig sein (WHO, 2000b). Es wurde ein Curriculum für eine zweijährige Vorbereitung der Pflegefachpersonen auf diese Tätigkeit entwickelt, das erstmals von 2005 bis 2007 vom DBfK angeboten und evaluiert wurde (Eberl & Schnepp, 2007). Die Entwicklung der Familiengesundheitspflege/Family Health Nurse wird im Zusammenhang mit der Ausdifferenzierung der FGKiKP betrachtet, da es viele Parallelen und Überschneidungen zu diesen gibt (siehe auch ANLAGE 6). Der Begriff *Frühe Hilfen* war zu diesem Zeitpunkt noch nicht etabliert und wurde weder im Zusammenhang mit der Family Health Nurse noch im Rahmen der Jugendhilfe erwähnt.

Die Etablierung von Familienhebammen

Die Family Health Nurse nach dem WHO-Konzept ist eine Entwicklungslinie für Pflegefachpersonen und Hebammen in der gemeinde- und familienorientierten Arbeit. Eine weitere Entwicklungslinie ist die Etablierung von Familienhebammen nach dem Bremer Modell. Der Modellversuch *Aktion Familienhebamme* startete in den 1980er Jahren in Bremen (HC, 1980) und hatte das Ziel, Familien mit Säuglingen bis zu einem Jahr zu unterstützen. Dabei lag der Fokus auf der Stärkung der elterlichen Kompetenz und der psychosozialen medizinischen Beratung von Risikoschwangeren und Familien mit Förderbedarf (Oetken et al., 2005). Das Modell wurde als sinnvolle Ergänzung für Arztpraxen und Kliniken betrachtet und wurde auch in anderen Bundesländern übernommen. Allerdings muss angemerkt werden, dass unter „Familienhebamme" damals neben Hebammen teilweise auch Kinderkrankenpflegefachpersonen verstanden wurden, die beim Gesundheitsamt angestellt waren. Zwischen den Aufgaben der Familienhebammen und dem Konzept der Familiengesundheitsschwester der WHO gab es Ähnlichkeiten und Berührungspunkte. Die Arbeit der Familienhebammen war jedoch auf die Geburtshilfe und Wochenbettpflege beschränkt, während die Familiengesundheitspflege einen breiteren Aufgabenbereich hatte. Die Studie von Schneider (2004) skizzierte das Modell der Familienhebammen und die historische Entwicklung seit den 1980er Jahren. Obwohl Familienhebammen bereits seit über zwei Dekaden tätig waren, blieb ihre Arbeit von der Öffentlichkeit unbeachtet und wurde kaum theoretisch oder historisch erforscht. Schneider (2004) versuchte diese Lücke mit ihrer Forschungsarbeit zu schließen, indem sie darstellte, was Familienhebammen tun und wie sie ihr Handeln und das Arbeitsfeld erleben. Sie gab einen Überblick über die Entwicklung von Familienhebammen seit den 1980er Jahren bis zur Jahrtausendwende (S. 45–52). Diese wird in einer tabellarischen Übersicht im Anhang zusammengefasst (ANLAGE 5).

Familienhebammen und Familienkinderkrankenschwestern

Bereits Ende der 1980er Jahre wurden Kinderkrankenschwestern in das Bremer Modell integriert (Oetken et al., 2005). Auf der Seite des Gesundheitsamts Bremen findet sich der Hinweis, Familienhebammen leisteten „Beratung und Unterstützung in der Schwangerschaft und im 1. Lebensjahr“ und anschließend der Zusatz: „Im Team der Bremer Familien-Hebammen arbeiten Hebammen und Kinderkrankenschwestern.“ (Gesundheitsamt Bremen, 2021, S. 1). Dies impliziert, dass Kinderkrankenpflegerinnen in Bremen bereits seit mehreren Dekaden gemeinsam mit Familienhebammen im Team arbeiteten. In Oldenburg wurden 1990 ebenfalls Familienkinderkrankenschwestern und eine Familienhebamme am Gesundheitsamt angestellt (Oetken et al., 2005). Dort arbeiteten im Mai 2021 zwei Familienhebammen und vier Kinderkrankenpflegerinnen/FGKiKP im Team Gustl – *Gu*ter *St*art ins *L*eben (Gesundheitsamt Stadt Oldenburg i. O., Stand 2020). Ähnliche Tätigkeiten einer Kinderkrankenschwester im Bereich Family Health Nursing am Gesundheitsamt in Bochum wurden auf einer Tagung in Bochum im Jahr 2004 vorgestellt (Neuhaus & Harking, 2004). Aus diesem Bericht geht hervor, dass multidisziplinäre Zusammenarbeit, die Bildung multiprofessioneller Teams, die notwendige Definition konkreter Aufgabenbereiche sowie die Anpassung der Ausbildung auf diese Handlungsfelder schon damals zur Diskussion standen. Diese Beispiele zeigen, dass einzelne Kinderkrankenpflegefachpersonen bereits vor der Etablierung von Frühen Hilfen und der Weiterbildung zur FGKiKP im Handlungsfeld Familiengesundheit tätig waren, allerdings ohne einheitliche Qualifizierung.

Qualifizierung im Handlungsfeld Familiengesundheit

Schneider (2004) untersuchte auch die Frage, ob Hebammen eine Zusatzqualifikation benötigen, um als Familienhebammen tätig zu sein. Die Präsidentin des damaligen Bund Deutscher Hebammen (BDH) – jetzt DHV – betonte die Notwendigkeit einer besonderen Schulung und Vorbereitung aufgrund spezieller Anforderungen. Auch Weidner (2004) forderte eine eigene und systematische Weiterbildung für Familienhebammen. Der BDH gründete 2004 eine Arbeitsgruppe, die das Positionspapier „Die Familienhebamme“ veröffentlichte (BDH, 2004). Darin wurde das Fehlen einer einheitlichen Weiterbildung und einer Vorbereitung auf die Arbeit mit „Hochrisiko-Gruppen“ als Problem identifiziert (S. 10). Eine Weiterbildung wurde als unerlässlich bezeichnet, um Überforderung zu vermeiden und die Qualität der Hebammenarbeit sicherzustellen. Die Arbeitsgruppe empfahl eine berufsbegleitende hochschulische Weiterbildung (mit Inhalten aus der Sozialen Arbeit als Bezugsdisziplin und der gemeindebezogenen Gesundheitsförderung) und Fortbildungen durch den BDH.

Im Bereich der Qualifizierung für das Handlungsfeld Familiengesundheit entstand ein heterogenes Feld von Fortbildungs- und Weiterbildungsmöglichkeiten. Die WHO empfahl die Rolle der *Familiengesundheitspflege* zur Qualifizierung von Pflegefachpersonen für Aufgaben der Gesundheitsförderung und Prävention (Holoch & Frech, 2001). Im Bremer Modell erhielten Familienhebammen eine achtmonatige Vorbereitung in Vollzeit, finanziert vom Land Bremen (Schneider, 2004, S. 43). Daneben wurden in den verschiedenen Bundesländern, unterschiedliche Fortbildungen angeboten, z. B. zur Beratung von Familien. Von 2005 bis 2007 wurde in einem ersten Durchgang die Weiterbildung *Familiengesundheitspflege* nach dem Konzept des DBfK und des Family Health Nursing der WHO durchgeführt (DBfK, 2007; WHO, 2000b). Ab Oktober 2007 wurde sie als Weiterbildung „Familiengesundheit“ in Essen und München fortgesetzt und richtete sich auch an Hebammen (Schüssler, 2007). Auf europäischer Ebene wurde – unter dem Titel „We train for health in Europe“ – ein Handbuch zur Fortbildung von Pflegeberufen im Bereich *Public Health/Gesundheitsförderung* erstellt, um die Qualifizierung von Fachkräften für gesundheitliche Aufgaben zu fördern (DBfK, 2004). Eine Übersicht zu familienorientierten Qualifizierungsangeboten für Pflegefachberufe (1980er bis 2011) bis zum Beginn der Bundesinitiative findet sich in einer tabellarischen Übersicht im Anhang (ANLAGE 7).

Nurse-Family Partnership

International wurden Pflegefachpersonen speziell für die gesundheitliche Versorgung von Eltern, Kindern und Jugendlichen im häuslichen Umfeld ausgebildet. Dieser Ansatz wurde auch in Deutschland von Politik, Wissenschaft und Forschung wahrgenommen. Das *Nurse-Family-Partnership*-(NFP-)Programm aus dem angloamerikanischen Raum wurde im Rahmen von Frühen Hilfen aufgegriffen (BMFSFJ, 2006a, S. 11) und in verschiedenen Forschungsprojekten in Deutschland erprobt und begleitet (Pfeiffer, 2013, S. 7–8).

Basierend auf dem NFP-Programm initiierte die *Stiftung Pro Kind* ein Hausbesuchsprogramm für erstgebärende Schwangere in sozialen Problemlagen in Niedersachsen, Bremen und Sachsen. Das Programm zielte auf Gesundheitsförderung, kindliche Entwicklung und Erziehungskompetenz. Die Fachkräfte wurden als *Familienbegleiterinnen* bezeichnet (Brand & Jungmann, 2013), welcher Profession sie angehörten bleibt mit diesem Begriff offen. Die Begleitforschung zum NFP-Programm in den USA hatte nachgewiesen, dass die Unterstützung von Familien durch *Nurses* als professionelle Berufsgruppe positivere Ergebnisse erbrachte als die Unterstützung von Familien durch ungelernte oder ehrenamtliche Familienbegleiterinnen (Olds, 2010). Adamaszek et al. (2013, S. 61) argumentierten jedoch, dass „das amerikanische Berufsbild der *Nurse* in Deutschland so nicht“ existiere.

Deshalb stellte sich die Frage, welche Berufsgruppe dem Anforderungsprofil entsprach. Hebammen, Kinderkrankenschwestern und Sozialpädagoginnen wurden als potenzielle Berufsgruppen identifiziert. Es wurde entschieden, dass Hebammen und Sozialpädagog*innen im Tandem zusammenarbeiten sollten (Adamaszek et al., 2013, S. 63). Kinderkrankenpflegefachpersonen spielten zu Beginn der NFP-Modellprojekte kaum eine Rolle. Erst retrospektiv wurden sie ins Anforderungsprofil aufgenommen, „[d]a Erfahrungen in anderen Projekten gezeigt haben, dass auch Kinderkrankenschwestern sich gut für die Arbeit in belasteten Familien eignen" (Oetken et al., 2005 zitiert in Adamaszek et al., 2013, S. 63). Die Qualifizierung von Fachkräften in den Frühen Hilfen war ein erklärtes Ziel der *Stiftung Pro Kind*, die mit finanzieller Unterstützung das Felsenweg Institut beauftragte, ein Qualifizierungskonzept zur Gestaltung der frühen Eltern-Kind-Interaktion zu entwickeln, das ab 2012 angeboten wurde.

„Kinderkrankenschwestern als Familienhebammen"

Zum analysierten Material gehört auch ein Austausch von Kinderkrankenfachpfleger*innen im Krankenschwester.de-Diskussionsforum mit dem Titel „Kinderkrankenschwestern als Familienhebammen". Die Beiträge geben Einblick in die Debatte zur Qualifizierung von Fachkräften für die aufsuchende Tätigkeit in Familien. Ausgangspunkt ist der Eintrag einer Kinderkrankenschwester[49] vom 04.12.2007, die darüber informierte, dass Kinderkrankenschwestern in Rheinland-Pfalz an der Qualifizierung „Hebammen beraten Familien" teilnehmen können. Im darauf folgenden vorwiegend divergent strukturierten Diskurs mit rituellen Konklusionen wurde die Weiterbildung *Familiengesundheitspflege* als aufwendig bewertet, da sie zwei Jahre dauerte und selbst finanziert werden musste, während die Fortbildung *Hebammen beraten Familien* berufsbegleitend angeboten und vom Land finanziert wurde. Es wurde diskutiert, dass Hebammen in politischen Entscheidungsprozessen im Fokus standen und anerkannt waren, während das Potenzial der Kinderkrankenpflege unerkannt blieb. Die Diskussion umfasste auch die Erreichbarkeit sozial benachteiligter Bevölkerungsgruppen und den Kinderschutz. Die Kinderkrankenpfleger*innen im Forum waren überzeugt, dass Beratungsbedarf nicht nur in sozial benachteiligten Familien besteht, sondern Überforderung, Unwissenheit und Grenzerfahrungen im Umgang mit dem Säugling weit verbreitet sind. Es wurde vorgeschlagen, dass Kinderkrankenpflegende in ein interprofessionelles Kinderschutzkonzept einbezogen werden

49 Im Verlauf der Unterhaltung stellt sie ihre derzeitige Tätigkeit im außerklinischen Bereich vor: Sie war nach eigener Aussage „freiberuflich präventiv tätig", leitete Erste-Hilfe-Kurse sowie entwicklungsbegleitende und gesundheitsberatende Eltern-Kind-Gruppen. D. h. sie arbeitete mit Familien, allerdings nicht aufsuchend, sondern in Angeboten mit „Komm-Struktur". Die Eltern mussten in eine Einrichtung kommen, um Unterstützung und Beratung zu erhalten.

sollten. Die Einträge zeigen: auch Kinderkrankenpfleger*innen waren vor dem Start der Bundesinitiative Frühe Hilfen freiberuflich tätig, machten Angebote für Familien und hatten Bedarf an Fortbildung im Bereich Familiengesundheit. Eine Fortbildung für das Arbeitsfeld Frühe Hilfen wurde zu diesem Zeitpunkt jedoch nur für Hebammen angeboten. Im Forum wurde bemängelt, dass die Berufsgruppe der Kinderkrankenpflege im Arbeitsfeld Frühe Hilfen nicht ausreichend sichtbar war.

Curriculum für die Weiterbildung FGKiKP

In Zusammenarbeit mit der Interessensgemeinschaft freiberuflich und/oder präventiv tätiger Kinderkrankenschwestern (IG Kikra) entwickelte der BeKD ein Curriculum für die Weiterbildung zur FGKiKP. Die Unterschiede zwischen der Qualifizierung zur FGKiKP und der Weiterbildung *Familiengesundheit* des DBfK, basierend auf dem Curriculum *Family Health Nurse* der WHO für Pflegende und Hebammen werden in einer Anlage im Anhang übersichtlich dargestellt (ANLAGE 6). Letztere unterscheidet sich von der FGKiKP-Qualifizierung in mehreren Aspekten: Sie richtet sich an alle Pflegefachberufe, dauert doppelt so lange (zwei Jahre) und umfasst über 700 Stunden. Im Vergleich dazu umfasste das Qualifizierungskonzept des BeKD anfangs nur 200 Stunden, richtete sich hauptsächlich an Kinderkrankenpflegefachpersonen und konnte berufsbegleitend innerhalb eines Jahres absolviert werden. Der wohl wichtigste Unterschied der beiden Konzepte ist, dass sich das Angebot von FGKiKP an Familien mit kleinen Kindern bis zu drei Jahren richtet, wohingegen die Familiengesundheitspflege auch Familien in anderen Lebensphasen betreut.

Die Weiterqualifizierung zur FGKiKP umfasste von Anbeginn Module zur theoretischen Fundierung der Familienorientierung, Reflexion und Weiterentwicklung der professionellen Haltung gegenüber Familien sowie das Arbeiten in multidisziplinären Netzwerken und die Erkennung von Risiken für Kindeswohlgefährdung (Diehl & Holoch, 2010). Die Weiterbildung begann ab Oktober 2009 in Kiel, November 2009 in Stuttgart und März 2010 in Krefeld (Diehl 2010). Gleichzeitig wurde auch die Weiterbildung *Familiengesundheit* des DBfK aufgebaut. Beide Qualifizierungen waren staatlich nicht anerkannt. Eine tabellarische Übersicht über die Etablierung der Angebote in verschiedenen Bundesländern und Städten enthalten die ANLAGE 7 und ANLAGE 8 im Anhang.

Die ersten Qualifizierungslehrgänge für FGKiKP trafen bei der Berufsgruppe auf Nachfrage (Diehl, 2010). Das dokumentiert sich z. B. im Austausch von GKiKP im Forum Krankenschwester.de direkt nach dem Start des ersten Lehrgangs in Kiel. In den Forenbeiträgen äußerten GKiKP ihr großes Interesse an der Weiterbildung und stellten Fragen an die Community. Teilnehmerinnen des ersten Lehrgangs und eine Kinderkrankenschwester, die an der Curriculumentwicklung beteiligt war, beantworteten diese Fragen. Die Beiträge zeigen die

Offenheit der GKiKP für Weiterbildungen im Bereich Familiengesundheit. Einige Diskutantinnen betrachteten die Weiterqualifizierung sogar als Alternative zum Studium, wobei Unsicherheiten bezüglich beruflicher Perspektiven und der Etablierung neuer Arbeitsfelder für FGKiKP im Kontext des Versorgungssystems und der finanziellen Rahmenbedingungen deutlich wurden.

5.1.6 Kollektive Akteursgruppen der Interessenvertretung von FGKiKP

Der BeKD spielte eine zentrale Rolle bei der Entwicklung der Berufsausrichtung FGKiKP. In der ersten Phase konzentrierte er sich auf drei Bereiche: Konzeption der FGKiKP-Qualifizierung, Durchführung des Qualifizierungsangebots und Integration der Fachkräfte in Frühe Hilfen. Der BeKD setzte sich auch für die Entwicklung des Bundeskinderschutzgesetzes (BKiSchG) ein, um eine rechtliche Grundlage für die Integration der Fachkräfte zu schaffen und die Vergütung von FGKiKP zu ermöglichen. Das BKiSchG bildete die Grundlage für die Bundesinitiative Frühe Hilfen. Die Bundesinitiative begann nach Phase I (2012).

Im Mai 2009 veröffentlichte der BeKD das Positionspapier „Gesundheits- und Kinderkrankenpflege sichert Kindergesundheit“ (BeKD, 2009). Das Papier skizzierte die Kindergesundheitssituation in Deutschland auf Basis erster KiGGS-Daten und gesellschaftlicher Entwicklungen in Bezug auf Armut, Migration und familiäre Veränderungen. Es betonte das Recht auf maximale Gesundheit und den Zugang zu Gesundheitsdiensten gemäß der Kinderrechtskonvention der Vereinten Nationen (BeKD, 2009, S. 9). Das Positionspapier hob die Expertise der GKiKP in Bezug auf Gesundheitsförderung und Prävention hervor und beschrieb verschiedene Handlungsfelder, darunter Frühe Hilfen, Kinderschutz, Familiengesundheitspflege, Schulgesundheitspflege und Betreuung von pflegebedürftigen Kindern und Jugendlichen. Der Beitrag, den die Gesundheits- und Kinderkrankenpflege im Kinderschutz laut BeKD leisten kann, wurde im „Erkennen von Risiken für Kindeswohlgefährdungen, im fachgerechten Einsatz von entsprechenden Einschätzungsinstrumenten“ und in der Einleitung adäquater Maßnahmen gesehen (BeKD, 2009, S. 25). Der BeKD forderte eine bessere Einbindung der Kinderkrankenpflege in den Bereich der Frühen Hilfen und in anderen Settings. Es wurden Abrechnungsmöglichkeiten, Qualifizierungsmaßnahmen und die Berücksichtigung der Fachexpertise bei politischen Entscheidungen gefordert (BeKD, 2009, S. 28).

Referenzen, Argumentation und Engagement des BeKD

Der BeKD präsentierte das Hilfsangebot der FGKiKP als logische Konsequenz aus gesellschaftlichen Entwicklungen und politischen Entscheidungen. In seiner

Argumentation berief sich der Berufsverband auf folgende Referenzen: die VN-Kinderrechtskonvention (Ratifizierung 1989) mit besonderem Bezug auf Artikel 24 zur „Gesundheitsvorsorge", die Forderungen der National Coalition Deutschland für ein kindgerechtes Gesundheitssystem, den Nationalen Aktionsplan „Für ein kindgerechtes Deutschland" (BMFSFJ, 2006b), die ersten Daten des Kinder- und Jugendgesundheitssurveys (KiGGS) des Robert-Koch-Instituts (RKI) im Mai 2007 und den 13. Kinder- und Jugendbericht der Bundesregierung vom 30.04.2009 mit dem Titel „Mehr Chancen für gesundes Aufwachsen: Gesundheitsbezogene Prävention und Gesundheitsförderung in der Kinder- und Jugendhilfe" (Diehl, 2009). Die Sachverständigenkommission des 13. Kinder- und Jugendberichts forderte u. a. die regelhafte Finanzierung von Beratungs- und Unterstützungsangeboten für werdende Eltern, die Betreuung von Risikogruppen (BMFSFJ, 2009, S. 14) sowie kooperative Angebote zur Verhinderung von Kindesvernachlässigung, -misshandlung und -tötung (BMFSFJ, 2009, S. 172). Als Empfehlung für die Phase der Schwangerschaft bis zum dritten Lebensjahr wurden niedrigschwellige Hausbesuchsprogramme für hoch belastete Eltern mit psychosozialen Risikofaktoren und Hilfebedarf genannt. Kinderkrankenschwestern und (Familien-)Hebammen wurden als Berufsgruppen vorgeschlagen (BMFSFJ, 2009, S. 189). Die Kommission betonte die Notwendigkeit von Vernetzungsstrukturen, enger Kooperation und verlässlichen Verfahrenswegen zum Schutz von Kindern (BMFSFJ, 2009, S. 258) und legte damit den Grundstein für Frühe Hilfen gemäß dem elften Kinder- und Jugendbericht.

Der BeKD empfahl 2009, dass FGKiKP die Angebote von Hebammen ergänzen und Familien langfristig begleiten, beraten und unterstützen, bis diese selbstständig zurechtkommen oder bis sie mit anderen sorgenden Institutionen und Organisationen vernetzt sind und an entsprechende Stellen weitervermittelt werden (Diehl, 2009). FGKiKP sollten sich das Wissen über die Finanzierung von Hilfen aneignen und die benötigte Unterstützung für Familien organisieren. Der Einsatz von Kinderkrankenpfleger*innen im Arbeitsfeld Frühe Hilfen wurde damit begründet, dass sie die nötige fachliche Expertise besitzen, um frühzeitig Erkrankungen und Entwicklungsauffälligkeiten zu erkennen (Diehl, 2009), Eltern in Ernährungs- oder Pflegefragen fachlich anzuleiten und sicherzustellen, dass die Betreuung zuhause gewährleistet ist, um wiederholte Krankenhausaufenthalte zu vermeiden (Diehl, 2010). Darüber hinaus wurde betont, dass GKiKP durch ihre Erfahrungen in der Mütterberatung niedrigschwelligen Zugang zu Müttern mit Säuglingen und Kleinkindern finden können (Diehl, 2009). Gesundheitsförderung gehört von Anfang an zu den Aufgaben von GKiKP und qualifizierte Fachkräfte werden für die vielfältigen Hilfs- und Präventionsangebote in Frühen Hilfen benötigt, wobei GKiKP aufgrund ihrer Qualifikation und Expertise die notwendigen Voraussetzungen mitbringen (Diehl, 2010).

Die Familienorientierung als integraler Bestandteil des professionellen Selbstverständnisses von GKiKP war ein wichtiges Argument dafür, dass sie eine geeignete Berufsgruppe für das aufsuchende Hilfsangebot in Familien sind. Lüdeke, Vorsitzende der DRK-Heinrich-Schwesternschaft in Kiel und Ansprechpartnerin für den Weiterbildungskurs, betonte, dass Gesundheits- und Kinderkrankenpfleger*innen bereits lange Zeit einen engen Kontakt mit Familien haben und der Umgang mit Familien in schwierigen Situationen zum beruflichen Alltag gehört (Diehl, 2010).

Bereits vor Verabschiedung des BKiSchG entwickelten sich regional unterschiedlich Strukturen für den Einsatz von GKiKP im Handlungsfeld Familiengesundheit (ANLAGE 7 im Anhang). Die Finanzierung der Leistungen von FGKiKP war jedoch unklar und die Integration in das Versorgungssystem nicht geregelt. Wenn die Vergütung nicht kommunal oder durch das Land erfolgte, arbeiteten FGKiKP teilweise ehrenamtlich, teils sogar unentgeltlich. Bremen, München und Frankfurt waren Vorreiter für bezahlte Arbeit in diesem Bereich (Diehl, 2010). Frankfurt hatte bereits vor der Bundesinitiative Frühe Hilfen FGKiKP beim Gesundheitsamt angestellt. Das Angebot umfasste Beratung, Betreuung und Begleitung von belasteten Familien mit Neugeborenen sowie Anleitung zur Pflege und Ernährung von Säuglingen. FGKiKP waren sowohl im Gesundheitsamt als auch aufsuchend tätig. Doch war die Vergütung der Leistung als FGKiKP vor dem Start der Bundesinitiative nicht selbstverständlich und das Regelsystem bot dafür keine Grundlage (Diehl, 2010). Obwohl es erfolgreiche Beispiele gab, erhielten FGKiKP wenig konzeptionelle Anerkennung. Sie waren anfangs strukturell nicht in Netzwerke eingebunden. Institutionell waren sie teilweise an Jugend- oder Gesundheitsämtern angebunden oder alternativ in Krankenhäusern, Ambulanzen, Familienzentren oder Elternberatungsstellen eingesetzt.

Das DJI (2011, S. 12) unterstützte die Rolle von GKiKP im präventiven Kinderschutz und argumentierte gegen eine Fokussierung auf Familienhebammen in den Förderbestimmungen für Frühe Hilfen im BKiSchG, da keine vergleichenden Studien zur Wirksamkeit verschiedener Hilfsansätze vorlagen. Interaktionszentrierte Beratungsansätze wie STEEP, die eine verbesserte Eltern-Kind-Interaktion und Bindungsförderung zum Ziel haben und aus dem US-amerikanischen Raum stammen, wo sie vor allem von *Nurses* durchgeführt werden, wurden als vielversprechend angesehen – wobei angemerkt werden muss, dass Hebammen in den USA häufig auch *Certified Nurses* und damit sowohl Hebamme als auch *Nurse* sind. Das DJI plädierte für niedrigschwellige und längerfristige Angebote für Eltern in belastenden Lebenslagen. Es schlug vor, im Gesetzestext für das BKiSchG offen zu lassen, durch welche Berufsgruppe familienunterstützende Angebote Früher Hilfen durchgeführt werden sollten, doch dieser Vorschlag fand keine Berücksichtigung im endgültigen Gesetz (DJI, 2011).

Im Deutschen Ärzteblatt (Bühring, 2011) wurde der Gesetzentwurf des bundesweiten Kinderschutzgesetzes ebenfalls diskutiert. Familienhebammen wurden als „Kernstück" des Gesetzes bezeichnet. Der Präsident des Berufsverbandes der Kinder- und Jugendärzte betonte, dass Hebammen ihren Schwerpunkt auf Mütter legen, weshalb „Familienkinderkrankenschwestern zum Wohl des Kindes“ aufgrund ihrer Qualifikation bevorzugt eingesetzt werden sollten (Hartmann zitiert in Bühring, 2011). Die Aufgaben des Öffentlichen Gesundheitsdienstes (ÖGD) wurden als unzureichend berücksichtigt angesehen, und eine Zusammenarbeit von Jugendamt und ÖGD im Kinderschutz wurde empfohlen. Kritisiert wurde die fehlende langfristige Finanzierung der Leistungen durch Familienhebammen wie die Integration in die Regelfinanzierung (z. B. über das SGB V), wie vom Bundesrat vorgeschlagen (Bühring, 2011).

Der BeKD setzte sich dafür ein, FGKiKP neben Familienhebammen im neuen Bundeskinderschutzgesetz zu verankern. Die Vertreterinnen kontaktierten die Familienministerin, forderten die explizite Aufnahme von FGKiKP in das Gesetz (Diehl, 2011b) und nahmen gegenüber der Kinderkommission des Deutschen Bundestages öffentlich Stellung. Sie betonten ihre Rolle bei der Stärkung der Elternkompetenz und dass FGKiKP die Hilfsangebote durch die „Kombination von Beratungs- und praktischer Kompetenz in pflegerischen und gesundheitlichen Fragen und die Ausrichtung auf das gesamte Kindes- und Jugendalter“ sinnvoll ergänzten (BeKD, 2011).

Trotz der nachdrücklichen Forderungen des BeKD wurden FGKiKP nicht im Gesetzentwurf berücksichtigt. Der Bundesrat schlug vor, die Bezeichnung „Gesundheitsberufe“ in den Gesetzestext aufzunehmen (Bundesrat, 2011, S. 5), aber auch dieser Vorschlag wurde ignoriert. Auf Landesebene wurde die Existenz und der Beitrag von GKiKP eher wahrgenommen als auf Bundesebene. Der BeKD wandte sich an die Bundesstiftung „Eine Chance für Kinder“, um für gemeinsame Projekte zu werben. Es wurde sodann eine gemeinsame Weiterbildung für FGKiKP und Hebammen in Hannover angeboten. Seit 2012 wird die Weiterbildung zum/zur Familien-Gesundheits- und Kinderkrankenpfleger/in dort durchgeführt (Diehl, 2011a).

5.1.7 Die Arena als Diskursraum

In diesem Kapitel wird zusammengefasst und reflektiert, welche dominanten Themen in der ersten Phase verhandelt wurden und welche Argumentationslogik dabei verwendet wurde. Von Interesse ist, welche Diskurse sich rekonstruieren lassen und wie sie die Entwicklung der Frühen Hilfen und die Berufsrolle der FGKiKP beeinflussten und damit die Arena Frühe Hilfen als Diskursraum mit konstituieren. In der Rekonstruktion zeigt sich ein Spannungsfeld zwischen Risikoorientierung und Ressourcenorientierung das im Folgenden weiter ausdifferenziert wird.[50]

50 Die Ergebnisse der Analyse von Diskursmaterial anhand von Mapping-Strategien waren Teil eines Artikels (Kimmerle et al., 2023) in einem Schwerpunktheft zu Sozialen Welten, Arenen und Situationsanalysen von Offenberger, Baumgartner et al. (2023).

Risiko- vs. Ressourcenorientierung

Die Situation, aus der die Entwicklung Früher Hilfen hervorging, ist vielschichtig. Einer der Ausgangspunkte auf politischer Ebene war das Recht von Kindern, gesund und gewaltfrei aufzuwachsen. Das Aufwachsen ohne Gewalt und die „Förderung eines gesunden Lebens und gesunder Umweltbedingungen" wurden zu erklärten Zielen und konkreten Handlungsfeldern im Nationalen Aktionsplan der Bundesregierung für ein kindgerechtes Deutschland 2005 bis 2010 (BMFSFJ, 2006b). Die Ambivalenz der Ansätze an Risiken einerseits, die es früh zu erkennen und zu vermeiden galt und an Ressourcen für Gesundheit andererseits, die es zu stärken und zu fördern galt, dokumentiert sich auch in den Protokollen der Jugendministerkonferenzen der Jahre 2005 und 2006. In dieser Zeit wurden auch die ersten Daten des KiGGS zur Gesundheit von Kindern und Jugendlichen erhoben. Die mangelnde Entfaltung von Entwicklungspotenzialen bei Kindern geriet hierdurch in den Blick. Für die Gesundheit von Kindern wurde in erster Linie die Familie als Sozialisationsinstanz verantwortlich gemacht und mangelnde Gesundheit mit fehlenden Elternkompetenzen in Verbindung gebracht. Gleichzeitig bestätigten die Ergebnisse des KiGGS aber auch, dass die Gesundheit von Kindern und Jugendlichen mit der sozialen Lage der Familie korreliert und bescheinigten eine sozial bedingte Ungleichheit von Gesundheitschancen bereits im Kindesalter. Es wurde deutlich, dass bestimmte Kinder und Familien benachteiligt waren und weniger Gesundheitsleistungen in Anspruch nahmen. Gleichzeitig wurde erkannt, dass gerade diese Familien besondere Unterstützung benötigen. Es wurde auch ein Zusammenhang zwischen kumulierten Belastungslagen von Familien und Kindeswohlgefährdung hergestellt.

Politisch fand der Ansatz Beachtung, soziale Ungleichheit von Gesundheitschancen und Kindeswohlgefährdung durch Unterstützung von belasteten Familien und Stärkung der Elternkompetenzen anzugehen. Die Stärkung von Familien zum Schutz von Kindern wurde zum Leitmotiv. Medienberichte über Kinderschutzskandale führten zu einer breiten gesellschaftlichen Diskussion über Kindeswohlgefährdung und setzten das Thema weiter oben auf die politische Agenda. Dies führte zu einer fachlichen Debatte über die Verbesserung des Kinderschutzsystems (Cierpka et al., 2007; Fegert et al., 2010; Kindler, 2007).

Die Entwicklung im Jugendhilfesystem verlief parallel zum Paradigmenwechsel im Gesundheitssystem. Ende des 20. Jahrhunderts vollzog sich weltweit eine Wende von einer medizinischen, an Risiken orientierten Ausrichtung mit einem biomedizinischen Krankheitsverständnis hin zu einem ganzheitlicheren Gesundheitsverständnis, das auf Gesundheitsförderung basiert. Die Ottawa-Charta (WHO, 1986) und die Europäische Strategie „Gesundheit für alle bis zum Jahr 2000" (WHO, 1999) waren treibende Kräfte. Schwerpunkte lagen auf Gesundheitsförderung sowie präventive und unterstützende Gesundheitserziehung. Unterschiedliche Bewegungen wie Gesundheits-, Umwelt- und

Verbraucherbewegungen sowie Frauengesundheits- und Selbsthilfebewegungen forderten eine differenziertere Betrachtung von Krankheit und Gesundheit.

Der Paradigmenwechsel im Verständnis von Gesundheit beeinflusste die Entwicklung der Jugendhilfe. Der elfte Kinder- und Jugendhilfebericht von 2002 berücksichtigte z. B. verschiedene Determinanten von Gesundheit, wie die soziale Lage, und legte den Fokus auf die Bedingungen und Verhältnisse, unter denen Familien leben und Kinder aufwachsen und nicht nur auf Lebensweisen und Verhalten. Prävention und Gesundheitsförderung wurden als Aufgaben der Kinder- und Jugendhilfe deklariert (BMFSFJ, 2002, S. 227), wobei hauptsächlich Armuts-, Sucht-, Gewalt- und Jugendkriminalitätsprävention sowie Prävention von Entwicklungsstörungen und Verhaltensauffälligkeiten betont wurden. Die Kommission kritisierte damals die einseitige Ausrichtung auf Verhaltensprävention und forderte eine stärkere Anwendung des umfassenderen Konzepts der Gesundheitsförderung sowie die Veränderung struktureller Rahmenbedingungen. Die Förderung der Gesundheit aller Kinder und Jugendlichen sollte darauf abzielen, Prävention zu verstärken, gesundheitsbewusste Lebensweisen zu fördern und individuelle und kollektive Ressourcen zu unterstützen" (S. 49).

Diese Forderungen für eine Politik, die Gesundheit für alle ermöglicht, spiegelten sich in der Jugendhilfe wider. Auf Konferenzen von Jugend- und Familienministerinnen (JMK, 2005) wurde beschlossen, Gesundheitsaspekte in der Aus-, Fort- und Weiterbildung von Fachkräften der Kinder- und Jugendhilfe zu stärken[51]. Familien wurden als zentraler Fokus für Prävention und Gesundheitsförderung betrachtet. Interessanterweise waren die Gesundheitsministerinnen der Länder nicht an diesen Entscheidungen beteiligt, obwohl sie zuvor erklärt hatten, die gemeinde- und familienorientierte Arbeit von Pflegekräften und Hebammen im Rahmen des gesundheitspolitischen Konzepts „Gesundheit 21" (WHO, 1999, S. 3) national umsetzen zu wollen. Jugendhilfe und Gesundheitswesen waren damals noch nicht vernetzt, aber es wurde zunehmend gefordert, dass die Hilfesysteme besser verzahnt werden sollten. Dabei ging es allerdings vor allem um funktionierende Frühwarnsysteme im Kontext der Entstehung von Frühen Hilfen, und weniger um den Grundsatz der Gesundheitsförderung „Health in all policies" (WHO, 1986).

Das Spannungsfeld zwischen Risikoorientierung und Ressourcenorientierung im Kinder- und Jugendschutz zeigt sich in der Debatte über die Verbesserung des Kinderschutzsystems. Die Risikoausrichtung des Kinderschutzes und der „Geist einer bloßen Gefahrenabwehr" der Jugendhilfe wurden anfangs kritisiert (BMFSFJ, 2002, S. 49–50). Eine Umgestaltung des Kinderschutzes wurde

51 Zunächst bezog sich die Forderung damals auf sozialpädagogische Fachkräfte (was impliziert, dass festgestellt wurde, dass sozialpädagogische Fachkräfte in gesundheitlichen Belangen nicht ausreichend Kompetenzen mitbrachten), später auf sämtliche Professionen, die mit Kindern zu tun hatten und für gesundheitsfördernde Zusammenhänge sensibilisiert werden sollten.

gefordert, um mehr Ressourcenorientierung zu ermöglichen (BMFSFJ, 2002, S. 64). Doch nach schweren Fällen von Kindesvernachlässigung und dem Versagen des Kinderschutzsystems im Fall Kevin, in Bremen, wurde die Effektivität von Elternbildung und Erziehungshilfen infrage gestellt. Frühwarnsysteme sollten ausgebaut werden (BMFSFJ, 2006a) und Fachpersonen mit entsprechendem Knowhow zur Beurteilung der Situation von Kindern wurden gefordert. Diese Entwicklungen führten zur Ausschreibung der Frühen Hilfen am 31. März 2007, die dieses Spannungsverhältnis von Risiko- und Ressourcenorientierung in sich trägt.

Das Nationale Zentrum Frühe Hilfen (NZFH) wurde auf Basis des Koalitionsvertrags von 2005 gegründet. Es wurde im Handlungsfeld „Familienfreundliche Gesellschaft“ als „Projekt Frühe Förderung für gefährdete Kinder – Prävention durch Frühförderung“ vorgesehen (CDU/CSU und SPD, 2005, S. 98 f.). Der Projekttitel zeigt eine Risikoorientierung, da von gefährdeten Kindern die Rede ist und damit impliziert wird, dass es Kinder gibt, die geschützt werden müssen. Gleichzeitig wird festgelegt, wie diesen Risiken entgegengewirkt werden kann: durch Frühe Förderung und Frühförderung. Diese Dopplung der Begriffe in der Überschrift lässt vermuten, dass unklar war, welche Maßnahmen darunter genau verstanden wurden. Im Verlauf wurde Frühe Förderung zu Frühen Hilfen. Der Diskurs um den staatlichen Schutzauftrag und das Wächteramt einerseits und die Erziehungsverantwortung andererseits spiegelt sich im Koalitionsvertrag zwischen CDU/CSU und SPD wider und ist Gegenstand des folgenden Gliederungspunktes.

Elternverantwortung vs. öffentliche Verantwortung

In diesem Abschnitt geht es um das Spannungsfeld zwischen der Erziehungsverantwortung der Eltern einerseits und der Verantwortung von Gesellschaft und Staat für den Kinderschutz andererseits. Beim „Kinderschutzgipfel“ (MPK, 2007; siehe auch Stötzel, 2009, S. 787) eskalierte der Diskurs um die Verantwortung für Erziehung und Kinderschutz aufgrund bekannt gewordener Fälle von Kindesmisshandlung und Todesfällen. Es wurde betont, dass Eltern primär für das Wohl ihrer Kinder verantwortlich sind, aber auch Staat und Gesellschaft Verantwortung tragen. Die Ministerpräsident*innen der Länder argumentierten, dass einige Eltern verunsichert und überfordert seien, was zu Vernachlässigung und Misshandlung führen könne. Auch Zusammenhänge zwischen Kindeswohl und der sozialen Lage der Familien wurden in der Argumentation hergestellt. Es wurde eine Kultur des Hinsehens und Achtsamkeit für Kinder gefordert. Es sollten starke Netzwerke für Kinder und Eltern geknüpft werden, insbesondere für Risikogruppen wie psychisch belastete und suchtmittelabhängige Eltern. Vernetzung wurde als Schlüssel für einen erfolgreichen Kinderschutz gesehen, während Zwangsmaßnahmen gegen Eltern abgelehnt wurden. Stattdessen sollten niedrigschwellige Angebote bereitgestellt werden, ohne Drohkulissen aufzubauen (MPK, 2007; siehe auch Stötzel, 2009).

Die folgende Map (Abbildung 8) veranschaulicht verschiedene Perspektiven im Diskurs um die Verantwortung für die Entwicklung und das Wohlergehen von Kindern in Verbindung zum Unterstützungs- oder Hilfebedarf und den elterlichen Fähigkeiten. Der Diskurs um Risiken und Ressourcen spiegelt sich hier wider und manifestiert sich in einer bestimmten Sichtweise auf Eltern.

Abbildung 8: Positions-Map zu Hilfebedarf und Elternkompetenz

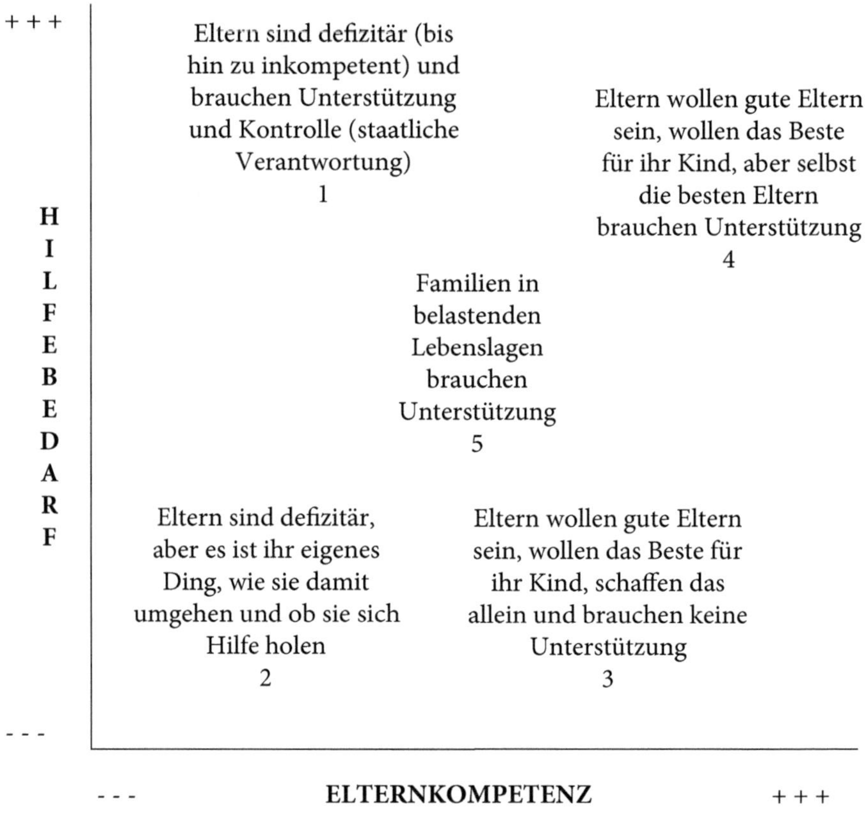

+ + + = mehr
- - - = weniger

Quelle: eigene Darstellung (Kimmerle et al., 2023, Para. 37)

Position 1 betrachtet Eltern als potenzielle Gefahr für ihre Kinder und den Staat als verantwortlich für das Kindeswohl. Familien benötigen in diesem Szenario Hilfe und möglicherweise Kontrolle durch Fachpersonen. Position 2 besagt, dass

Eltern zwar Defizite haben können, aber es ihre eigene Entscheidung ist, wie sie damit umgehen und ob sie sich Hilfe suchen. Erziehung wird als Privatangelegenheit betrachtet, und die alleinige Verantwortung liegt bei den Eltern. Positionen 3 und 4 nehmen an, dass alle Eltern gute Eltern sein wollen, ziehen jedoch unterschiedliche Schlussfolgerungen. Position 3 besagt, dass Eltern ihre Angelegenheiten selbst regeln und keine Unterstützung benötigen. Position 4 hingegen beruht auf der Erfahrung, dass selbst gute Eltern Unterstützung brauchen. Position 5 in der Mitte der Karte steht für die Überzeugung, dass in verschiedenen Lebenssituationen unterschiedliche Elternkompetenzen erforderlich sind und dass belastende Situationen dazu führen können, dass Familien Unterstützung benötigen. Diese Position spiegelt die wissenschaftliche Erkenntnis wider, dass das Risiko einer Kindeswohlgefährdung steigt, wenn Belastungsfaktoren kumulieren (van Assen et al., 2020). Daher sollten Familien mit psychosozialen Risiken unterstützt werden.

Die Verantwortung für eine gesunde Entwicklung und Kinderschutz ist das zentrale Thema der Positions-Map (Abbildung 8). Die Frage, ob diese Verantwortung auf individueller Ebene liegt (Eltern, Familien) oder eine gesamtgesellschaftliche bzw. staatliche Aufgabe ist, bestimmt den Standpunkt. Im Kinderschutzdiskurs ist die Frage wesentlich, ob eine öffentliche Verantwortung besteht, Kinder gesund und frei von Gewalt aufwachsen zu lassen, und welche Konsequenzen daraus resultieren. Je nach Position der Entscheidungsträger*innen ergibt sich eine unterschiedliche Ausrichtung der Angebote auf bestimmte Zielgruppen: Wenn die Annahme besteht, dass alle Familien Unterstützung benötigen (Positionen 1 und 4), wäre ein universelles Angebot naheliegend. Wenn jedoch der Fokus auf Familien mit Belastungsfaktoren liegt (Position 5), führt dies zu selektiven Angeboten.

Die analysierten Dokumente der Entstehungsphase von Frühen Hilfen repräsentieren die kollektive Orientierung von Entscheidungsträger*innen, dass sozial benachteiligte Familien als besonders belastet angesehen werden und daher die meiste Unterstützung benötigen. Es gibt zwei unterschiedliche Ansichten dazu: Erstens, dass Familien belastenden Situationen *ausgesetzt sein* können, wobei die Ursache in Umständen und in der sozial-ökologischen Umwelt der Familie gesehen wird. Zweitens, dass der Unterstützungsbedarf auf das Verhalten und die Bewältigung der Familien zurückzuführen ist, wodurch die Verantwortung den Eltern zugeschrieben wird. Die Stärkung der Elternkompetenz ist ein Ziel der Frühen Hilfen, jedoch besteht die Gefahr, gesellschaftliche Probleme auszublenden. Die gesundheitsförderliche Gestaltung von Lebenswelten erfordert eine Zusammenarbeit zwischen dem Gesundheitssystem und der Jugendhilfe, um die Bedingungen für ein gesundes Aufwachsen zu verbessern.

Zusammenfassend lässt sich konstatieren: Die Entstehung Früher Hilfen ist von der Ambivalenz geprägt, die aus der Erziehungsverantwortung der Eltern und dem Schutzauftrag des Staates resultiert. Die Überzeugung, dass Kinder am besten in der Familie aufwachsen, war im Grundsatz unbestritten, aber es wurde auch eine öffentliche Verantwortung für gesunde Lebensbedingungen gesehen. Familien wurden sowohl als Ressource betrachtet als auch als defizitär, insbesondere wenn sie überfordert und belastet waren. Die Argumentationslogik war: häufen sich Risikofaktoren, dann steigt das Gefährdungspotenzial von Kindern. Warnsignale sollten erkannt werden, und Familien durften nicht aus den Augen verloren werden, solange Hilfebedarf besteht. Der Staat sah sich hier in der Verantwortung.

Die dominante Position war die Auffassung, dass die meisten Familien allein zurechtkommen und der Staat nur bei sozialer Benachteiligung und Kindeswohlgefährdung eingreifen sollte. Diese Sichtweise ist aus wirtschaftlichen Gründen vorherrschend. Die Auffassung, dass grundsätzlich alle Familien Unterstützung benötigen, wird marginalisiert, da sie mehr Ressourcen erfordern würde, als in den Hilfesystemen zur Verfügung stehen. Daher wurde beschlossen, insbesondere sozial benachteiligte Familien zu stärken, um Kinder zu schützen. Es wurde darauf abgezielt, Kinder mit Risiken frühzeitig zu fördern und Fehlentwicklungen zu vermeiden. Dies erforderte qualifizierte Fachkräfte, die Zusammenarbeit verschiedener Systeme sowie den Aufbau von Strukturen.

5.1.8 Zusammenfassung und Zwischenfazit

In der ersten Phase (2000–2011) wurde Kindeswohlgefährdung als gesellschaftliche Problemlage politisch, medial und auch (fach-)wissenschaftlich zum Thema gemacht. Es bestand Konsens darüber, dass Vernachlässigung und Gewalt an Kindern verhindert werden müssen. Die Frage, wie es gelingen kann, dass Kinder gesund und gewaltfrei aufwachsen, prägte diese Phase. Um dafür Antworten zu finden, wurden Expertisen, Analysen und Empfehlungen eingeholt. Interventions- und Präventionsmaßnahmen wurden als Lösung angesehen, umfassende Hilfsangebote wurden vernetzt. Eine Überlegung bestand darin, dass der Zugang zu sozial benachteiligten Bevölkerungsgruppen über das Gesundheitssystem effektiver sein könnte als über die Jugendhilfe, da die Angebote dann als weniger stigmatisierend und diskriminierend empfunden werden könnten. Gesundheitswesen und Jugendhilfe sollten gut vernetzt sein. Ein entscheidender Meilenstein war die Gründung des NZFH 2007, welches Modellprojekte initiierte und bundesweit koordinierte. Inbegriffen waren Hausbesuchsprogramme, bei denen Hebammen und Pflegefachpersonen nach internationalen Vorbildern Familien zuhause aufsuchen, um sie bei Bedarf langfristig zu begleiten und betreuen. Der Begriff „Frühe Hilfen“ etablierte sich als präventive Unterstützung für junge Familien. Die erste Phase endete mit dem Entwurf eines Bundeskinderschutzgesetzes.

Zwischen 2008 und 2011 wurden wichtige Meilensteine für die Berufsausrichtung FGKiKP gesetzt: Qualifikation und Qualifizierung von Fachpersonen

z. B. zur Motivation von Familien zur Inanspruchnahme von Hilfen oder zur Risikoerkennung wurden als Schlüssel zur Verbesserung des Kinderschutzes und zur Etablierung eines Frühwarnsystems betrachtet (BMFSFJ, 2006a). Daraufhin entwickelte der BeKD die Qualifizierung für FGKiKP und die ersten Lehrgänge wurden angeboten. Es gab auch bereits Hausbesuchsdienste in einigen Gesundheits- oder Jugendämtern für einen niedrigschwelligen Zugang zu Familien. Weitere Einsatzfelder von FGKiKP waren darüber hinaus ambulante Pflegedienste, Überleitungspflege, sozialpädiatrische Nachsorge und freiberufliche Familienberatung. Die Finanzierung der Leistungen war eine Herausforderung, und die Fachkräfte boten ihre Expertise teilweise ehrenamtlich oder sogar unentgeltlich an.

Als das Bundeskinderschutzgesetz beschlossen wurde und die Bundesregierung entschied, im Rahmen einer Bundesinitiative Frühe Hilfen für vier Jahre eine jährliche Fördersumme von 30 Millionen Euro für die Begleitung von Familien in belastenden Lebenslagen bereitzustellen, setzte sich der Berufsverband BeKD energisch dafür ein, dass auch FGKiKP in dieser Gesetzesgrundlage ausdrücklich berücksichtigt werden. Trotz der Forderungen des Berufsverbands und öffentlicher Unterstützung durch einige Stakeholder gelang dies jedoch nicht. Zum Beispiel forderten sowohl das DJI als auch der Bundesrat die Einbeziehung von Berufsgruppen wie FGKiKP in die Förderinitiative. Auch internationale Erfolge von Hausbesuchsprogrammen durch Kinderkrankenpflege sprachen dafür, diese ins neue bundesweite Kinderschutzgesetz aufzunehmen. Das Ziel des Berufsverbands war es, neben der expliziten Förderung von Familienhebammen auch FGKiKP zu nennen und sie nicht nur – genauso wie Hebammen, die nicht Familienhebamme sind – implizit als „vergleichbare Berufsgruppen aus dem Gesundheitsbereich“ förderfähig zu machen (Ayerle et al., 2012; NZFH, 2018c).

Die erste Phase der Entwicklung lässt sich wie folgt zusammenfassen: Obwohl gesundes und gewaltfreies Aufwachsen als politisches Ziel formuliert wurde, bestand immer noch eine inakzeptable gesundheitliche und soziale Situation für Kinder. Dieses gesellschaftliche Problem wurde durch die *mediale Explosion* um Kinderschutzfälle mit tödlichem Ausgang verstärkt. Die Herausforderung lag darin, diese Problematik anzugehen. Um eine geeignete Lösung zu finden, wurden Analysen von Kinderschutzverläufen und Fehlern im Kinderschutz vorgenommen. Dies führte zu einem Aktivismus, der auch die Kinderkrankenpflege einbezog.

5.2 Auftakt, Netzwerkaufbau und Familienhebammen (Phase II): Die Arena wird zum (neuen) Arbeitsfeld

In der zweiten Phase der historischen Rekonstruktion der Entwicklung Früher Hilfen, wurde die Arena Frühe Hilfen zu einem Arbeitsfeld. Diese Phase wird von der Bundesinitiative „Netzwerke Frühe Hilfen und Familienhebammen“ (kurz: *Bundesinitiative Frühe Hilfen*) gerahmt, die für den Förderzeitraum von 2012 bis 2015 ins Leben gerufen wurde. Sie beginnt 2012 mit einem Auftakt und endet 2015, bevor die Förderphase um zwei Jahre verlängert wurde.

Das Kapitel zur Phase II umfasst folgende Teile: Im ersten Teil werden Meilensteine der Bundesinitiative zusammengefasst, die den konzeptionellen und rechtlichen Rahmen für die Entwicklung der Berufsausrichtung bilden. Der zweite Teil fokussiert Netzwerke Früher Hilfen, während der dritte Teil Familienhebammen und vergleichbare Berufsgruppen behandelt. Anschließend werden konzeptionelle und strukturelle Kontroversen diskutiert. Das Kapitel schließt mit einem Zwischenfazit ab, das sich auf die Entwicklungen der Berufsausrichtung FGKiKP konzentriert.

5.2.1 Frühe Hilfen als Arbeitsfeld

Die Bundesinitiative baute auf dem Aktionsprogramm „Frühe Hilfen für Eltern und Kinder und soziale Frühwarnsysteme“ auf (BMFSFJ, 2006a). Sie sollte dafür sorgen, dass Angebote, die sich modellhaft bewährt hatten, überall implementiert werden und Strukturen bundesweit etabliert werden (NZFH, 2013a, S. 11). Außerdem wurde die Forschung im Bereich der Frühen Hilfen vorangetrieben, z. B. zur Prävalenz von Risikofaktoren für Kindeswohlgefährdung, zu Bedarfslagen von Familien oder zur Evaluation von Angeboten.

Die Bundesinitiative wurde im neuen Bundeskinderschutzgesetzes (BKiSchG) verankert und begann mit dessen Inkrafttreten zum ersten Januar 2012. Insbesondere Artikel 1, das „Gesetz zur Kommunikation und Information im Kinderschutz“ (KKG), und die Verwaltungsvereinbarung *Bundesinitiative Netzwerke Frühe Hilfen und Familienhebammen* (die zum 1. Juli 2012 in Kraft trat) bildeten die gesetzliche Grundlage für die Bundesinitiative Frühe Hilfen.

Die Verwaltungsvereinbarung (gem. § 3 Abs. 4 KKG) zwischen Bund und Ländern regelte die Rahmenbedingungen für verbindliche Netzwerkstrukturen im Kinderschutz. Sie legte fest, welche Maßnahmen mit den Bundesmitteln gefördert werden sollten, einschließlich des Einsatzes und der Qualifizierung von Familienhebammen und vergleichbaren Berufsgruppen wie Kinderkrankenpfleger*innen. Dies führte dazu, dass Stellenausschreibungen im Arbeitsfeld Frühe Hilfen gezielt an Kinderkrankenpflegefachpersonen gerichtet wurden. Die Träger*innen der Jugendhilfe erhielten Bundesmittel für den Auf- und Ausbau von Netzwerken Früher Hilfen sowie für die Koordination. Ehrenamtliche Strukturen und Öffentlichkeitsarbeit waren ebenfalls förderfähig und konnten über die Bundesmittel finanziert werden. Die Verwaltungsvereinbarung verwies auf ein Kompetenzprofil für Familienhebammen und vergleichbare Berufsgruppen aus dem Gesundheitsbereich. Das NZFH erstellte daraufhin drei Kompetenzprofile:

eines für Familienhebammen (NZFH, 2013c), eines für FGKiKP (NZFH, 2014c) und eines für Netzwerkkoordinator*innen (NZFH, 2013d).

Das NZFH unterstützte die Praxis, insbesondere Kommunen, bei der Umsetzung der Bundesinitiative und der Implementierung von Netzwerken Frühe Hilfen. Es stellte Materialien für kommunale Entscheider*innen und Fachkräfte zur Verfügung und entwarf eine Imagekampagne. Es organisierte Fachtagungen, wie den Fachtag NEST in Bremen (2013), den ersten Fachtag für FGKiKP und Familienhebammen in Köln (2013) und den Fachtag Frühe Hilfen in Bonn (2014). Eine kommunale Austauschplattform mit dem Namen „inforo" wurde ebenfalls auf Bundesebene eingerichtet. Im Rahmen der wissenschaftlichen Begleitung der Bundesinitiative führte das NZFH verschiedene Forschungsprogramme durch und beauftragte Expertisen zur Berufsausrichtung der Familienhebammen. So wurden Studien zu Weiterbildungen (Ayerle et al., 2012) im Kontext Früher Hilfen und zur Zieldefinition des beruflichen Handelns von Familienhebammen (Mattern et al., 2013) in Auftrag gegeben. Eine Teilstudie untersuchte das professionelle Profil von Familienhebammen (NZFH, 2014a, S. 22). Sie wurde von einer Forschungsgruppe an den Universitäten Hildesheim und Trier durchgeführt (Rettig et al., 2017).

Der 14. Kinder- und Jugendbericht bezeichnete Frühe Hilfen als ein „Unterstützungsfeld", das „im Entstehen begriffen" sei (BMFSFJ, 2013, S. 296) und attestierte ihnen eine „stürmische Entwicklung", „besondere Dynamik" und „einzigartigen Bedeutungszuwachs" (S. 300 f.). Die Kommission prognostizierte eine Phase der Etablierung und Konsolidierung nach der Implementierungsphase, die auch die Wirkungsevaluation umfassen sollte[52] (S. 413). In dem Bericht wurden Teams erwähnt, die aus Sozialpädagog*innen, Hebammen und Kinderkrankenschwestern bestanden (S. 295, S. 301 f.).

5.2.2 Netzwerkaufbau und -koordination

Der Auf- und Ausbau von Netzwerken für Frühe Hilfen war ein wichtiger Schwerpunkt der Bundesinitiative. Diese Netzwerke sollten eine Verbindung zwischen verschiedenen Systemen herstellen und die Zusammenarbeit zwischen Kinder- und Jugendhilfe sowie dem Gesundheitswesen verbessern. Trotz der zentralen Rolle von Fachkräften aus dem Gesundheitssystem wie Familienhebammen entschied sich die Bundesregierung im BKiSchG gegen eine finanzielle Leistungsübernahme durch das SGB V. Die Verantwortung für die Frühen Hilfen

52 Im Forschungsprogramm der Bundesinitiative existierte ein spezifischer Forschungsbereich, der die Wirkungsforschung zum Ziel hatte. In Kapitel 2.2.2 dieser Arbeit werden die Ergebnisse dieses Forschungszweigs präsentiert, insbesondere im Hinblick auf die Einschätzung der Effektivität der Angebote Früher Hilfen.

ebenso wie die Steuerung und Koordination der Netzwerke wurden der Kinder- und Jugendhilfe zugeordnet, die über das SGB VIII geregelt wird.

Netzwerkkoordination

Die hohen Erwartungen an die Netzwerke Früher Hilfen spiegelten sich in den Anforderungen an die Netzwerkkoordination wider. Ein „Kompetenzprofil Netzwerkkoordinatorinnen und Netzwerkkoordinatoren Frühe Hilfen" wurde erstellt (NZFH, 2013d), um Orientierung und Empfehlungen für den Aufbau und die Ausgestaltung der Netzwerke zu geben. Dazu kam die Notwendigkeit, Klarheit über die Definition von *Netzwerken Frühe Hilfen* zu schaffen und die Anforderungen an diejenigen, die sie aufbauen und koordinieren, zu klären. Das Kompetenzprofil sollte zumindest teilweise Antworten auf diese Fragen bieten. Es werden verschiedene Aufgabenfelder beschrieben, darunter die Festlegung von Verantwortlichkeiten und Zuständigkeiten, der Netzwerkaufbau und die Netzwerkarbeit, das Netzwerkmanagement sowie die Qualitätsentwicklung (NZFH, 2013d). Für die Rolle der Netzwerkkoordination wird keine spezifische Berufsgruppe festgelegt. Einerseits wird eine „professionelle Identität" als Netzwerkkoordinator*in (S. 21, 23) mit „transdisziplinärem Habitus" (S. 17) gefordert, andererseits wird auch die Vertretung der eigenen Herkunftsprofession betont (S. 13). Hervorgehoben wird das Erfordernis eines klaren Mandats für die Netzwerkarbeit, das jedoch zunächst eingeholt werden muss. Das Bild der Netzwerkkoordination ist facettenreich, widersprüchlich und anspruchsvoll.

Die Netzwerkkoordination sollte metaphorisch gesehen *Everybodys Darling* sein und gleichzeitig alle Fäden in der Hand halten. Sie muss als „Übersetzerin" fungieren, Brücken bauen und Netze weben, um unterschiedliche Perspektiven und Fachsprachen zusammenzubringen. Sie sollte alle Beteiligten einbinden, insbesondere die Sichtweise der Adressat*innen. Ihre Rolle erfordert Allparteilichkeit, z. B. bei der Moderation von Prozessen, und sollte – obwohl sie erst aufgebaut wurde – klar kommuniziert werden (NZFH, 2013d, S. 21). Sie sollte an bestehende Strukturen anknüpfen und gleichzeitig neue schaffen, den Austausch auf verschiedenen Ebenen fördern und Kooperationen aufbauen sowie Beziehungen und Aushandlungsprozesse im Netzwerk initiieren. Dabei sollte sie wertschätzend sein und eine dialogische Kommunikationskultur etablieren. Sie sollte über geeignete Methoden und Instrumente verfügen, z. B. zur Qualitätsentwicklung und zum Wissensmanagement. Die Akquise und Allokation von Ressourcen sowie das Treffen von Kooperationsvereinbarungen gehören ebenfalls zu ihren Aufgaben. Sie ist verantwortlich für Öffentlichkeitsarbeit, die Organisation von Veranstaltungen und Fortbildungen sowie die Zusammenführung und gegebenenfalls Erhebung von Daten (z. B. der Gesundheits-, der Sozial- und der Bildungsberichterstattung). Sie sollte in Gremien vertreten sein und sicherstellen, dass die Perspektive der Familien berücksichtigt wird und Adressat*innen an der Gestaltung von Angeboten mitwirken (NZFH, 2013d).

Die kommunalen Herausforderungen in den Netzwerken, die auf Konferenzen, z. B. im Rahmen der Konferenzreihe zur Netzwerkarbeit und Netzwerkkoordination „Netze weben – Brücken bauen: Multiprofessionelle Kooperations- und Versorgungsstrukturen in den Frühen Hilfen“ (NZFH, 2015d; BMFSFJ et al., 2015), zur Sprache kamen, waren folgende: ungenaue Stellen- und Aufgabenbeschreibung für Netzwerkkoordinierende, unzureichende Qualifizierung, hohe heterogene Erwartungen, Vorbehalte und Skepsis der Kooperationspartner*innen, unterschiedliches bzw. kein professionsübergreifendes Verständnis von Kinderschutz, trägerübergreifendes Netzwerken, Kommunikation und Umgang mit Unterschieden, Einbezug zivilgesellschaftlichen Engagements, Erreichbarkeit von Eltern in ländlichen Gebieten (NZFH, 2015e). Die Frage war außerdem, was genau zu koordinieren war: die Struktur- oder Fallebene. Bezog sich die Koordination auf Netzwerke, Hilfen, einzelne Fälle oder die Fachkräfte? Durch die Zuweisung der Allokation von Ressourcen im Kompetenzprofil entstand eine Vormachtstellung, die interprofessionell Spannungen erzeugte. Das Spannungsfeld von Kooperation und Konkurrenz wurde ebenfalls von Netzwerkkoordinierenden thematisiert: Eine besondere Herausforderung lag darin, von interessengeleiteten Differenzen zu einem gemeinsamen Verständnis von Frühen Hilfen zu kommen. Klar definierte Profile der Beteiligten wurden als Grundlage für eine erfolgreiche Zusammenarbeit angesehen. Im Rahmen der Konferenzreihe, die kurz vor Ende der ersten Förderphase der Bundesinitiative Frühe Hilfen stattfand, wurde der Bedarf an Weiterentwicklung, aber auch das Potenzial der Netzwerke, deutlich. Das gemeinsame Ziel war es, positive Lebensbedingungen für Kinder und Familien zu erhalten und zu schaffen und mit Frühen Hilfen ein bedarfsgerechtes Förder- und Unterstützungsangebot bereitzustellen, und zwar rechtzeitig, ausreichend und interdisziplinär aufeinander abgestimmt (Schone in NZFH, 2015e).

5.2.3 Konstruktion von FGKiKP als vergleichbare Berufsgruppe: Bezeichnung der Berufsausrichtung

Die Bezeichnung „Familien-Gesundheits- und Kinderkrankenpflegerinnen und -pfleger“ tauchte zunächst selten in den Dokumenten der Bundesinitiative auf. FGKiKP wurden meist in Verbindung mit Familienhebammen genannt oder unter den Begriff der „vergleichbaren Berufsgruppe“ subsumiert. Der BeKD konnte zwar nicht erreichen, dass die Kinderkrankenpflege oder die FGKiKP explizit als Berufsgruppen für Kooperationen im Kinderschutz im Bundeskinderschutzgesetz genannt wurde. Die Verwaltungsvereinbarung des Bundes und der Länder vom 1. Juli 2012 präzisierte jedoch die Formulierung des BKiSchG. In dieser Vereinbarung wurden Rahmenbedingungen für den Einsatz von „Familienhebammen und vergleichbaren Berufsgruppen aus dem Gesundheitsbereich in Netzwerken mit Zuständigkeit für Frühe Hilfe" geregelt. Es wurde deutlich gemacht, dass neben Familienhebammen auch FGKiKP als förderfähig im Sinne der Bundesinitiative gelten. Es gab keine weiteren Berufsgruppen neben der Gesundheits- und Kinderkrankenpflege, die als „vergleichbare Berufsgruppe aus dem Gesundheitsbereich" herausgestellt wurden. Daher stellt sich die Frage, warum die Umschreibung in den Gesetzestexten und weiteren Ausführungen zur Bundesinitiative so lange aufrechterhalten wurde und die FGKiKP unerwähnt blieb (Kohl & Lüdeke, 2017, S. 179). Mögliche Erklärungen dafür sind, dass auch nicht spezialisierte Hebammen gemeint waren oder dass die Bezeichnung FGKiKP uneinheitlich war. Es gab Variationen in den Bezeichnungen, Schreibweisen und Abkürzungen (sowie deren Aussprache).

- Familien-, Gesundheits- und Kinderkrankenpflege (FGKiKP oder Familien-GKiKP[53])
- Familien-Gesundheits- und Kinderkrankenpflege (FGKiKP)[54]
- Familiengesundheits- und Kinderkrankenpflegerinnen[55]
- Familien-Gesundheits-Kinderkrankenpflegerinnen[56]
- Familiengesundheitskinderkrankenpflegerinnen[57]
- Familienkinderkrankenschwester[58] (FamKi)
- Familiengesundheitspflege (FGP)[59]
- Fachkräfte Frühe Hilfen (FFH)[60]

Der BeKD verwendete die Bezeichnung FGKiKP uneinheitlich. In der Fachzeitschrift *Kinderkrankenschwester* des Verbands wurden Beiträge mit unterschiedlichen

53 Siehe Beitrag dreier Fachkräfte, Hesse et al. (2012), in der Fachzeitschrift *Kinderkrankenschwester*

54 Meistverwendete Bezeichnung, die auch in den Veröffentlichungen des NZFH verwendet wird und sich durchgesetzt zu haben scheint.

55 Siehe im Lehrbuch für die Gesundheits- und Kinderkrankenpflege den Beitrag zur „Prävention von Kindeswohlgefährdung" von Kohl und Lüdeke (2017)

56 im Buchbeitrag von Autorinnen des NZFH: Paul und Renner (2015, S. 380)

57 Siehe Schriftenreihe der Stiftung *Eine Chance für Kinder*: Bohnsack et al. (2014)

58 Siehe 14. Kinder- und Jugendbericht: BMFSFJ (2013)

59 Familiengesundheitspfleger*innen haben eine andere Qualifizierung als FGKiKP. Die Bezeichnungen werden jedoch oft vermischt verwendet, und können sowohl die Berufsausrichtung als auch das Handlungsfeld meinen. Familiengesundheitspflege bezieht sich bereits auf die spezifische Berufsausrichtung im Pflegebereich, die für die Unterstützung verschiedener Familien mit pflegerischem Bedarf durch den DBfK (2007) nach dem Konzept der WHO (2000b) entwickelt wurde.

60 Bezeichnung für Hebammen und Gesundheits- und Kinderkrankenpfleger*innen mit einer Fachweiterbildung in Frühen Hilfen, die in Niedersachsen staatlich anerkannt ist. Siehe Schriftenreihe der Stiftung *Eine Chance für Kinder* von Bohnsack et al. (2014).

Schreibweisen und Abkürzungen veröffentlicht. Um die beiden Berufsausrichtungen Familienhebamme und FGKiKP zusammenzufassen, wurden sie auch als *Fachkräfte Frühe Hilfen* oder *Frühe Hilfen Fachkräfte* bezeichnet. Diese Bezeichnung wurde vor allem in Niedersachsen etabliert, wo seit 2012 eine gemeinsame Qualifizierung angeboten wurde, die als einzige Weiterbildung in diesem Bereich staatlich anerkannt ist.

5.2.4 (Un-)Sichtbarkeit der FGKiKP

Das NZFH (2012) erstellte Flyer zur Bekanntmachung der Bundesinitiative. Der erste Flyer beantwortete vier Leitfragen: Warum gibt es die Bundesinitiative Frühe Hilfen? Was sind Frühe Hilfen? Was sind Netzwerke Frühe Hilfen? Was machen Familienhebammen? Im Antworttext auf die letzte Frage wurde darauf hingewiesen, dass auch Berufsgruppen aus dem Gesundheitsbereich wie Kinderkrankenpfleger*innen mit Zusatzqualifikation diese Tätigkeiten ausüben können.

Das BMFSFJ eröffnete die Bundesinitiative mit einer Veranstaltung in Berlin, die vom NZFH gestaltet und dokumentiert wurde (NZFH, 2013a). Ziel war es, Vertreterinnen aus Bund, Ländern, Kommunen und verschiedenen Akteursgruppen der Frühen Hilfen zusammenzubringen, um Erfahrungen, Erwartungen und Anforderungen auszutauschen. Teilnehmer*innen formulierten in Kleingruppen Fragen, Wünsche und Befürchtungen, die auf über 50 Tafeln festgehalten wurden. Ein Foto in der Dokumentation zeigt eine Kinderkrankenpflegerin umringt von anderen Teilnehmenden, die eine Karte mit der Forderung nach „mehr Wertschätzung und Rollenklärung des Berufs der Kinderkrankenpflege" in die Höhe hält (NZFH, 2013a, S. 30). Dies zeigt die Notwendigkeit einer Rollenklärung für Kinderkrankenpflege im Arbeitsfeld der Frühen Hilfen. Aufgrund der fehlenden Erwähnung der Kinderkrankenpflege in der Ansprache der Familienministerin überrascht das Statement nicht. Wohingegen sie Familienhebammen als „Kernstück" der Initiative bezeichnete (NZFH, 2013a, S. 22). Sie würdigte die Arbeit der Familienhebammen, betonte deren besonderen Zugang zu Familien und ihre Rolle in den Netzwerken der Frühen Hilfen.

Die Unsichtbarkeit der Kinderkrankenpflege in den Frühen Hilfen wurde in einem Leserbrief von drei FGKiKP aus Niedersachsen kritisiert. Ihr Beitrag, der im Februar 2012 in der *Kinderkrankenschwester* veröffentlicht wurde, reagierte auf einen Artikel von 2011, der die Rolle und Aufgaben der Familienhebammen im System der Frühen Hilfen erklärte, jedoch die FGKiKP unerwähnt ließ (Hesse et al., 2012).

Das NZFH veröffentlichte einen Leitfaden für den Einsatz von Familienhebammen als Unterstützung für Kommunen (Lange & Liebald, 2013). Der Leitfaden behandelte Fragen zum Tätigkeitsspektrum und zur Einbindung von Familienhebammen. Aufgrund der Förderbestimmungen der Bundesinitiative, untersuchten

Lange und Liebald (2013) in ihrem Leitfaden, welche weiteren Gesundheitsberufe in die Betreuung von Familien einbezogen werden könnten. Sie argumentierten, dass der Kreis der Gesundheitsfachberufe erweitert werden müsse, da es nicht genügend Familienhebammen für eine flächendeckende Versorgung gab (Fachkräftemangelargument) und in einigen Fällen die Expertise von Kinderkrankenpflege, insbesondere bei chronisch kranken oder Kindern mit Behinderung, benötigt wurde (Professionalitätsargument) (S. 32, S. 34). Neben Familienhebammen wurden GKiKP, FGKiKP, Familiengesundheitspfleger*innen und -hebammen als mögliche Berufsgruppen für die Tätigkeit in den Frühen Hilfen genannt. Es wurde betont, dass die Fachkräfte dem damals noch in Entwicklung befindlichen Kompetenzprofil für FGKiKP (NZFH, 2014c) entsprechen sollten.

Das NZFH (2014b) veröffentlichte einen Film und eine Begleitbroschüre mit dem Titel „Guter Start in die Familie" (NZFH, 2015c). Der Film sollte Fachkräften Einblick in das Arbeitsfeld Frühe Hilfen geben und ihnen Anregungen und Hintergrundwissen für ihre praktische Arbeit liefern (S. 6–8). Ziel war es, Wege aufzuzeigen, wie Familien besser unterstützt werden können. In den Frühen Hilfen tätige Fachkräfte sollten „sich in den im Film dargestellten Fachkräften wiedererkennen können" (S. 12). Professionellen Helfer*innen wurde bei der Arbeit „mit der Kamera über die Schulter" geschaut (S. 7). Der Film kombinierte dokumentarische Sequenzen mit Trickfilm-Spots und beantwortete Fragen zur Stärkung von Eltern, zur Erkennung von Hilfebedarf und zur interdisziplinären Zusammenarbeit. Der Hauptfilm dauerte 93 Minuten und war in sechs Kapitel unterteilt. Im Film wurde der Schwerpunkt auf das Krankenhaus als Setting gelegt, wobei (Familien-)Hebammen im Vordergrund standen. FGKiKP wurden nicht namentlich erwähnt, und *Kinderkrankenschwestern* wurden nur in einer Teamsitzung gezeigt. Die damals korrekte Berufsbezeichnung *Gesundheits- und Kinderkrankenpflegerin* wurde im Film nicht verwendet, und die Bezeichnung *Familien-Gesundheits- und Kinderkrankenpflegerin* kam nicht vor.

Obwohl Familienhebammen und FGKiKP als vergleichbare Berufsgruppen bezeichnet wurden, wurden separate Kompetenzprofile für beide Berufsgruppen erstellt, um ihre jeweiligen Anforderungen zu klären (NZFH, 2013c, 2014c).

5.2.5 Formalisierung der Berufsausrichtung und Qualifizierung

Angebote für die Weiterqualifizierung

Mit dem Inkrafttreten des Bundeskinderschutzgesetzes (BKiSchG) und dem Beginn der Bundesinitiative Frühe Hilfen wurden Fördermittel für die Qualifizierung von Familienhebammen und FGKiKP bereitgestellt. Bestehende Qualifizierungsangebote wurden an die neuen Vorgaben angepasst und weiterentwickelt. Eine Expertise der Universität Halle/Wittenberg über „Weiterbildungsmöglichkeiten für

Hebammen und Kinderkrankenschwestern bzw. Gesundheits- und Kinderkrankenpflegerinnen" (Ayerle et al., 2012, S. 7) im Auftrag des NZFH zeigte, dass die Weiterbildungen im Bereich Früher Hilfen inhaltliche Überschneidungen aufwiesen, jedoch heterogen waren. Obwohl sich die Weiterbildungsangebote in Phase II noch vorwiegend an Hebammen richteten, gab es auch von GKiKP Interesse an Qualifizierungsmöglichkeiten für das Arbeitsfeld der Frühen Hilfen.

Verschiedene Weiterbildungsangebote wurden entwickelt, wie z. B. eine Weiterbildung zur *Familienbegleiterin* durch die Stiftung Pro Kind, die in Sachsen auch von Angehörigen anderer Gesundheitsfachberufe als Hebammen absolviert werden konnte. Die Qualifizierung zum/zur FGKiKP wurde vom BeKD in Stuttgart und vom Deutschen Roten Kreuz in Kiel und Krefeld angeboten (Ayerle et al., 2012, S. 39). Der BeKD ermöglichte ab 2012 gemeinsam mit der Stiftung *Eine Chance für Kinder* die Qualifizierung zur Familienhebamme in Hannover auch für GKiKP. Die Weiterbildung zur *Fachkraft Frühe Hilfen* für Hebammen erhielt in Niedersachsen 2012 eine staatliche Anerkennung, die später auch für FGKiKP galt. Eine gemeinsame Qualifizierung von Hebammen und GKiKP wurde in anderen Bundesländern ebenfalls zunehmend umgesetzt (Horcher-Metzger, 2021, S. 542–545). Darüber hinaus wurden bis 2015 bundesweit über 100 Pflegende und Hebammen nach dem WHO-Konzept zur FGP oder FGH qualifiziert (Weskamm, 2015). An der Hochschule in Buxtehude wurde zeitweise die Qualifizierung zum/zur FGKiKP angeboten (BeKD, 2012). Seit 2015 besteht an der Dualen Hochschule Baden-Württemberg (DHBW) die Möglichkeit, im Kontaktstudium „Gesundheitsförderung und Prävention für junge Familien" in Kooperation mit dem BeKD die Qualifizierung zur FGKiKP bzw. Familienhebamme zu erwerben. Interdisziplinäre Wahlmodule wurden konzipiert, um die Zusammenarbeit der Berufsgruppen zu fördern und die Attraktivität der Qualifizierung zu steigern. Diese Maßnahmen sollten den gestiegenen Anforderungen an Gesundheitsförderung und Prävention sowie dem Bedarf an qualifizierten Fachkräften gerecht werden (DHBW, o. J.). Die Entwicklung der Qualifizierungsangebote für GKiKP im Bereich Früher Hilfen ist in einer Tabelle im Anhang zusammengefasst (ANLAGE 8).

Die Abschlüsse und Bezeichnungen waren verschieden. Einheitliche Evaluationskriterien und transparente Curricula wurden empfohlen (Ayerle et al., 2012, S. 28). Ein berufsübergreifendes Abschlusszertifikat z. B. als „Fachkraft für Familiengesundheit (Frühe Hilfen)" (S. 25) gibt es bis heute nicht.

Kompetenzprofile

Um einen gemeinsamen Qualifizierungsrahmen zu schaffen, entwickelte das NZFH (2013c) in Zusammenarbeit mit Fachpersonen aus Wissenschaft, Forschung und Praxis das Kompetenzprofil für Familienhebammen. Die Weiterbildungsangebote für Familienhebammen und FGKiKP waren zu diesem Zeitpunkt uneinheitlich, sowohl im Umfang als auch inhaltlich. Das Kompetenzprofil sollte als Grundlage für die Qualifizierung und als Reflexionsfolie für Weiterbildungsangebote dienen. Das Kompetenzprofil für FGKiKP (NZFH, 2014c) wurde etwas später veröffentlicht. Den größten Unterschied zwischen den beiden Profilen bildet die Festlegung, dass FGKiKP im Zeitraum bis drei Jahre nach Geburt ein Kind bzw. seine Familie begleiten können. Bei FGKiKP werden zudem Kompetenzen zur Begleitung von Familien mit chronisch krankem Kind oder einem Kind mit (drohender) Behinderung gesehen. Im Gegensatz dazu begleiten Familienhebammen die Familien im ersten Lebensjahr des Kindes. Die federführende Rolle bei der Erstellung der Kompetenzprofile hatte das NZFH mit Unterstützung von Expert*innen aus verschiedenen Bereichen. Ein Ziel war es, die Heterogenität der Zusatzqualifikationen zu reduzieren und bundesweit anerkannte Abschlüsse zu ermöglichen. Das Kompetenzprofil hatte rechtliche Bedeutung, da es in der Verwaltungsvereinbarung zum BKiSchG erwähnt wurde. Die Schaffung einer gemeinsamen Qualifizierung für Hebammen und GKiKP wurde von den Expert*innen befürwortet, um Mindeststandards festzulegen und die Vielfalt der Angebote anzugehen.

Qualifizierung

Am 9. Juli 2014 wurden Mindestanforderungen für die Qualifizierung von Familienhebammen und FGKiKP im Rahmen der Bundesinitiative Frühe Hilfen eingeführt. Diese Rahmenvorgaben wurden entwickelt, um die Heterogenität der Weiterbildungen zu reduzieren, die Vergleichbarkeit und Anerkennung der Abschlüsse zwischen den Bundesländern zu verbessern und die Transparenz im Bildungssystem zu erhöhen. Sie wurden durch die Steuerungsgruppe zur Bundesinitiative Frühe Hilfen, das NZFH, dem Felsenweg-Institut der Karl Kübel Stiftung in Zusammenarbeit mit unterschiedlichen Bildungsträger*innen erlassen. Die Inhalte umfassten verschiedene Themenbereiche wie ressourcenorientierte Arbeit mit Familien, Elternkompetenzen, Entwicklung von Säuglingen und Kleinkindern, Eltern-Kind-Interaktion, familienorientierte Konzepte, Kindeswohlgefährdung und vieles mehr (NZFH, 2014c). Die Qualifizierung umfasste von da an mindestens 270 Unterrichtseinheiten und erforderte mindestens 24 Monate Berufserfahrung als Zulassungsvoraussetzung. Die Absolvent*innen erhielten ein einheitliches Zertifikat mit Credit Points zur Förderung der Durchlässigkeit im Bildungssystem. Es wurden Qualifizierungsmodule entwickelt, von denen zu diesem Zeitpunkt das erste sowie eine Methodensammlung zur didaktischen Unterstützung bereits veröffentlicht wurden (NZFH, 2015a). Weitere waren in Arbeit. Diese Module sollten als Grundlage für die Curricula der Qualifizierung dienen.

Curriculum

Der BeKD (2015) aktualisierte den *Lehrplan der Qualifizierungsmaßnahme zum/zur Familien-Gesundheits- und Kinderkrankenpfleger Familien-Gesundheits- und*

Kinderkrankenpflegerin (FGKiKP) gemäß den Mindestanforderungen der Bundesinitiative Frühe Hilfen. Der Lehrplan wurde in Zusammenarbeit mit der IG Kikra und den DRK-Schwesternschaften Kiel und Krefeld entwickelt und beinhaltete Module zu verschiedenen Themen wie Gesundheitsförderung, pflegetheoriebasiertes Arbeiten mit Familien, Entwicklung und Bindung, Beratung von Familien, Kooperation in Netzwerken und mehr. Die Kernkompetenzen aus dem Kompetenzprofil wurden in die Module integriert (BeKD, 2015, S. 7–12). In Hamburg und Schleswig-Holstein wurde bereits 2013 ein Curriculum für die gemeinsame Qualifizierung von Hebammen und GKiKP entwickelt, basierend auf den bestehenden Lehrplänen und in Zusammenarbeit mit den entsprechenden Ministerien (Hanck & Reimers, 2013; Kohl & Lüdeke, 2017, S. 182).

5.2.6 FGKiKP im Arbeitsfeld

Stellenangebote

Im Zeitraum von 2012 bis 2015 wurden vermehrt Stellen im Bereich der Frühen Hilfen für GFK ausgeschrieben. Die Stellenbezeichnungen variierten, darunter „Mitarbeiter/-in aufsuchende Gesundheitshilfe", „Familiengesundheitspfleger/innen" über „Familienkinderkrankenschwester/Familienhebamme (m/w)" und „Familienhebammen und/oder Familien-Gesundheits- und Kinderkrankenpfleger/innen (FGKiKP)". Ziel war in einer Arbeitsplatzbeschreibung, die als empirisches Material vorliegt, den Kinder- und Gesundheitsschutz durch GFK zu verbessern und vernetzte Angebote für schwangere Frauen und junge Familien bereitzustellen. Obwohl Aktivitäten in der kommunalen Praxis der Frühen Hilfen stattfanden, gab es laut dem 14. Kinder- und Jugendbericht (BMFSFJ, 2013) nur begrenzt hauptberufliche Stellen für Frühe Hilfen. Jedoch wurden im Verlauf der Förderinitiative zusätzliche Stellen geschaffen, was die Dynamik des Arbeitsfelds Frühe Hilfen zeigt.

Leistungsfinanzierung

Die Vergütung einer Leistung steht in Zusammenhang mit der erforderlichen Qualifikation. Generell gilt: Je höher die Qualifikation, desto besser die Vergütung. Sowohl FGKiKP als auch Familienhebammen verfügen bereits über eine Grundqualifikation als GKiKP oder Hebamme und mindestens zwei Jahre Berufserfahrung. Die darauf aufbauende Weiterqualifizierung für FGKiKP und Familienhebammen wurde standardisiert und fortlaufend weiterentwickelt. Diese Fachkräfte sind daher hochqualifiziert. Gleichzeitig spiegelt die Finanzierung von Fachkräften im Bereich der Frühen Hilfen deren Etablierungsgrad und Anerkennung wider. In der Fachzeitschrift *Kinderkrankenschwester* erschienen jedoch Beiträge, aus denen hervorgeht, dass FGKiKP ihre Leistungen ehrenamtlich erbrachten (Becker-Gugel & Diehl, 2012; Diehl, 2012). Das deckt sich mit mündlichen Berichten von FGKiKP in der Qualifizierung. Im Bereich der Familiengesundheitspflege ergab eine Umfrage, dass die meisten Pflegefachpersonen in Teilzeit (weniger als 15 Stunden pro Woche) in verschiedenen Einrichtungen tätig waren (Weskamm, 2012, S. 199). Die Vergütung reichte von weniger als 10 bis 35 Euro Stundenlohn (brutto). Einige Fachkräfte hatten aufgrund der unzureichenden Vergütung zusätzliche Arbeitsverhältnisse (S. 201). Insgesamt wurden hochqualifizierte Fachkräfte offenbar nicht angemessen vergütet. Es gab eine Nachfrage nach FGKiKP als Fachkräfte mit erweitertem Qualifikationsprofil. Die Rahmenbedingungen waren jedoch oft prekär, mit befristeten Verträgen, Teilzeit oder Minijobs. Im 14. Kinder- und Jugendbericht wurden die Frühen Hilfen als „junges, eben erst gesetzlich kodifiziertes Leistungsfeld der Kinder- und Jugendhilfe" beschrieben (BMFSFJ, 2013, S. 302). Insofern gab es die berechtigte Hoffnung, dass sich parallel zur Etablierung der Fachkräfte in den Frühen Hilfen auch die Leistungsfinanzierung entsprechend entwickeln würde.

5.2.7 Konstituierende Diskurse und Kontroversen

In diesem Kapitel werden konzeptionelle und strukturelle Kontroversen während der Implementierungsphase von Netzwerken für Frühe Hilfen diskutiert. Dominante Themen und Diskurse, die hinsichtlich der Entwicklung von FGKiKP wirksam wurden, werden beleuchtet. Das erste Unterkapitel widmet sich dem Spannungsfeld zwischen Prävention und Intervention im Kinderschutz, das zweite behandelt den Netzwerkdiskurs.

Prävention vs. Intervention im Kinderschutz

Die Definition von Kinderschutz ist ein kontroverses Thema. Die Dokumentenanalyse zeigt, dass es während der Implementierung von Netzwerken Früher Hilfen unterschiedliche Auffassungen gab: Ein Standpunkt besagt, dass Kinderschutz alle Maßnahmen umfasst, die eine Gesellschaft ergreift, damit Kinder und Jugendliche geschützt aufwachsen (Jungmann, 2018). Eine engere Definition bezieht sich speziell auf Maßnahmen zur Abwendung unmittelbarer Gefahr (Hensen & Schone, 2010). Das Bundeskinderschutzgesetz verfolgt einen umfassenden Ansatz und zielt darauf ab, sowohl Prävention als auch Intervention im Kinderschutz zu stärken (BMFSFJ, 2015, S. 17f.).

Mit der Einführung von Netzwerken für Frühe Hilfen entbrannte eine Diskussion über die Zuordnung von Dienstleistungen zum Kinderschutzsystem und die Definition von Kindeswohlgefährdung. Auch hier wurden unterschiedliche Standpunkte vertreten, die eine Unterscheidung zwischen Frühen Hilfen und intervenierendem

Kinderschutz forderten (Kindler, 2016; Schone, 2010, 2011; Schone & Wolff, 2012). Dieser Argumentation zufolge sollen Frühe Hilfen frühzeitig Risiken für das Wohl, die Entwicklung und Gesundheit erkennen, während intervenierender Kinderschutz darauf abzielt, rechtzeitig bei Gefährdung des Kindes einzugreifen. Frühe Hilfen sind als Angebote der Primär- und Sekundärprävention konzipiert, während der intervenierende Kinderschutz darüber hinausgeht. Im Falle von Gefährdungslagen besteht eine staatliche Interventionspflicht, während Maßnahmen der Frühen Hilfen auf Vertrauen und Freiwilligkeit basieren. Die Ausweitung des Rettungsgedankens auf Frühe Hilfen führte jedoch zu Kontrollerwartungen und -ängsten. Eine klare Trennung zwischen Frühen Hilfen und Interventionen im Kinderschutz ist schwierig, da die Grenze zwischen der Früherkennung von Gefährdungspotenzial und akuter Kindeswohlgefährdung fließend sein kann.

Ein Ergebnis der Strukturdaten- und Dokumentenanalyse ist, dass die Grenze zwischen Frühen Hilfen und Interventionen im Kinderschutz mit weiteren Grenzzonen in Verbindung steht, die ein Spannungsfeld erzeugen. Diese Grenzen, die in der Frühe Hilfen-Arena interaktiv ausgehandelt werden, sollen mithilfe der Positions-Map (Abbildung 9) aufgezeigt und erklärt werden.

Abbildung 9: Map zu Hilfekonzepten und Gefährdungsrisiko

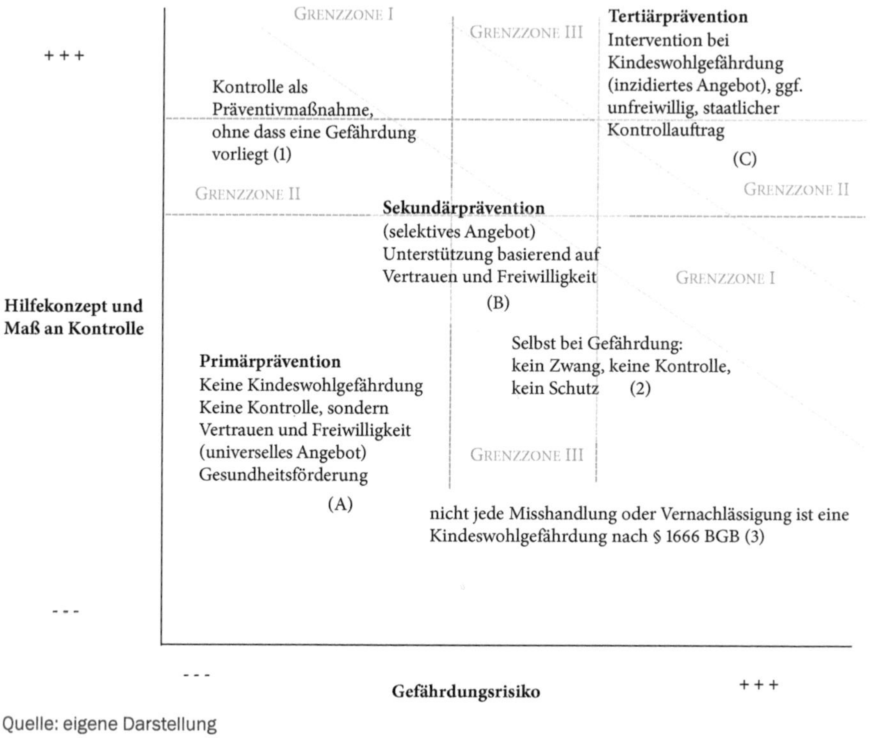

Quelle: eigene Darstellung

Grenzzone I befindet sich zwischen Sekundär- und Tertiärprävention und damit zwischen Prävention und Intervention im Kinderschutz; Grenzzone II bewegt sich zwischen Hilfe und Kontrolle und Grenzzone III zwischen Gefahr und Sicherheit. Die Positions-Map zeigt in der Diagonalen von links unten nach rechts oben die Bandbreite von Hilfekonzepten im Kinderschutz: von primär- und sekundärpräventiven Angeboten (A, B) bis hin zu intervenierenden Kinderschutzmaßnahmen als Tertiärprävention (C). Frühe Hilfen sind i. d. R. als primär- und sekundärpräventive Angebote konzeptualisiert (A, B). Bestimmte Angebote Früher Hilfen sind Beispiele für Sekundärprävention (B). Interventionen im Kinderschutz gehören zur Tertiärprävention (C). Grenzzone I markiert den Übergang zwischen Frühen Hilfen und Interventionen im Kinderschutz. Ergebnisse aus den Begleitforschungen der BIFH haben gezeigt, dass GFK auch im tertiärpräventiven Bereich tätig sind (Zeller et al., 2020), was darauf hinweist, dass infolge der unklaren Differenzierung auch professionelle Grenzen verschwimmen.

Die Positions-Map zeigt überdies das Spannungsfeld zwischen Hilfe *ohne* Kontrolle auf der einen Seite und Kontrollmaßnahmen im Kinderschutz auf der anderen Seite. Das Kontinuum zwischen Hilfe und Kontrolle wird auf der senkrechten Achse abgebildet. Staatliche Kontrolle ohne vorhandene Gefährdungslage (Position 1), wird in Deutschland sowohl politisch als auch fachwissenschaftlich und vonseiten unterschiedlicher beteiligter Professionen tabuisiert. Die Grenzzone II zeigt den Bereich, in dem Kontrolle durch öffentliche Einrichtungen beginnt. Frühe Hilfen basieren auf Freiwilligkeit und Vertrauen und beinhalten keine Kontrollmaßnahmen. Wenn es zu gewichtigen Anhaltspunkten für eine Kindeswohlgefährdung kommt, markiert Grenzzone III den Übergang zum intervenierenden Kinderschutz. Hier entsteht daher ein zweites Spannungsfeld auf dem Kontinuum der Gefährdungsrisiko-Achse zwischen *keine* Gefährdung und Gefährdung des Kindeswohls. Die Zonen I, II und III verdeutlichen, dass die Grenzen nicht linear und klar verlaufen, sondern von den beteiligten Akteursgruppen im konkreten individuellen Fall ausgehandelt werden müssen. Dabei agieren FGKiKP und Familienhebammen häufig an den Schnittstellen dieser drei Zonen.

Auf dem Kontinuum der Gefährdungsrisiko-Achse ist die Frage impliziert: Wo beginnt Kindeswohlgefährdung? Wann interveniert das Jugendamt? Was sagen die Gesetzeslage und die Rechtsprechung dazu? Der Schutzauftrag bei Kindeswohlgefährdung basiert auf verschiedenen rechtlichen Bestimmungen wie Art. 6 Abs. 2 des Grundgesetzes, § 1 Abs. 2 des Kinder- und Jugendhilfegesetzes (SGB VIII) und § 1 Abs. 2 KKG. Diese Gesetze legen fest, dass die Eltern für die Pflege und Erziehung der Kinder verantwortlich sind und der Staat darüber wacht. Das Bürgerliche Gesetzbuch (BGB) regelt zudem, wann der Staat eingreift: Wenn das körperliche, geistige oder seelische Wohl des Kindes oder sein Vermögen gefährdet sind und die Eltern nicht in der Lage sind, die Gefahr abzuwenden, greift das Familiengericht ein (§ 1666 Abs. 1 BGB). Das Jugendamt handelt, wenn es „gewichtige Anhaltspunkte“ für eine Kindeswohlgefährdung gibt (§ 8a SGB VIII). Nach der Rechtsprechung wird die Schwelle zur Kindeswohlgefährdung erreicht, wenn die Gefahr so groß ist, „dass sich bei der weiteren Entwicklung eine erhebliche Schädigung mit ziemlicher Sicherheit voraussehen läßt“ (BGH FamRZ 1956, S. 350; NJW 1956, S. 1434).

Die Schwierigkeit dieser Grundlegung besteht darin, dass es um die Einschätzung der Wahrscheinlichkeit zukünftiger Schädigungen geht. Kindeswohlgefährdung ist unter dieser Prämisse eine „Hypothese“ (Schone, 2017). Dazu gehört auch die Einschätzung, dass die Eltern nicht fähig oder nicht bereit sind, die Gefahr abzuwenden und die dazu erforderlichen Maßnahmen zu treffen. Die Gesetzesgrundlage und die Rechtsprechung lassen also großen Interpretationsspielraum, wo die Schwelle für Kindeswohlgefährdung liegt. Dieser Umstand erklärt, weshalb die Aushandlung des Kindeswohls im Kinderschutzsystem und damit auch in der Arena Frühe Hilfen ein zentrales Thema ist. Neben der rechtlichen Antwort auf die Frage, wann es sich um eine Gefährdungslage handelt, die eine Intervention rechtfertigt, verlangt es immer auch eine fachliche Einschätzung

- zur Erheblichkeit der Gefahrenlage,
- hinsichtlich der Wahrscheinlichkeit einer zukünftigen Schädigung,
- der Elternkompetenz und
- hinsichtlich der Bereitschaft der Eltern(teile), das Nötige zu tun, um die Gefahr abzuwenden.

Konflikte entstehen, wenn unterschiedliche Akteursgruppen das Kindeswohl unterschiedlich einschätzen. Die Beurteilung des Gefährdungsrisikos hängt auch von der Einschätzung der Elternkompetenz ab. Denn selbst wenn in der Beobachtung einer Eltern-Kind-Interaktion ein Sachverhalt beobachtet wird, der nahelegt, dass das Kind vernachlässigt oder misshandelt wird, die Eltern jedoch gewillt und auch in der Lage sind, an diesem Sachverhalt etwas zu ändern, dann liegt keine Kindeswohlgefährdung gemäß der Definition des BGB vor. Dieser Umstand wäre ein Beispiel für Position 3 (Abbildung 9). Position 2 lehnt staatliche Kontrolle grundsätzlich ab, auch wenn nach moralischen oder fachlichen Maßstäben eine Gefährdung für das Kind besteht, aber eben nicht nach den rechtlichen. Die Beurteilung der Lebenslage von Kindern und die Entscheidung über eine Intervention seitens des Jugendamtes sind eng mit rechtlichen und fachlichen Debatten über das Kindeswohl und die Erziehungsverantwortung von Eltern oder der Öffentlichkeit verbunden.

In Phase II der Entwicklung Früher Hilfen bestand politisch das Bestreben, sowohl Prävention als auch Intervention im Kinderschutz voranzubringen. Der Bezugsgegenstand des Präventionsgedankens Früher Hilfen war zunächst Kindeswohlgefährdung, was die Verbindung Früher Hilfen zum Kinderschutz erklärt und sich auch in der Begriffsverwendung widerspiegelt, die sich im Verlauf veränderte, was Gegenstand des nächsten Gliederungspunktes ist.

System- vs. Netzwerkorientierung

In Phase II der Entwicklung Früher Hilfen vollzog sich ein Wandel von *sozialen Frühwarnsystemen* zu *Netzwerken Früher Hilfen*. Dieser wird im Folgenden anhand einer Analyse der verwendeten Begriffe und dahinter steckenden Konzepte nachvollzogen. Im Titel des Aktionsprogramms der Bundesregierung „Frühe Hilfen für Eltern und Kinder und soziale Frühwarnsysteme" (2006–2012) wurde der Begriff „Frühwarnsysteme"[61] verwendet, der Assoziationen zum intervenierenden Kinderschutz hervorrief. Die mediale Berichterstattung über Fälle von Kindeswohlgefährdung mit tödlichem Ausgang verstärkte den Druck, gesellschaftliche Verantwortung für den Schutz von Kindern zu übernehmen. Frühwarnsysteme wurden als Antwort auf diese Ereignisse von politischer Seite eingeführt.

Der Begriff Frühwarnsystem impliziert, dass es eine klare Grenze zwischen Gefahr und Sicherheit gibt und dass ein Rettungsmechanismus ausgelöst werden kann, um Gefahren abzuwenden. Die Grundidee bestand darin, ein effektives Verfahren zu etablieren, das aus den Schritten Wahrnehmen, Warnen und Handeln bestand (Lohmann, 2015, S. 16 ff.). Für das Funktionieren von Frühwarnsystemen war es erforderlich, genaue Definitionen dessen zu haben, wovor gewarnt werden sollte, sowie klare Indikatoren für die Schwelle zwischen Risiko und Sicherheit. Die Festlegung von Standards und Bewertungskriterien war daher unerlässlich. Kapitel 2.2.2 beleuchtete die komplexe Gemengelage von Faktoren bei der Beurteilung von möglicher Kindeswohlgefährdung und die Herausforderungen bei der Entscheidung staatlichen Handelns. Mit Blick auf die Präventionsidee und die Vermeidung des Rettungsmechanismus, wurde von politischer Seite die Strategie verfolgt, Familien durch Hilfesysteme besser zu unterstützen. Das Ziel bestand darin, jene Familien mit dem höchsten Risiko oder Bedarf zu unterstützen. Die Bestimmung solcher Familien gestaltete sich schwierig, da verschiedene Belastungsfaktoren kumulieren und schwer voneinander zu trennen sind. Als Familien mit Unterstützungsbedarf wurden in Phase II Familien mit Risiko- oder Belastungsfaktoren gesehen und soziale Frühwarnsysteme sollten dazu beitragen diese effektiv zu erkennen (Screening auf Risikofaktoren) und sie anschließend zielgerichtet innerhalb der Hilfesysteme weiterzuvermitteln (Buschhorn, 2012, S. 27).[62]

---

61 Zu „soziale Frühwarnsysteme" siehe Begriffsbestimmung und Einordnung von Buschhorn (2012, S. 23–27)

62 Dieser Denkweise folgend, wurde der Unterstützungsbedarf von Familien aus der Perspektive von Fachkräften erhoben (wenn z. B. ein Risikoscreening erfolgt) und nicht von Familien selbst bestimmt.

Für die Weiterleitung in Hilfesystemen waren Zusammenarbeit und Kooperation wichtig. Deshalb wurde die Strategie der *Früherkennung* mit *Vernetzung* verknüpft und beides im Kinderschutz politisch gefördert. Im Verlauf von Phase I wurden *Früherkennung* und *Frühwarnsystem* zum Begriff *Frühe Hilfen* vereint. In der Formulierung „Netzwerke Frühe Hilfen" stecken *Frühe Hilfen* und *Vernetzung*. So wurde aus „sozialen Frühwarnsystemen" im Titel des Aktionsprogramms (2006–2010) in der Bundesinitiative also „Netzwerke Frühe Hilfen" (ab 2012). Das wirft die Frage auf, ob bestehende Frühwarnsysteme in Netzwerke umbenannt wurden und es Begriffe für dieselbe Sache sind.

Die Verwendung verschiedener Begriffe zeigt einen gesellschaftlichen Veränderungsprozess. Systeme und Netzwerke sind unterschiedliche Formen gesellschaftlicher Organisation, erklärt durch Systemtheorie bzw. Netzwerktheorie. Die Entwicklung Früher Hilfen bildet möglicherweise einen Paradigmenwechsel ab: von Systemen zu Netzwerken (Bellinger, 2021). Die grundsätzlichen Unterschiede von Netzwerken als Organisationsmodell im Gegensatz zu Systemen zeigt Tabelle 8.

Tabelle 8: Systeme vs. Netzwerke

System	**Netzwerk**
Systemtheorie	Netzwerktheorie
soziale Ordnung als System	Ordnung als Netzwerkphänomene
mechanisch – organisch – sozial	soziotechnisch: auch nichtmenschliche Akteure/Aktanten als Bestandteil, z. B. Technologie als wichtige Akteurin
klare Rollen und Funktionen (z. B. Laufwerk, Uhrwerk, Zahnrad)	keine fixen Rollen und Funktionen
z. B. Krankenhaus	z. B. vernetzte Gesundheitssettings
klare Grenzen (für Identität und Abgrenzung wichtig)	offen und durchlässig, keine klaren Grenzen
es gibt diejenigen, die dazugehören, und diejenigen, die nicht dazugehören	es ist nicht wichtig, wer dazugehört, sondern: Wer ist mit wem verbunden?
konstituieren sich top down	konstituieren sich bottom up
hierarchisch aufgebaut und geführt, Organigramm, Linienorganisation, zentral gesteuert	nicht hierarchisch, andere Formen von Führung und Governance notwendig, selbstorganisierend, dezentral
starr, traditionell, klare Zielsetzung und Prozessregulation, Funktionalisierung, zentrale Steuerung	komplex, heterogen, divers, emergent, variabel, innovativ, smart, dezentral, selbstgesteuert
Entwicklung von Systemen ...	*... hin zu Netzwerken*

Quelle: eigene zusammenfassende Darstellung des Vortrags von Bellinger (2021) auf dem Kongress für Kinder- und Jugendmedizin 2021

Die Unterschiede zwischen Systemen und Netzwerken haben weitreichende Implikationen für das Gesundheitswesen und die Jugendhilfe. Hilfesysteme in Deutschland sind größtenteils hierarchisch organisiert, wie z. B. Krankenhäuser.

Dort haben die Akteur*innen klar definierte Rollen und Funktionen, wie Ärzt*innen, Pflegefachpersonen und Patient*innen. Die Prozesse und Abläufe sind zentral geregelt und die Grenzen, z. B. zwischen ambulant und stationär, sind klar festgelegt. Doch solche klaren Grenzen lösen sich – auch im Gesundheitswesen – mehr und mehr auf, z. B. durch die Ambulantisierung. Organisationen öffnen ihre Grenzen und sind Kräften und Interaktionen ausgesetzt, die sich nicht nach bestimmten Organisationsprinzipien oder Hierarchien richten. Immer mehr Lebensbereiche werden in Netzwerken organisiert, mit dezentralen, selbstorganisierten Teams. Ein Beispiel dafür ist Buurtzorg[63]. In diesen Netzwerken gelten eigene Werte und Normen wie offene Kommunikation, Partizipation, Vertrauen und Empathie.

In der Art wie sich Gesellschaft organisiert und wie soziale Ordnung entsteht wird in immer mehr Lebensbereichen eine Netzwerkorientierung sichtbar. Reagiert die Bundesinitiative auf den Netzwerkdiskurs oder spiegelt der Diskurs die Entwicklungen, also den Wandel von Systemen hin zu Netzwerken wider? Sind Netzwerke Früher Hilfen eine modernisierte Form einer „regressiven Sozialraumorientierung" unter „Maskierung des Bekannten" (Otto, 2013, S. 6)? Netzwerke können auch als Arbeitsprinzip verstanden werden, um Institutionalisierungsformen effizient zu optimieren (Fischer & Koselleck, 2013, S. 17), oder als Modernisierungsstrategie (Fischer & Geene, 2017): aus alt (System) mach neu (Netzwerk).

Netzwerkorientierung war in Phase II en vogue, aber in hierarchisch organisierten Hilfesystemen wie dem Gesundheitswesen und der Jugendhilfe mit Herausforderungen und Widersprüchen verbunden. Durch die Festschreibung des Aufbaus von Netzwerken im Bundeskinderschutzgesetz, wurden neben *natürlichen* Netzwerken, auch *künstlich* Netzwerke erschaffen, die in die Hilfesysteme eingepasst wurden. Damit Vernetzung verbindlich funktioniert, war gesetzlich gefordert, die Netzwerke zentral zu steuern (Nolte, 2013). Die Verantwortung dafür lag bei der Jugendhilfe und den Netzwerkkoordinator*innen, denen die „Steuerungshoheit" zugeschrieben wurde (Nolte, 2013, S. 67). Bei den meisten Jugendhilfeträgern übernahm diese Funktion die Soziale Arbeit.

Das Zusammenbringen unterschiedlicher Akteur*innen, Organisationen und Ressorts birgt Konflikte in Bezug auf Ziele, Hierarchien, Berufsverständnis, Ethik, Ressourcen und Kompetenzen (Nolte, 2013, S. 68–70). Die zentrale Allokation von Ressourcen, Verfahren, Zuständigkeiten und Kompetenzen löst Konkurrenz aus. Das Netzwerk Früher Hilfen kann als Arena betrachtet werden, in der diese Aushandlungsprozesse stattfinden und Konflikte ausgetragen werden.

63 ein niederländisches Pflegekonzept, bei dem selbstorganisierte Pflegeteams individuelle häusliche Pflege und Unterstützung anbieten. Der Fokus liegt auf der Patientenzentrierung, Eigenständigkeit und Effizienz.

Eine Befragung von Netzwerkkoordinator*innen in Schleswig-Holstein zeigte, dass Netzwerke nicht gut funktionieren, wenn Konflikte ignoriert werden, und dass die Auseinandersetzung notwendig ist, um eine erfolgreiche Zusammenarbeit im Netzwerk zu gewährleisten. Hierarchien und Machtunterschiede existieren in den Netzwerken, auch wenn sie nicht explizit festgelegt sind. Zentrale Herausforderungen für Netzwerkkoordinator*innen sind das Konfliktmanagement, die Identitätsklärung und die Standortbestimmung (Nolte, 2013, S. 77–78), was die „Klarheit der Rahmenbedingungen, Zielsetzungen und Planungen auf übergeordneter Ebene" beinhaltet (Nolte, 2013, S. 78). Netzwerkkoordinator*innen müssen Diskussionen anregen und moderieren, Handlungs- und Entscheidungsspielräume für Netzwerkakteur*innen definieren und eine Fehler- und Konfliktkultur etablieren.

Die Implementierung von Netzwerken Früher Hilfen führte zu einem Wandel von Systemen zu Netzwerken. Allerdings wurden diese künstlich geschaffen, hierarchisch organisiert, zentral gesteuert und entsprachen nicht den natürlichen Eigenschaften von Netzwerken. Netzwerke Früher Hilfen sind eher eine Ergänzung der traditionellen Hilfesysteme, um eine verbesserte Vernetzung zu ermöglichen.

5.2.8 Zusammenfassung und Zwischenfazit

In Phase II „Auftakt, Netzwerkaufbau und Familienhebammen" (2012–2015) stand das Ziel im Vordergrund, Netzwerke Früher Hilfen bundesweit zu implementieren. Im Rahmen der Bundesinitiative Frühe Hilfen wurden immer mehr Kinderkrankenpflegefachpersonen für den Bereich der Frühen Hilfen qualifiziert und in langfristiger aufsuchender Betreuung und Begleitung junger Familien eingesetzt. Durch das BKiSchG wurde eine Grundlage für die Finanzierung der Qualifizierung und des Einsatzes von Kinderkrankenpflegefachpersonen in Frühen Hilfen geschaffen, was zu einem Aufschwung in der Entwicklung der Berufsausrichtung führte.

Tatsächlich waren bereits zu Beginn der Bundesinitiative Kinderkrankenpflegefachpersonen im Bereich der Frühen Hilfen tätig. Die durch das NZFH veranlasste Bestandsaufnahme (Gran et al., 2012) zeigte, dass fast 80 % der Jugendämter Netzwerke für Frühe Hilfen und Kinderschutz hatten. Über 90 % der Kommunen boten Hausbesuche im Rahmen von Frühen Hilfen an. Etwa 78 % arbeiteten mit (Familien-)Hebammen und 37 % mit Kinderkrankenpflegekräften zusammen. Beide Berufsgruppen wurden auch teilweise im Bereich der Hilfen zur Erziehung eingesetzt. Fast alle (Familien-)Hebammen waren freiberuflich tätig, während über zwei Drittel der Kinderkrankenpflegefachpersonen angestellt waren (S. 7–13).

Die Analysen im Rahmen dieser Arbeit zeigen jedoch, dass die Kinderkrankenpflege zwar im Bereich Früher Hilfen tätig war. Im Jahr 2015 haben die

Kommunen den Befragungen des NZFH zufolge bundesweit 651 Gesundheits- und Kinderkrankenpflegefachpersonen in Frühen Hilfen eingesetzt. Dennoch war die Kinderkrankenpflege nicht sichtbar. Die Fachkräfte wurden schlecht bezahlt und brachten ihre Kompetenzen teilweise sogar ehrenamtlich ein. Dennoch wurden Kinderkrankenpflegefachpersonen mit spezifischem Kompetenzprofil in der Praxis als unverzichtbare Ressource zur Sicherstellung des Kindeswohls angesehen. Ihre theoretischen, wissenschaftlich fundierten Fachkenntnisse und ihre praktische Handlungs- und Entscheidungskompetenz befähigten sie als professionelle Fachkräfte insbesondere zur Prävention und Gesundheitsförderung von Kindern mit Behinderung. Frühe Hilfen wurden von Berufsangehörigen selbst als „neues Handlungsfeld" für GKiKP gesehen (Becker-Gugel & Diehl, 2012, S. 496). Kinderkrankenpflegefachpersonen wurden zunehmend als kompetente Ansprechpartner wahrgenommen.

In Phase II, die auch als Phase der Institutionalisierung und Implementierung bezeichnet werden kann, waren die Weiterbildungen im Bereich Früher Hilfen zwar sehr heterogen, hatten jedoch gemeinsame Schwerpunkte. Die Qualifizierungsangebote entwickelten sich in dieser Phase weiter und etablierten sich. Immer mehr Weiterbildungen wurden für beide Berufsgruppen angeboten. Angebote, die ursprünglich nur für Hebammen konzipiert gewesen waren, wurden auch für Kinderkrankenpflegefachpersonen geöffnet. Mit der Entwicklung von Mindestanforderungen und Curricula wurde die Qualifizierung im Bereich Früher Hilfen zunehmend formalisiert. Erste Weiterbildungsangebote für eine Qualifizierung im Bereich Früher Hilfen fanden an Hochschulen statt. Bereits in Phase II zeigte sich die Tendenz, dass immer mehr Kinderkrankenpflegefachpersonen die Möglichkeit einer Qualifizierung im Bereich Früher Hilfen nutzten.

5.3 Verstetigung, Vernetzung und Qualifizierung (Phase III): Verankerung der Berufsausrichtung in der Arena

Die dritte Phase der historischen Rekonstruktion erstreckt sich von 2016 bis zum Beginn der Corona-Pandemie im ersten Quartal 2020, was dem Ende der Erhebung und Einbeziehung von Daten im Rahmen dieser Studie entspricht. In dieser Phase konzentrierte sich die Entwicklung auf die Konsolidierung der Bundesinitiative Frühe Hilfen und die Etablierung der Berufsausrichtung FGKiKP. Die zentrale Fragestellung lautete, wie die implementierten Strukturen und Konzepte der Frühen Hilfen langfristig gesichert und in Regelangebote überführt werden konnten. Die finanzielle Nachhaltigkeit spielte dabei eine wichtige Rolle. Im Jahr 2018 mündete die Bundesinitiative (2012–2017) in die Bundesstiftung Frühe Hilfen. Diese hatte das Ziel, die Netzwerke Früher Hilfen und die psychosoziale Unterstützung von Familien weiterhin zu gewährleisten. Die Mitfinanzierung durch den Bund erfolgte fortan über den Fonds Frühe Hilfen, wobei in einer

Verwaltungsvereinbarung festgelegt wurde, welche Leistungen durch die Stiftung finanziert werden sollten. Diese Vereinbarungen wurden in einer Leistungsleitlinie konkretisiert.

In der dritten Phase lag weiterhin ein besonderer Fokus auf der Vernetzung von Hilfestrukturen, der multiprofessionellen Zusammenarbeit und der Qualifizierung im Arbeitsfeld. Daher wird diese Phase mit „Verstetigung, Vernetzung und Qualifizierung“ überschrieben. Das Kapitel gliedert sich in zwei Teile: Der erste widmet sich der Weiterentwicklung der Netzwerke Früher Hilfen, der zweite der Berufsausrichtung. Das Kapitel endet mit einer Zusammenfassung und einem Zwischenfazit.

5.3.1 Netzwerkentwicklung: Rollenklärung, Koordination und Vernetzung

Mit Fördermitteln aus der Bundesinitiative wurden bundesweit Netzwerke für Frühe Hilfen und/oder Kinderschutz etabliert (Küster, Pabst & Sann, 2017d). In dieser Entwicklungsphase konnten bundesweit Daten zur Ausgestaltung Früher Hilfen erhoben und verglichen werden. Die Kommunalbefragungen der Begleitforschung zeigten unterschiedliche Ausrichtungen der Netzwerke: Mancherorts waren Frühe Hilfen und Kinderschutz getrennt strukturiert, während in anderen Fällen ein gemeinsames Netzwerk bestand. Die Begleitforschung befasste sich mit Fragen zur Struktur und Koordination der Netzwerke sowie zur konkreten Zusammenarbeit und Weiterentwicklung. Von Bedeutung war auch die Frage, welche Akteur*innen aus der Kinder- und Jugendhilfe, dem Gesundheitswesen und anderen relevanten Bereichen in die Netzwerke eingebunden waren. Das übergeordnete Ziel war die frühzeitige Bereitstellung passgenauer Angebote für Familien und die Verbesserung der intersektoralen Zusammenarbeit zwischen Gesundheitswesen und Jugendhilfe. Die Begleit- und Evaluationsforschung sollte den Auf- und Ausbau der Frühen Hilfen untersuchen und die Rolle der Einrichtungen, Dienste und Akteursgruppen in den Netzwerken klären (Pabst et al., 2017). Im Folgenden werden die wichtigsten Ergebnisse der Kommunalbefragungen der dritten Phase zusammengefasst.

Rolle von Jugendhilfe und Öffentlichem Gesundheitsdienst

Das Gesundheitswesen sollte verstärkt in die Netzwerke Früher Hilfen eingebunden werden, um Familien einen stigmatisierungsfreien Zugang zu verschiedenen Angeboten zu ermöglichen. Die Koordination der Netzwerke lag in den meisten Kommunen beim Jugendamt. Die Rolle des Öffentlichen Gesundheitsdienstes (ÖGD) wurde diskutiert, und es bestand die Frage, ob sein Potenzial ausreichend genutzt wurde. Aufsuchende Angebote wie Willkommensbesuche waren in den meisten Kommunen am Jugendamt oder bei freien Trägern der Jugendhilfe verortet. Die Angebote des Kinder- und Jugendgesundheitsdienstes gingen zurück. Die Koordinierungsstelle für die Netzwerke und den Einsatz von Gesundheitsfachkräften befand sich nur in wenigen Kommunen am Gesundheitsamt. Obwohl das BKiSchG die Möglichkeit bot, die Verantwortung für die Netzwerke Früher Hilfen an andere Institutionen zu übertragen, lag die Steuerung meist bei der öffentlichen Jugendhilfe. Es gab 2018 noch Unsicherheiten bezüglich der strukturellen Ausgestaltung der Netzwerke, wie auf dem Kongress Armut und Gesundheit in Berlin diskutiert wurde (Küster, Pabst & Sann, 2017c).

Koordinierungsstellen

Koordinierungsstellen wurden eingerichtet, um eine effektive Zusammenarbeit und Vernetzung im Bereich der Frühen Hilfen zu ermöglichen. Es gab entweder eine gemeinsame Koordinierungsstelle für Frühe Hilfen und Kinderschutz oder separate Stellen. Fast alle Kommunen hatten eine Koordinierungsstelle für den Einsatz von Familienhebammen und FGKiKP. Die meisten Koordinierungsstellen befanden sich beim Jugendamt, während nur wenige beim Gesundheitsamt oder in Zusammenarbeit mit anderen Trägern angesiedelt waren. Die Koordinatorinnen waren erfahrene Fachkräfte mit akademischem Abschluss. *Prototyp* für eine*n Netzwerkkoordinator*in waren den Ergebnissen aus den Kommunalbefragungen zufolge Frauen im Alter von 40 Jahren (oder älter) mit einem Universitäts- oder Fachhochschulabschluss als diplomierte (Sozial-)Pädagogin, die fünf Jahre Berufserfahrung in der Jugendhilfe mitbrachte (Küster, Pabst & Sann, 2017b). Sie waren hauptsächlich für Konzeptentwicklung, Netzwerkmanagement, Öffentlichkeitsarbeit, Qualifizierung, Planung, Dokumentation und Verwaltung zuständig. Ein Großteil der Koordinierungsstellen hatte auch Verantwortung für den Einsatz von Familienhebammen und vergleichbaren GFK sowie gegebenenfalls für die Koordination des Ehrenamts in Frühen Hilfen. Die Zuständigkeit im intervenierenden Kinderschutz variierte zwischen den Kommunen. In einigen Fällen waren die Koordinierungsstellen auch für Aufgaben wie Beratung nach § 8 SGB VIII zuständig. Die Koordinatorinnen spielten eine Rolle bei der Einschätzung des Hilfebedarfs in Familien und für die Entscheidung, eine Gesundheitsfachkraft einzusetzen. Sie unterstützten die GFK bei Anzeichen für Kindeswohlgefährdung (Küster, Pabst & Sann, 2017b).

Kooperation und Vernetzung

Die Kommunalbefragungen zur Entwicklung der Frühen Hilfen zeigten, dass Familienhebammen bis im Jahr 2016 und 2017 nahezu flächendeckend in die Netzwerkarbeit integriert waren und von den Kommunen hoch geschätzt wurden (Küster, Pabst & Sann, 2017). Sie waren in 88 % der Kommunen eingebunden und bildeten damals die größte Akteursgruppe in den Netzwerken. Fachkräfte aus der Kinderkrankenpflege spielten – zumindest den Befragungen zufolge – noch kaum eine Rolle. Auch in der Zusammenfassung der Ergebnisse aus den Kommunalbefragungen zur Vernetzung der Frühen Hilfen mit der ambulanten medizinischen Versorgung (Küster, Pabst & Sann, 2017e) kommt die Kinderkrankenpflege nicht vor. Dies könnte daran liegen, dass der Fokus der Analysen eher auf der medizinischen als auf der pflegerischen Versorgung lag.

Eine besondere Herausforderung für die Zusammenarbeit bestand in den unterschiedlichen Auffassungen zur präventiven Ausrichtung der Frühen Hilfen und ihrer Bedeutung als Infrastrukturmaßnahme oder einzelfallbezogene Hilfe (Küster, Pabst & Sann, 2017e). Eine Chance für eine bessere Zusammenarbeit wurde in der Entwicklung eines gemeinsamen Fach- und Fallverständnisses gesehen, z. B. durch gemeinsame Fortbildungen oder Fallbesprechungen. Einige Kommunen führten *interprofessionelle Qualitätszirkel Frühe Hilfen*[64] ein, um die Kooperation und Vernetzung durch gemeinsame Fallarbeit zu verbessern. Allerdings waren solche Qualitätszirkel oder gemeinsame Fallbesprechungen 2015 nicht einmal in jeder zehnten Kommune implementiert (Küster, Pabst & Sann, 2017e), und FGKiKP waren in diese oft nicht einbezogen.

Verbesserungspotenziale für die Weiterentwicklung der *Netzwerke Früher Hilfen* wurden identifiziert (Küster, Pabst & Sann, 2017b, 2017d). Dazu gehörten die Profilbildung und Qualitätsentwicklung der Netzwerke, die Verzahnung unterschiedlich ausgerichteter Netzwerke, die verbindliche Zusammenarbeit und konkrete Vereinbarungen zur Regelung bei Kindeswohlgefährdung, die Klärung von Zuständigkeiten, insbesondere im Kinderschutz, und der fachliche Entwicklungsbedarf, wenn Gesundheitsfachkräfte auch in Hilfen zur Erziehung eingesetzt wurden. Die strukturelle und konzeptionelle Entwicklung der Netzwerke Früher Hilfen bildete einen essenziellen Rahmen für die Entwicklung der Gesundheitsfachberufe im Arbeitsfeld Frühe Hilfen.

5.3.2 Etablierung der Berufsausrichtung und Qualifizierung

FGKiKP wurden in der dritten Phase zunehmend in Fachliteratur und Arbeitshilfen neben Familienhebammen erwähnt, wenn auch ohne einheitliche Bezeichnung oder Abkürzung. Im Lehrbuch „Gesundheitsförderung und Prävention bei

64 Interprofessionelle Qualitätszirkel Frühe Hilfen sind regelmäßig stattfindende, regionale Treffen von Fachkräften aus unterschiedlichen Berufsgruppen, die in den Frühen Hilfen tätig sind. Das Ziel dieser Qualitätszirkel ist es, den fachlichen Austausch, die Kooperation und die Qualität der Angebote im Bereich der Frühen Hilfen zu fördern. In Baden-Württemberg handelt es sich um eine vertraglich vereinbarte Zusammenarbeit zwischen der Kassenärztlichen Vereinigung Baden-Württemberg, der Kinder- und Jugendhilfe und einigen Krankenkassen.

Kindern und Jugendlichen" von Holoch et al. (2017) wird die FGKiKP repliziert, um Gesundheitsförderung als Handlungsfeld der Kinderkrankenpflege exemplarisch dazustellen. Vor dem Hintergrund der zunehmenden Bedeutung von Gesundheitsförderung und Prävention, insbesondere am Lebensanfang, sowie neuer gesetzlicher Grundlagen (BKiSchG, PflBG) und der Entwicklung neuer Tätigkeitsfelder der Kinderkrankenpflege, wie der Schulgesundheitspflege, müssen GKiKP Kompetenzen im Bereich von Gesundheitsföderung und Prävention weiterentwickeln (Lüdeke, 2017). Dazu will das Lehrbuch einen Beitrag leisten. Unbestritten wird konstatiert, dass Gesundheitsförderung und Prävention zentral für das gesunde Aufwachsen sind und deshalb zu einer professionellen pädiatrischen Pflege dazugehören (Holoch et al., 2017). Paul (2017, S. 13) betont als Leiterin des NZFH im Vorwort die Rolle der FGKiKP im Zusammenhang mit der Gesundheit von Kindern. Witkowski et al. (2017) erläutern in ihrem Beitrag Kompetenzen und Aufgaben der FGKiKP, einschließlich der Stärkung elterlicher Fähigkeiten und der Vermittlung von Unterstützungsnetzwerken. Kohl und Lüdeke (2017) erörtern die Rolle der Kinderkrankenpflege für die Prävention von Kindeswohlgefährdung. Sie stellen das Aufgabenspektrum von FGKiKP vor, einschließlich der Förderung der Gesundheitskompetenz von Familien, Vernetzungsangeboten und der Beratung von Eltern (Kohl & Lüdeke, 2017, S. 180–181). Sie beziehen sich auf die historische Arbeit von Wegmann (1992), die aufzeigt, dass die Förderung gesunden Aufwachsens von Kindern bereits zu Beginn des 20. Jahrhunderts ein Schwerpunkt der professionellen pädiatrischen Pflege war. Die im Lehrbuch verwendeten Bezeichnungen für FGKiKP sowie deren Schreibweise sind nicht einheitlich[65]. Die Aufnahme der FGKiKP in das Lehrbuch verdeutlicht ihren Stellenwert und ihre Bedeutung für die Kinderkrankenpflege. Das Konzept der FGKiKP ist ein gelungenes Beispiel dafür, wie Gesundheitsförderung und Prävention erfolgreich umgesetzt und finanziell unterstützt werden können.

Qualifizierungsmodule

Die Konsolidierung der Leistung von FGKiKP in Phase III erforderte Qualifizierungsmodule, die durch das NZFH gemeinsam mit dem Felsenweg-Institut der Karl Kübel Stiftung entwickelt wurden. Expert*innen aus Wissenschaft und Praxis sowie Vertreter*innen aus Verbänden von Hebammen und Kinderkrankenpflegenden waren beteiligt. Die Qualifizierungsmodule unterstützen die praxisorientierte Weiterbildung für eine Tätigkeit in Frühen Hilfen, indem sie kompetenzorientierte Umsetzungshilfen bieten (NZFH, 2016f). Sie umfassen rechtliche und fachliche Grundlagen sowie Werthaltungen und Arbeitsprinzipien. Die

65 „Familiengesundheits- und Kinderkrankenpflegerinnen": Kohl und Lüdeke (2017, S. 181); FGKiKP und Familien-Gesundheits- und Kinderkrankenpflege: Holoch et al. (2017); Paul (2017); Witkowski et al. (2017).

Finanzierung erfolgte aus Bundesmitteln. Insgesamt gibt es zehn Qualifizierungsmodule, ergänzt durch einen *Reader* zum kompetenzorientierten Lehren und Lernen (NZFH, 2016f) und einer Methodensammlung als Nachschlagewerk (NZFH, 2016i).

Die Qualifizierungsmodule basieren auf den Kompetenzprofilen für Familienhebammen und FGKiKP als Referenzrahmen. Jedes Modul umfasst fachliche Grundlagen und konkrete Vorschläge zur Seminarplanung. Sie vermitteln programmatische Grundlegungen, Positionierungen und Diskurse zu Themen wie Vernetzung und professionellen Grenzen oder den Erwerb eines „Ressourcen-Blicks" (NZFH, 2016j, S. 13). Eine kurze Zusammenfassung zu jedem Qualifizierungsmodul findet sich in einer Tabelle im Anhang (ANLAGE 9).

Die Qualifizierungsmodule bieten einen gemeinsamen Rahmen und Unterstützung für Qualifizierungsanbieter*innen im Bereich Früher Hilfen. Allerdings sind sie nicht verbindlich, und die Anwendung der vorgeschlagenen Methoden und Seminarpläne ist optional. Ihr tatsächlicher Einfluss auf die Praxis der Qualifizierung ist daher schwer zu bestimmen. Obwohl sie dazu beigetragen haben, den modularen Aufbau der Weiterbildungen anzugleichen, gibt es keine Weiterbildungseinrichtungen, die strikt den Seminarplänen folgen. Als Dozentin nutze ich die Qualifizierungsmodule als Inspirationsquelle und weise Lernende auf gut zusammengefasste Inhalte hin.

Die Qualifizierungsmodule bilden ab, welche Kompetenzen von Hebammen und GKiKP im Rahmen der Weiterbildung und beruflichen Praxis im Arbeitsfeld Frühe Hilfen vertieft werden. Sie zeigen auf, wie hoch anspruchsvoll eine Tätigkeit in den Frühen Hilfen ist und welche Fachkompetenzen die Fachkräfte dafür benötigen. Die Nachfrage nach Qualifizierungsangeboten zur FGKiKP durch GKiKP stieg 2016 und 2017 weiterhin. Die Qualifizierung fand fast überall gemeinsam statt, teilweise auch an Hochschulen.

Nationales Gesundheitsziel: Gesundheit rund um die Geburt

Das nationale Gesundheitsziel „Gesundheit rund um die Geburt" (BMG, 2017) wurde neben dem Ziel „Gesund aufwachsen" (BMG, 2010) entwickelt. Es betont die Rolle der FGKiKP für die Gesundheit rund um die Geburt. Maßnahmen wie Beratung und Unterstützung von Eltern, frühzeitige Erkennung von Beeinträchtigungen der kindlichen Entwicklung und verbesserte Zusammenarbeit im Kinderschutz beziehen FGKiKP explizit ein. Ziel 4 zielt auf die Unterstützung der Familienentwicklung im ersten Jahr nach der Geburt. Hier werden FGKiKP sowohl im Rahmen der familiären Gesundheitsförderung unter einem ressourcenorientierten Ansatz als relevante Berufsgruppe gesehen als auch bei der Erkennung und Verringerung von Komplikationen und Belastungen (BMG, 2017, S. 76–80). Die Stärkung der Elternkompetenz und die Unterstützung von Familien in besonderen Lebenssituationen werden betont. Es ist bemerkenswert, dass FGKiKP in Bezug auf die Versorgung von Familien nach der Geburt eines Kindes explizit mitberücksichtigt wurden. Allerdings waren keine Vertreter*innen der Kinderkrankenpflege Teil der Expertengruppe, die das Gesundheitsziel entwickelt hat.

5.3.3 Zusammenfassung und Zwischenfazit

Die Entwicklung der Berufsausrichtung erfuhr in dieser dritten Phase (ab 2016) eine besondere Dynamik, mit einer zunehmenden Zahl qualifizierter FGKiKP und Stellenangeboten im Bereich der Frühen Hilfen. Die Implementierung von Gesundheitsfachkräften im Gesundheits- und Jugendhilfesystem wurde bundesweit selbstverständlich (Küster, Pabst & Sann, 2017; Renner & Scharmanski, 2016; Renner et al., 2017b). Die Weiterbildung wurde in fast allen Bundesländern gemeinsam für Hebammen und GKiKP angeboten. Forschungsergebnisse und Begleitforschungen des NZFH konzentrierten sich jedoch hauptsächlich auf Familienhebammen, während FGKiKP selten berücksichtigt wurden. Nach wie vor wurden FGKiKP nicht in allen Dokumenten explizit erwähnt, die sie betrafen und dies, obwohl sie in der Praxis immer zahlreicher vertreten waren, wie die Kommunalbefragung des DJI zeigte (Küster, Pabst & Sann, 2017; Pabst et al., 2018). In Arbeitsmaterialien, die durch das NZFH in Auftrag und herausgegeben wurden, wurden FGKiKP neben Familienhebammen inzwischen durchgängig mit aufgeführt (NZFH, 2016a, 2016c, 2016d, 2016e, 2016f, 2016g, 2016j, 2016k, 2017, 2018b, 2018d).

Der Übergang der Bundesinitiative in die Bundesstiftung Frühe Hilfen machte eine Verstetigung der Angebote und Strukturen möglich, brachte jedoch keine Regelfinanzierung über die Sozialgesetzbücher. Als Fazit kann festgehalten werden, dass sich mit der Bundesstiftung an der Förderung in Bezug auf die Gesundheitsfachkräfte prinzipiell nichts änderte.

Fazit zur Arena-Analyse und Entstehung der Berufsausrichtung (TEIL A)

Eine Erkenntnis der historischen Rekonstruktion der Arena Frühe Hilfen ist: Die Prozesse verlaufen nicht chronologisch, die makrosozialen Zusammenhänge sind weder logisch noch linear, und das Ursache-Wirkungs-Prinzip scheint in den diskursiven Konstruktionen nicht regelhaft zu sein. Daher sollten keine voreiligen Schlüsse gezogen werden. Die Annahme, dass der Tod von Kevin in Bremen die Entwicklungen in Deutschland ausgelöst hat, bestätigt sich nicht in der chronologischen Auflistung der Ereignisse. Bereits im Koalitionsvertrag von 2005 zwischen der CDU/CSU und der SPD war das Thema frühe Hilfen auf der Agenda. Der Entwurf des Aktionsprogramms *Frühe Hilfen und soziale Frühwarnsysteme* wurde ebenfalls bereits im August 2006 erstellt, also vor dem tragischen Tod von Kevin im Oktober desselben Jahres. Dies zeigt, dass politische Entwicklungen und mediale Thematisierungen von Kinderschutzfällen nicht nacheinander oder als logische Schlussfolgerung stattfanden, sondern parallel verliefen. Es lässt sich auch argumentieren, dass die Medien den politischen Entwicklungen gefolgt sind, wie Patschke (2016, S. 26) in ihrer Analyse des Diskurses Frühe Hilfen feststellt.

Unabhängig von der Beziehung zwischen politischen Entwicklungen und medialen Thematisierungen von Kindeswohlgefährdung und Kinderschutz lässt sich festhalten, dass es eine *mediale Explosion* im Zusammenhang mit dem Tod von Kindern aufgrund von Misshandlung oder Vernachlässigung gegeben hat. Dafür gibt es zahlreiche Beispiele, die in diese Analyse einbezogen wurden und sich in Phase I der historischen Rekonstruktion wiederfinden. Die mediale Explosion um Fälle von Kindeswohlgefährdung kann daher als Schlüsselereignis für die Entwicklungen betrachtet werden, auch wenn bereits zuvor politische Initiativen für frühe Hilfen im Kinderschutz ergriffen wurden. Die mediale Aufmerksamkeit erzeugte politischen Druck. Die Hoffnung war, dass das Thema Kindeswohlgefährdung durch Vernachlässigung und Gewalt durch staatliche Regulierung angegangen werden kann.

Die Entwicklung des Arbeitsfelds Frühe Hilfen mag zwar eine Erfolgsgeschichte sein, doch trotz der Angebote im Bereich Früher Hilfen und der verstärkten Kinderschutzmaßnahmen in den letzten beiden Jahrzehnten sterben immer noch Kinder aufgrund von Vernachlässigung und Misshandlung. Bedeutet das, dass die vielfältigen Aktivitäten im Bereich Früher Hilfen nicht erfolgreich sind oder dass ohne die Unterstützung von Frühen Hilfen noch mehr Kinder gefährdet wären?

Die Analyse von Fehlern im Kinderschutz, welche im Zuge der Aufarbeitung von Fällen von Kindeswohlgefährdung initiiert wurden und Forschungen zu Risikofaktoren, z. B. im Rahmen der Begleitforschung zu Frühen Hilfen, haben ebenfalls gezeigt, dass es keinen klaren Ursache-Wirkungs-Zusammenhang für Kindeswohlgefährdung gibt. Im Gegenteil: das Zusammenspiel der Einflussfaktoren auf das Kindeswohl ist hoch komplex. Dennoch können aus verschiedenen, auch neueren wissenschaftlichen Untersuchungen, Risikofaktoren für eine Gefährdung abgeleitet werden. Als dominierender Risikofaktor für Kindesmisshandlung und Vernachlässigung und für Entwicklungsverzögerungen bei Kindern werden vor allem familiäre psychosoziale Belastungen betrachtet (Eickhorst et al., 2015, S. 381; Lang, 2015, S. 5–6). Und es wurde die Erkenntnis gewonnen, dass die Kumulation mehrerer Belastungsfaktoren das Misshandlungsrisiko erhöhen (Eickhorst et al., 2016; Eickhorst et al., 2015; Zimmermann et al., 2016). Bei den Angeboten Früher Hilfen geht es deshalb darum, in erster Linie diejenigen Familien zu unterstützen, „bei denen das Risiko für Vernachlässigung oder Gewalt gegen Kinder gegeben, wahrscheinlich oder möglich ist“ (Zimmermann et al., 2016).

Eine vorläufige Antwort auf die Frage nach dem Zusammenhang zwischen Frühen Hilfen, Kindeswohl und Kinderschutz lautet wie folgt: Wenn die hier dargestellten Entwicklungen eine wesentliche Rolle bei der Entstehung von Frühen Hilfen spielten, bestand von Anfang an eine direkte Verbindung zwischen Frühen Hilfen und Bemühungen im Bereich des Kinderschutzes. Wenn der Empfehlung gefolgt wird, Frühe Hilfen insbesondere für Familien mit einem Risiko für Kindeswohlgefährdung anzubieten (Zimmermann et al., 2016), bedeutet dies, dass Frühe Hilfen kein universelles Angebot sind, sondern sich eher gezielt an bestimmte Familien richten.

Die Antwort auf die Frage nach dem Verhältnis zwischen Frühen Hilfen und Kindergesundheit ist schwieriger. Parallel zu den Entwicklungen im Kinderschutz gab es einen Paradigmenwechsel im Gesundheitswesen. Die Erkenntnis, dass soziale Ungleichheit Gesundheitschancen beeinflusst, führte zu einem Umdenken von risikoorientierten und verhaltensorientierten Präventionsansätzen hin zu präventiven Maßnahmen und Gesundheitsförderung im Kontext sozialer Verhältnisse. Es wurden Kriterien für eine soziallagenbezogene Gesundheitsförderung entwickelt (Kooperationsverbund Gesundheitliche Chancengleichheit, 2021), und nationale Gesundheitsziele wie „Gesund aufwachsen“ (BMG, 2010) und „Gesundheit rund um die Geburt“ (BMG, 2017) legen einen Schwerpunkt auf die frühe Lebensphase. Der Familie wird eine große Bedeutung für die Gesundheit beigemessen, insbesondere sozial benachteiligte Familien sollen gestärkt und Kinder von Anfang an gefördert werden. Wenn die Angebote Früher Hilfen eine Beitrag zur gesundheitlichen Chancengleichheit leisten sollen, müssten die Kriterien für eine soziallagenbezogene Gesundheitsförderung stärker berücksichtigt werden, wozu z. B. eine klare Zielgruppenorientierung gehört. Zusammenfassend lässt sich festhalten: Kindeswohl und Kindergesundheit sind keine statischen Zustände, sondern müssen in einer Gesellschaft kontinuierlich hergestellt werden. Je nach Situation und Problemstellung ist dazu qualifiziertes Fachpersonal erforderlich.

Einer der Gründe für die Einbeziehung der Kinderkrankenpflege war der Bedarf an qualifiziertem Fachpersonal aus dem Gesundheitsbereich. FGKiKP sind sozusagen ein Produkt der Ereignisse und Debatten in der Arena Frühe Hilfen. Zusammenfassend lässt sich zur Entwicklung der Berufsausrichtung Folgendes festhalten: Der Berufsverband Kinderkrankenpflege (BeKD) entwickelte eine Zusatzqualifizierung, um Kinderkrankenpfleger*innen, deren Kernaktivitäten die Kindergesundheit und Familienorientierung umfassen, für die Arbeit mit Familien in schwierigen psychosozialen Situationen zu qualifizieren. Obwohl der BeKD große Anstrengungen unternahm, wurde die Kinderkrankenpflege im Gegensatz zu Familienhebammen nicht explizit im Bundeskinderschutzgesetz (BKiSchG) berücksichtigt. Erst in der Verwaltungsvereinbarung zur Bundesinitiative Frühe Hilfen wurden FGKiKP neben Familienhebammen als förderfähige Berufsgruppe genannt. Zu Beginn der Bundesinitiative waren bereits in vielen

Kommunen Kinderkrankenpflegefachpersonen oder FGKiKP tätig. Weiterbildungsangebote im Bereich Früher Hilfen waren heterogen in Bezug auf Umfang, Inhalt und Zielgruppe. Einige Angebote richteten sich von Anfang an sowohl an Hebammen als auch an GKiKP. In Baden-Württemberg fand seit 2016 eine kooperative Weiterbildung mit der Dualen Hochschule statt. Die Qualifizierung für Familienhebammen und FGKiKP wurde formalisiert, mit Mindestanforderungen, Kompetenzprofilen und Qualifizierungsmodulen. Die Nachfrage nach der Qualifizierung für die Tätigkeit in Frühen Hilfen stieg kontinuierlich. Die Bezeichnung FGKiKP wurde zunehmend einheitlich verwendet. Die längerfristige aufsuchende Betreuung und Begleitung (LaB) von Familien in belastenden Lebenslagen wurde als Angebot im Bereich Früher Hilfen erfolgreich implementiert. Die FGKiKP ist aus der Versorgungslandschaft nicht mehr wegzudenken.

Dieser Teil des Ergebniskapitels hat Ereignisse, Prozesse und Diskurse gezeigt, die die Arena Frühe Hilfen konstituieren und mit der Entwicklung der Berufsausrichtung FGKiKP komplex verwoben sind. Interessen und Akteursgruppen waren nicht immer eindeutig zuzuordnen. Im nächsten Teil der Ergebnisdarstellung wird die Perspektive der FGKiKP selbst gezeigt. Es wird untersucht, auf welche Akteur*innen und sozialen Welten sie in der Arena Frühe Hilfen trafen und welche Elemente ihre Situation zusätzlich konstituieren. Die Auswirkungen dieser komplexen Zusammenhänge auf die Professionalisierung und die Entwicklung von FGKiKP sind Untersuchungsgegenstand von Teil B.

TEIL B: Die Perspektive von FGKiKP

Teil B widmet sich den empirischen Ergebnisse aus den Interviewanalysen mit der Perspektive von FGKiKP. Das theoretische Fundament dieses Kapitels beruht auf Strauss' Theorie sozialer Welten und Arenen (1991, 1993). Die theoretischen Konzepte in Kapitel 2.1 zeigen, welche Prozesse theoretisch ablaufen, wenn sich Berufsrollen ausdifferenzieren. In einem neuen Arbeitsfeld werden Prozesse der Konstituierung, Inszenierung, Legitimierung und Positionierung beobachtbar. In diesem Kapitel geht es darum, wie sich diese Prozesse empirisch darstellen. Dabei wird die FGKiKP als Subwelt der Kinderkrankenpflege beschrieben und die Frage in den Fokus gerückt: Wie bringen sich FGKiKP ins Arbeitsfeld Frühe Hilfen ein? Es geht darum zu untersuchen, wie sie ihre Situation als „Neue" in diesem Arbeitsfeld verhandeln und gestalten, welche Beziehung sie zu anderen Akteur*innen haben, wie sie sich positionieren und profilieren.

Im ersten Teil der Ergebnisdarstellung wurde rekonstruiert, wie die Berufsrolle FGKiKP aus der Arena der Frühen Hilfen hervorgegangen ist. Dabei wurde die Situation in ihrem Gewordensein betrachtet. Der zweite Teil der Ergebnisse konzentriert sich auf die empirischen Erkenntnisse aus den Interviews und der Gruppendiskussion. Es werden die konstituierenden Regeln der Berufsentwicklung analysiert, um herauszufinden, wie sich die Entstehungsgeschichte der FGKiKP auf individueller und kollektiver Ebene auswirkt.

Das Ziel der Analyse von Professionalisierungsprozessen von Kinderkrankenpflegefachpersonen im Arbeitsfeld der Frühen Hilfen besteht darin, den Konstitutionsprozess der FGKiKP nachzuvollziehen und ein Verständnis für ihr soziostrukturelles Gefüge im organisatorischen Kontext der Frühen Hilfen zu entwickeln. Dadurch soll ihre Situation sowohl professionstheoretisch als auch handlungstheoretisch eingeordnet und verstanden werden.

Im ersten Kapitel wird dargelegt, wie sich die Spezialisierung auf die Berufsbiografien, Karrieren und Lernprozesse der Berufsangehörigen auswirkt und welche individuellen und kollektiven Prozesse der Berufsentwicklung stattfinden. Im zweiten Kapitel wird das Handeln der FGKiKP in den Fokus gerückt: Was sind die Kernaktivitäten und welchen spezifischen Beitrag leisten FGKiKP?

5.4 Individuelle und kollektive Prozesse der Berufsentwicklung

Im Folgenden werden Prozesse individueller Professionalisierung sowie kollektive Prozesse der Berufsentwicklung von FGKiKP betrachtet. Fokussiert werden die Interaktion mit anderen sozialen Welten in den Frühen Hilfen und die ausgehandelte Ordnung im Arbeitsfeld. Legitimationsprozesse, Grenzziehungen, Überschneidungsprozesse („intersection“) sowie Aushandlungsprozesse zwischen unterschiedlichen sozialen Welten. Es werden die folgenden Aspekte untersucht: Prozesse im Arbeitsfeld als Arena, die Arbeitssituation, institutionelle Rahmenbedingungen, Handlungsspielräume und -potenziale, die Beziehungen der FGKiKP zu relevanten Sozialwelten und Subwelten, Positionierungsstrategien der Berufsgruppe zur Sichtbarkeit und Bekanntheit im Arbeitsfeld sowie Arenadiskurse bezüglich Auftrag, Zuständigkeiten und umstrittene Debatten. Das Kapitel schließt mit einer Zusammenfassung der sozialweltspezifischen Betrachtungsweise, dem professionellen Selbstverständnis und kollektiven Überzeugungen der FGKiKP.

5.4.1 Berufsbiografische Entwicklung und Entscheidungsprozesse

Alle befragten FGKiKP begannen ihre Geschichte mit der Entscheidung für den Beruf in der Kinderkrankenpflege. Ein Beispiel ist die Befragte Döbler[66], die ihre Motive für die Kinderkrankenpflege als Einstieg wählt: „*Dann fang ich doch damit an, warum ich Kinderkrankenschwester geworden bin.*“ (FGKiKP Döbler,

66 Bei den Namen von Studienteilnehmerinnen handelt es sich um Pseudonyme.

Para. 45). Anschließend vergewissert sie sich bei der Interviewerin, dass das in Ordnung ist, und beginnt dann ihre Erzählung:

> Ich denke mir, ich bin eine der Wenigen, die mit elf Jahren schon wusste, dass sie Kinderkrankenschwester werden möchte. Ich war selbst in der Kinderklinik, als Patientin mit elf Jahren, und durfte da den Schwestern schon bisschen unter die Arme greifen, die Babys wickeln, die Babys mit füttern und so und hab dann IMMER gesagt: ICH werd Kinderkrankenschwester. (Döbler, Para. 47)

Die Befragte identifiziert sich stark mit ihrem Beruf als Kinderkrankenschwester. Sie – als ganze Person – „ist Kinderkrankenschwester geworden". Der Beruf gehört zu ihrer Identität. Eine prägende Erfahrung in ihrer Kindheit, als sie bei der Versorgung von Säuglingen helfen durfte, führte dazu, dass sie wusste: „*Ich werde Kinderkrankenschwester*" (Döbler, Para. 47). Ihre Vorliebe für die Betreuung von kleinen Kindern begründet sie mit der Geschwisterkonstellation in ihrer Herkunftsfamilie. Auch ihre Erfahrungen als Babysitterin bestärkten ihren Berufswunsch. Sie brach kurz vor dem Abitur die Schule ab, um die Ausbildung in der Kinderkrankenpflege zu absolvieren. Ähnlich verlief ihre Entscheidung für die Zusatzqualifikation in der FGKiKP. Ein bestimmter Vorfall, bei dem sie in einen Fall einer fraglichen Inobhutnahme eines Neugeborenen involviert war, und das positive Feedback einer Netzwerkkoordinatorin bestärkten sie darin, „sowas wie eine Familienhebamme" zu werden und sich in diesem Bereich weiterzubilden. Sie ist überzeugt, dass dies der richtige Beruf für sie ist, da sie das, was sie macht, gut kann und mit einem guten Gefühl nach der Arbeit nach Hause kommt. Ihr biografisches Handlungsmuster zeigt sich darin, dass sie etwas gut kann und sich dann darin professionalisiert. Diese Motivation begleitete sie sowohl während der Ausbildung in der Kinderkrankenpflege als auch bei der Weiterqualifizierung zur FGKiKP.

Im Gegensatz zu Döbler betont Schneider (mit Anfang 30 die jüngste FGKiKP im Sampling), dass sie nicht von Anfang an den Wunsch hatte, Kinderkrankenschwester zu werden. Sie ist zufällig in diesen Beruf „eher so reingerutscht", als ihr die Ausbildung in Süddeutschland die Möglichkeit bot, ihre Heimat in Ostdeutschland zu verlassen. Ihr Hauptziel war es, neue Erfahrungen zu sammeln und die Welt zu erkunden. Die Entscheidung für die Kinderkrankenpflege wurde nicht durch berufliche Wünsche oder eine besondere Eignung für den Beruf motiviert, sondern durch die Umstände. Nach der Ausbildung arbeitete sie mehrere Jahre in einem Krankenhaus, heiratete, und erlebte später eine biografische Krise, die Veränderungen in ihrem privaten und beruflichen Leben erforderte. Sie machte sich auf die Suche nach beruflichen Weiterentwicklungsmöglichkeiten und Alternativen zur Arbeit im Krankenhaus, die sie als zunehmend stressig beschreibt. Durch die Schulleitung des Bildungszentrums, an dem sie ihre Ausbildung absolvierte, erfuhr sie von der Weiterbildung zur FGKiKP und entschied sich dafür. Für sie war die Weiterqualifizierung eine Chance auf Veränderung in ihrem Leben. Rückblickend führt sie jedoch ihre persönliche Eignung für die Arbeit mit Familien an, insbesondere in Bezug auf die Beratung von Familien mit chronisch kranken Kindern. Nach Abschluss der Qualifizierung zog sie zurück nach Ostdeutschland und trat eine Stelle in einem Team Frühe Hilfen an. Ihr biografisches Handlungsmuster – zurücklassen und neu beginnen – zeigt sich darin, dass sie in Krisenphasen Veränderungen sucht. Ihr Leitmotiv ist: Krisen sind Chancen zur Veränderung und lassen sich mit neuen Erfahrungs- und Handlungsmöglichkeiten lösen.

Sowohl Schneider als auch Weidmann befanden sich in einer biografischen Krise, als sie sich für die Weiterqualifizierung zur FGKiKP entschieden. Weidmann erzählt von einem biografischen Wendepunkt in ihrem Leben, dem plötzlichen Tod ihres Ehemanns, der vor ihren und den Augen ihrer kleinen Kinder verunglückte. Diese persönliche Tragödie und die daraus resultierende familiäre Situation zwangen sie, nach neuen Perspektiven zu suchen. Sie machte eine Therapie, um den Verlust zu verarbeiten, und erfuhr dabei soziale Unterstützung. Diese Erfahrung, selbst auf Hilfe angewiesen zu sein, prägten ihren beruflichen Weg und ihr professionelles Selbstverständnis. Für sie ist klar, dass es im Leben Phasen geben kann, in denen professionelle Unterstützung notwendig ist, doch wenn man sich Hilfe sucht und daran arbeitet, geht es gut weiter. Ihr Weg in die Frühen Hilfen begann, als sie sich als verwitwete Mutter beruflich neu orientieren musste. Sie wurde auf das Berufsbild der FGKiKP aufmerksam, als sie einen Artikel darüber in einer Fachzeitschrift las. Zudem spielte ihr Therapeut, der auch Leiter einer Elternberatungsstelle war, eine entscheidende Rolle bei ihrem beruflichen Wiedereinstieg: Er rekrutierte sie als Mitarbeiterin für den Aufbau des Teams Frühe Hilfen. Weidmann zeigt sich als Kinderkrankenschwester, die sich fachlich auf dem Laufenden hält und offen für neue Entwicklungen ist sowie als erfahrene Expertin, die als fachlich kompetent wahrgenommen wird. Ihr biografisches Handlungsmuster besteht darin, aus der Not eine Tugend zu machen und sich durch eigenen Erfahrungen zusätzlich zu qualifizieren. Sie bringt noch eine andere Form von Professionalität mit, eine andere Sensibilität, die nicht erlernt werden kann, sondern auf Selbstreferenzen beruht. Sie hat einen biografischen Wandel durchlaufen, bei dem sie von der Hilfebedürftigen zur Helfenden wurde. Dies bildet die Grundlage für ihre berufliche Biografie.

Weidmann und Körner begründen ihre Entscheidung für die Weiterqualifizierung mit ihrer familiären Situation. Weidmann konnte aufgrund ihrer Verwitwung und der Verantwortung für ihre Kinder den Schichtdienst im Krankenhaus nicht mehr bewältigen. Körner war Ende 30, als ihr viertes Kind in den Kindergarten kam, und wollte sich beruflich neu orientieren. Nach Jahren der Arbeit als Kinderkrankenschwester, auch im Ausland, fand sie in der Familienphase durch den Weiterbildungslehrgang zur FGKiKP eine Möglichkeit, wieder ins Berufsleben einzusteigen. Sie versuchte, als Honorarkraft in den Frühen Hilfen zu arbeiten, kämpfte jedoch mit Schwierigkeiten bei der Gestaltung der Arbeitsbedingungen.

Ihre Verlaufskurve ist gekennzeichnet von ihrem Kampf um Arbeitskonditionen, Anerkennung und Sichtbarkeit der Berufsgruppe im neuen Arbeitsfeld, den sie schließlich aufgab und den Bereich der Frühen Hilfen verließ. Das Ende der biografischen Verlaufskurve von Körner bleibt im Interview offen. Aus dem weiteren Kontakt mit der Interviewpartnerin geht hervor: Körner absolvierte eine Weiterbildung zur pädagogischen Fachkraft und arbeitet nun in einem Kindergarten. Sie sucht jedoch weiterhin nach einer Stelle als FGKiKP, wo sie ihren Beruf als Kinderkrankenschwester ausüben kann. Sie besuchte Kongresse zum Themenbereich Frühe Hilfen und ging mit Verantwortlichen über den Fachkräftemangel in den Frühen Hilfen ins Gespräch, da sie als qualifizierte Fachkraft in Frühen Hilfen keine adäquate Stelle findet. Ihr biografisches Handlungsmuster zeigt, dass sie mit Herz, Engagement und Hartnäckigkeit ihr Ziel verfolgt, aber auch bereit ist, andere Wege einzuschlagen, wenn nötig. Für diese Untersuchung bildet der Fall Körner einen Kontrastfall, weil es Körner nicht gelingt, sich in den Frühen Hilfen zu etablieren.

Die Qualifizierung als FGKiKP reiht sich in den Berufsbiografien der Studienteilnehmerinnen häufig in eine Vielzahl von Fort- und Weiterbildungen ein, z. B. bei Kienzle und Pfeiffer. Pfeiffer ist ausgebildete Kinderkrankenschwester und Heilpädagogin mit Weiterbildungen in Psychomotorik und Sprachförderung. Sie arbeitet sowohl als FGKiKP als auch als SPFH. Kienzle ist Kinderkrankenschwester, Sozialfachwirtin und hat Zusatzqualifikationen als Trainerin für Erste Hilfe und Erste Hilfe am Kind sowie als Entspannungs- und Massagetherapeutin, z. B. für Babymassage. Zudem absolvierte sie ein einjähriges Studienprogramm in Präventologie, welches sie als Präventologin zertifiziert. Sie ist seit 36 Jahren in der Kinderkrankenpflege tätig. Beide Studienteilnehmerinnen sind Ende 50, Mutter von drei bzw. vier erwachsenen Kindern und fühlen sich in ihren aktuellen Positionen zwar angekommen, bleiben aber lebenslange Lernerinnen und immer *up to date*:

> *Pfeiffer*: Ja. ich bin angekommen. Jetzt. Ich hab mich ja schon viel ausprobiert. [I: Ja] ich hab mich echt viel ausprobiert. Aber jetzt bin ich angekommen. Ja. *Interviewerin*: Und woran liegt das? *Pfeiffer*: Vielleicht an meinen Erfahrungen, die ich schon gemacht hab, an meinen verschiedenen unterschiedlichen Tätigkeiten und ich sag mir einfach, das was ich jetzt durchlaufen hab, das ist mir immer zugefallen, das ist kein Zufall, also irgendwie schein ich immer wieder an Plätze gekommen zu sein, die ich nicht ausgesucht hab und jetzt denk ich, hah, jetzt bin ich 51 Jahre, jetzt bin ich gelandet, jetzt hab ich einfach viel gemacht, ich fühl mich noch absolut in der Einarbeitungsphase, nie fertig, also ich hab immer das Gefühl, ich muss noch so viel lernen, ich muss noch so viel lesen, das Gefühl hab ich, wirklich, das ist manchmal dann auch schwierig abzuschalten, weil ich immer noch das Gefühl hab, du musst noch dahin gucken oder ist da noch was? Aber ich bin trotzdem angekommen, weil's mir auch Spaß macht. (Pfeiffer, Para. 407–409)

Kienzle hat „mehrere Standbeine“: Kinderkrankenschwester in einer Klinik, Erste-Hilfe-Kurse beim Rettungsdienst, Gesundheitssprechstunden in Familientreffs und Gemeinschaftsunterkünften sowie freiberufliche Arbeit, darunter Frühe Hilfen. Beide Teilnehmerinnen waren bereits in den Frühen Hilfen tätig und absolvierten die Weiterqualifizierung, um über Bundesmittel finanziert werden zu können.

> Also ich hab ja diese Weiterqualifizierung nur deswegen gemacht, weil die von den Frühen Hilfen Stelle [klopft auf das Papier] die Frau, die da die Koordinatorin ist, weil die gesagt hat, ich soll die Weiterbildung machen, weil nur, wenn ich diesen Titel hab, kann sie mir jetzt endlich mein Geld zahlen. (Kienzle, Para. 212)

> Also zuerst, ne, es war so, das war eigentlich so, dass mein Arbeitgeber gemeint hat, ich bräuchte das doch nicht, weil ich auch Heilpädagogin bin. Ich hab ja beide kombinierte Berufe. Und dann hat man die Anfrage gestartet, ob ich, ob das ausreicht für die Frühen Hilfen. Aber da gibt's ne feste Konzeption und da ist das Voraussetzung also hat man das jetzt notgedrungen sozusagen eingeleitet und jetzt muss ich sagen: ich profitier nur davon, ehrlich. (Pfeiffer, Para. 320)

Kienzle legt Wert auf Abschlüsse und Titel. Sie bedauert, dass sie den Titel FGKiKP nicht offiziell führen darf und möchte als FGKiKP anerkannt werden, auch im Krankenhaus. Sie sieht sich als Visionärin, die am Puls der Zeit die richtigen Entscheidungen trifft, um für mehr Gesundheit in Familien zu kämpfen. Ihr Antrieb sind Ehrgeiz und Idealismus. Als biografisches Handlungsmuster zeigt sich: Gutes tun und up-to-date bleiben. Auch bei Pfeiffer zieht sich als Motivation durch ihre Biografie das Motto „man lernt ja nie aus“ (Pfeiffer, Para. 320).

Heike Winkler ist als beruflich Pflegende registriert, was regelmäßige Fort- und Weiterbildungen erfordert. Nach ihrem Examen in der Kinderkrankenpflege absolvierte sie die Weiterbildung zur pädiatrischen Intensivfachkraft. Vor der FGKiKP-Qualifizierung arbeitete sie fast 20 Jahre in der neonatalen Intensivpflege, sowohl stationär als auch ambulant. Winklers berufliche Laufbahn wird von einer Suche nach Verbesserungen in der Versorgung von Familien, insbesondere mit Frühgeborenen, angetrieben. Anders als andere Befragte sieht sie nicht die Familien als defizitär an, sondern das Versorgungssystem mit seinen Lücken. Ein Schlüsselmoment für ihren Weg in die Frühen Hilfen war der Tod eines ehemaligen Frühgeborenen, der sie auf das Thema „Nicht-gehört-werden als Frühchenmutter“ aufmerksam machte.

> Also die war mehrfach bei Kinderärzten und auch in unterschiedlichen Klinikambulanzen, weil ihr ihr Kind nicht gefallen hat und wurde immer als hyperhysterische ehemalige Frühchenmutti nach Hause geschickt. (Winkler, Para. 183)

Winkler berichtet von einer Mutter, die im Gesundheitssystem nicht ernstgenommen wurde, wodurch entsprechende Schritte bei ihrem ernsthaft erkrankten

Kind zu spät eingeleitet wurden (Aufnahme in die Klinik, Intensivversorgung des Säuglings). Winkler generalisiert in ihrer Erzählung: *Frühchenmuttis* werden nicht gehört. Ein weiteres Thema ist die „erste Zeit zuhause" nach der Entlassung aus der Klinik, in der Eltern und Kinder mit existenziellen Ängsten und wenig Verständnis im Umfeld alleingelassen werden.

> Und dann hab ich gedacht, das kann doch nicht sein, wir haben doch eine Verantwortung zu tragen, wenn wir hier Leben retten. Immer früher und früher. Dann kann doch nicht sein, dass unsere Verantwortung endet, wenn die zur Tür rausgehen. (Winkler, Para. 183)

Winkler startete ihre Suche nach einem geeigneten Konzept zur Unterstützung von Eltern mit Frühgeborenen. Dabei sind auch bei ihr Beruf und Biografie eng verknüpft. Die erste Etappe ihrer Suche gleicht einem Selbstexperiment: Durch eigene Erfahrungen als Mutter erfährt sie, was es heißt, „ein Frühchen" nach Entlassung aus der Klinik „zuhause zu bebrüten". Im zweiten Schritt ihrer Suche wechselte sie in ein anderes Krankenhaus, um zu erkunden, wie sich die Überleitung aus der Klinik nach Hause dort gestaltet und „ob die Eltern mit anderen Sorgen und anderen Ängsten nach Hause gehen oder nicht" (Winkler, Para. 183). Nachdem sich dort dieselbe Bedarfslage abzeichnete, betrachtete sie die Möglichkeiten vonseiten der stationären Kinderkrankenpflege als ausgeschöpft, wechselte zur häuslichen Kinderintensivpflege und begann die Qualifizierung zur FGKiKP mit der Vision, häusliche Kinderkrankenpflege und Frühe Hilfen zu verbinden. Als sie damit scheiterte, machte sie sich als FGKiKP selbstständig[67]. Die Erzählung endet hier, ihre Suche nach einer verbesserten Versorgung für Familien mit zu früh geborenen Kindern in der Häuslichkeit bleibt unbefriedigend, und ihre Verlaufskurve bleibt offen. Die Entwicklung der Frühen Hilfen und ihre Rolle als FGKiKP sind Teil eines fortlaufenden Entscheidungsprozesses in Winklers beruflicher Biografie. Obwohl Winkler ihre familiäre Situation bei der Schilderung ihrer Suche ausklammert, spielt sie dennoch eine Rolle:

> [...] aber ich merk, dass ich noch nicht angekommen bin, also (..) ja, mm [überlegend] zum einen dürstet es mich immer noch nach mehr Wissen, deshalb bin ich ja immer auch auf dem Weg für irgendwelche Fortbildungen und Weiterbildungen und so weiter, das ist so das eine, dass ich immer denk, dass ich da am Ball bleiben muss und auf der anderen Seite hab ich aber so den Eindruck, dass / ich möchte mich auch nicht so sehr abhängig machen von den Frühen Hilfen. Also irgendwas wird jetzt in den nächsten Jahren, wenn die Kinder dann älter sind, also wenn der Kleine dann auch auf der weiterführenden Schule sicher angekommen ist, wird irgendwas noch nachkommen.

67 Heike Winkler ist im Sampling die einzige FGKiKP, die ihren Beruf ausschließlich freiberuflich ausübt (und nicht noch nebenher ein Anstellungsverhältnis aufrechterhält).

> Also irgendwie entweder noch ne Idee in einen therapeutischen Bereich oder sowas, dass ich das dann mit den Selbstzahlern ausbauen kann oder ha [stöhnendes Ausatmen/Seufzen] / weiß ich nicht. (3 Sek.) Also das wird nicht die letzte Station so gewesen sein. Kann ich mir nicht vorstellen. So. (Winkler, Para. 447)

Winkler passt ihre beruflichen Entscheidungen an die Familiensituation an und strebt kontinuierliche berufliche Weiterentwicklung an. Gleichzeitig ist sie entschlossen, Missstände anzugehen und stößt dabei auf Systemgrenzen. Als freiberufliche FGKiKP erweitert sie aktiv Handlungsspielräume, um die Situation für Familien mit Neugeborenen in der Häuslichkeit zu verbessern. Ihr Handlungsmuster ist: Perspektiven wechseln und damit den Horizont erweitern.

Zusammenfassung der berufsbiografischen Handlungsmuster und Prozesse

Die Daten zeigen, dass die beruflichen Entscheidungen der FGKiKP eng mit biografischen Brüchen und Verlaufskurven verbunden sind. Die familiäre Situation, Umzüge, Krisen und Vereinbarkeitsthemen beeinflussen ihren beruflichen Weg. Die Qualifizierung zur FGKiKP dient der Überwindung dieser Brüche und als konsequente Weiterführung ihres beruflichen Werdegangs. Sie ermöglicht den Übergang in die Tätigkeit als FGKiKP mit veränderten Arbeitsbedingungen im Vergleich zum Arbeitsfeld Krankenhaus. Die Vereinbarkeit von Beruf und Familie ist für einige Studienteilnehmerinnen von großer Bedeutung. Sie passen sich als Frau flexibel an die familiäre Situation an. Die meisten sind verheiratet, haben eigene Kinder und übernehmen den Hauptteil der Familienarbeit, während ihre Ehemänner als Hauptverdiener agieren. Dies könnte erklären, weshalb sie großteils die prekären Arbeitsbedingungen hinnehmen und sich auch hier den Umständen anpassen.

> Also ich hab hier einfach auch eine Kollegin, da / ihr Mann hat sich von ihr getrennt, die hat zwei kleine Kinder, die braucht halt ihr Gehalt am Monatsanfang und das ist total schwierig für sie rein freiberuflich zu arbeiten und deshalb hat sie / ist sie jetzt eher wieder in die Klinik gegangen und arbeitet vorwiegend in der Klinik und hat da aufgestockt und jetzt arbeitet sie aber so wenig freiberuflich, dass sie viele Anfragen gar nicht kriegt, weil sie einfach den Umfang nicht leisten kann und dann beißt sich die Katze wieder so in Schwanz und also von daher, ja. (Winkler, Para. 409)

Das Arbeitsarrangement als (freiberufliche) FGKiKP ist nur möglich, wenn die Frauen in ihren Familien nicht alleinverdienend sind. Die Prekarität der Arbeitssituation von FGKiKP muss innerhalb der Familie ausgeglichen werden. Die beruflichen Entscheidungen und Entwicklungen sind in ein komplexes Zusammenspiel von Intentionen und Geschlechterrollen eingebunden. Andere absolvieren die Qualifizierung in erster Linie aus formalen Gründen, waren bereits zuvor in diesem Arbeitsfeld tätig und sehen die Tätigkeit als FGKiKP als logischen Schritt in ihrem beruflichen Wirken an. Alle Studienteilnehmerinnen identifizieren sich mit dem Beruf als Kinderkrankenpflegefachperson, sind offen für Neues und streben durch die Qualifikation als FGKiKP eine berufliche Weiterentwicklung an, ohne das Berufsfeld der Kinderkrankenpflege zu verlassen. Sie möchten sich aufbauend auf ihre Erfahrung weiterentwickeln.

5.4.2 Professionalisierung als Erwerb von Professionalität

In diesem Abschnitt werden die individuellen Professionalisierungsprozesse der Studienteilnehmerinnen hinsichtlich ihrer Qualifizierung als FGKiKP untersucht. Es wird analysiert, wie sich folgende Prozesse in den Interviews und der Gruppendiskussion darstellen: die Weiterbildung als formaler Bildungsprozess, Wissensaneignung und Reflexionsprozesse im Rahmen der Weiterbildung und der Praxis als Lernprozesse sowie Erfahrungslernen in der Praxis, sowohl im Berufsfeld als auch im spezifischen Arbeitsfeld, und Lebenserfahrung.

Formale Qualifizierung zur FGKiKP – Qualifizierung als Lizenzerwerb

Die berufsbegleitende einjährige Weiterqualifizierung zum/zur FGKiKP wird in den Interviews hauptsächlich als formaler Bildungsprozess erwähnt, der dem Lizenzerwerb dient. Einige Studienteilnehmerinnen erlebten die Qualifizierung als herausfordernd und anspruchsvoll. Der Leistungsnachweis am Ende der Qualifizierung wurde von allen erwähnt und als anspruchsvoll beschrieben. Die Qualifizierung ist Teil eines institutionellen Ablaufmusters von Berufskarrieren und beinhaltet Bewährungssituationen und Selektionsprozesse. Der Erwerb wissenschaftlicher Grundkenntnisse wird betont, einschließlich des Umgangs mit wissenschaftlichen Quellen. Einige ziehen einen Vergleich zum Studium ihrer erwachsenen Kinder und betonen den praktischen Nutzen des wissenschaftlichen Arbeitens z. B. zu wissen, wo sie etwas nachschlagen können.

Wissensaneignung, Erfahrungslernen und Einschätzungskompetenz

Eine FGKiKP beschreibt die Auseinandersetzung mit theoretischen Grundlagen als „theoretischen Urwald“ (Döbler, Para. 301) als Bewährungssituation, die sie bewältigt hat. Sechs von neun Studienteilnehmerinnen hatten während der Qualifizierung bereits eine Stelle in den Frühen Hilfen und konnten die vermittelten Inhalte direkt in ihrer Arbeit anwenden. Eine Teilnehmerin betont den Nutzen der theoretischen Inhalte in der praktischen Anwendung und das Repertoire an Instrumenten, das sie durch die Weiterbildung erhalten hat. Der erfolgreiche

Theorie-Praxis-Transfer zeigt sich auch im Einsatz von Gesprächsführungsmethoden, die zur Reflexion und Verbesserung der eigenen Praxis führen.

> Ich denk auf alle Fälle, auf alle Fälle, man hinterfragt zum Beispiel / aber zum Beispiel ein gelingendes Gespräch zu führen, einfach das mal wieder neu zu reflektieren für mich, wie gehe ich in ein Gespräch, kann ich gut zuhören, kann ich das aufgreifen, kann ich das richtig wiedergeben oder drauf eingehen. Das sind ja alles so Dinge, das wieder zu hören oder neu zu hören, oder Impulse zu kriegen, was anders zu machen oder mein Blick auch anders zu schärfen, wieder auch Kindeswohl neu anzugucken, für mich wieder zu definieren, wo ist in den Frühen Hilfen Kinderschutz, wo muss ich aktiver werden, wo kann ich auf Niederschwelligkeit was laufen lassen. Das sind alles Dinge, die kriegen wir zum einen vermittelt, aber vor allem: wir tauschen uns auch aus, also von dem her ist es eine absolute Bereicherung. Ich bräuchte keine Leistungsnachweise, geb ich ehrlich zu, hab ich genug in meinem Leben gemacht [lacht] aber das ist okay. (Pfeiffer, Para. 342)

Arbeitsfeldspezifische Themen der Weiterbildung, die in den Interviews erwähnt werden, sind neben Gesprächsführung vor allem Kinderschutz, Einschätzung von Kindeswohlgefährdung, gesetzliche Grundlagen und Netzwerkarbeit. Die direkte Anwendung der Inhalte in der Praxis scheint eine wichtige Rolle dafür zu spielen, dass Lernprozesse angestoßen werden. Für Teilnehmerinnen, die die Weiterbildung berufsbegleitend absolvieren, funktioniert der Transfer besser, als wenn die Tätigkeit noch nicht ausgeübt wird.

Lernprozesse, die durch die Weiterqualifizierung stattfinden, betreffen insbesondere die Einschätzungskompetenz der Fachkräfte. Die Teilnehmerinnen entwickeln neue Perspektiven in Bezug auf die Einschätzung des Kindeswohls und eine gestärkte Urteilsfähigkeit. Durch die Weiterbildung entwickeln sie einen strukturierteren Blick, was sich wiederum auf ihre Einschätzungskompetenz auswirkt. Auch die Online-Fortbildung zum „Kinderschutz in der Medizin"[68], die einige Teilnehmerinnen zusätzlich absolviert haben, hilft ihnen dabei, die Grenze zu definieren, ab wann bei Verdacht auf Kindeswohlgefährdung Hilfe in Anspruch genommen und eingegriffen werden sollte. Die Reflexion und Bestätigung im Rahmen der FGKiKP-Qualifizierung stärkt das Selbstvertrauen und die Sicherheit der Fachkräfte, was sich positiv auf ihre Beurteilungs- und Handlungskompetenz auswirkt. Die Teilnehmerinnen betonen den Unterschied im Blickwinkel Früher Hilfen und der Kinderkrankenpflege im Arbeitsfeld Krankenhaus. Diesen „anderen Blick" auf „bestimmte Dinge", müsse man in der Tätigkeit als FGKiKP erst entwickeln und dazu brauche es dieses „wunderbare Background-Wissen" (Wiezorek Para. 482).

68 Der Online-Kurs „Kinderschutz in der Medizin – ein Grundkurs für alle Gesundheitsberufe" ist ein bundesweit für alle interessierten Fachkräfte frei zugängliches, interdisziplinäres Fortbildungsangebot im Bereich Früher Hilfen und Kinderschutz; siehe Maier et al. (2019).

Das theoretische Wissen aus der Weiterbildung wird von den Studienteilnehmerinnen als Hintergrundwissen betrachtet, das eher unbewusst bei der intuitiven Bewältigung beruflicher Situationen eine Rolle spielt. Neben dem Fachwissen werden auch Berufserfahrung und die eigene Mutterschaft als relevante Einflussfaktoren für die Entwicklung von Einschätzungskompetenz und Expertise angesehen.

Weitere Prozesse der Wissensaneignung werden ausgelöst durch das Lesen von Fachzeitschriften, Fortbildungen und den Austausch mit Kolleg*innen. Eine Studienteilnehmerin betont ihren Anspruch auf Anwendung neuester wissenschaftlicher Erkenntnisse. Lebenslanges berufliches Lernen ist für die Teilnehmerinnen selbstverständlich. Der Austausch mit Berufsangehörigen und über interdisziplinäre Grenzen hinweg wird von den Studienteilnehmerinnen als bereichernd in Verbindung mit der Weiterqualifizierung empfunden. Dieses Networking wird während der Weiterbildung gefördert und in der Praxis insbesondere in Teambesprechungen und Supervisionen, wo kollektive Lernprozesse stattfinden. Die Teilnehmerinnen vergleichen Fallbesprechungen mit einer Fortbildung, bei der alle beteiligten Berufsgruppen voneinander profitieren.

Professionalisierung und Lernen durch Berufserfahrung: „Bauchgefühl"

In der Gruppendiskussion wird die Weiterbildung als bereichernd und wichtig für die berufliche Entwicklung angesehen. Dennoch steht der Erwerb von Professionalität durch Praxis und Erfahrungslernen im Vordergrund, unabhängig von der Weiterbildung. Dabei werden sowohl die Berufserfahrung vor der Weiterqualifizierung als auch die Erfahrungen und Lernprozesse im Arbeitsfeld der Frühen Hilfen betont.

Vor ihrer Tätigkeit als FGKiKP haben alle Teilnehmerinnen mindestens zehn Jahre im Krankenhaus gearbeitet, manche sogar über 30 Jahre. Diese langjährige Erfahrung in der Kinderkrankenpflege bildet die Grundlage für ihre Kompetenz in der Einschätzung der Entwicklung von Säuglingen und Kleinkindern. Sie bringen Erfahrung aus verschiedenen Bereichen der Kinderkrankenpflege mit und arbeiteten sowohl in der allgemeinen pädiatrischen Pflege als auch in spezifischen Bereichen wie Frühgeborenenpflege, Intensivpflege, der Kindernotfallambulanz und Wochenbettbetreuung. Einige haben auch Erfahrung mit der Betreuung von Kindern mit Behinderungen oder in spezialisierten Fachgebieten wie Kinderchirurgie, Endokrinologie, Nephrologie, Kinder- und Jugendpsychosomatik und Pneumologie. Die FGKiKP haben unterschiedliche fachliche Hintergründe, bringen jedoch alle mehrjährige Erfahrung in der Arbeit mit Eltern und Familien kranker Kinder mit.

> […] also hätte ich diese Erfahrung [mit Familien kranker Kinder] nicht gehabt, dann könnt ich diesen Job jetzt auch nicht machen in Familien, wo's eben nicht stabil ist oder wo eben ja so ja was fehlt oder die belastet sind. (Wiezorek, Para. 55)

Berufserfahrung und speziell Erfahrung in der Arbeit mit Eltern werden als wichtig angesehen. Die Gruppendiskussionsteilnehmerinnen sind sich einig, dass darum frisch examinierte Kinderkrankenpflegerinnen nicht optimal für die aufsuchende Tätigkeit in den Frühen Hilfen geeignet sind. Diskutiert wird außerdem, ob ältere Fachkräfte mit Lebenserfahrung von Eltern anders wahrgenommen und respektiert werden als jüngere und darum das Alter auch eine Rolle spielt. Respekt wird auch in Einzelinterviews mit Alter in Verbindung gebracht:

> Also ich mein, das hängt sicherlich einmal mit meiner Person zusammen, weil ich hier schon einen gewissen Namen habe und auch mit meinem Auftreten und mit meinem / weil ich halt keine blutjunge Schwester mehr bin, deswegen wird mir da schon Respekt gezollt und was, wenn ich was sage, hat das schon auch Hand und Fuß, also das wird schon akzeptiert. (Kienzle, Para. 488)

Mit zunehmender Erfahrung im spezifischen Arbeitsfeld der Frühen Hilfen entwickelt sich eine Intuition (in Form eines „Bauchgefühls") für die Einschätzung der Situation in Familien und das Kindeswohl.

> Heek: Weil ich glaube, (…) ich bin zu Anfang und das mach ich auch immer noch / viel mit meinem / mit meiner Erfahrung, von der ich zu Anfang schon gesprochen habe, mit meinem Wissen und auch mit meinem Bauchgefühl, ich glaub, das spielt eine nicht ganz geringe Rolle / die / was wir ALLE haben // Jannsen: ja // ne, Wiebke, weißt noch, wo wir dir gesagt haben zu Beginn: hab keine Angst, dein Bauch wird dir schon sagen, was hier passiert, ne so. (Gruppendiskussion, Para. 462–470)

Zusammenfassend kann konstatiert werden: Berufserfahrung, mittleres Lebensalter, Lebenserfahrung und Erfahrung mit Elternarbeit werden von den Studienteilnehmerinnen als Voraussetzungen für die aufsuchende Tätigkeit als FGKiKP in den Frühen Hilfen angesehen. Die Sozialisation in die Spezialisierung als FGKiKP wird vor allem über die Erfahrung in der Praxis beschrieben.

Professionalisierung vs. biografische Eignung

„Biografische Eignung" ist eine Kategorie, die sich im Material in Bezug auf das Zusammenspiel von Biografie und Beruf als wesentlich aufdrängt und die stark von der Subkategorie „Muttersein" dominiert wird. Die Frage, ob das Muttersein qualifiziert oder von den Befragten professionalisiert wird, wird in den Analysen aufgeworfen. Eine Studienteilnehmerin bezeichnet die Neugeborenenphase als Eintritt in ein „neues Berufsfeld" als Frau:

> […], dass man da Familien gut unterstützen kann, also das muss ich sagen, weil es ist in der Neugeborenenphase für eine Mutter, wenn auch noch Geschwisterkinder da sind,

> sehr anstrengend, wenn sie vorher voll im Beruf gestanden ist, das UMZUSETZEN, weil es ja ein völlig anderes NEUES Berufsfeld im Prinzip ist, ja also ich hab zwar Zeit mich vorzubereiten auf Mutterdasein, aber es ist doch anders, wenn man dann tatsächlich da in der Situation ist, was VIELEN Frauen schwerfällt heute. (Weidmann, Para. 220)

Mutterschaft wird in den Interviewanalysen als Beitrag zum Professionalisierungsprozess von FGKiKP betrachtet. Die eigenen Erfahrungen als Mutter ermöglichen eine „Innenperspektive" auf die Mütter, die von FGKiKP betreut werden. Einige FGKiKP haben mehrere Kinder oder haben Erfahrungen mit Frühgeburten, familiären Krisen, Behinderungen oder damit alleinerziehend zu sein. Die Mutterschaft wird als wertvolle Lebenserfahrung angesehen, die die Fachkräfte für die Arbeit in den Frühen Hilfen und die Unterstützung von Eltern in schwierigen krisenhaften Situationen mitunter qualifiziert. Interessanterweise wird die Mutterschaft von allen diskutiert, während die Schwangerschaft kein Thema ist.

5.4.3 Arbeitssituation und Handlungsspielraum

In den Interviews mit FGKiKP kommt ein kollektives Phänomen zum Ausdruck, das in den Analysen als „Performance ohne Skript" bezeichnet wird. Die Befragten berichten retrospektiv über ihren Beginn in den Frühen Hilfen, als plötzlich Fördergelder verteilt wurden und alles schnell starten musste. Eine FGKiKP erzählt, wie sie ohne Konzept, Vorgabe, Leitung oder Ansprechperson die Stelle antrat und sogar einen Arbeitsplatz erst finden und einrichten musste. Die institutionellen Rahmen- und Arbeitsbedingungen mussten erst festgelegt und mit anderen Beteiligten ausgehandelt werden. Im Folgenden geht es um die institutionellen Bedingungen von FGKiKP, inwiefern sie an deren Gestaltung beteiligt waren und wie sie sich auf die Professionalisierung der Berufsgruppe auswirken.

Exemplarisch wird die Aushandlung von Arbeitsbedingungen aus dem Interview mit der FGKiKP Döbler dargelegt. Döbler arbeitete nach ihrer Weiterqualifizierung zunächst als Honorarkraft für einen Landkreis, bezeichnete die angebotene Bezahlung jedoch als „mäßig". Der Stundenlohn variierte je nach Landkreis zwischen 20 und 60 Euro. Döbler empfand die Arbeitsbelastung als hoch. Widersprüchliche Auffassungen beeinflussten ihren Aushandlungsprozess. Einerseits betrachtete sie sich als Berufsanfängerin, obwohl sie über 25 Jahre Berufserfahrung in der Kinderkrankenpflege hatte. Andererseits vertrat sie die Logik, dass eine Zusatzqualifikation zu höherem Verdienst führen sollte. Döbler holte sich Rückversicherung beim BeKD ein, bevor sie dem Honorarvertrag zustimmte. Später forderte sie gemeinsam mit Kolleginnen eine Festanstellung. Sie erhielt schließlich eine befristete Anstellung für eine drittel Vollzeitstelle, die wiederholt – teilweise halbjährlich, maximal für ein Jahr – verlängert wurde. Zum Zeitpunkt des Interviews befand sie sich in der fünften Befristung. „Keiner kann mir sagen (.) wie (.) und ob es weitergeht, (.) schwierig für uns als Familienkinderkrankenschwestern [Luftholen, Schnalzen] Ja. (..)" (Döbler, Para. 47). Die Unsicherheit über eine dauerhafte Anstellung führte dazu, dass Döbler parallel im Krankenhaus arbeitete. Sie empfand dies als Doppelbelastung und hoffte auf eine Aufstockung und Entfristung ihrer Stelle. Das Arbeitsverhältnis, die Bezahlung, die Befristung und der Anstellungsumfang sind zentrale Themen in den Interviews.

Das „zweigleisige Arbeiten" oder das Schaffen von „mehreren Standbeinen" ist eine Strategie, um mit prekären Arbeitsbedingungen umzugehen. Eine weitere Strategie besteht darin, die Arbeitsbedingungen immer wieder neu zu verhandeln, um eine bessere Eingruppierung zu erreichen. Die Aushandlung der Entgeltstufe zeigt sich beispielhaft in Interviews, in denen FGKiKP Stellenbeschreibungen verfassen und sich aktiv für eine Höherstufung einsetzen. Der Schulterschluss mit Kolleg*innen im Team oder Landkreis, z. B. auch mit Familienhebammen, ist eine weitere Strategie, um gemeinsam für bessere Arbeitsbedingungen zu kämpfen. Einige FGKiKP haben die Vision, ausschließlich in den Frühen Hilfen tätig zu sein und ihre Stelle im Krankenhaus zu kündigen, sobald es die Arbeitsbedingungen in den Frühen Hilfen zulassen, während andere ihre verschiedenen Standbeine als Ressource betrachten oder als biografisches Handlungsmuster verinnerlicht haben. Doch manche FGKiKP haben Schwierigkeiten, Verbesserungen hinsichtlich der Arbeitsbedingungen zu erzielen, kämpfen jahrelang erfolglos um eine Entfristung, bekommen ihren Arbeitsvertrag jedoch nicht verlängert.

Abbildung 10: Institutionelle Rahmenbedingungen

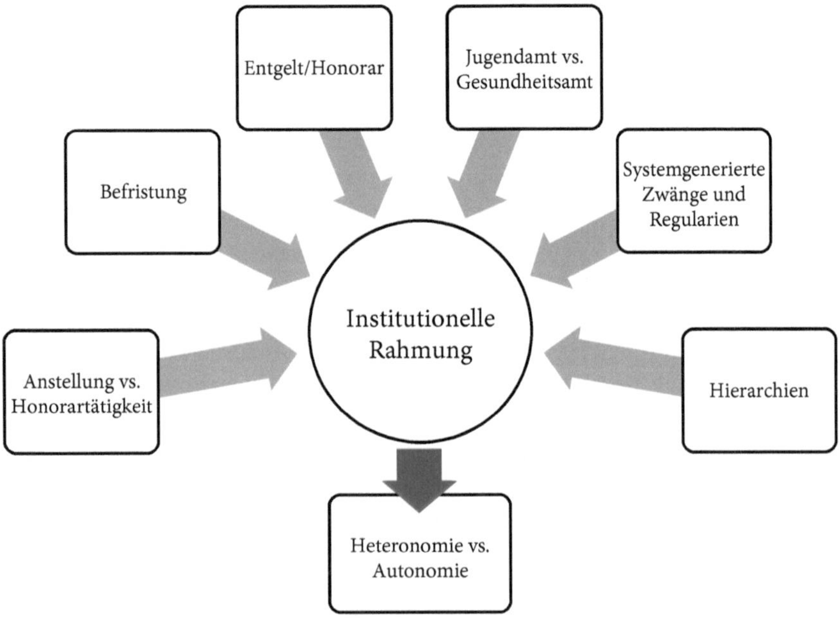

Quelle: eigene Darstellung

In Abbildung 10 werden verschiedene Kategorien aufgeführt, um die Bandbreite der Arbeitsbedingungen von FGKiKP zu verdeutlichen. Die Grafik unterstützt die These, dass diese Bedingungen einen Einfluss auf die Autonomie oder Heteronomie der Berufsausübung haben.

Anstellung vs. Honorartätigkeit: Entweder die Fachkräfte sind angestellt oder sie arbeiten auf Honorarbasis als freiberufliche Fachkräfte in den Frühen Hilfen. Ein Problem der Freiberuflichkeit ist der hohe Krankenkassenbeitrag: „Ich arbeite im Prinzip nur, um meine Krankenversicherung zu bezahlen – das geht nicht." (Körner Para. 56). Das ist einer der Gründe, weshalb manche FGKiKP „mehrere Standbeine" haben und die Tätigkeit als Teilzeitbeschäftigung oder Nebentätigkeit ausüben. Eine Alternative ist eine Anstellung als Minijob. Einige Studienteilnehmerinnen wechseln im Laufe der Zeit von der freiberuflichen Tätigkeit in ein Anstellungsverhältnis. Wobei eine Studienteilnehmerin den Wechsel aus der Freiberuflichkeit in einen Minijob dafür verantwortlich macht, weshalb sie die Frühen Hilfen schließlich verlassen musste:

> […] und dann noch diese Minijob-Geschichte, die fürs Landratsamt sehr schwierig war, rein von der Dokumentation und alles, also von dieser ganzen Abrechnungsgeschichte sehr aufwendig für das, was ich dann arbeiten konnte, dass wir [die Koordinatorin als ihre direkte Vorgesetzte und sie] dann wirklich auch gesagt haben ‚okay, wir lassen dann den Vertrag auslaufen', das war letztendlich so. Ja. (Körner, Para. 82).

Befristung: Die befristeten Arbeitsverträge zwingen FGKiKP dazu, parallel zu ihrer Tätigkeit in den Frühen Hilfen auch ihre Anstellung im Krankenhaus beizubehalten. Die Befristung führt zu Unsicherheit und fehlender Arbeitsplatzsicherheit.

> Also diese befristeten Arbeitsplätze, die find ich nicht gut, das ist auch der Grund, warum ich zweigleisig weiterhin fahre, ich hab ne unbefristete Stelle in der Klinik, ich bin unkündbar inzwischen, ich wär doof, wenn ich sowas sausen lassen würde. (Döbler, Para. 222)

Das „Zweigleisige" erfordert doppelten Einsatz, da sie in zwei Teams arbeiten, mehr Besprechungen haben, zwei Dienstpläne koordinieren müssen und zwei Vorgesetzte haben. Die Entstehung der Arbeitsplätze im Rahmen von i. d. R. befristeten Modellprojekten und die Abhängigkeit von politischen Entscheidungen erzeugen zusätzliche Unsicherheit: „Ich hab schon auch Angst, dass wir irgendwann wieder wegrationalisiert werden (Schneider, Para. 373). Die Beschäftigungsverhältnisse der Studienteilnehmer*innen sind vielfältig (Tabelle 9).

Tabelle 9: Beschäftigungsverhältnisse

Studienteilnehmerin	Freiberuflich in Frühen Hilfen (f)	angestellt in Frühen Hilfen (a)	„zweigleisig" (z) = Frühe Hilfen + Krankenhaus	befristet (b)	unbefristet (u)
1	f		z		
2	f	a			
3	f				
4		a	z	b	
5		a		b	
6	f	a		b	
7		a	z		
8		a			u
9		a			u
10		a			u

Quelle: eigene Darstellung

Die Studienteilnehmerinnen arbeiten (befristet) angestellt oder freiberuflich auf Honorarbasis in den Frühen Hilfen. Eine Ausnahme ist das Team in Niedersachsen, wo FGKiKP und Familienhebammen beim Gesundheitsamt unbefristet angestellt sind. Das Sampling zeigt drei Konstellationen: FGKiKP angestellt bei Trägern der Jugendhilfe (befristet), FGKiKP angestellt beim Gesundheitsamt und freiberuflich tätige FGKiKP.

Jugendhilfe vs. Gesundheitsamt: Die institutionelle Rahmung variiert je nachdem, ob die FGKiKP von Trägern der Jugendhilfe oder vom Gesundheitsamt beauftragt sind. Die Abgrenzung der freiwilligen primär- und sekundärpräventiven Angebote Früher Hilfen zum intervenierenden Kinderschutz gestaltet sich schwieriger, wenn die FGKiKP über Träger der Jugendhilfe beschäftigt werden.

> Also das Jugendamt ist ja meine oberste Stelle und ich gehöre zur Fachgruppe Frühe Hilfen, wir schaun zwar, ob Kindeswohlgefährdung vorliegt, aber wir werden keine Kinder aus den Familien entnehmen, das ist dann Allgemeiner Sozialer Dienst. (Weidmann, Para. 87)

FGKiKP beim Gesundheitsamt empfinden ihre Anbindung als vorteilhaft, da Prävention ihr primärer Auftrag ist: „Prävention ist ein gesundheitlicher Auftrag, das heißt, das ist für mich die logischste Konsequenz, das im Gesundheitsamt zu verorten. Ganz klar: wenn ich zum Jugendamt gehöre, dann krieg ich andere Aufträge." (Schneider, Para. 151). Eine Teilnehmerin betont, dass eine Verortung beim Jugendamt eine Nähe zur Jugendhilfe impliziert, von der sie sich abgrenzt. Dieser Abgrenzung messen auch die Teilnehmerinnen der Gruppendiskussion eine große Bedeutung bei, die beim Gesundheitsamt angestellt sind. Sie betonen, dass das Jugendamt ihnen gegenüber keine Weisungsbefugnis hat und sie nicht dazu verpflichtet werden können, bestimmte Aufgaben zu übernehmen.

Vergütung, Entgelt, Honorar: Die Höhe der Vergütung und ihre Unterschiedlichkeit je nach Landkreis und Trägerschaft sind ein Thema in den Interviews. Im Anstellungsverhältnis hängt die Vergütung von der Eingruppierung ab, doch „bei der Eingruppierung werden nicht mal die Berufsjahre anerkannt“ (Schneider, Para. 365), was von der Teilnehmerin kritisiert wird. Die Anerkennung von Berufsjahren und die bessere Bezahlung für Weiterqualifizierungen werden gefordert. FGKiKP kämpfen einerseits für bessere Arbeitsbedingungen, arbeiten aber andererseits oft unentgeltlich im Ehrenamt oder als freiberufliche Fachkräfte. Gerade in der Freiberuflichkeit wird die Vergütung dem Arbeitsaufwand häufig nicht gerecht. Die Anfahrt zu den Familien wird oft nicht vergütet. Es besteht eine große Diskrepanz zwischen bezahltem Arbeitseinsatz und tatsächlichem Arbeitsaufwand.

Systemgenerierte Zwänge und Regularien: Die Vorgaben und Regularien für FGKiKP sind trotz des bundeseinheitlichen Rahmens heterogen. Sie unterscheiden sich vor allem hinsichtlich des Zugangs zu Familien, der Bedarfseinschätzung und der Ressourcenverteilung. Der Zugang zu Familien mit Unterstützungsbedarf wird durch die Koordinatorin geregelt:

> Also das ist eben so, dass wir FGK [verhaspelt sich, dann ganz langsam, überlegend] FGKIKPs nicht direkt angefordert werden können, also ich bekomme nie direkte Anrufe, sondern ich werde über meine Sozialarbeiterin im Prinzip angefordert. Also die kriegen die Anrufe beziehungsweise die Faxe aus den Kliniken, wenn Familien sagen, da ist Bedarf, oder Familien melden sich von sich aus auch, die von uns gehört haben, bei uns. Und dann macht sie ein Erstgespräch, außer es ist schon gleich im Anklang, dass da eine Kinderkrankenschwester mitgehen soll, ja. Also dann sind wir auch zu zweit manchmal im Erstgespräch. Aber ansonsten macht sie das Erstgespräch und checkt erstmal ab, wie der Bedarf ist, ja. Und was sie brauchen. (Weidmann, Para. 162)

Die Entscheidung, ob eine FGKiKP benötigt wird, liegt bei der Koordinatorin. Die Formulierungen lassen auf ein hierarchisches System schließen, in dem die FGKiKP ausführende Kraft ist. Bei angestellten FGKiKP „werden die Fälle zugeteilt“ und FGKiKP „werden installiert“. Freiberufliche FGKiKP können direkt Anfragen von Familien oder anderen Akteuren erhalten, aber die Koordinatorin entscheidet letztendlich über die Verteilung der Bundesmittel.

> Letztendlich läuft es aber immer so: ich muss dann immer erst bei der zuständigen Person in °[große schwäbische Kreisstadt] bei der Frühe Hilfe Stelle nachfragen und sagen okay, so und so sieht es aus, kann ich diese diesen Fall annehmen? (Kienzle, Para. 95 f.).

Freiberufliche FGKiKP werden angefragt. Sie können Fälle aber auch ablehnen. Es gibt auch Selbstzahler, die die Leistungen der FGKiKP nachfragen. Die Vorgaben und die Rolle der Koordinatorin haben Einfluss auf den Zugang zu Familien und die Ressourcenverteilung in den Frühen Hilfen.

Bezüglich der Bedarfseinschätzung werden in der Praxis der Frühen Hilfen die Begriffe „Screening“ und „Clearing“[69] verwendet, um Belastungen und Risikofaktoren bei Familien zu erkennen und besonders belastete Familien für langfristige präventive Angebote auszuwählen. Bei FGKiKP, die bei Trägern der Jugendhilfe angestellt sind, übernimmt die Netzwerkkoordinatorin oft das erste Abklären. Im Kontrast dazu steht das Team in Niedersachsen, wo FGKiKP und Familienhebammen beim Gesundheitsamt fest angestellt sind. Dort erfolgt der erste Zugang zu Familien universell über *Willkommensbesuche*. Dieser erste Besuch hat das Ziel, die Familien über Angebote der Stadt zu informieren und unter anderem auch abzuschätzen, ob Familien längerfristig Unterstützung benötigen. Die GFK nehmen die Bedarfseinschätzung autonom vor und haben weitestgehende Gestaltungsfreiheit in der Unterstützung der Familien.

> Entscheidend bei uns ist: unser Einsatz ist freiwillig. Das heißt, wenn die Familien sagen: wir möchten das nicht, dann GEHN wir. Ja. Und diese Freiheit haben eben viele nicht, die engagiert werden, auf Honorarbasis vielleicht arbeiten, die kriegen ein konkretes Thema, die kriegen, damit verbunden, einen konkreten Auftrag vom Jugendamt und müssen das mit der Familie erarbeiten, haben ein Stundenkontingent dafür, was auch immer, von daher arbeiten wir wirklich im Luxus, das muss man ganz klar so sagen […] (Wiezorek, Para. 482)

Die Teilnehmerinnen der Gruppendiskussion betonen, dass sie selbst bestimmen, welche Themen sie mit den einzelnen Familien bearbeiten. Im Vergleich zu Kolleginnen, die auf Honorarbasis arbeiten und konkrete Aufträge vom Jugendamt erhalten, empfinden sich die Teilnehmerinnen als privilegiert.

Die Ressourcenverteilung richtet sich bei Studienteilnehmerinnen, die über die Jugendhilfe beschäftigt sind, häufig nicht nach dem Unterstützungs- und Handlungsbedarf der zu betreuenden Familien, sondern sie unterliegt pauschalen Stundenkontingenten oder Altersgrenzen der Kinder. Die gesetzlichen

---

69 FGKiKP verwenden den Begriff „Clearing“ [engl. für „säubern“ oder „klären“] für den ersten Hausbesuch, bei dem der Unterstützungsbedarf einer Familie abgeklärt wird. In den Frühen Hilfen zielt das Clearing darauf ab, einer Familie in einer Krisensituation Unterstützung anzubieten, wenn sie diese nicht aus eigener Kraft bewältigen kann. Der Begriff „Screening“ [engl. für „etwas auf den Bildschirm bringen“ oder „auf etwas aufmerksam machen“] bezieht sich im Kontext der Frühen Hilfen auf ein systematisches Testverfahren zur Filterung von Risikofaktoren, die Gefahr anzeigen bzw. eine mögliche Kindeswohlgefährdung, z. B. aufgrund von Überlastung der Eltern. Kindler (2011) bezeichnet diesen Vorgang der „Zugangsdiagnostik“ als „Risikoscreening“ (S. 133).

Rahmenbedingungen legen fest, dass Familienhebammen bis zum ersten Geburtstag und FGKiKP bis zum dritten Geburtstag des Kindes unterstützen dürfen. Dennoch entscheidet der Träger über die konkrete Ausgestaltung und die Dauer des Einsatzes in den Familien, die häufig auf ein Jahr begrenzt ist, was dem realen Bedarf der Familien oft nicht entspricht. Insbesondere bei Kindern, die chronisch krank oder behindert sind, geht der Hilfebedarf über den ersten Geburtstag hinaus.

> Bei chronisch kranken Kindern ist mit dem ersten Geburtstag noch nicht alles geklärt. Da brauchen wir so viel Zeit, um Dinge zu klären, um ein medizinisches Sprachrohr zu sein, und da wird schon immer Druck gemacht: guck dass du zum Abschluss kommst. Und da würde ich es wichtig finden, länger drin zu bleiben. Das ist ja eigentlich vom Berufsprofil her auch die Idee gewesen. (Schneider, Para. 305)

Die Studienteilnehmerinnen berichten von Fällen, in denen sie aufgrund formaler Vorgaben die Unterstützung trotz weiterbestehenden Bedarfs beenden mussten. Dies führt zu Belastungen für die Fachkräfte und Familien.

> Mir fällt auf, was ganz wichtig is: Netzwerkarbeit, Weiterleitung. Ich hab leider meinen ersten Fall jetzt mit einem schwerst behinderten Kind aufhören müssen. Ich hab meine Stunden etwas erhöht bekommen von der Koordinationsstelle und musste dann aber aussteigen mit ganz schlechtem Bauchgefühl. Mir geht's ganz ganz schlecht immer noch, dass dieser Fall beendet ist, ich darf nicht mehr rein und ich weiß, die Eltern haben Bedarf, [...] [holt Luft] die Mutter ist am Zusammenbrechen. (Pfeiffer, Para. 248)

Bei FGKiKP, die über das Jugendamt beschäftigt sind, erfolgt die Ressourcenverteilung durch Koordinatorinnen. Freiberufliche FGKiKP haben mehr Freiheit bei der Einschätzung des Unterstützungsbedarfs. Bei Fachkräften, die beim Gesundheitsamt angestellt sind, ist die Reglementierung durch Koordinatorinnen weniger stark ausgeprägt. Sie haben mehr Autonomie bei der Einschätzung des Unterstützungsbedarfs sowie der Dauer und Intensität der Betreuung.

FGKiKP sind in ihren Gestaltungs- und Entscheidungsspielräumen durch systemgenerierte Zwänge und Regularien stark eingeschränkt. Ihnen wird kaum fachliche Autonomie zuerkannt. Insbesondere für freiberufliche GFK können diese Vorgaben zu Konflikten führen. Eine FGKiKP betont die Bedeutung ihrer professionellen Autonomie und fordert Einflussnahme bei Entscheidungen ein.

Hierarchien: Wenn FGKiKP in einem Anstellungsverhältnis arbeiten, sind sie automatisch in hierarchische Strukturen eingebunden. Die meisten Studienteilnehmerinnen bevorzugen eine Anstellung im Gegensatz zu einer Beschäftigung als Honorarkraft, da sie als Freiberuflerinnen an Rentabilitätsgrenzen stoßen, zumal wenn sie in Teilzeit arbeiten. Zudem sind sie in Anstellung gesetzlich krankenversichert. Daher akzeptieren sie die hierarchischen Strukturen.

> [...] wir sind ja hier auch rein rechtlich ganz anders hier abgesichert und äh haben einen Ansprechpartner, wenn uns jetzt rechtliche Hintergründe unklar sind, können wir hier [beim Gesundheitsamt] anrufen oder können den Chef fragen oder sagen: wir machen das so, ist das okay und dann ist das gut. Das ist ja was ganz anderes, wenn ich selbstständig allein in der Familie bin (.) (Wiezorek, Para. 482)

Die Strukturen werden als Absicherung wahrgenommen. Auch wird die Einbindung in ein Team als Vorteil des Anstellungsverhältnisses betrachtet. Doch bedeutet die Arbeit in einem Anstellungsverhältnis auch per se viel eher ein abhängiges Arbeiten, über das andere bestimmen: den Zugang regeln, entscheiden, welche Familien betreut werden, ob eine FGKiKP gebraucht wird und was diese zu tun hat. Durch die hierarchischen Strukturen ist die FGKiKP ausführende Kraft. Wohingegen das Arbeiten in der Freiberuflichkeit selbstbestimmter und unabhängiger möglich ist.

> Es gibt Strukturen und Hierarchien im Landratsamt und Entscheidungen, die gehen von oben nach unten. Da bin ich aber außen vor, weil ich freiberuflich bin. Und deshalb ist sie auch nicht meine Chefin. (Winkler, Para. 170)

Freiberuflich tätige FGKiKP sind nicht weisungsgebunden und arbeiten eigenständig. Dies hat zum Nachteil, dass sie sich in den Familien eher allein gelassen fühlen, da sie nicht im Team arbeiten. Dennoch wird über die Finanzierung von der Koordinatorin entschieden. Als Freiberuflerinnen müssen FGKiKP selbst für den Austausch mit Kolleginnen sorgen und ihre Fragen klären. Und obwohl freiberufliche FGKiKP fachliche Entscheidungen selbst treffen, liegt letztendlich die Entscheidung über die Finanzierung bei der Koordinatorin.

> Es reicht nicht aus, dass ich einen Antrag stelle, sondern die Koordinatorin will jetzt mit allen Familien persönlich sprechen, bevor sie was genehmigt. Vom Amt her ist das so gewünscht, um mehr zu filtern, was finanziert wird und was nicht. (Winkler, Para. 168)

Die Koordinatorin spielt eine entscheidende Rolle bei der Finanzierung. Dies führt dazu, dass die Freiberuflerinnen einen Teil ihrer professionellen Autonomie verlieren.

Zwischenfazit zu Auswirkungen der Arbeitsbedingungen

FGKiKP arbeiten unter prekären Arbeitsbedingungen bei gestiegener qualifikatorischer Anforderung und hoher Arbeitsbelastung. Die institutionellen Rahmenbedingungen wirken sich auf die professionelle Autonomie der Fachkräfte aus. Die Erhebungen zum Beschäftigungsverhältnis im Rahmen der Arbeit zeigen, dass es sich größtenteils um befristete Arbeitsverhältnisse mit geringer Entlohnung und großen Abhängigkeiten handelt. Die Strukturen schränken die Autonomie der Fachkräfte stark ein und der Grad der Fremdbestimmung ist hoch. Weder gegenüber staatlichen Instanzen noch gegenüber beschäftigenden Organisationen wird den Berufsangehörigen professionelle Autonomie zuerkannt. Selbst die unmittelbaren Rahmenbedingungen der eigenen Tätigkeit unterliegen der bürokratischen Kontrolle unter professionsfremden Kriterien. Auf diese Weise können die strukturellen, institutionellen Rahmenbedingungen professionsadäquate Handlungsbedingungen behindern. Doch der Grad der fachlichen Autonomie variiert, je nach Ausgestaltung der strukturellen Rahmenbedingungen wie Anstellungsverhältnis, Leistungsträgerschaft und Beschäftigungsform. Das höchste Maß an Autonomie zeigt sich bei denjenigen, die freiberuflich bzw. auf Honorarbasis in den Frühen Hilfen tätig sind.

Die institutionellen Rahmenbedingungen beeinflussen Aushandlungsprozesse: Einzelkämpfersituation vs. Austausch, Weiterentwicklung, Teamarbeit. Der Grad der Gestaltungs- und Entscheidungsfreiheit schlägt sich im professionellem Selbstverständnis nieder. Je nachdem, wie das Maß an Heteronomie vs. Autonomie variiert, gebärden sich die Fachkräfte eher angepasst und untergeordnet oder aber eigenständig und unnachgiebig. Entweder sie fungieren als *devote Handlangerin* oder als *gestaltende Einzelkämpferin*. Diese beiden Typen lassen sich als einander widerstrebende Extreme im Material ausmachen. Die Strukturbedingungen können sowohl Professionalisierung ermöglichen als auch verhindern. Potenziale werden vor allem in der Freiberuflichkeit sowie in der interdisziplinären Zusammenarbeit und Teamarbeit sichtbar.

5.4.4 Relationen zu anderen Sozialen Welten

In diesem Gliederungspunkt geht es um die Beziehung zwischen FGKiKP und anderen sozialen Welten in der Arena Frühe Hilfen. Die Map (Abbildung 11) zeigt die verschiedenen sozialen Welten, die im Arbeitsfeld der Frühen Hilfen aufeinandertreffen. Die Darstellung basiert auf acht Interviews und einer Gruppendiskussion. Das Beziehungsgefüge im Arbeitsfeld der Frühen Hilfen wurde ausschließlich aus der Perspektive der FGKiKP untersucht. Es variiert je nach Arbeitsumgebung und institutionellen Bedingungen, wobei verschiedene Berufsgruppen mehr oder weniger im Fokus stehen können. Die Beziehungen sind nicht statisch, sondern verändern sich. Es wird darum versucht, den Wandlungsprozess der Beziehungen zu beschreiben.

Abbildung 11: Map sozialer Welten in Relation zu FGKiKP

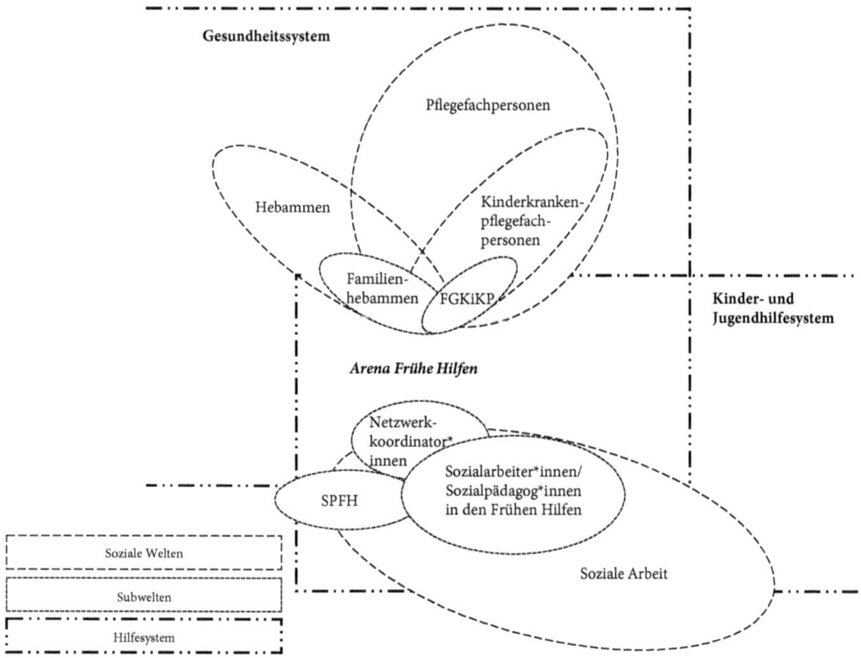

Quelle: eigene Darstellung nach Clarke et al., 2018

Die im Datenmaterial relevant gemachten Akteursgruppen im Arbeitsfeld der Frühen Hilfen sind vor allem Hebammen und Familienhebammen. Sozialpädagog*innen, Sozialarbeiter*innen und Netzwerkkoordinator*innen aus der Jugendhilfe stehen ebenfalls im Fokus. Andere medizinische und therapeutische Berufe werden in den Interviews nicht stark hervorgehoben, obwohl Kooperationen mit ihnen erwähnt werden. Zentral für die Arena Frühe Hilfen sind die Familien, mit denen die verschiedenen Akteursgruppen in Beziehung stehen. Die Arbeitsbeziehung zwischen FGKiKP und Familien ist ein Querschnittsthema und wird im Kapitel 5.5 behandelt.

FGKiKP in Relation zu Hebammen und Familienhebammen

In den Interviews steht entweder das Verhältnis der FGKiKP zu freiberuflich tätigen, regulären Hebammen oder zu Familienhebammen im Vordergrund. Teilweise werden sowohl Familienhebammen als auch Hebammen ohne Zusatzqualifizierung von den Studienteilnehmerinnen als Hebammen bezeichnet. Insbesondere freiberufliche Hebammen stehen als wichtige Kooperationspartner*innen in den Netzwerken für Frühe Hilfen im Fokus. Allerdings würden FGKiKP von Hebammen als Konkurrenz empfunden, weshalb diese anfänglich nicht zur Kooperation bereit seien. Die Befragten argumentieren jedoch, dass FGKiKP und Hebammen unterschiedliche Zuständigkeiten und Ausbildungshintergründe haben und sich ergänzen können.

> Also erstmal sind wir ja viel breiter aufgestellt, was das Alter der Kinder angeht, bis zum dritten Lebensjahr, wo alle Hebammen eigentlich sagen, sie machen nur so bis zu einem halben Jahr, können auch bis zu einem Jahr machen, ja. Aber alles was auffällig ist, ist einfach bei denen in der Ausbildung nicht gegeben gewesen ja. Die sind sicher sehr gut ausgebildet, aber halt in einem anderen Bereich, den wir ja jetzt nicht abdecken. Und eigentlich find ich, sollte man sich ergänzen. (Weidmann, Para. 162)

Unterschiede im Wissen und der Erfahrung der beiden Berufsgruppen werden betont. Hebammen sei „Schwangerschaftsvorsorge, Geburtsbegleitung, Beratung zur Empfängnisverhütung, Sexualleben und Intimpflege" (Kienzle, Para. 122) vorbehalten. Wohingegen „Klinikwissen" und „Klinikerfahrung" (Schneider, Para. 305) freiberufliche Hebammen nicht mitbrächten. Als Beispiel für die Notwendigkeit der spezifischen Expertise von GKiKP werden komplexe Krankheitsbilder bei Kindern oder Behinderungen angeführt. „Gewisse Krankheitsbilder" könnten Hebammen nicht einschätzen, z. B. ein chronisch krankes Kind beurteilen. Ein weiterer Unterschied sei: FGKiKP haben den Blick auf das Familiensystem als Ganzes, während Hebammen ihren Fokus zunächst auf die Frau legen. Das zeige sich auch in der Ausdrucksweise: Hebammen sprechen von „meine Frau, die ich betreue" und Kinderkrankenpflegerinnen von „meine Familie". Überschneidungen in der Zuständigkeit von Familienhebammen und FGKiKP werden ebenfalls thematisiert z. B. die Stillberatung, was FGKiKP konflikthaft beschreiben. Ihr Leitmotiv scheint zu sein: Jede Berufsgruppe unterstützt Familien gemäß ihren Fähigkeiten. Die Berufsgruppen unterstützen sich gegenseitig und ergänzen sich sinnvoll, denn jede deckt einen anderen Bereich ab. Zusammenarbeit wird als Prozess beschrieben, bei dem Hebammen ihre Haltung gegenüber FGKiKP ändern und mit der Zeit eine kooperative Zusammenarbeit entsteht.

In der Gruppendiskussion stehen die Beziehung zu (Familien-)Hebammen und die Unterschiede zwischen den Berufsgruppen im Fokus. Es wird betont, dass die Zusammenarbeit mit Hebammen von verschiedenen Faktoren abhängt. Besonders Unterschiede in der Sozialisation und im professionellen Selbstverständnis von Hebammen und Kinderkrankenpflegefachpersonen werden diskutiert. Zum Beispiel sei der Umgang mit Hierarchien unterschiedlich. Kinderkrankenpflegefachpersonen falle es leichter, sich unterzuordnen als Hebammen. Die Selbstüberzeugung von Hebammen „unfehlbar" zu sein, wird als Gegenhorizont zu „unsicher sein und auch mal nachfragen" bei FGKiKP elaboriert. In der Diskussion folgt eine Beweisführung dafür, warum Hebammen nicht „unfehlbar" seien. Gerahmt werden die Beispiele als „unprofessionell", z. B. wird das Duzen von Klient*innen und die Ansprache mit dem Vornamen von den Studienteilnehmer*innen kollektiv abgelehnt.

Bedingung für funktionierende Zusammenarbeit sind den Teilnehmerinnen der Gruppendiskussion zufolge eine gute Kommunikation, die Aushandlung von Grenzen, Verantwortung zu teilen und Fälle auch abgeben zu können. Es wird auf die Schwierigkeit der Hebammen hingewiesen, Fälle abzugeben. Eine Studienteilnehmerin generalisiert, Hebammen legten Kinderkrankenpflegefachpersonen gegenüber eine gewisse Arroganz an den Tag, was in den Interviews als „Distanz" kodiert wurde. Distanz und Allzuständigkeit bilden in der Diskussion den negativen Gegenhorizont zu Offenheit und Aufgabenteilung als positive Aspekte der Zusammenarbeit. Die Bedeutung des Überleitens, wenn die Grenzen des eigenen Zuständigkeits- und Kompetenzbereichs erkannt werden, wird von den Studienteilnehmerinnen betont. Als negativer Gegenhorizont zu „Überleiten" und „Zusammenarbeiten" erscheint in der Diskussion der Begriff „Konkurrenzkampf". Es folgen Erzählungen zu „Konkurrenzkampf" von allen Diskussionsteilnehmerinnen, in denen die genannten Unterschiede zwischen Hebammen und Kinderkrankenpflegekräften elaboriert und exemplifiziert werden. Die Kinderkrankenpflegefachpersonen stellen sich in der Diskussion als friedfertig dar, als Personen, die einer Auseinandersetzung ausweichen und Strategien entwickeln, um der Konfrontation aus dem Weg zu gehen. Es wird jedoch ein Wandel vom Konkurrenzkampf zu einer reibungslosen Zusammenarbeit beschrieben, der sich über die Jahre vollzogen hat. Die Wiederholung der Aussage und das gegenseitige Vervollständigen der Sätze sprechen dafür, dass gelingende Zusammenarbeit ebenfalls ein homologer Erfahrungshintergrund der Beteiligten ist.

Nachdem der fließende Übergang von der Hebammennachsorge in die Frühen Hilfen in der Gruppendiskussion als positiver Horizont aufgemacht wurde, geht es um die „falsche Überleitung". Handelt es sich nämlich um Fälle von Kindeswohlgefährdung, sei das *Jugendamt* die richtige Anlaufstelle und nicht sie als Mitarbeiterinnen des *Gesundheitsamts*. Es folgt die Proposition: FGKiKP seien besser in der Lage Kindeswohlgefährdung zu melden als freiberufliche Hebammen, da FGKiKP nicht allein arbeiteten und auf kollegiale Unterstützung zählen könnten. Die Konklusion lautet: Freiberufliche Hebammen haben andere Voraussetzung als FGKiKP. Es folgt eine Debatte zum Hebammenmangel mit dem propositionalen Gehalt: einerseits beklagen die Hebammen die Unterversorgung in der häuslichen Nachsorge und die Arbeitsbedingungen in der Freiberuflichkeit, andererseits sind sie in der Region nicht gut genug vernetzt, strukturierten sich nicht gut genug und seien nicht bereit, etwas zu verändern. Darin sieht eine der Gruppendiskussionsteilnehmerinnen einen Widerspruch. Sie exemplifiziert ihre Proposition und schlussfolgert: Bessere Absprachen und eine bessere Struktur würden zu einer besseren Versorgung führen. Schließlich wird festgestellt, dass eine erfolgreiche Zusammenarbeit das Verständnis der freiberuflichen Hebammen für die Angebote der Frühen Hilfen erfordert und dass sie die Regeln zum Datenschutz und zur Schweigepflicht einhalten müssen. Insgesamt wird in der Gruppendiskussion die Notwendigkeit einer guten Zusammenarbeit zwischen Hebammen und FGKiKP betont. Kommunikation, Offenheit und klare Absprachen werden als Schlüsselfaktoren für eine erfolgreiche Arbeitsbeziehung angesehen.

Eines der Einzelinterviews hebt sich von den anderen ab: Die Studienteilnehmerin erlebt Ablehnung und Konkurrenz seitens der Familienhebammen in ihrem Team. Die Zusammenarbeit wird als konflikthaft beschrieben, insbesondere aufgrund einer unterschiedlichen Haltung zu den Frühen Hilfen. Die Studienteilnehmerin identifiziert sich mit ihrer Rolle als FGKiKP, während sie die (Familien-)Hebammen als veränderungsresistent beschreibt, die auf Altes beharrten und mit Leib und Seele Hebamme seien. Die Konfliktsituation ist beeinflusst von der Rahmung, dass die Studienteilnehmerin als einzige FGKiKP ins Team der freiberuflichen Familienhebammen hinzukommt. Der Konkurrenzkampf führt zum Ausscheiden der FGKiKP aus den Frühen Hilfen.

Ein Phänomen, das in den Interviews wiederholt erwähnt wird, ist der Rückzug von (Familien-)Hebammen aus dem Bereich der Frühen Hilfen.

> Also die ziehen sich sehr zurück, das ist auch das Problem jetzt bei uns hier im Landkreis, wir haben keine Familienhebamme mehr im Team, die haben leider aufgehört und wir finden auch keine neue. Auf die Ausschreibung hat sich niemand beworben (.) (Weidmann, Para. 148)

Dass (Familien-)Hebammen eine Tätigkeit in Frühen Hilfen ablehnen, resultiert den interviewten FGKiKP zufolge teilweise aus Konflikten bei der Abrechnung und der Zuständigkeitsklärung zwischen Hebammenleistungen nach dem SGB V und Leistungen der Frühen Hilfen. Die Grenze zwischen Hebammennachsorge und Frühen Hilfen sei fließend. Die Abrechnungsmodalitäten führten auch zu Konflikten mit FGKiKP, wenn Hebammen sowohl Hebammenleistungen als auch Leistungen der Frühen Hilfen für dieselbe Familie abrechneten. Überdies seien aufgrund des Hebammenmangels die wenigen Hebammen, die noch freiberuflich tätig sind, auch ohne Leistungen Früher Hilfen anzubieten ausgelastet. Zudem wird die Nähe der Frühen Hilfen zur Jugendhilfe kritisiert. Die Ablehnung der Hebammen richtet sich weniger gegen FGKiKP als Personen, als gegen die strukturellen Regelungen. Die Konflikte sind hauptsächlich auf organisatorischer und berufspolitischer Ebene anzusiedeln.

Zusammenfassend zeigt sich in den Interviews ein Wandlungsprozess in der Beziehung zwischen FGKiKP und (Familien-)Hebammen von anfänglich wahrgenommener Konkurrenz zu gegenseitiger Wertschätzung und erfolgreicher gelingender Zusammenarbeit. Dieser Wandlungsprozess vollzieht sich, indem Zuständigkeitsdomänen sowie Grenzen der Zuständigkeit ausgehandelt, markiert und respektiert werden. Gelingt dieser Aushandlungsprozess nicht, dann ziehen sich entweder Hebammen oder Kinderkrankenpflegerinnen zurück.

FGKiKP in Relation zu Sozialarbeiter*innen/Sozialpädagog*innen

Die Soziale Arbeit ist stark in den Frühen Hilfen vertreten, mit Koordinator*innen und anderen Fachkräften, die im Bereich der Jugendhilfe oder für das Jugendamt arbeiten, z. B. in der Familienhilfe. Ähnlich wie bei Hebammen zeigt sich auch bei Sozialarbeiter*innen Konkurrenz, jedoch insbesondere in autoethnographischem Material: In einer Forschungswerkstatt kam es zu einer hitzigen Debatte über Zugänge, Zuständigkeiten und die Legitimation der Berufsgruppen Kinderkrankenpflege und Soziale Arbeit in den Frühen Hilfen. Die Diskussion wurde von Unmut und Abwehr geprägt, wobei meine Person als Vertreterin für Pflegewissenschaft und Kinderkrankenpflege gesehen wurde. Die Workshopleitung stellte die These auf, dass die Frühen Hilfen eine Chance für die Professionalisierung der Kinderkrankenpflege darstellen könnten. Dies wurde von den Sozialarbeiterinnen infrage gestellt, da sie glaubten, dass sie die gleiche Unterstützung bieten könnten und die Kinderkrankenpflege überflüssig sei. Die Diskussion endete mit der Feststellung, dass der Mehrwert der Kinderkrankenpflege in den Frühen Hilfen noch offen bleibt. Diese Erfahrung beeinflusste die Forschungsfrage und führte dazu, dass ich mich auf die Beziehung zwischen FGKiKP und Sozialarbeiter*innen in der Praxis konzentrierte. Ich wollte herausfinden, ob auch FGKiKP ähnliche Konkurrenz seitens der Sozialen Arbeit wahrnehmen.

Das Interview mit Weidmann wird exemplarisch herausgegriffen, weil sie als FGKiKP in einer besonderer Konstellation mit Sozialarbeiter*innen und Sozialpädagog*innen zusammenarbeitet: In ihrem Team arbeiten jeweils eine Sozialarbeiterin und eine FGKiKP im Tandem. Die Sozialarbeiterinnen übernehmen den Erstkontakt und die Ersteinschätzung, bevor eine FGKiKP eingesetzt wird. Sie sind als Kontaktpersonen auf dem Flyer aufgeführt, der Eltern über das Angebot informiert. Die FGKiKP kann nicht direkt angefordert werden. Sie ist beim Erstgespräch nur dabei, wenn es einen spezifischen Bedarf gibt, der von vorneherein formuliert wurde, den sie als Kinderkrankenpflegekraft abdeckt. Die Allokationssystematik ist ähnlich dem Krankenhaus, wo der Zugang zu Patient*innen von der ärztlichen Verordnung abhängig ist. Die FGKiKP sind auf die Zuweisungen der Sozialarbeiterinnen angewiesen. Die Studienteilnehmerin grenzt sich im Interview als Fachkraft gegenüber Sozialarbeiter*innen ab. Sie erwähnt auch die Überschneidungsbereiche und Querschnittsthemen zwischen FGKiKP und Sozialarbeiter*innen in den Frühen Hilfen, z. B. in Bezug auf Beratung und Bindungsförderung. Die Kolleg*innen aus der Sozialen Arbeit dachten anfangs, sie könnten Familien aufgrund ihres Studiums besser beraten. Doch Beratung sei auch ein Thema ihrer Weiterqualifizierung gewesen und für Bindungsförderung seien Kinderkrankenschwestern bereits seit ihrer Ausbildung qualifiziert. Vor dem Hintergrund ihrer Ausbildung, ihrer fachlichen Expertise, ihrer spezifischen Weiterqualifizierung für die Frühen Hilfen, ihrem Wissen und Können, bringe sie neue Aspekte in Fallbesprechungen ein. So hätten ihre Kolleginnen die Erfahrung gemacht, dass sie als FGKiKP mit ihrem ganzheitlichen Blick auf das Kind und dessen Entwicklung das Team fachlich ergänze. Die unterschiedlichen Berufsgruppen bereicherten sich gegenseitig, da Sozialarbeiter*innen wiederum in der Antragstellung ihre Stärke hätten. Die Beziehung zwischen Weidmann und den Sozialarbeiterinnen ist spezifisch, da keine formale Hierarchie besteht. Andere Interviews zeigen jedoch hierarchische Unterschiede zwischen FGKiKP und Sozialarbeiter*innen, dann, wenn diese als Netzwerkkoordinator*innen fungieren[70].

FGKiKP in Relation zur Sozialpädagogischen Familienhilfe

Die *Sozialpädagogische Familienhilfe* (SPFH) – abgekürzt *Familienhilfe* – bezeichnet zum einen eine Leistung der Jugendhilfe, zum anderen diejenigen, die diese Leistung erbringen[71]. Im Material zeigen sich unterschiedliche Konstellationen, wie SPFH und FGKiKP aufeinandertreffen: a) sie arbeiten als Kolleg*innen in einem multiprofessionellen Team; b) beide arbeiten parallel in derselben Familie; c) eine FGKiKP gibt einen Fall an eine SPFH ab; d) eine Person vereint mehrere Berufe (Kinderkrankenpflege und Heilpädagogik) und übt sowohl die Tätigkeit als SPFH als auch als FGKiKP aus.

Obwohl es Parallelen zwischen der Unterstützung durch FGKiKP und SPFH gibt (familien- und sozialraumorientiert, aufsuchend) zeigt sich kein Konkurrenzverhalten. Eine Studienteilnehmerin erklärt dies mit einer klaren Arbeitsteilung: FGKiKP seien für die Gesundheit des Babys zuständig, während die Familienhilfe sich um Erziehung und finanzielle Unterstützung kümmere. Zudem dürfen SPFH auch ältere Geschwister unterstützen. Die Teilnehmerin meint, dass Gesundheit für Sozialpädagog*innen oft kein Thema sei und spekuliert, möglicherweise aufgrund fehlender Inhalte im Studium. Um Konkurrenz zu

70 Der berufliche Hintergrund von Netzwerkkoordinator*innen ist nicht gesetzlich festgelegt. Sie stammen größtenteils aus der Sozialen Arbeit. Details zur Funktion finden sich im Kapitel 5.3.1 der institutionellen Rahmenbedingungen. Das Verhältnis zu FGKiKP variiert je nachdem ob diese freiberuflich tätig sind oder in einem Anstellungsverhältnis arbeiten, dann ist ihnen die Koordinatorin oder der Koordinator hierarchisch übergeordnet.

71 SPFH können, müssen aber nicht, aus der Sozialen Arbeit stammen. Die SPFH ist Teil der Hilfe zur Erziehung (HzE) und wird über die Jugendhilfe (SGB VIII) finanziert. Sie ähnelt FGKiKP, da beide familien- und sozialraumorientierte Unterstützung in der Häuslichkeit erbringen. Der Hauptunterschied besteht darin, dass FGKiKP im präventiven Bereich des Kinderschutzes tätig sind, während SPFH auch im tertiären Bereich eingesetzt werden. Zudem kann die SPFH über das dritte Lebensjahr des Kindes hinaus in Anspruch genommen werden. Die Leistungen der Frühen Hilfen werden über den Fonds der Bundesstiftung Frühe Hilfen abgerechnet, während die SPFH über die Jugendhilfe also das SGB VIII finanziert wird.

vermeiden, regeln sie Zuständigkeiten, sprechen sich ab und teilen Aufgaben klar auf, was nicht immer konfliktfrei abläuft:

> (5 Sek.) also ich bin ja sehr flexibel und schreib denen [SPFH] ja auch nicht vor, wie die zu arbeiten haben [sehr leise tiefe Stimme] ja, das das liegt ja nicht an mir / das is ja nicht meine Aufgabe, also die müssen ganz klare Aufgabenteilung machen und sa- / also beim Erstgespräch was / für was die zuständig sind und [für] was ich zuständig bin, ja und ich kann es auch nicht leiden, wenn mir dann einer sagt, dass man vielleicht zum Beispiel in eine Therapie schicken sollte, weil die / wenn die SPFH da überhaupt gar keine Ahnung von hat, wenn ich das mal so formulieren darf und ich sag ihr ja auch nicht, wie sie Anträge zu stellen hat, ja. Und wenn man das geklärt hat, funktioniert es ganz gut. Wenn das nicht geklärt ist, kann es schwierig werden, das hab ich also auch schon gehabt. (Weidmann, Para. 222–224)

Die Studienteilnehmerinnen stellen es so dar, als gäbe es klar getrennte Kompetenzbereiche, die die Grenzen zwischen SPFH und FGKiKP markieren. Sie betonen jedoch auch, dass eine gute Zusammenarbeit grundsätzliche Aushandlungen sowie klare Absprachen für den konkreten Fall erfordert. Sie berichten auch von negativen Erfahrungen: z. B. als eine SPFH ihre Aufgaben nicht erfüllte und eine FGKiKP eingriff, was zu Konflikten führte. Die FGKiKP setzte sich anwaltschaftlich für die Familie ein, während die SPFH die Antragstellung als Verwaltungsakt betrachtete. Die FGKiKP betont die Dringlichkeit bei Existenzfragen und zieht Parallelen zu lebensbedrohlichen Situationen im Krankenhaus. Die Lösung solcher Konflikte liegt laut der Studienteilnehmerin in klaren Absprachen aller Beteiligten. Bei Familien, die Jugendhilfeleistungen wie SPFH erhalten, schlagen mehrere Studienteilnehmerinnen die Einbindung der FGKiKP in Hilfeplangespräche vor.

Die SPFH repräsentiert die Zusammenarbeit mit dem Jugendamt, da die Fachkräfte in dessen Namen in die Familie gehen. Im Gegensatz dazu ist eine FGKiKP nicht zwangsläufig beim Jugendamt angestellt (siehe Kapitel 5.4.3), wird nicht über die Jugendhilfe abgerechnet, und grenzt sich eher vom Jugendamt ab.

> Wir haben immer klargestellt, dass wir nicht der rechte Arm des Jugendamts sind, sondern dass wir uns hier ganz bewusst dazu entschieden haben, uns beim Gesundheitsamt anstellen zu lassen, weil wir denken, das ist ein gesundheitlicher Auftrag. (Schneider, Para. 111)

Die SPFH wird oft eingesetzt, wenn die Frühen Hilfen enden und weitere Unterstützung nötig ist. Bei Kindern mit Behinderungen besteht häufig Unsicherheit über die weitere Unterstützung, und die SPFH wird dann zur Option. Die SPFH wird ansonsten eingesetzt, wenn das Kindeswohl gefährdet ist und eine tertiäre Prävention notwendig wird.

Der Übergang von primärer und sekundärer Prävention zur tertiären und der institutionelle Ablauf haben sich verbessert. So ist es inzwischen auch möglich, dass FGKiKP und SPFH parallel in Familien arbeiten, z.B. um den Übergang von den Frühen Hilfen in die Jugendhilfe reibungslos zu gestalten sowie eine fachliche Übergabe und vorausschauende Planung zu ermöglichen. In dieser Darstellung fungiert die FGKiKP dann allerdings als niederschwellige Einstiegshilfe in die Jugendhilfe. Während die FGKiKP eine freiwillige Hilfe darstellt, kann die SPFH als Maßnahme gerichtlich veranlasst werden. Die SPFH hat dann eine Kontrollfunktion, welche die FGKiKP nicht hat. Auch die Zusammenarbeit zwischen Fachkräften der Jugendhilfe, wie der SPFH, und FGKiKP, durchläuft einen Entwicklungsprozess und erfordert fortlaufende Aushandlungen von Zuständigkeiten.

FGKiKP in multiprofessionellen Netzwerken Früher Hilfen

In den Interviews wird deutlich, dass die neu auftauchende Berufsgruppe in den Frühen Hilfen Spannungen mit den bereits länger dort tätigen Berufsgruppen verursacht. Es ist erforderlich, die Arbeitsteilung neu zu regeln und die Angehörigen verschiedener sozialer Welten sind gezwungen, ihre Expertise und Zuständigkeit zum Ausdruck zu bringen und auszuhandeln. Ein Zwischenfazit ergibt, dass das multiprofessionelle Netzwerk der Frühen Hilfen effektiv funktioniert, wenn die einzelnen Fachkräfte, die in den Familien arbeiten, sich miteinander abstimmen, austauschen und ihre Beziehung zueinander weiterentwickeln. Aus dem vorliegenden Material lässt sich ableiten, dass für eine optimale Entwicklung und Versorgung des Kindes eine umfassende Auseinandersetzung und ein gemeinsames Vorgehen aller Beteiligten erforderlich sind.

Eine Studienteilnehmerin reflektiert die unterschiedlichen Interessen, die in einem solchen Netz aufeinandertreffen: die Interessen der Koordinierungsstelle, des kinderärztlichen Systems, des Krankenhaussystems, des Therapeutensystems, der Frühen Hilfen, ihr eigenes Interesse als Fachkraft und die subjektive Bedarfssituation der Familien aus deren Sicht.

> Und da find ich's aber schwierig, da muss man eben gut aufpassen, weil jedes von diesen Systemen, also zum Beispiel Kliniksystem oder kinderärztliches System oder Therapeutensystem oder oder oder hat letztendlich auch eigene Interessen und das muss nicht unbedingt dasselbe Interesse sein, wie der Familie oder dasselbe Interesse wie die Frühe Hilfen, also das ist spannend. (Winkler, Para. 106)

Fallbesprechungen oder Qualitätszirkel, in denen Vertreter*innen der Frühen Hilfen, Jugendhilfe und Medizin zusammenkommen, sind den Studienteilnehmerinnen zufolge Mittel der Wahl, um gegenseitiges Verständnis zu entwickeln. Die grundlegende Prämisse von FGKiKP besteht darin, im Sinne der Familie zu handeln und als Fürsprecherinnen für deren Interessen aufzutreten. Allerdings sollten FGKiKP stärker in fachliche Runden, wie z. B. bei Hilfeplanverfahren und Gesprächen im Rahmen einer erzieherischen Hilfe, eingebunden werden. Oft empfinden sie Machtlosigkeit gegenüber den Institutionen der verschiedenen Hilfesysteme, insbesondere im Graubereich der Kindeswohlgefährdung. Die Fragmentierung der Zuständigkeiten und das Abweisen von Fällen erschweren die erfolgreiche Zusammenarbeit zur bestmöglichen Entwicklung und Versorgung der Kinder. Ein Beispiel dafür ist, wenn ein Kind mit chronischer Erkrankung oder Behinderung vernachlässigt wird. Dann erkläre sich das Jugendamt aufgrund der Behinderung – selbst bei drohender Kindeswohlgefährdung – nicht für zuständig und mache das Sozialamt verantwortlich. Die unscharfen Grenzen zwischen den Hilfesystemen werden als problematisch erlebt. Dadurch ergebe sich ein Graubereich der Zuständigkeit im Falle einer Kindeswohlgefährdung. Es bestehe der Bedarf, einen Dialog über diese Grenzen und Grauzonen zu führen. Es gibt also weiteres Entwicklungspotenzial für eine erfolgreiche multiprofessionelle Zusammenarbeit in den Frühen Hilfen. FGKiKP fühlen sich in Netzwerken der Frühen Hilfen jenseits ihres eigenen Teams oft nicht ernst genommen, nicht gehört und unsichtbar.

5.4.5 Öffentliche Wahrnehmung, Bekanntmachung und Selbstinszenierung

In diesem Gliederungspunkt liegt der Fokus darauf, wie sich FGKiKP in der Öffentlichkeit von anderen Akteur*innen und von den Familien wahrgenommen fühlen und wie sie selbst ihr Image gestalten, wie sie sich profilieren und inszenieren.

Mit Hebammen „in einen Topf geworfen“ werden

In den Interviews wurde deutlich, dass FGKiKP oft mit Familienhebammen verwechselt werden und ihre Berufsbezeichnung nicht differenziert wird: „Ich werde vom Jugendamt und auch von meinem Team, von meiner Koordinationsstelle als Familienhebamme mit in einen Topf geworfen. Auch sie sagen nicht Familienkinderkrankenschwester.“ (Pfeiffer, Para. 42–44). Die mangelnde Öffentlichkeitsarbeit wird als Grund für mangelnde Sichtbarkeit genannt. Eine Studienteilnehmerin berichtete, dass in einer Informationsbroschüre der Stadt für werdende Eltern FGKiKP nicht erwähnt wurden.

> Zum einen fehlt mir hier in °[schwäbische Großstadt], da arbeite ich gerade sehr daran, auch mit meinen Vorgesetzten und Koordinatorin, wir haben einen Flyer, wo Familienhebamme draufsteht, mehr nicht. Das geht für mich schon gar nicht. Da steht keine Familienkinderkrankenschwester (Pfeiffer, Para. 42).

Dadurch entstehe Verwirrung bei den Familien, die davon ausgehen, dass sie Hebammen seien. Einige FGKiKP haben aktiv darauf hingewiesen, dass ihre richtige Berufsbezeichnung verwendet wird. Öffentlichkeitsarbeit wird als entscheidend angesehen, um den Bekanntheitsgrad von FGKiKP zu erhöhen. Vorschläge umfassen die Ergänzung der Informationsflyer um die Berufsbezeichnung FGKiKP und die Verteilung in Familienzentren, bei Elternabenden, Kinderärzt*innen und im Sozialpädiatrischen Zentrum. „Es muss einfach noch besser transportiert werden. Das finde ich. Zukunft ist das." (Pfeiffer, Para. 316). Die Verantwortung für die öffentliche Wahrnehmung wird bei Trägereinrichtungen der Frühen Hilfen gesehen. FGKiKP wünschen sich mehr Anerkennung über ihr eigenes Team hinaus und eine bessere Sichtbarkeit ihrer Berufsgruppe sowie ihrer Aufgaben in den Frühen Hilfen.

Andere nutzen das bekanntere Image der Familienhebammen – „Familienhebamme ist eher ein Begriff" (Weidmann, Para. 276) – indem sie sich als Teil des Teams der Familienhebammen präsentieren – „Wir gehören zum Team der Familienhebammen" (Schneider, Para. 18), obwohl paradoxerweise eine einzige Familienhebammen in ihrem Team arbeitet. Eine Studienteilnehmerin verwendet die Begriffe Hebamme und Sozialarbeiterin, um ihre Tätigkeit verständlich zu machen. Sie nimmt an, dass diese Berufe bekannter sind, und nutzt sie als Bezugsrahmen, um zu erklären, was sie als FGKiKP macht.

Anerkennung vs. Geringschätzung

Die Gruppendiskussionsteilnehmerinnen betonen die mangelnde Anerkennung der Kinderkrankenpflege in der Öffentlichkeit. Als positiven Horizont entwerfen sie: *gesehen werden*, wohingegen die *Geringschätzung* des Berufs den Gegenhorizont dazu bildet. Sie weisen auf die besonderen Herausforderungen in der Arbeit mit Eltern und Kindern hin. Im Vergleich zu Familienhebammen, die öffentlich wahrgenommen werden, fühlen sich FGKiKP weniger anerkannt. Innerhalb ihres Netzwerks werden auch sie als Hebammen wahrgenommen und müssen immer wieder ihren Beruf erklären. Die Akzeptanz innerhalb des Teams mit den Familienhebammen hat zugenommen, aber in der Öffentlichkeit und von den Familien werden sie weiterhin als Hebammen angesprochen. Eine Teilnehmerin stellt fest, dass es Eltern positiv aufnehmen, wenn sie betont, dass sie keine Hebamme, sondern Kinderkrankenschwester ist. Die Familien schätzen ihre Arbeit und sie erlebt Akzeptanz und Anerkennung in der Familie. Sie sehen die Verantwortung der (Lokal-)Politik, die Angebote und Fachkräfte gegenüber anderen Berufsgruppen bekannt zu machen, was jedoch bisher nicht ausreichend geschehen sei. Es sei ihnen selbst überlassen geblieben, sich bekannt zu machen, sich vorzustellen und sich um eine gute Zusammenarbeit mit Familienhebammen und Hebammen zu bemühen.

Nicht gesehen werden – sich bekannt machen

Das Problem der Unsichtbarkeit von FGKiKP wird in fast allen Interviews diskutiert. Potenzielle Netzwerkpartner*innen und Familien haben keine Kenntnis von dieser Berufsgruppe. Im Gegensatz zu Familienhebammen und ehrenamtlichen Familienbesucherinnen wird FGKiKP z. B. nicht auf der Website einer Koordinationsstelle Früher Hilfen erwähnt. Eine Studienteilnehmerin versuchte, dies zu ändern, indem sie in Absprache mit der Netzwerkkoordinatorin ein Projekt zur Öffentlichkeitsarbeit startete. Sie entwarf einen Flyer, den sie an kinderärztliche und gynäkologische Praxen verschicken und sich persönlich vorstellen wollte. Das Landratsamt war bereit, die Kosten für den Druck und das Porto zu übernehmen, jedoch nicht für die Arbeitszeit. Als die Koordinatorin, mit der das Vorgehen abgestimmt war, den Arbeitsplatz wechselte, geriet das Projekt ins Stocken, die Freigabe der Flyer durch das Landratsamt kam zum Stillstand, was zur Kündigung der FGKiKP führte.

> Und wie gesagt, ich wär schon bereit gewesen, auch hinzugehen und zu sagen, hier, Kinderarzt sowieso (..) könnte ich mal um ein Gespräch bitten, zehn Minuten, ich würde mich gerne mal vorstellen, aber das / wie gesagt, dafür bin ich zu klein und hab da auch nicht so viel Energie und so viel Zeit dafür, das ist nicht mein Modell. Ich hätte es gemacht, wenn ich jemanden gehabt hätte, wo ich einen Auftrag bekommen hätte, aber jetzt für mich selber, also freiberu-, das mhm [verneinend] ne. (Körner, Para. 290–301)

Die Studienteilnehmerin ist bereit, sich engagiert einzubringen, benötigt jedoch eine ermächtigende Aufgabe und ein Mandat. Dieses Beispiel zeigt, dass Sichtbarkeit von FGKiKP nicht nur Engagement von individuellen Fachkräften erfordert, sondern auch Unterstützung und Aufmerksamkeit in den lokalen Netzwerken, innerhalb derer offensichtlich ein Machtgefälle besteht. Alle Studienteilnehmerinnen sind daran interessiert, die Berufsgruppe bekannt zu machen, ergreifen Initiative, suchen persönlichen Kontakt, verteilen Visitenkarten und Flyer oder stellen in Gremien ihre Tätigkeit vor:

> Ich hatte erst letzte Woche eine Vorstellung unserer Tätigkeit in der Frühförderstelle im Landratsamt. Vor den ganzen Gremien hab ich da unser Berufsbild erklärt und so. Und die wussten mit unserem FGKiKP gar nichts anzufangen, die haben sogar wirklich gesagt, ob's das nur in °[Metropolregion] gibt oder nur bei °[Projektname, inzwischen Regelangebot für junge Familien]. (Döbler, Para. 232)

Eine langjährige FGKiKP berichtete, erst kürzlich ihre Tätigkeit in einem Gremium der Frühförderstelle vorgestellt zu haben. Die Frage einer Amtsleiterin deutet darauf hin, dass selbst potenzielle Netzwerkpartner*innen in den Frühen Hilfen die Berufsausrichtung FGKiKP nicht wahrnehmen.

Profilierung

Die Weiterbildung wird von einer Studienteilnehmerin als „Augenöffner" bezeichnet, um das Profil und das Potenzial der FGKiKP zu erkennen. Dieser Orientierungsprozess wird von anderen FGKiKP ebenfalls beschrieben. Dies zeigt, dass auch Berufsgruppenmitglieder selbst Orientierung und Kenntnis über ihre Aufgaben und Zuständigkeiten benötigen. Da die Studienteilnehmerinnen bereits in den Frühen Hilfen arbeite(te)n, könnten die Erkenntnisse darauf hinweisen, dass in der Praxis Unklarheiten bestehen oder Dinge anders ablaufen als im Kompetenzprofil (NZFH, 2014c) kommuniziert. Eine FGKiKP stellte fest, dass das Profil zwar in der Weiterqualifizierung theoretisch vermittelt wird, aber in der Praxis individuell geschärft werden muss. Dies beinhaltet auch, sich bewusst zu machen, was einem persönlich liegt und was man als FGKiKP anbietet. Die Weiterbildung gibt einen Rahmen für das mögliche Profil einer FGKiKP, doch vermarkten muss sich die FGKiKP anschließend selbst. Selbstmarketing ist für freiberufliche FGKiKP besonders wichtig. Für angestellte FGKiKP ist dieser Prozess nicht in gleicher Weise möglich oder notwendig. In einem Beschäftigungsverhältnis werden die Inszenierungsprozesse häufig von anderen bestimmt, der konzeptionelle Rahmen wird von der Trägereinrichtung vorgegeben und die Fachkräfte passen sich an.

Selbstbezeichnung – Berufsbezeichnung

In den Interviews wurde von allen Studienteilnehmerinnen die Bezeichnung *Familienkinderkrankenschwester* verwendet. Eine Teilnehmerin kürzte es als *FamKi* ab, analog zur Abkürzung *FamHeb* für Familienhebammen. Die offizielle Bezeichnung *Familien-Gesundheits- und Kinderkrankenpflegerin* wurde in den Interviews überhaupt nicht genutzt, obwohl sie im Arbeitstitel der vorliegenden Arbeit steckt, der allen Befragten schriftlich vorlag. Stattdessen verwendeten sie *Familienkinderkrankenschwester* oder „Kika" als Abkürzung für Kinderkrankenpflegerin. Es gibt keine Einheitlichkeit in der Bezeichnung und Abkürzung von FGKiKP.

Die FGKiKP wurde in den Materialien der Öffentlichkeitsarbeit Früher Hilfen noch nicht überall berücksichtigt, obwohl Kinderkrankenpflegefachpersonen seit mehr als einer Dekade in diesem Bereich arbeiten. Die Unsichtbarkeit der Berufsausrichtung zwingt FGKiKP zum Handeln: Sie entwickeln Strategien, um sich bekannt zu machen, jedoch sind diese nicht immer erfolgreich.

Abgrenzungen und Grenzziehungen

Eine dominierende Strategie von FGKiKP, um ihr Profil zu schärfen, ist das Aushandeln von Grenzen. Die Notwendigkeit, in ihrer beruflichen Praxis Grenzen zu setzen ergibt sich daraus, dass die verschiedenen Akteur*innen im Arbeitsfeld nicht mit der Berufsausrichtung von FGKiKP vertraut sind und nicht um deren Zuständigkeiten wissen. Diese müssen daher verhandelt werden. Folgende Grenzziehungen und Abgrenzungen von FGKiKP werden in den Interviews berichtet:

- FGKiKP erklären sich erst nach der Geburt eines Kindes für zuständig und ziehen eine klare Grenze zur vorgeburtlichen Phase. Sie beteiligen sich nicht an der häuslichen Nachsorge von Frauen im Wochenbett und grenzen dadurch ihre Tätigkeit von der Hebammentätigkeit ab. Stillberatung ist ein Bereich, in dem FGKiKP aktiv sind, aber sie sehen sich nicht für gynäkologische Nachsorge zuständig und stellen sich damit den Krankenkassen entgegen, die daran aufgrund des Hebammenmangels Interesse bekunden.
- Die Altersgrenze der betreuten Kinder variiert unter den Studienteilnehmerinnen. Einige ziehen die Grenze beim ersten Geburtstag, während andere Familien mit kleinen Kindern bis zum Alter von drei Jahren betreuen. Einzelne FGKiKP begleiten auch Familien mit älteren Kindern, aber diese müssen dann selbst für die Leistung bezahlen, da eine Förderung über die Bundesinitiative bzw. Bundesstiftung Frühe Hilfen nur bis zum Alter von drei Jahren erfolgt.
- Die Art des Auftrags ist ein weiterer Bereich, in dem FGKiKP Grenzen setzen. Sie fühlen sich für gesundheitliche oder präventive Aufträge zuständig, grenzen sich aber klar von erzieherischen oder pädagogischen Aufträgen ab. Die Art des Einsatzes muss freiwillig, transparent und präventiv sein, und sie lehnen verpflichtende, kontrollierende oder intervenierende Einsätze ab. Hier sehen sie das Handlungsfeld von sozialpädagogischen Fachkräften, z. B. wenn ein begründeter Verdacht auf eine Kindeswohlgefährdung besteht.
- Leistungen, die nicht über Bundesmittel der Frühen Hilfen abgerechnet werden, wie Jugendhilfeleistungen oder pflegerische Leistungen, werden von den Studienteilnehmerinnen nicht erbracht. Haushaltshilfe und Kinderbetreuung gehören ebenfalls nicht zu ihrem Aufgabengebiet.

Insgesamt zeigen die Studienteilnehmerinnen Grenzziehungen in Bezug auf Zuständigkeiten, Kompetenzen, Altersgrenzen, Auftragsart und erbrachte Leistungen.

5.4.6 Zusammenfassung und Zwischenfazit

Etablierungs- oder Professionalisierungsprozesse von FGKiKP im Arbeitsfeld der Frühen Hilfen zeichnen sich dadurch aus, dass es keine Routinen gibt, sondern dass sowohl Rahmenbedingungen der Beschäftigung als auch Auftrag und Zuständigkeiten ausgehandelt werden müssen. FGKiKP scheinen ständig bemüht, sich nach allen Seiten abzugrenzen. Diese Aushandlungen sind offenbar notwendig, um handlungsfähig zu werden und bilden die Grundlage für eine erfolgreiche multiprofessionelle Netzwerkarbeit und Kooperation, wie sie konzeptionell gefordert wird.

Alle Berufsgruppen in den Frühen Hilfen stehen unter wohlfahrtsstaatlicher und sozialpolitischer Abhängigkeit, was die institutionelle und professionelle Autonomie einschränkt. Aus professionstheoretischer Sicht ist es wichtig, dass die Handlungsspielräume der Fachkräfte groß genug sind, um den Beruf inhaltlich auszugestalten und fachlich autonom auszuüben.

5.5 Das Handeln von FGKiKP in der Arbeit mit den Familien

Ergebnisse der Interviewanalysen zum Handeln von FGKiKP bilden die Grundlage des letzten Kapitels der Ergebnisdarstellung. Es wurde untersucht, was das Handeln von FGKiKP leitet und welche Strategien sie anwenden. Handlungsziele und -strategien von FGKiKP werden beleuchtet, um das Typische, Spezifische und die Kernaktivität ihrer Tätigkeit herauszuarbeiten.

Im Rahmen der Interviewanalysen wurden acht Handlungsziele von FGKiKP identifiziert, die eine chronologische Reihenfolge aufweisen (von „Einblicken“ bis „Rausgehen“). Sie sind alle auf die Gesundheit, Entwicklung und das Wohl des Kindes ausgerichtet. Einige sind risikoorientiert und beinhalten das Erkennen und Eindämmen von Belastungen und Risiken, während andere darauf fokussieren, Ressourcen zu stärken, wie Eltern zu befähigen, gesundes Aufwachsen zu ermöglichen und Familien zu vernetzen. Jedes Ziel wird von FGKiKP mit spezifischen Strategien verfolgt, die im weiteren Verlauf des Kapitels erläutert und mit Interviewzitaten belegt werden. Abschließend wird ein zusammenfassendes Modell präsentiert.

5.5.1 Einblick erhalten und Vertrauen gewinnen

FGKiKP müssen das Vertrauen der Familien gewinnen, um bei Hausbesuchen handlungsfähig zu sein. Dafür ist es entscheidend, dass ihnen Einlass in die Wohnung und damit Einblick in den privaten Bereich gewährt wird. Das Vertrauen bildet die Grundlage für den Aufbau einer Arbeitsbeziehung und ermöglicht den Eltern, sich zu öffnen und von sich und ihrer derzeitigen Situation zu erzählen. FGKiKP wenden verschiedene Strategien an, damit „die Türen aufgehen“ und um das Vertrauen der Familien zu gewinnen. Bei einem so genannten „Willkommensbesuch“ (vgl. Kapitel 1.1 und 2.2.1) oder Erstbesuch informieren sie die Familie im Auftrag des Gesundheits- oder Jugendamts über kommunale Angebote für junge Familien. Manche Eltern bringen den

Fachkräften aufgrund ihrer Professionszugehörigkeit oder weil sie von offiziellen Stellen kommen, prompt Vertrauen entgegen.

> Wenn man sagt „Kinderkrankenschwester", es geht um das Kind und dadurch, dass man den Fokus von den Eltern selber nimmt und aufs Kind legt und damit das auch differenziert und sagt, es geht hier ums Kind, besänftigt man viele Leute, die auch auf vielerlei Art vielleicht in Rebellion gehen. (Gruppendiskussion, Para. 208)

Manchmal treffen FGKiKP aber auch auf skeptische Eltern. In solchen Fällen ist ein „Eisbrecher" oder „Türöffner" erforderlich. Dieser kann situationsabhängig sein, wie ein kurzes Gespräch über das Wetter. Ein Willkommensgeschenk von der Gemeinde erfüllt auch diesen Zweck. Die Angst der Eltern vor Kontrolle kann die Bereitschaft zur Unterstützung durch FGKiKP beeinträchtigen, daher ist die FGKiKP bestrebt, keine Kontrolle zu suggerieren.

> Ich hab manchmal schon so das Gefühl gehabt, dass die mich so als ihre persönliche Fachkraft bzw. Kinderkrankenschwester an ihrer Seite gesehen haben bzw. ist das nicht angsteinflößend. Genau. Viele von den Familien, die wir begleiten, sind ja zeitgleich vom Jugendamt begleitet und das Jugendamt ist immer angstbesetzt und hat immer viel mit Ablehnung zu tun. Wir im Bereich der Frühen Hilfen, als Kinderkrankenschwester (..) also wir haben ja keine Kontrollfunktion, wir haben eine Begleitfunktion. (Gruppendiskussion, Para. 203)

Eltern haben ihre eigenen Vorstellungen davon, wie ein Besuch durch eine FGKiKP abläuft und haben Sorge vor einem Eingriff in ihre Privatsphäre. Die FGKiKP wirkt dem entgegen, indem sie die Eltern zunächst informiert. „Und das ist wunderbar [...] Dann entspannen die sich langsam." (Jannsen, Para. 509). Den Teilnehmerinnen der Gruppendiskussion zufolge sind Eltern überrascht, wenn die FGKiKP das Baby beim ersten Besuch nicht zwingend sehen will. Der Grundsatz „wenn das Baby schläft, wird es nicht geweckt" weckt Vertrauen bei den Eltern. Eine weitere Strategie ist das Wissen und die Beachtung kultureller Gepflogenheiten, z. B. das Ausziehen der Schuhe oder das Akzeptieren einer Einladung zum Tee. Die Auseinandersetzung mit fremden Kulturen und kulturelle Sensibilität sind wichtige Bestandteile ihres professionellen Selbstverständnisses. Das Vertrauen kann auch über Haustiere der Familie aufgebaut werden, um das Eis zu brechen und Türen zu öffnen.

> Wiezorek: Und wenn ich ein Problem habe mit jeglicher Art von Haustieren, dann kann ich das auch nicht machen //
> Heek: ne //
> Wiezorek: Oder wenn ich eine Phobie habe / das GEHT nicht! Weil da erleben Sie auch alles Mögliche an Haustieren. Ich hab schon mit riesengroßen Echsen gesprochen, durchs Terrarium //

Heek: 30 Grad //
Wiezorek: Weil das ist ein guter Türöffner wie man die Eltern kriegt: über die Haustiere.
Jannsen: immer! //
Wiezorek: geht sofort! // (Gruppendiskussion, Para. 513)

Die Teilnehmerinnen der Gruppendiskussion stimmen darin überein, dass der Zugang zum Vertrauen der Familien über Haustiere wichtig ist. Die überlappende Sprache weist auf einen homologen Erfahrungshintergrund der Studienteilnehmerinnen hin. Mit dem Einschub „30 Grad“ wird exemplifiziert, was Haustiere für die Umgebung bedeuten können z. B. Hitze oder Gerüche. Die Diskussionsteilnehmerinnen generalisieren sogar, dass jemand, der ein Problem mit Haustieren hat, nicht im aufsuchenden Bereich arbeiten kann. Das Thema Haustiere wird durch Erzählungen mit dramaturgischen Elementen wie „der Boden bebte“, „die Mappe flog“ elaboriert. Die Diskutantinnen betonen, wie wichtig es ist, für Haustiere offen zu sein, genau wie für kulturelle Gepflogenheiten in diesem Beruf.

FGKiKP verwenden verschiedene Artefakte als „Eisbrecher“, z. B. eine „Mappe“ oder ein „Ordner“, der Informationsmaterialien in verschiedenen Sprachen für Eltern enthält, die vom NZFH bereitgestellt oder von der Kommune für Familien mit Neugeborenen zusammengestellt werden. Diese Materialien umfassen Informationen rund um das Baby sowie die Vorstellung und Erläuterung kommunaler Angebote für Eltern. Ein weiteres wichtiges Artefakt mit Eisbrecher-Funktion ist die Babywaage. Sie dient einerseits der Kontrolle des Gewichts, aber auch dem Aufbau von Vertrauen zu den Eltern, wie von den Fachkräften berichtet wird.

> Und der Türöffner war eindeutig meine Babywaage, die ich immer dabei hab, einfach das Kind zu wiegen, anzugucken, auch die Ernährung und dann hab ich einfach festgestellt, dass die Mutter keine Alltagsstruktur hat, selber überfordert ist, mit ihrem Leben, Partnerschaftsprobleme, sie haben große Konflikte gehabt. (Pfeiffer, Para. 164)

Die Türöffner-Strategien führen dazu, dass sich die Situation entspannt und das Vertrauen der Eltern gewonnen wird. Dies ist Voraussetzung für eine offene Kommunikation und eine positive Beziehungsgestaltung zwischen Fachkraft und Eltern.

5.5.2 Belastungen wahrnehmen und Risikofaktoren erkennen

Ein Ziel von FGKiKP besteht im Erkennen von Risikofaktoren für das Wohl und die Entwicklung des Kindes. Sie achten auf belastende Faktoren bei Eltern, Kindern und dem Umfeld. Durch ihre aufsuchende Tätigkeit entwickeln sie

Strategien zur Wahrnehmung von Belastungen und Risiken. Ihr Fachwissen und ihre Erfahrung helfen ihnen dabei, einen Blick und ein Gefühl dafür zu entwickeln, wenn etwas nicht stimmt. Alles im Blick zu haben und nichts zu übersehen ist oberste Devise: „Da muss ich gut gucken, hab ich auch alles im Blick? Denn da bin ich allein in den Familien und ich bin allein auch fallverantwortlich, also wenn's wirklich zum worst Szenario kommen würde, bin ich fallverantwortlich." (Döbler, Para. 161). Der Begriff „worst Szenario" deutet auf Kindeswohlgefährdung hin und betont die Risikoorientierung. „Im Hinterkopf hab ich immer den Kinderschutz (.) ja, wo muss ich drauf achten." (Kienzle, Para. 440). FGKiKP betonen, dass ihr Fokus dabei auf dem Kind liegt, aber auch auf dem gesamten Familiensystem: „Natürlich ist das Augenmerk bei dem kleinen Kind, logisch, aber letztendlich kann man ja nie eins alleine rausnehmen, sondern ich muss ja den ganzen Familienverbund sehen" (Kienzle, Para. 404). Die Zitate verdeutlichen die Betonung der Familienorientierung und des systemischen Blicks.

> Wir, ich finde so, Kinderkrankenschwestern haben so diesen Rundum-Blick ja. Die schauen nicht immer nur ein Organ an oder so, wenn ich aus einer Fachrichtung komm, sondern ich muss immer das ganze Kind angucken und ich guck, wir gucken auch immer das ganze Kind in Zusammenhang mit der Familie an. (Weidmann, Para. 162)

Auch das folgende Zitat bringt zum Ausdruck, wie ganzheitlich und differenziert eine FGKiKP in der aufsuchenden Tätigkeit auf Familien blickt:

> Wiezorek: Heute [im Gegensatz zu ihrer Tätigkeit zuvor in der Klinik] bin ich bei diesen Familien zuhause und sehe, sie haben vielleicht noch zwei andere Kinder und // Jannsen: Hund, Katze, Maus //, sind alleinerziehend, haben Geldsorgen oder der Mann mit dem Suchtproblem, was auch immer, man sieht so das große Ganze. (Gruppendiskussion, Para. 118)

Die aufsuchende Tätigkeit ermöglicht es der Fachkraft, das Kind in seinem Umfeld zu beobachten und die Gesamtsituation zu beurteilen. Laut den Teilnehmerinnen der Studie lassen sich Familien besser einschätzen, wenn sie zu Hause besucht werden, als wenn sie in die Beratungsstelle kommen oder im Krankenhaus auf Station, „weil man dann einfach ein besseres Gefühl für die Gesamtsituation bekommt" (Weidmann, Para. 206). Das „Bauchgefühl" der Fachkraft spielt eine Rolle bei der Erkennung von Risikofaktoren.

> Dann schätzt man die Familie ein. Wie geht die Familie mit der Situation um. Und wenn man ein gutes Gefühl hat / also das ist ja sehr viel auch gefühlsbedingt / also das Bauchgefühl eines Einzelnen ist da sehr wichtig / dann kann das sein, dass das relativ schnell abgehakt ist, aber wenn dann Probleme da sind, dann wird halt gesagt: Was

könnte es sein? Warum reagiert die Mutter so? Oder was ist mit dem Kind, warum es so ist? (Weidmann, Para. 206)

Das Gefühl dient als erster Filter: Entweder ist alles in Ordnung oder „irgendwas stimmt da nicht“ (Gruppendiskussion, Para. 492). Bei letzterem wird dem Gefühl nachgegangen, indem weitere Eindrücke gesammelt werden, um ein Gesamtbild zu erhalten. Die Fachkräfte erörtern Fragen oft im Team mit Kolleginnen: „Dann würden bestimmte konkrete Fragen kommen, die mir auch unglaublich helfen würden, das näher zu bezeichnen oder zu benennen. Das ist dieses berühmte Bauchgefühl.“ (Gruppendiskussion, Wiezorek, Para. 492).

Für das Erkennen von Risikofaktoren sind das Gefühl und der Blick entscheidend. Die Studienteilnehmerinnen richten die Aufmerksamkeit auf eltern-, kind- und umfeldbezogene Belastungen, Risiken und Warnsignale. Die Fallerzählungen in den Interviews umfassen die (psychische) Gesundheit der Eltern, Überforderung, das soziale Netzwerk, Ernährung, Entwicklungsdefizite, den emotionalen Zustand des Kindes, Bindungsstörungen, Hygiene, Sicherheit und Sauberkeit des Umfelds.

Dann fahr ich in die Familien, lass mir dann erstmal so erzählen, wie's denen geht und was sie irgendwie, was sie gerade bewegt und guck mir mal den / hab einen allgemeinen Blick auf die, auf das Umfeld, auch in der Wohnung, ob's aufgeräumt ist, ob's sauber ist, wo das Kind sich gerade aufhält, ob das Kind schreiend im Zimmer liegt und die Mutter reagiert nicht, all solche Sachen. Das sind alles so Wahrnehmungsfaktoren, die ich erstmal so im Blick habe, ich glaub, das merken die Eltern gar nicht, dass ich so gucke, sondern das macht man ja automatisch. (Döbler, Para. 191)

Für den Vorgang, Risiken zu sondieren, nutzen FGKiKP in Interviews verschiedene Bilder. Sie setzen ihre „Antennen“ ein, achten auf „Signale“ und aktivieren „Sirenen“ bei Gefahr, um auf mögliche Kindeswohlgefährdung aufmerksam zu machen. Das Bild einer Ampel wird verwendet, um eine deutliche Warnung darzustellen: „das ist nicht mehr früh, das ist rot“ (Wiezorek, Para. 377) oder „Familien, wo's zwischen gelb und rot ist“ (Heek, Para. 530). Das Bild der Feuerwehr symbolisiert akute Kindeswohlgefährdung und den dringenden Handlungsbedarf.

Das folgende Zitat macht deutlich, dass das Bauchgefühl und der spezifische Blick für das Erkennen möglicher Risiken oder Gefahrenlagen nicht von Beginn der Tätigkeit an da sind, sondern dass es sich um einen Lernprozess handelt.

In dieser Familie musste ich auf mein Bauchgefühl und auf diese Antennen hören, die muss man sich auch erst entwickeln und wenn man dazu dann dieses wunderbare Background-Wissen hat (...) dann is das einfach perfekt und ich fand diese

Vorbereitung in °[Großstadt in Niedersachsen, wo die Qualifizierung zur FGKiKP stattfand] war wunderbar. (Gruppendiskussion, Para. 482)

Es erfordert Erfahrung und Wissen zu erkennen, wenn etwas nicht stimmt. Das passiert nicht automatisch, sondern sie müssen ein Gespür dafür entwickeln. FGKiKP haben gelernt, die Gesamtsituation der Familie, Belastungen und potenzielle Risikofaktoren, das Wohl und die Entwicklung des Kindes einzuschätzen. Sie haben einen erweiterten Blick über klassische Gesundheitsdaten hinaus entwickelt.

Heek: genau, die guckt ja nur auf die Falten, ob die sauber sind oder so und davon sind wir ja weit entfernt, wir gucken ja nicht nur auf die Hautfalten oder ob das Kind wund ist oder ob das Kind eine Gewichtszunahme hat, die stimmt (.) das machen wir ja alles sowieso, aber wir haben ja auch mittlerweile den Blick für die anderen Dinge und die // Jannsen: wir sehn das Gesamtpaket // Heek: genau, genau // Jannsen: das ist es // (Gruppendiskussion, Para. 285–88)

Der Übergang von Strategien, um Risikofaktoren zu erkennen zu Strategien, um den Gefährdungsgrad und Hilfebedarf einzuschätzen, ist fließend.

5.5.3 Hilfe- und Unterstützungsbedarf einschätzen, Gefährdungsgrad beurteilen

Strategien, um die Belastungssituation der Familie, ggf. das Kindeswohl und den weiteren Handlungsbedarf genauer einzuschätzen, sind die Anwendung von Assessmentinstrumenten, das Beobachten von Pflegesituationen und das Führen von Gesprächen. Es werden verschiedenste Instrumente zur Anamnese und Einschätzung eingesetzt. Bei Anzeichen für Kindeswohlgefährdung wenden sie den „Kinderschutzbogen“[72] an. Auch für andere Themen nutzen sie gezielte Assessmentinstrumente z. B. zur Einschätzung der elterlichen Feinfühligkeit (Körner, Para. 230). Die Fachkräfte benutzen Assessmentinstrumente, die sie in der Weiterqualifizierung erhalten haben oder die über das NZFH bereitgestellt werden. Freiberuflich tätige FGKiKP haben auch teilweise selbst Instrumente entwickelt, vor allem zur Anamnese der Familiensituation. FGKiKP haben Strategien, um die Kindergesundheit einzuschätzen, auch ohne Hilfsmittel:

Ich hab leider schon ein Kind rausgefischt, was nicht gesund war, also ich hab’s gesehn, ich hab / also wenn man ja so lange gearbeitet hat wie ich / also ich war für sechs Jahre

72 Dabei handelt es sich um eine Dokumentation zum Vorgehen bei gewichtigen Anhaltspunkten für eine Kindeswohlgefährdung (§ 4 KKG, § 8a SGB VIII).

> hier in der Uni-Kinderklinik tätig und war dann, als ich im Studium war in °[Universitätsstadt in Mittelhessen] hab ich dort in der Kinderklinik gearbeitet, ich hab auf der Gyn gearbeitet, in [kreisfreie Stadt in Westfalen] und hab also viele Spektren gesehn und dann kriegt man so'n bisschen ja 'n Blick dafür. Da hab ich gleich gesehn, das war nich in der Norm, sagen wir mal so. (Weidmann, Para. 46–48)

Die FGKiKP bewerten den Hilfebedarf, die Gesundheit und gegebenenfalls den Gefährdungsgrad des Kindes, indem sie Eltern und Kind in Interaktion beobachten, z. B. eine Wickelsituation oder bei der Nahrungsverabreichung.

> Also so diese wunderbare Ebene, die wir eben halt so haben dann mit den Eltern in das Gespräch zu gehen, gemeinsam zu überlegen, vielleicht auch sogar mal einkaufen zu gehen, das machen wir ja auch, ne? Oder auch gemeinsam zu kochen, zu gucken so, was können die Eltern selber eben halt auch ein bisschen mit reinbringen. (Gruppendiskussion, Para. 219)

FGKiKP gewinnen durch Beobachtungen direkte, unverfälschte Informationen. In gemeinsamen Situationen haben Mütter die Möglichkeit zu erzählen oder Fragen zu stellen. Offene Fragen ermöglichen es den Eltern (in den Fallerzählungen sind es immer Mütter), ihre Anliegen und Sorgen mitzuteilen. Das Ziel ist es, zu erkennen, wo die Familie Unterstützung braucht, an wen sie weitervermittelt werden kann oder ob es ausreicht, weitere Besuche zu machen. Es geht darum, Belastungen zu identifizieren und Wege zu ermitteln, diese zu reduzieren.

5.5.4 Belastungen reduzieren und Risiken minimieren

Ziel der FGKiKP ist es, Eltern dabei zu unterstützen, Wege zu ermitteln, wie sich die zuvor identifizierten Belastungen reduzieren lassen und (damit) Risiken für eine mögliche Gefährdungslage des Kindeswohls einzudämmen oder auszuräumen. Grundvoraussetzung dafür ist es, Eltern zur Mitgestaltung ihrer Situation zu gewinnen, gemeinsam auszuhandeln, wie die Unterstützung durch die FGKiKP und darüber hinaus aussehen kann und Familien zu motivieren, der Zusammenarbeit zuzustimmen. Sie treten mit Eltern in einen Aushandlungsprozess. Sie wollen ihnen ein für ihre Situation passendes Angebot machen, die nötige Unterstützung anbieten oder anregen und gegebenenfalls ein Netz spannen, mit dessen Hilfe Belastungen eingedämmt werden können. Das kann auch bedeuten, die Familien an andere Akteur*innen im Netzwerk weiterzuleiten.

Für die Studienteilnehmerinnen bedeutet Unterstützung Hilfe zur Selbsthilfe. Sie betonen die Bedeutung der elterlichen Kompetenz und der familiären Lebenswelt als Ausgangspunkt für weitere Unterstützung. Im Dialog mit den Eltern arbeiten sie gemeinsam an Lösungen, wie es auch in folgendem Zitat deutlich wird.

> Im Lauf der Zeit ist jetzt die Mutter psychisch extrem belastet, weil sie einfach in diesem Verabschieden von diesen enttäuschten Erwartungen ist und sie ist auch zunehmend in eine Überforderung reingekommen, dass wir ihr jetzt eine ganz niederschwellige psychologische Beratung organisiert haben. Das startet jetzt ab Januar °[Jahreszahl], der Vater nimmt ab Februar Elternzeit, jetzt aufgrund der Situation für fünf Monate, einfach um da zu entlasten. Und diese ganzen Dinge haben wir jetzt halt so in den letzten vier Monaten erarbeitet und dann eben auch der Blick aufs Kind: wie entwickelt sie sich, ist sie altersentsprechend entwickelt, wie kann man sie im Alltag fördern. (Winkler, Para. 225)

Die FGKiKP spricht von sich und den Eltern als Arbeitsteam, was sich im Wort „wir" ausdrückt. Die Studienteilnehmerinnen betonen alle die Wichtigkeit der Partizipation und Einbeziehung der Eltern bei der Gestaltung der Unterstützung. Sie grenzen sich klar von übergriffigem Verhalten ab und betonen die Freiwilligkeit der Teilnahme. Die Mitwirkung und Eigeninitiative der Eltern werden als zwingende Voraussetzung angesehen. Eine kollektive Überzeugung der Studienteilnehmerinnen ist die Maxime: Ohne die Mitarbeit der Eltern kann gar nichts erreicht werden. Eltern und FGKiKP haben unterschiedliche Vorstellungen von Unterstützung, daher findet ein Aushandlungsprozess über die Hilfeleistung statt. Manche Eltern sehen auch selbst überhaupt keinen Bedarf an Unterstützung. In der Gruppendiskussion sind sich alle darüber einig, dass die Familien zwar ermächtigt werden müssen, sich selbst zu helfen, aber Eigeninitiative von ihnen ausgehen sollte. Es wird akzeptiert, dass Familien Hilfe ablehnen und der Kontakt abgebrochen wird. Die Metapher „man kann Pudding eben nicht an die Wand nageln" verdeutlicht die Grenzen bei der Erreichbarkeit und der Mitarbeit der Familien.

5.5.5 Eltern (be-)stärken und befähigen

FGKiKP wollen Eltern in der Beziehung zum Kind stärken und ihnen Sicherheit im Umgang vermitteln. Sie fokussieren auf Stärken und Ressourcen, fördern Selbstwirksamkeit und würdigen Erfolge. Besonders Mütter mit postpartaler Depression haben Schwierigkeiten, die Signale des Kindes wahrzunehmen und fühlen sich unsicher in der Beziehung zum Kind:

> Ich hab mir glaub ich den Mund fusselig geredet, ja, also, immer wieder halt positiv verstärkt „das machen Sie prima" und „schauen Sie doch mal" / auch jetzt grad auch die Zeichen des Kindes, dann hab ich immer „schaun Sie doch mal, jetzt schaut sie Sie an, schaun Sie sie doch auch mal an" und „was möchte sie Ihnen denn vielleicht sagen?", also immer erklärt, was das Kind für Signale sendet. Es kam dann so ganz langsam „ah, jetzt möcht sie vielleicht das" und so naja und dann hab ich auch versucht, die Signale ihres Körpers, ihres eigenen Körpers, wieder hervorzukitzeln, weil sie hat

zum Beispiel gesagt „ich merk nicht, ob mein Busen jetzt voll ist oder nicht", (…) sag ich „na jetzt fühlen Sie mal hier, der Busen ist jetzt deutlich voller als der andere", also da ist dann ein Unterschied, „ha ja, mhm", also da musste man wirklich so dann anfangen. (Weidmann, Para. 176–178)

FGKiKP unterstützen Mütter dabei, die Signale ihres Kindes wahrzunehmen und stärken ihre Intuition und Feinfühligkeit. Die Eltern-Kind-Bindung steht im Fokus der Kinderkrankenpflege, sowohl bei Auffälligkeiten (als ein Warnsignal für eine mögliche Gefährdung des Kindeswohls) als auch beim Aufbau einer gesunden Bindung.

Dreimal in der Woche hab ich Hausbesuche, ich muss die Familie, ich muss die gesteckten Ziele im Blick haben, mit der Gesundheit, mit der Gewichtsentwicklung, aber vor allem auch mit der Bindung zwischen Mutter und Kind, ob die in Ordnung is. (..) (Pfeiffer, Para. 196)

Sie geben Anregungen für die Eltern-Kind-Interaktion. Eine Methode, die von einigen befragten Fachkräften eingesetzt wird, ist *Marte Meo*[73].

Man filmt eine Situation, meinetwegen eine Wickelsituation oder eine Füttersituation und da geht es darum einfach die Eltern positiv darin zu bestärken, was sie gut machen, das sind eher dann die Eltern, die denken, boah, ich bin ne schlechte / wir sind schlechte Eltern oder so und dass man denn sagt: „Gucken Sie mal, wie schön Sie da auf Ihr Kind eingegangen sind, wie fürsorglich und wie Sie liebevoll mit Ihrem Kind gesprochen haben." So solche Sachen, das Positive, um dann vielleicht aber auch nochmal eine Kurve zu kriegen für das, was man vielleicht verbessern möchte so. (Körner, Para. 401–403)

Die GFK motivieren Eltern, mit ihren Kindern in Kontakt zu treten. Ein Ansatz dafür ist das Lernen am Modell. Die Fachkraft beginnt z. B. zu singen, das Kind reagiert und die FGKiKP ermutigt die Mutter, es auch auszuprobieren: „Pass mal auf, wie toll das erst ist, wenn du das machst" (Heek, Para. 551). Erfolge werden gewürdigt und positive Veränderungen während der Begleitung werden beachtet.

Ja und sie [die Mutter] hat sich auch verändert, (…) das Kind hat eben versucht, mit der Mutter in Kontakt zu treten und gebrabbelt und die Mutter hat gar nichts gemacht, die einfach nur die Beine hoch und so Windel dran und Windel weg und das war alles,

73 *Marte Meo* ist eine international verbreitete Methode, mit der auf der Grundlage von Videoaufnahmen Stärken in der Interaktion zwischen beispielsweise Eltern und Kind verdeutlicht werden können mit dem Ziel, Kommunikations- und Entwicklungsprozesse anzuregen.

ja, wo man dann gesagt hat „schauen Sie mal, wie toll, sie möchte mit Ihnen sprechen", ja. Und dann hat die Mutter quasi erstmal gesehen ja, und dann hat sie gesagt, ja ich will ja nicht irgendwie das Gleiche reden wie das Kind so Lalala, ne und dann hat sie [Kollegin der Befragten] gesagt „doch, das ist ja im Moment die Sprache, es geht ja auch nur darum, dass sie Ihre Stimme hört und Sie dürfen auch ganz normal sprechen, Sie müssen nicht Lala Blablabla sagen, ja, Sie können ganz normal mit dem Kind sprechen, aber es immer anschauen und es sieht dann, dass es gemeint ist, das Kind sieht ja auch mit den Augen, was Sie machen möchten und Sie sehen ja auch an Ihrem Kind", ja und dass man dieses Bewusstsein wieder erweckt und das war bei der Mutter sehr faszinierend, was meine Kollegin hatte, ich hoffe, das gelingt mir jetzt mit meiner Mutter [Klientin] auch. (Weidmann, Para. 194)

Die videobasierte Reflexion der Interaktion zwischen Eltern und Kind stärkt das Vertrauen der Eltern in ihre Intuition und Kompetenz. Die befragten Fachkräfte sind überzeugt, dass alle Eltern gute Eltern sein wollen. FGKiKP bringen eine ressourcenorientierte Haltung ins interdisziplinäre Team ein.

Da sind wir schon eher auch welche, die meistens noch 'n guten Blick mit reinbringen, also zu gucken, was können die Eltern, was läuft auch wirklich gut, weil wenn Hilfen lange bestehen, is ja oft immer, bei den Zielen, geht's ja letztendlich immer nur darum, also die Ziele die dort [in einer Art Hilfeplan, in der Zusammenarbeit mit der Familien-/Jugendhilfe] festlegen, was MUSS noch erreicht werden? und ich glaub, wir bringen auch manchmal ein bisschen mehr den Status quo mit rein. Was läuft schon? Wie ist das Kind aktuell auch entwickelt? (Schneider, Para. 121)

FGKiKP sehen in Familien nicht nur Defizite, sondern richten den Blick auf das Positive und das Entwicklungspotenzial. Sie bringen ihr Fachwissen in interdisziplinäre Teams ein, um elterliche Erziehungsfähigkeiten zu beurteilen und die Erfüllung der Grundbedürfnisse von Kindern einzuschätzen.

Es geht der FGKiKP darum, in der Familie nicht von vorneherein Defizite zu sehen, sondern den Blick auch darauf zu richten, was gut läuft und was die Familie an Potenzial für eine gesunde Entwicklung mitbringt. Insbesondere wenn es darum geht, elterliche Erziehungsfähigkeiten zu beurteilen oder einzuschätzen, inwieweit die Grundbedürfnisse eines Kindes erfüllt werden, bringen die Fachkräfte das nötige Knowhow in interdisziplinäre Teams ein.

5.5.6 Gesundes Aufwachsen ermöglichen

FGKiKP orientieren ihre Ziele an der Gesundheit und Pflege des Kindes. Beispiele aus den Interviews beziehen sich auf Themen wie Gewichtsentwicklung, Ernährung, Bindung, Entwicklung, Ausscheidung, *Infant Handling*, Wundversorgung,

Entspannung, Beruhigung und Schlaf, Bedürfniserkennung, elterliche Feinfühligkeit, Impfstatus und Früherkennungsuntersuchungen. Ihre Strategien zielen darauf ab, ein gesundes Aufwachsen zu ermöglichen und umfassen die Gesundheit von Eltern und Kind, die Versorgung und Pflege des Säuglings, den Umgang mit Krankheiten und die Förderung der kindlichen Entwicklung. Die Handlungsziele richten sich am individuellen Bedarf bezüglich der Kindesentwicklung aus:

> Und dann hab ich geguckt: Was sind Themen bei diesem Kind ja? Zum Beispiel Motorik, dass ich da auch guck, wie ist es motorisch? Also dass man das wie gesagt nicht aus dem Blick verliert, ja? Dass ich wirklich geguckt habe: Wir legen das Kind mal auf den Bauch, ja, es kann den Kopf gut anheben, Allgemeinzustand okay, schaut aufmerksam, wenn ich es anspreche, kann die Hände in M- blablabla, ja? Emotionale Entwicklung: Mutter sagt sie fühlt sich gut und liebt Sadjo. Er liegt meist bei Mutter im Bett, schläft wohl gerne auf dem Bauch, dass man das einfach ja / U-Heft, okay, da muss ich nochmal drauf gucken, Impfung auch, schläft zurzeit wieder besser, so also hm. Und das braucht schon sehr viel Zeit, aber ich finde es sehr wichtig. Ja, was für Maßnahmen mache ich denn? (Körner, Para. 228)

Ein Ziel der FGKiKP ist es, frühzeitig Anzeichen von Entwicklungsstörungen zu erkennen, weshalb sie verschiedene Instrumente zur Einschätzung der Entwicklung anwenden. Bei Frühgeburt, Erkrankungen oder Einschränkungen begleiten sie Eltern intensiv und fördern die Entwicklung des Kindes. Die FGKiKP vermitteln Eltern grundlegende Kenntnisse im Umgang mit Säuglingen. Die Gewichtsentwicklung[74] des Kindes ist ein wichtiger Gesundheitsindikator, wobei Untergewicht ein Warnsignal für eine mögliche Gefährdungslage des Kindes sein kann, daher kontrollieren sie regelmäßig das Gewicht und beraten zu Ernährung. Wenn Eltern dem Kind Fastfood geben, schlagen sie gemeinsames Kochen oder Einkaufen vor, um eine geeignete Nahrung auszuwählen und zuzubereiten.

> Das war diese Flüchtlingsfamilie, (…) dann bin ich natürlich ins Geschäft gefahren und hab mit denen das Regal mal angeguckt, dass die überhaupt wissen, was gibt's denn bei uns überhaupt. Kochen in diesem Asylantenheim oder in diesen Containern is halt schon sehr schwierig und dass man sich das Ganze mal anguckt, wie kann man der helfen, dass die weiß, wo kriegt sie das denn und so weiter, genau. (Körner, Para. 228)

FGKiKP bieten Stillberatung, Beratung zur Flaschennahrung und Einführung von Beikost an. Sie unterstützen Eltern bei der Nabel- und Hautpflege, zeigen ihnen das richtige Handling des Babys, indem sie das Tragen, Baden, Positionieren und Wickeln

74 Mangel- und Fehlernährung im Säuglingsalter können ein Hinweis für Vernachlässigung sein und wirken sich dauerhaft schädigend auf die Entwicklung von Kindern aus (Kaba-Schönstein et al., 2012, S. 63).

des Säuglings anleiten. Ein- und Ausfuhrprotokolle werden bei Bedarf empfohlen. Sie zeigen Eltern, wie sie ihr Kind beruhigen, z. B. durch Pucken oder andere Methoden und fördern einen strukturierten Tagesablauf, Routinen, Schlafrituale und einen angemessenen Wechsel zwischen Anregung und Entspannung für das Baby. Diese „Basisthemen" dienen als Einstieg für einen tieferen Einblick (Schneider, Para. 111).

Die FGKiKP fördert die Interaktion zwischen Eltern und Kind während der alltäglichen Säuglingspflege. Sie bietet Impulse zur Nachahmung an und zeigt Eltern, wie sie mit ihrem Baby in Kontakt treten können. Spielen und Singen haben einen pädagogischen Hintergrund. „Ich sitze mit den Kindern immer auf dem Fußboden, um den Eltern Anleitung zu geben, womit man mit einem Kind spielt, [...] man spielt auf dem Fußboden" (Heek, Para. 302). Je nach Bildungsstand oder sprachlichen Barrieren ist es wichtiger, Dinge eher zu zeigen als zu erklären. „Und da redet man nicht / da legt man sich dann auf die Decke, um den Eltern zu zeigen, nicht dass wir das können, sondern da zeigt man: was passiert mit meinem Baby, wenn ich ne Rassel nehme /" (Heek, Para. 551). Die FGKiKP gibt den Eltern Anregungen, wie sie ihr Kind in seiner Entwicklung fördern können. Medizinische Information und Beratung erfolgt zum Impfstatus und Früherkennungsuntersuchungen des Kindes.

> (...) und bespreche halt dann, was liegt an, wie ist die Entwicklung, was gibt's Neues und dann werd ich schon das ein oder andere gefragt. Jetzt ist ja das gelbe Untersuchungsheft so dick geworden, da steht ja so viel Information drin, da bin ich also erstmal auch ganz viel am Erklären oder am Nacherklären. Oft versuch ich schon im Vorfeld, wenn die nächste U ansteht / also ich hab dann von jedem Kind hab ich so einen Ausdruck, gibt's ja im Internet / kann man ja das Geburtsdatum eingeben, dann hab ich zu jedem Kind eben, wann welche U-Untersuchung sein muss, schreib dann das Datum hin, sag, okay sie soll wieder einen Termin ausmachen oder wann das Impfen ist und schreib das mir auf, dass ich da einfach auch, wenn ich das nächste Mal dort bin, nachfragen kann, wie lief alles. (Kienzle, Para. 534)

Die FGKiKP erfasst Termine und erinnert Eltern daran, diese einzuhalten. Sie kann Eltern gegebenenfalls zu Arztterminen begleiten, insbesondere zur Abklärung von gewichtigen Anhaltspunkten für Kindeswohlgefährdung oder während der Diagnostik bei Entwicklungsauffälligkeiten.

> Mein Schwerpunkt sind Familien mit beeinträchtigten Kindern oder wo es eine Sorge gibt um eine gesunde Entwicklung des Kindes. Dann Familien mit psychisch kranken Eltern, also wo nicht das Kind krank ist, sondern ein Elternteil. Dann Familien, wo es gesundheitliche Fragestellungen gibt, also Ernährung, Schlaf, Richtung Regulationsproblematik, so. (Winkler, Para. 60)

> Ich bin in unterschiedlichen Familien, also ein Schwerpunkt von mir sind eben Kinder mit Beeinträchtigungen, entweder kommen die schon mit Beeinträchtigung auf die

Welt oder sie sind von der Entwicklung auffällig, dass sich da irgendjemand eine Sorge macht, oder aber die Familien werden mir vermittelt durch Kooperationspartner und oder sie melden sich eben selbst und oftmals geht's dann bei diesen beeinträchtigten Kindern auch um eine sozialmedizinische Beratung und eben um Vernetzung. So. (Winkler, Para. 217)

Die FGKiKP nutzt ihr Fachwissen, ihre Erfahrung und Einschätzungsinstrumente, um die Gesundheit des Kindes zu bewerten und Risiken, Krankheiten und Entwicklungsdefizite zu erkennen. Sie verfügt über pädagogische Fähigkeiten, um Eltern anzuleiten, zu beraten und Wissen zu vermitteln.

5.5.7 Gelingende Zusammenarbeit in Team und Netzwerk

Für eine erfolgreiche Team- und Netzwerkarbeit ist es entscheidend, den Blick zu erweitern und Perspektiven zu wechseln. Die Studienteilnehmerinnen sind darin bestrebt, die Einschätzung anderer Berufsgruppen aktiv in die Fallarbeit einzubeziehen und professionelle Grenzen zu erkennen. FGKiKP haben das Ziel, ihre Zuständigkeiten und deren Grenzen zu definieren, insbesondere im Kinderschutz. Sie sind geschult im Umgang mit Anzeichen für Kindeswohlgefährdung und wissen, an wen sie sich wenden müssen. Die Unterscheidung zwischen Früherkennung von Gefährdungspotenzial und akuter Kindeswohlgefährdung ist jedoch unscharf, ein „Graubereich" oder eine „Grauzone". FGKiKP haben dafür Strategien entwickelt, den Blick anderer Berufsgruppen in die Fallarbeit einzubeziehen.

Und so lernt man eben auch die Blickwinkel der anderen Professionen in die eigene Arbeit mit einzubeziehen und das verbessert die Qualität der Arbeit enorm. Und durch das, dass man gezwungen ist zu reflektieren, ist das auch ein großer Gewinn letztendlich. (Winkler, Para. 137)

Die Befragten betonen die Bedeutung verschiedener Perspektiven in der Fallbearbeitung. Interprofessionelle Zusammenarbeit wird als gewinnbringend für die Fachkräfte, die Fallbearbeitung und die Qualität der Arbeit angesehen.

(…) weil das ist ja das Gute in so einem multiprofessionellen Team: jeder hat einen anderen Blick mit einem anderen Denken aus seiner Berufssparte her und wir tauschen uns sehr gut miteinander aus: ich seh da was, was die anderen Sozialpädagogen nie gesehen hätten und die sehen wiederum andere Sachen, die ich als Pflegekraft, als Kinderkrankenschwester gar nicht so bemerkt hätte. Und deswegen ist es für mich unvorstellbar, dass wir nicht mehr existieren würden in den Frühen Hilfen. Und das sagen aber auch unsere Kolleginnen, also mein TEAM sagt das genauso. (Döbler, Para. 226)

Die Strategien der Zusammenarbeit variieren strukturbedingt. Einige FGKiKP arbeiten im Team und haben regelmäßige Fallbesprechungen. Dabei wird Genogrammarbeit als Hilfsmittel der Zusammenarbeit eingesetzt:

> Dann hat jetzt zum Beispiel jemand eine Frage zu einem Fall, den man betreut / […] vorher machen wir ein Genogramm, das heißt, ich bereite zuhause das Genogramm vor, kopiere das dann in aller Regel für alle Leute, dass sie das vor sich liegen haben und dann gibt's da Vater, Mutter, Großeltern oder auch keine, eventuell belastende Sachen, dass der Vater alkoholkrank ist oder die Mutter psychisch auffällig oder psychisch erkrankt ist und diese Familie hat jetzt ein oder zwei oder drei Kinder und die sind so und so alt und das und das Problem ist bei denen und dann kommt ganz darunter die Fragestellung, zum Beispiel: Wie kann ich die Familie motivieren, mehr Hilfe in Anspruch zu nehmen? (..) Jetzt einfach mal so, grob gedacht. Genau. (Döbler, Para. 71)

Selbstständig tätige FGKiKP nutzen entweder das Dokumentationssystem, das vom NZFH bereitgestellt wird oder haben häufig ihr eigenes entwickelt. Sie nehmen in der Regel an Supervisionsgruppen und teilweise auch an regionalen „Qualitätszirkeln" teil (siehe Kapitel 5.3.1). Die Zusammenarbeit hängt von der Qualität des Netzwerks und persönlichen Verbindungen ab. Die Vernetzung mit anderen Berufsgruppen erfolgt entweder regelmäßig im Team oder bei Bedarf. Selbstständige FGKiKP sorgen dafür, unterstützende Kolleg*innen im Hintergrund zu haben und gut vernetzt zu sein. Sich persönlich bekannt zu machen und ihre Tätigkeit in Gremien vorzustellen ist eine wichtige Strategie von FGKiKP, um bekannt zu werden und Vernetzung zu intensivieren.

> Also es gab dann eben die eine Kollegin, die das so ein Stück weit als Leitungsposition / das war nicht festgelegt schriftlich, aber die hat das so als Rolle gehabt, die hat dann meistens Termine vereinbart bei allen Jugendämtern, die sind hier auch nach Stadtteilen aufgeteilt in der Stadt und (.) genau, da haben wir uns vorgestellt, also meistens in den Dienstberatungen (.) (Schneider, Para. 109)

Pädiatrische Praxen gelten als wichtige Gatekeeper und Partnerinnen für interdisziplinäre Zusammenarbeit. FGKiKP besuchen Kinderarztpraxen, stellen sich vor und hinterlassen Informationsmaterial, um Kontakte herzustellen. Die Zusammenarbeit mit Kinderärzt*innen hängt von deren Bereitschaft zur Kooperation mit FGKiKP ab. Bei potenzieller Kindeswohlgefährdung ist es üblich, sich mit Kolleg*innen oder im Netzwerk auszutauschen, offene Fragen zu klären und eine Zweitmeinung einzuholen. Das Mehr-Augen-Prinzip ist ihre erste Strategie. Bei erhärtetem Verdacht kennen sie die Verfahren im Kinderschutz und wissen, welche Schritte zu unternehmen sind.

> Also wenn wir schon ganz früh das Gefühl haben, das könnte bei uns den Rahmen sprengen, dazu müssen wir dann bestimmte Maßnahmen ergreifen, indem wir dann auch einen Kinderschutzbogen ausfüllen, um zu schauen, ist denn da überhaupt eine Gefährdung da? Eine insoweit erfahrene Fachkraft, eine IEF-Beratung mit einschalten, die das von außen nochmal mit bewerten kann, ja, genau. Solche Sachen müssen wir im Vorfeld machen. Das müssen wir vorweisen sozusagen, bevor wir an den Sozialen Dienst übergeben. Also das sind früher Sachen gewesen, die hat oft das Jugendamt gemacht, inzwischen müssen wir das machen, um die Lage besser einzuschätzen. Genau. (Döbler, Para. 103)

FGKiKP betonen die Bedeutung der Arbeitsbedingungen für die interprofessionelle Zusammenarbeit. Die Teilnehmerinnen der Gruppendiskussion bewerten die strukturelle Einbindung in Hilfestrukturen und Hierarchien beim Gesundheitsamt positiv, im Gegensatz zu befristet angestellten oder freiberuflich tätigen Kolleginnen. Die rechtliche Absicherung, die Anwesenheit von Ansprechpartnerinnen und das gegenseitige Rückendecken im Team werden als Vorteile angesehen. Das Team bietet soziale Kontrolle, Qualitätssicherung, Wissensaustausch, Beratung und Fürsorge. Die Reflexion im Team hilft außerdem dabei, Grenzen zu erkennen und durchzusetzen. Als kollektiver Orientierungsgehalt kommt in der Gruppendiskussion zum Ausdruck, dass es vom Entwicklungsstand als Gesundheitsfachkraft in den Frühen Hilfen abhängt, wie sie ihre Zuständigkeit aushandelt und Grenzen durchsetzt. „Mädchen für alles" zu sein, wird negativ gewertet und sei dann der Fall, wenn Fachkräfte im Arbeitsfeld noch neu und unsicher sind, in Grenzsituationen nicht wissen, was zu tun ist und sich für alles zuständig fühlen. Erfahrene Fachkräfte können klarer Grenzen ziehen und wissen, wann sie Familien weitervermitteln sollten. Sich zu vernetzen und Familien im Netzwerk weiterzulotsen ist eine Strategie, um aus der Familie „rauszugehen", das heißt, den Fall abzuschließen.

5.5.8 „Rausgehen" und den Fall abschließen

Das Ziel ist, Familien nachhaltig zur Selbstständigkeit zu befähigen. Die FGKiKP strebt an, sich überflüssig zu machen und als Unterstützung zur Selbsthilfe zu fungieren.

> Und ich hab das immer so aus der Perspektive betrachtet in meiner Profession, dass ich im Prinzip nur eine Unterstützung bin, aber Hilfe zur Selbsthilfe halt und dass man anfangs natürlich mehr reingeht, aber das Ziel ist schon, dass ich mich immer mehr zurücknehme und gucke, wie geht es denn jetzt: Brauch es noch mehr oder reicht das? Dass man das Ganze auch so ein bisschen im Blick hat. (Körner, Para. 138)

Am Ende der Fallarbeit geht es immer darum, Strategien zu finden, die dabei helfen, den Fall abzuschließen. Aus den Interviewanalysen gehen sieben Szenarien hervor, die den Abschluss eines Falls verdeutlichen. Sie werden in Tabelle 10 dargestellt.

Im ersten Szenario reicht die Hilfe aus, und die Familie kann eigenständig zurechtkommen. Im zweiten Szenario wird der Fall aufgrund von zeitlichen oder formalen Vorgaben abgeschlossen. Im dritten Szenario begleitet die FGKiKP die Familie und vermittelt sie anschließend an andere Akteur*innen weiter. Das vierte Szenario tritt ein, wenn der Fall die fachlichen Grenzen der FGKiKP übersteigt. Im fünften Szenario wird der Fall aufgrund persönlicher Grenzen der FGKiKP abgegeben. Das sechste Szenario beinhaltet den ungeplanten Fallabbruch, wenn die Familie den Kontakt abbricht. Im siebten Szenario entwickelt sich der Fall zu einem Kinderschutzfall und wird an den Sozialen Dienst übergeben: Die FGKiKP strebt einen schonenden Übergang an, um die Familie bei der Übergabe zu begleiten und sich allmählich zurückzuziehen. Kontrollaufgaben obliegen anderen Fachkräften des Jugendamts.

Tabelle 10: Szenarien zum Fallabschluss

Szenario	Bezeichnung	Interviewzitate
Szenario 1	Die Hilfe reicht aus	Das Problem war, dass die Frau sich das nicht zugetraut hat, sie hat ganz arg Angst gehabt vor der Geburt, auch schon vor den Schmerzen, auch eine ganz junge Mutter, das erste Kind und sie hat Angst gehabt, sie kann das nicht, sie weiß nicht, wie sie ihr Kind anfassen soll, wie sie's heben soll, ob das mit dem Stillen klappt, ob das ausreicht, also alles. Was mach ich? Wie geht das? Also sehr unsicher, und da hat es jetzt einfach bloß diese Frühen Hilfen gebraucht und die kann ich mit gutem Bauchgefühl entlassen. (Pfeiffer, Para. 397)
Szenario 2	Den Fall formal abschließen müssen	Interviewerin: Und wann haben Sie dann entschieden: aus der Familie gehen Sie raus? Befragte: Ja so ein Jahr, also entweder das war eine Entscheidung, die man halt gemeinsam getroffen hat, denn mit der Netzwerkkoordinatorin oder denn weil das Jahr denn auch zu Ende ist. Nach nem Jahr durften wir nicht mehr rein. (Körner, Para. 261 f.)
Szenario 3	Begleitung, dann Weiterleitung	Ich hab mal eine Familie begleitet, eine vietnamesische Familie, die hat ihr erstes Kind bekommen und da hat die Klinik mich angerufen und gesagt: Ich soll da mal gucken, das mit dem Füttern klappt nicht so gut. Und dann bin ich da hingegangen und hab dann die Familie im gesamten ersten Lebensjahr von diesem Kind begleitet, es hat sich dann auch rausgestellt, dass es eine Entwicklungsbeeinträchtigung hat, also es hat einen Chromosomendefekt gehabt und ich hab dann im Prinzip da ein Netzwerk drum rum aufgebaut und dann konnte ich das von meiner Seite aus beenden, weil die waren dann angebunden an Krankengymnastik, Logopädie, Frühförderung und dann war einfach für mich jetzt nichts mehr zu tun, sag ich jetzt mal. (Winkler, Para. 110)
Szenario 4	Der Fall übersteigt die fachliche Grenze (ohne ein Kinderschutzfall zu sein)	Ich bin an meiner Grenze angekommen, was ich im Rahmen meiner Tätigkeit als FGKiKP überhaupt leisten kann. Und ich hab das der Mutter dann auch ganz klar im Endgespräch gesagt, wo ich sehe, was sie eigentlich bräuchte. (Kienzle, Para. 633)
Szenario 5	Der Fall übersteigt die persönliche Grenze	Und das war sehr sehr [Luftholen] aufreibend und kräftezehrend auch, ja, also weil es immer wieder von Neuem anfing, wo man dachte, jetzt haben wir den Punkt erreicht, jetzt geht's vorwärts und dann kam wieder ein Einbruch und wir haben wieder bei null angefangen und ich hab dann nach nem halben Jahr (..) hab ich den Fall abgegeben, an eine Kollegin, ich hab gesagt „ich kann nicht mehr" (..) es war nicht mehr möglich, ja. (Weidmann, Para. 178)
Szenario 6	ungeplanter Fallabbruch	Die Familie bricht den Kontakt ab
Szenario 7	Es kommt zu einer Krise, die intervenierenden Kinderschutz notwendig macht	Dann fing der Vater an psychisch nochmal mehr oder weniger einzubrechen und hat letztendlich dann ein Suizid mit seinen ganzen Medikamenten gemacht und lag dann halt mehrere Tage im Koma. Und da kam der Punkt, wo das Jugendamt rein musste. Also das waren ja schon sehr sehr starke Bedingungen und sehr starke Belastungen auch für diese Familie, das Kindeswohl war zu keinem Zeitpunkt gefährdet, aber ab dem Zeitpunkt wusste man nicht, wie man das weiter *handeln* soll und dann ist es an den Sozialen Dienst abgegeben worden. Genau. (Döbler, Para. 89)

Quelle: eigene Darstellung

5.5.9 Modell zum Handeln von FGKiKP

Das Modell zum Handeln von FGKiKP fasst die Ergebnisse zum Handeln von FGKiKP zusammen (Abbildung 12) und verdeutlicht, wie die verschiedenen Aspekte ihrer Arbeit ineinandergreifen. Im Zentrum des Handelns von FGKiKP steht das Kind. Sie betrachten es in Bezug auf seine Gesundheit, sein Wohl und seine Entwicklung, aber immer eingebunden in das Familiensystem. Der dritte Kreis stellt die sozial-ökologische Umwelt der Familie dar. Die offenen Kreise verdeutlichen, dass die Systeme miteinander interagieren und sich gegenseitig beeinflussen.

Der Handlungsprozess beginnt mit der Analyse und Einschätzung der Situation. Das Auge symbolisiert das Beobachten und Wahrnehmen, das essenziell ist, um die Lage des Kindes, der Familie und ihrer Umwelt ganzheitlich zu verstehen und auch Risiken und Ressourcen zu erkennen. Auf der rechten Seite wird der Prozess der Risikoeindämmung durch einen Abwärtspfeil visualisiert. Es geht es darum, potenzielle Gefahren oder problematische Faktoren in der Situation zu identifizieren und zu minimieren. Auf der linken Seite wird das ressourcenorientierte Handeln durch einen Aufwärtspfeil dargestellt. Hierbei geht es um Empowerment, also die Stärkung der Familie und ihrer vorhandenen Ressourcen, um die positive Entwicklung des Kindes zu fördern.

Abbildung 12: Modell zum Handeln von FGKiKP

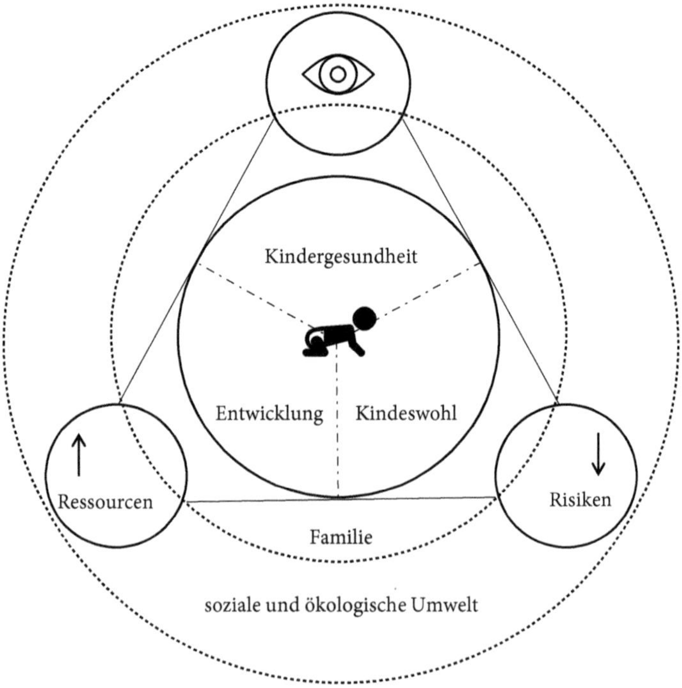

Quelle: eigene Darstellung

Den Analysen zufolge überwiegt der risikoorientierte Blick, wenn FGKiKP in die Familien kommen. Sie verlassen sich zunächst auf ihr Bauchgefühl und ihre „Antennen“ für bestimmte Signale. Sie nutzen Interaktion, Beobachtung und Gespräche, um die Situation einzuschätzen und Risiken zu erkennen. Ihr Ziel ist es, Risiken zu minimieren (Pfeil nach unten) und der Familie passende Unterstützung anzubieten. Bei Entwicklungsauffälligkeiten vermitteln sie zu weiteren Hilfen und begleiten die Familie. Im Falle von Kindeswohlgefährdung schlagen sie Alarm.

Im linken Teil des Modells fokussieren sich FGKiKP auf die Ressourcen des Kindes und der Familie, um sie zu stärken. Durch den Einsatz von Empowerment-Strategien wie der Methode *Marte Meo* fördern sie die Erziehungs- und Beziehungskompetenzen der Eltern. Weitere Maßnahmen umfassen Anleitung und Beratung zu Themen wie Ernährung, *Infant Handling* oder Beruhigungsstrategien. FGKiKP ermutigen Eltern zur Interaktion mit ihren Babys, z. B. durch Singen oder Spielen. Sie geben auch Informationen und erklären Inhalte, die Eltern z. B. beim Kinderarzt oder einer Fachärztin nicht verstanden haben.

FGKiKP haben einen spezifischen Blick auf das Kind und die Familie. Ihr Ansatz ist risikoorientiert, systemorientiert, ganzheitlich und strukturiert. Sie verfügen über ein spezifisches Urteilsvermögen und entwickeln eine Einschätzungskompetenz in Bezug auf die Gesundheit, Entwicklung und das Wohl des Kindes, das im Mittelpunkt aller Handlungen steht. In den Interviewanalysen zeigt sich, dass die Leitmaxime von FGKiKP das Kindeswohl ist. Ihr Handeln ist geprägt von der Erkennung möglicher Gefahren und Entwicklungsrisiken für das Kind. FGKiKP richten ihr Handeln darauf aus und entwickeln ihre Expertise entsprechend. Das Modell bildet eine Zusammenfassung der Handlungsziele und Strategien von FGKiKP.

Fazit zur Perspektiven von FGKiKP (TEIL B)

Frühe Hilfen sind ein Handlungsfeld der Gesundheitsförderung und Prävention. Doch zeigt sich im Datenmaterial der vorliegenden Untersuchung, dass aus der Perspektive von FGKiKP auch das Handlungsfeld Kinderschutz zentral ist. Den Interviews zufolge ist der Auftrag, Kindeswohlgefährdung einzuschätzen und abzuwenden für FGKiKP Herausforderung und Herzensangelegenheit zugleich. Sie machen es zu ihrer Leitmaxime, das Kindeswohl im Blick zu haben. Nahezu alle ihre Handlungen sind auf das Wohl und die Entwicklung des Kindes gerichtet. FGKiKP entwickeln ihre Expertise dahingehend, mögliche Gefahren für das Leben eines Kindes oder seine Entwicklung zu erkennen und richten ihr Handeln entsprechend darauf aus.

Der Fokus auf das Kindeswohl lässt sich über die Entstehung der Arena Frühe Hilfen (Teil A der Ergebnisdarstellung) erklären. Der Start der Bundesinitiative wurde maßgeblich von öffentlichkeitswirksamen Fällen von Kindeswohlgefährdung geprägt, wodurch die Einrichtung von „Frühwarnsystemen“ im Rahmen der Frühen Hilfen angestrebt wurde. Diese Aspekte spiegeln sich im Handeln der FGKiKP wider. Der Ursprung der Frühen Hilfen stellt eine entscheidende Bedingung für den fachlichen Blick auf das Kindeswohl dar.

Bei der Aushandlung von Kindeswohl zwischen verschiedenen Berufsgruppen fühlen sich FGKiKP oft nicht gesehen oder allein gelassen, z. B. wenn die zuständigen Stellen nicht angemessen handeln. FGKiKP kennen zwar die Grenzen ihres Kompetenz- und Zuständigkeitsbereichs. Doch deren Einhaltung hängt davon ab, dass von der lokalen Hilfestruktur der Kinder- und Jugendhilfe Maßnahmen zum Schutz der Kinder schnell und effektiv eingeleitet werden.

Die Einbettung der FGKiKP in die Arena und das Zusammenspiel mit anderen konstituierenden Elementen und sozialen Welten sind für die Entwicklung der Berufsausrichtung und deren Situation von Bedeutung. Entscheidend für die Professionalisierung der Berufsgruppe ist, dass ihnen fachliche Autonomie zuerkannt wird. Interdisziplinäre und multiprofessionellen Zusammenarbeit, Kooperation und Kommunikation gehören zum professionellen Selbstverständnis von FGKiKP, doch müssen diese durch entsprechende Strukturen gewährleistet sein.

6 Diskussion der Ergebnisse

In diesem Kapitel werden die zentralen Ergebnisse dieser Studie diskutiert. Sie werden mit dem aktuellen Forschungsstand in Zusammenhang gebracht (vgl. Kapitel 2.2.2. und 2.2.3), mit den dargelegten theoretischen Modellen verbunden (vgl. Kapitel 2.1) und vor dem Hintergrund aktueller Debatten und Diskurse im Pflegeberuf eingeordnet.

Ausgangspunkt der Studie war das *Phänomen*, dass Kinderkrankenpflegende in einem für sie neuen Arbeitsfeld tätig wurden und sich damit eine spezifische Berufsausrichtung ausdifferenzierte: die Familien-Gesundheits- und Kinderkrankenpflege (FGKiKP). Deren berufliche Entwicklung und Handeln im Arbeitsfeld der Frühen Hilfen standen im Fokus dieser Forschung. Das *Forschungsinteresse* richtete sich auf die Situation von Familien-Gesundheits- und Kinderkrankenpfleger*innen im Arbeitsfeld Frühe Hilfen. Die *Fragestellungen* wurden mithilfe der *Situationsanalyse* bearbeitet.

Dieses Kapitel ist folgendermaßen strukturiert: Im ersten Teil folgt die Diskussion der Ergebnisse zu Kernaufgaben von FGKiKP und zur sozialen Welt Kinderkrankenpflege. Im zweiten Teil werden Elemente des *processual Ordering*, Positionierungen und Machtverhältnisse in der Arena diskutiert. Abschließend folgt die Auseinandersetzung mit den Konstruktionen von Kindeswohl und Risiko, die sich in der Arena als zentral erwiesen haben. Ziel des Kapitels ist, die Ergebnisse in einen größeren Zusammenhang sowohl fachlich als auch wissenschaftlich einzuordnen. Anschließend werden im nächsten Kapitel Implikationen und konkrete Empfehlungen aus den Erkenntnissen abgeleitet.

6.1 Spezifische Expertise und Kernaufgaben von FGKiKP

Die Kernaufgabe, an der FGKiKP alle ihre Aktivitäten ausrichten, ist die Beobachtung und Förderung der Gesundheit und Entwicklung von Kindern. Das bedeutet, der Hauptfokus von Kinderkrankenpflege bleibt als FGKiKP erhalten. Aufgabe der Kinderkrankenpflege ist es, Kinder in ihrer Entwicklung einzuschätzen, Entwicklungsverzögerungen zu erkennen sowie Entwicklung und Gesundheit zu fördern. Damit stellt sich die Frage, was das Besondere, was spezifisch, anders und neu an der Tätigkeit als FGKiKP ist. Die Ergebnisse der Studie zeigen: FGKiKP haben das Anliegen, Krankheiten zu verhindern und vor allem die Gesundheit der Familie und ein gesundes Aufwachsen von Kindern zu fördern. Dabei haben sie ein ganzheitliches Gesundheitsverständnis: Kindergesundheit, Entwicklung und Kindeswohl denken sie zusammen. Es schließt eine Familienorientierung mit ein. Auch die psychosoziale Betreuung von Müttern und insbesondere die

Unterstützung der Eltern-Kind-Beziehung gehören dazu. Ein neuer Schwerpunkt in diesem aufstrebenden Arbeitsbereich ist die Prävention von Kindeswohlgefährdungen. Kinderschutz ist eine zentrale und spezifische Aufgabe von FGKiKP. Ihr Handeln ist dadurch bestimmt, dass sie mögliche Gefahren für das Leben eines Kindes oder seine Entwicklung erkennen. Darauf fokussieren FGKiKP, dahingehend richten sie ihre Expertise neu aus: Das Kindeswohl einzuschätzen ist für sie Herausforderung und Herzensangelegenheit zugleich. Es wurde für sie zum übergeordneten Leitgedanken und zur Grundlage allen Handelns.

Mit diesen zusätzlichen Aufgaben und neuen Perspektiven sind FGKiKP Teil eines Netzwerks, in dem sie die Funktion von Lotsinnen übernehmen. Bei Bedarf leiten sie Familien in passende Unterstützungsangebote weiter und erleichtern den Kontakt zu anderen (Gesundheits-)Fachkräften im Netzwerk der Frühen Hilfen und darüber hinaus. Multiprofessionell zusammenzuarbeiten gehört für FGKiKP zum professionellen Selbstverständnis. Professionell zu handeln heißt für sie, die eigenen Grenzen zu kennen und sich gut zu vernetzen. Auch Göbel und Rettig (2017) zufolge ist „der offene Austausch aller fallrelevanten Informationen und ein persönlicher Kontakt mit anderen Professionen", analog zur Arbeit im Krankenhaus, für FGKiKP „gängige Praxis" und „funktionierende Normalität" (S. 465). Das Lotsen ist neu, verglichen mit den Aufgaben der Kinderkrankenpflege im Krankenhaus. Ihre neue Rolle ermöglicht es ihnen, erfordert es aber auch, in weitaus stärkerem Maße als im Krankenhaus, sich aktiv zu vernetzen und selbstinitiativ Kooperationen anzustreben. Göbel und Rettig (2017) skizzieren FGKiKP sogar als Drahtzieherin und beschreiben sie als selbstbestimmte Akteurin, die Fallgeschehen steuert und Arbeitsteilung organisiert (S. 465). In diesem Punkt widerspricht die Darstellung derjenigen von Groß, Ginter und Zeller (2019), die FGKiKP als Fachkraft darstellen, die im Arbeitsfeld, im Netzwerk und in der Fallarbeit bzw. im Hilfeprozess um Handlungsfähigkeit und Sichtbarkeit ringen muss (S. 38 f.). Doch auch Groß et al. (2017, S. 57) kamen zu dem Ergebnis, dass sowohl FGKiKP als auch Familienhebammen vielfach vernetzt sind und sahen Vernetzung als Handlungsmuster von Familienhebammen und als Etablierungsstrategie von FGKiKP.

Bezüglich der Kernaktivität von FGKiKP kann zusammenfassend festgehalten werden, dass sich die Aufgaben als FGKiKP zwar im Hinblick auf die Tätigkeit im Krankenhaus verschieben und das Spektrum in mancher Hinsicht breiter wird. Alle Aktivitäten stehen jedoch in Verbindung mit der traditionellen Aufgabe von Kinderkrankenpflegenden, die Gesundheit und Entwicklung von Kindern zu beobachten und zu fördern. FGKiKP stützen sich auf ihre Expertise und Fachkompetenz, die sie in ihrer ursprünglichen beruflichen Rolle erworben haben. Daraus leiten sie ihre Mission ab, dafür zu sorgen, dass alle Kinder gesund aufwachsen. Den Daten dieser Studie zufolge, sind all ihre Aktivitäten darauf ausgerichtet, dieses Ergebnis zu erreichen.

Bezogen auf die „Stufen zur Pflegekompetenz" – *from novice to expert* – von Benner (2017) befinden sich die befragten FGKiKP auf einer hohen oder sogar der höchsten Kompetenzstufe. Als Pflegeexpertinnen handeln sie situativ angemessen, erfassen Probleme – selbst in hochkomplexen Situationen – intuitiv und können sich hinsichtlich ihrer Urteilsfähigkeit auf ihr Bauchgefühl verlassen. Sie begreifen die Situation ganzheitlich und haben „das große Ganze im Blick" – wie FGKiKP es selbst ausdrücken. Gleichzeitig springen ihnen bestimmte Details ins Auge. Sie haben den „Kennerblick" – wie Benner (2017, S. 311) es formuliert – und wissen intuitiv, worauf es ankommt. Bezüglich der Einschätzung von Anzeichen für eine Kindeswohlgefährdung handeln sie als erfahrene Gesundheitsfachkräfte und machen ihre Entscheidungen an der Leitmaxime fest, dass jedes Kind das Recht hat, seine Gesundheit bestmöglich zu entfalten. Sie sind Expertin für die Gesundheit des Kindes und messen daran auch das Kindeswohl. Zu welchen Konflikten das in der Zusammenarbeit mit Fachkräften aus anderen Disziplinen führen kann, ist Bestandteil von Gliederungspunkt 5.4.4 und wird in Kapitel 6.4 diskutiert.

Eine weiterführende Frage ist an dieser Stelle, ob sich mit Familien-Gesundheits- und Kinderkrankenpflege ein neues Berufsprofil entwickelt hat oder ob es sich bei FGKiKP um Kinderkrankenpflegende mit einer sehr hohen Kompetenzstufe handelt, die darum in der Lage sind, diese anspruchsvolle Tätigkeit zu erbringen. Weiter wäre die Frage, wie FGKiKP diese Kompetenzstufe erreicht haben und ob sie eine neue Stufe der Exzellenz *in* ihrer Funktion und Rolle als FGKiKP erlangen oder ob FGKiKP nur sein kann, wer bereits eine bestimmte Kompetenzstufe erreicht hat. Auch welchen Beitrag dabei die Weiterbildung zur FGKiKP als formale Qualifikation liefert oder ob es vielmehr auf Erfahrungswissen ankommt, sind an die Diskussion anknüpfende Fragen.

6.2 Soziale Welt Kinderkrankenpflege und Einordnung der FGKiKP

Vor dem Hintergrund der Theorie sozialer Welten und Arenen soll die Frage beantwortet werden: Bilden FGKiKP eine Subwelt der sozialen Welt *Kinderkrankenpflege* als Pendant zu Familienhebammen, die wiederum eine Subwelt von Hebammen formieren? Zunächst ist zu konstatieren, dass es sich bei FGKiKP nicht etwa um eine neue Berufsgruppe handelt, sie gehören weiter der sozialen Welt Kinderkrankenpflege an, bilden jedoch ein neues Segment. FGKiKP bezeichnen sich selten als solche – eher als „*Familienkinderkrankenschwester*", sie identifizieren sich dennoch stark mit der neuen Berufsrolle. Interessanterweise zeigt sich die Familien-Gesundheits- und Kinderkrankenpflege nicht als Subwelt der Pflegewelt, sondern ausdrücklich der Kinderkrankenpflege zugehörig. Wichtiger Akteur in den Aushandlungen, in denen sich die Berufsgruppe als Kollektiv zeigt, ist nicht der Berufsverband für Pflegeberufe (DBfK), sondern der Berufsverband für Kinderkrankenpflege (BeKD). Die Kinderkrankenpflege bildet in Frühen Hilfen demnach eine eigene soziale Welt und FGKiKP eine spezifische Subwelt von Kinderkrankenpflege. Den Ergebnissen von Horcher-Metzger (2021) zufolge ist das bei Familienhebammen anders: Hebammen betrachten die Familienhebammentätigkeit nicht als Berufsausrichtung, sondern als eine Tätigkeit unter vielen. Demzufolge repräsentierten sie keine Subwelt von Hebammen. Einer Segmentierung in verschiedene Berufsausrichtungen stehen Hebammen Horcher-Metzger (2021) zufolge kritisch gegenüber, im Gegenteil wollten sie der „Spaltungstendenz" entgegenwirken (S. 516). Familienhebamme zu sein, betrachten sie als zusätzlich, aber nicht als identitätsstiftend und nicht als Berufsbild, sondern als bedeutsame zusätzliche Tätigkeit im Rahmen ihres Berufes. Dazu passt auch das Ergebnis dieser Studie, dass sich Familienhebammen von Hebammen nicht klar abgrenzen ließen und in den Interviews nicht immer deutlich wurde, ob FGKiKP von „Regel-Hebammen" oder Familienhebammen sprachen. Aus den Ergebnissen von Horcher-Metzger (2021) lässt sich schließen, dass sich Familienhebammen als der sozialen Welt ihres Ursprungsberufes zugehörig fühlen und diesen nicht weiter aufgesplittet sehen wollen (S. 516 f.). Dieses Ergebnis steht im Widerspruch zu den Ergebnissen von Rettig et al. (2017), die einen Typ von Familienhebamme identifizierten, dessen direktes Berufsziel es war, Familienhebamme zu werden (S. 53 ff.). Für die Einordnung der Familienhebammentätigkeit als zusätzliche spezifische Tätigkeit sprechen auch die Thesen und Empfehlungen im Eckpunktepapier der Deutschen Gesellschaft für Hebammenwissenschaft (DGHWi) und dem Deutschen Hebammenverband (DHV) gemeinsam mit den Hochschulen Bochum und Osnabrück (Schlüter-Cruse & Sayn-Wittgenstein, 2022). Demzufolge „erweitern" freiberuflich tätige Hebammen „ihr Tätigkeitsfeld im Rahmen der Frühen Hilfen" (S. 19). Die Autorinnen geben außerdem zu Bedenken, dass spezifische Kompetenzen, wie sie im Kompetenzprofil für Familienhebammen gefordert werden, Teil des Hebammenstudiums sind oder in Form einer Wahlvertiefung im Rahmen des Studiums angeboten werden sollten (Schlüter-Cruse & Sayn-Wittgenstein, 2022, S. 19). Inhalte der Fachweiterbildung zur Familienhebamme und im Studium sollten ggf. gegenseitig anerkannt werden (Schlüter-Cruse & Sayn-Wittgenstein, 2022, S. 45). Horcher-Metzger (2021, S. 516 f.) plädiert ebenfalls dafür, die Inhalte der Zusatzqualifikation in die primäre Ausbildung als Hebamme zu integrieren. In Bezug auf die Qualifizierung für die Tätigkeit der FGKiKP ist die Situation eine andere. Das nächste Kapitel ordnet die Zusatzqualifikation FGKiKP vor dem Hintergrund aktueller Entwicklungen und im Vergleich zu (Familien-)Hebammen ein.

6.3 (Die) Kinderkrankenpflege im Wandel

Im Jahr 2020 traten sowohl das neue Hebammengesetz als auch das neue Pflegeberufegesetz (PflBG) in Kraft. Genauso wie der Hebammenberuf ist auch die Kinderkrankenpflege in Deutschland eine Profession im Wandel. Doch gehen die Entwicklungen in verschiedene Richtungen. Der Hebammenberuf, als Beruf, der sich auf eine bestimmte, spezifische Lebensphase von der Schwangerschaft über die Geburt bis zum ersten Lebensjahr des Kindes richtet, ist seitdem vollständig akademisiert und wurde strukturell gestärkt. Parallel wurde die Berufsausbildung in den Pflegeberufen, die in Deutschland in drei verschiedene Ausbildungen (Kinderkrankenpflege, Krankenpflege, Altenpflege) aufgeteilt war, zu einer einheitlichen Berufsausbildung mit generalistischer Ausrichtung zusammengeführt, die für die Pflege von Menschen aller Altersgruppen qualifizieren soll. Damit wurden die Ausbildungswege in den Pflegeberufen an internationale Standards anpasst (Mahler & Elsbernd, 2022). Gleichzeitig schreitet die Akademisierung auch in der Pflege voran: Neben einer Ausbildung an einer Berufsfachschule besteht die Möglichkeit, sich in einem primärqualifizierenden Studiengang an einer Hochschule oder Universität für den Pflegeberuf zu qualifizieren (BMFSFJ, 2022, S. 34–50). Der Anteil der Studienanfänger*innen im Bereich Pflege ist im Vergleich zur Gesamtzahl der Personen, die eine klassische Pflegeausbildung beginnen, jedoch gering. Im Jahr 2022 waren 0,97 % aller Pflegeauszubildenden (berufliche und hochschulische Bildung) für den primärqualifizierenden Abschluss als Pflegefachmann oder Pflegefachfrau an einer Hochschule oder Universität eingeschrieben (Hofrath & Meng, 2023, S. 10). Unter Berücksichtigung aller Studienformate lag die Akademisierungsquote bei 2,27 % (S. 10). Die bisher erreichten Quoten liegen damit weit unter der aktuellen Empfehlung des Wissenschaftsrats, dass 20 % der Pflegefachpersonen akademisch qualifiziert sein sollten (WR, 2023, S. 10). Auch haben sich Strukturen zum Einsatz der akademisierten Pflegefachpersonen bislang weder etabliert noch wurden sie genauer definiert. Ein erweitertes Ausbildungsziel für die Pflegeausbildung an Hochschulen wurde zwar gesetzlich festgelegt (§ 37 PflBG), jedoch nicht genauer ausdifferenziert. So bilanziert die Arbeitsgruppe der Ausbildungsoffensive Pflege (2023, S. 35 f.), dass Aufgabenprofile von akademisch qualifizierten Pflegefachpersonen konkretisiert und gemeinsam mit Praxiseinrichtungen und Hochschulen ausgehandelt werden müssen.

Hebammenstudium und Pflegestudiengänge wurden in Deutschland nicht gleichermaßen politisch gefördert. Das zeigt sich z. B. daran, dass der Praxisanteil von mindestens 2 300 Stunden, den das Gesetz vorschreibt, im Pflegestudium seither nicht regulär vergütet wurde, wie das in der Pflegeausbildung oder im Hebammenstudium der Fall ist. Mit Inkrafttreten des Pflegestudiumstärkungsgesetz (PflStudStG) zum 1. Januar 2024 änderte sich das: Der Gesetzesentwurf, der seit April 2023 vorlag und im Oktober 2023 im Bundestag verabschiedet wurde, sieht u. a. vor, das primärqualifizierende Pflegestudium als duales Studium auszugestalten und Studierende angemessen zu vergüten. Auch für die Finanzierung der Praxisanleitung in Praxiseinrichtungen gibt es (noch) keine einvernehmliche

Regelung[75]. Dies sind Beispiele für (politische) Entscheidungen, die in der Vergangenheit zu einer „strukturellen Schwäche der derzeitigen rechtlichen Rahmenbedingungen des grundständigen Pflegestudiums" führten (BMFSFJ, 2022, S. 47). In den Studierendenzahlen spiegelt sich das wider: Im Wintersemester 2021/22 war nur die Hälfte der vorgehaltenen Studienplätze in primärqualifizierenden Pflegestudiengängen besetzt (BMFSFJ, 2022, S. 38).

Der Generalistik steht ein Mangel an spezialisierten Pflegefachpersonen gegenüber. Dieser ist in vielen Arbeits- und Tätigkeitsfeldern der Pflege zu beobachten, besonders gravierend jedoch in den spezialisierten Bereichen der Akutpflege (z. B. in der Pädiatrie, auf Neugeborenen- oder Intensivstationen). Beispiele für Belege sind die Stellungnahme von der Deutschen Gesellschaft für Fachkrankenpflege und Funktionsdienste (2022) oder die Pressemitteilung des Deutschen Pflegerats (2022) über die Situation in Kinderkliniken und Kinderintensivstationen. Dieser Befund zeigt, dass die Reformbemühungen in den Pflegeberufen mit Einführung der neuen Ausbildungs- und Prüfungsverordnung nicht abgeschlossen sein dürfen. Weitere Schritte müssen folgen. Um den Anforderungen der Kinderkrankenpflege, insbesondere der Versorgung hochvulnerabler Gruppen wie Frühgeborener, gerecht werden zu können (Koltermann, 2022; Näther, 2022), soll generalistisch ausgebildeten (Gesundheits- und Kinderkranken-) Pflegefachpersonen zukünftig eine Nachqualifizierung für Kinderkrankenpflege angeboten werden. Eine solche Anschlussqualifizierung wurde durch die GkinD und den BeKD konzipiert und wird in Form eines individuellen Weiterbildungsprogramms für generalistisch qualifizierte Pflegefachpersonen, die sich im Bereich Kinderkrankenpflege weiterqualifizieren wollen, in Nordrhein-Westfalen bereits angeboten (Pätzmann-Sietas, 2023). Auch in der Fachpraxis wurde auf die aktuellen Entwicklungen reagiert, indem die Einarbeitungszeiten für neue Mitarbeiter*innen z. B. in der Neonatologie ausgeweitet wurden. Wenn die Ausbildung nicht mehr den Anforderungen der Praxis entspricht, deutet das nicht auf eine Stärkung des Berufszweiges hin.

Spezifische Berufsausrichtungen im Pflegeberuf könnten in den (Fach-)Weiterbildungsbereich verschoben werden oder wie im internationalen Ausland als aufbauende Masterstudiengänge angeboten werden. Was Weiterbildungs- und Spezialisierungsmöglichkeiten in der Pflegepraxis betrifft, ist Deutschland jedoch weit von internationalen Standards entfernt. Die Weiterbildungsstrukturen für die Pflegeberufe sind in Deutschland heterogen und bei weitem nicht durchgängig akademisiert. Darüber hinaus liegt die Weiterbildung, anders als die grundständige Pflegebildung, für die es einen bundesweit vorgeschlagenen Rahmenlehrplan gibt (Bundesinstitut für Berufsbildung, 2020) und die von den Ländern geregelt wird, im Verantwortungsbereich der Pflegekammern, die es derzeit noch in wenigen Bundesländern gibt. Die Frage ist außerdem, wer dann die Kosten für eine

75 In Baden-Württemberg wird sie aus Landesmitteln finanziert.

Nachqualifizierung oder die Weiterbildung trägt und was die Konsequenzen für die Berufsbiografien von Angehörigen der Pflegefachberufe sein werden.

Im Folgenden soll es darum gehen, was diese Entwicklungen und neuen gesetzlichen Bestimmungen für die Kinderkrankenpflege bedeuten und was sich daraus für die Familien-Gesundheits- und Kinderkrankenpflege ableiten lässt. Im Rahmen der generalistischen Pflegeausbildung haben Auszubildende neben den Wahlmöglichkeiten „Stationäre Akutpflege", „Stationäre Langzeitpflege", „Ambulante Langzeitpflege" oder „Psychiatrische Versorgung" ein Wahlrecht für die Vertiefung „Pädiatrische Versorgung", die sie bereits zu Beginn ihrer Ausbildung wählen können (Marx, 2020, S. 35). Das bedeutet, sofern ein Vertiefungseinsatz in der pädiatrischen Versorgung im Ausbildungsvertrag festgelegt wurde (§ 59 Abs. 2 PflBG), können sich Auszubildende im letzten Ausbildungsdrittel dafür entscheiden, nicht den Abschluss „Pflegefachfrau/Pflegefachmann", sondern einen Abschluss als Gesundheits- und Kinderkrankenpfleger*in anzustreben. Sie vertiefen sich dann im dritten Ausbildungsjahr in dieser Fachrichtung speziell zur Pflege von Kindern und Jugendlichen. Summa summarum enthält die Ausbildung der Kinderkrankenpflege nach dem neuen PflBG halb so viele Praxisstunden im pädiatrischen Bereich, wie zuvor (Marx, 2020, S. 36). Eine Herausforderung in der Umsetzung dieser neuen gesetzlichen Vorgaben liegt für Pflegebildungsträger darin, genügend Praxiseinrichtungen für die Pflicht- und Vertiefungseinsätze in der Kinderkrankenpflege zu finden. Eine Chance liegt darin, dass neben dem klassischen Setting Krankenhaus, mehr bzw. auch Einsätze in anderen Arbeitsfeldern, wie in ambulanten Kinderkrankenpflegediensten, Einrichtungen der Frühförderung oder für Kinder- und Jugendliche mit Behinderung, stattfinden können. Im Rahmen dessen sind auch Einsätze von Lernenden in Einrichtungen der Frühen Hilfen denkbar. Die Herausforderung liegt dann wiederum darin, dort mindestens eine*n qualifizierte*n Praxisanleiter*in vorzuhalten. Das würde voraussetzen, dass die/der anleitende FGKiKP zugleich auch eine Weiterbildung als Praxisanleiter*in absolviert haben müsste[76]. Eine weitere Herausforderung sehen Pflegepädagog*innen aus der Kinderkrankenpflege darin, Inhalte der früheren Ausbildung in der Gesundheits- und Kinderkrankenpflege, für die nach der neuen Regelung nicht mehr genügend Raum in der Ausbildung bleibt, in andere Lernangebote *nach* dem Examen zu verschieben (Marx, 2020, S. 37). Daraus lässt sich schlussfolgern, dass die generalistische Pflegeausbildung keinen Spielraum für zusätzliche Inhalte aus der Zusatzqualifikation FGKiKP hat. Die Strukturen für eine weitere Spezialisierung müssen erst noch geschaffen werden. Das bedeutet, die generalistische Pflegeausbildung kann nur ein weiterer Schritt auf dem Weg zur Internationalisierung der Pflegeausbildung

76 Darüber hinaus würde die Praxisanleitung im Arbeitsfeld Frühe Hilfen Ressourcen in Form von Zeit, Geld und Personal in Anspruch nehmen. Es besteht jedoch auch ohne Praxisanleitung bereits ein Mangel an Fachkräften in Frühen Hilfen.

und zur Professionalisierung der Pflegefachberufe sein – weitere Entwicklungsschritte müssen folgen. Dabei müssen Fachweiterbildungen und Zusatzqualifikationen wie die der FGKiKP mitgedacht werden.

Infrage steht, ob es *die* Kinderkrankenpflege als eigenständigen Beruf weiterhin geben wird bzw. gibt oder ob sie sich zu einer spezifischen Fachdisziplin oder einem spezifischen Tätigkeitsfeld der Pflegefachberufe entwickelt. In den empirischen Daten, die dieser Arbeit zugrunde liegen, lässt sich die Kinderkrankenpflege als eine eigene soziale Welt konzeptualisieren, die kollektiv handelt, z. B. ihren eigenen Berufsverband hat, und deren Mitglieder sich stark mit der Kinderkrankenpflege identifizieren und sich auch als FGKiKP der sozialen Welt Kinderkrankenpflege weiter zugehörig fühlen. Wenn sich die Kinderkrankenpflege jedoch zu einem spezifischen Tätigkeitsfeld der Pflegefachberufe entwickelt, wie situiert sich dann die FGKiKP? Entweder sie bleibt ein Segment von Kinderkrankenpflege oder sie bildet neben Kinderkrankenpflege ein weiteres Tätigkeitsfeld der Pflegefachberufe und würde damit ggf. ein Segment der sozialen Welt der Pflegeberufe oder aber, ähnlich wie es sich im Hebammenberuf zeigt, die FGKiKP situiert sich zukünftig als zusätzliche Tätigkeit im Feld der Kinderkrankenpflege.

6.4 Positionierung und Machtverhältnisse in der Arena

Vor dem Hintergrund der Ergebnisse anderer Forschungsarbeiten ist es nachvollziehbar, Frühe Hilfen als Arena zu konzeptualisieren. Volk et al. (2020) akzentuieren in ihrer „multiperspektivische[n] Analyse von kommunalen Netzwerken Frühe Hilfen“ die „permanente Grenzarbeit“, die alle Beteiligten im Netzwerk leisten (S. 20). Grenzarbeit sehen sie bedingt durch Konkurrenzverhältnisse. Dieser Befund entspricht den Ergebnissen der vorliegenden Studie. Die Arbeit von Pflegefachpersonen in der Jugendhilfe löst bei anderen Berufsgruppen zunächst eine Irritation aus. Die befragten FGKiKP erleben es so, dass sie im Arbeitsfeld Frühe Hilfen als Bedrohung und Konkurrenz empfunden werden. Das gilt sowohl für die Berufsgruppe der Sozialen Arbeit als auch für (Familien-)Hebammen. Kennzeichnend für das Anfangsstadium von FGKiKP ist, dass die Berufsgruppe im Arbeitsfeld Frühe Hilfen erst neu entstanden ist und das Tätigkeitsfeld in der Häuslichkeit der Familien für sie neu war. Der Machtvorteil der anderen Akteursgruppen bestand darin, dass sie – historisch gewachsen – bereits in die Strukturen der Jugendhilfe eingebunden waren oder längst aufsuchend in Familien tätig waren. Sie kannten sich aus und waren mit den Strukturen und Ansprechpersonen vertraut.

Die verschiedenen Studien zur multiprofessionellen Kooperation bestätigen, dass im Arbeitsfeld Frühe Hilfen Professionalisierungsprozesse stattfinden und das Konfliktpotenzial der aufeinandertreffenden Berufsgruppen in Frühen

Hilfen wird deutlich (Göbel & Rettig, 2017; Groß et al., 2017, 2019; Rettig et al., 2017; Schröder & Zeller, 2018; Schröder et al., 2014; Volk et al., 2020). Es ist erforderlich, Vereinbarungen über Zuständigkeiten und Grenzen zu treffen, um ein Miteinander oder zumindest ein Nebeneinander zu ermöglichen. Volk et al. (2020) betonten, dass Zielsetzungen, Zuständigkeiten und Positionierungen der Berufsgruppen in Frühen Hilfen abgestimmt werden müssen. Dabei wurde festgestellt, dass Status, Anerkennung, Macht und Mitsprache der Beteiligten variieren. Diese Unterschiede werden zwar identifiziert, aber nicht näher spezifiziert. Aus der Studie von Volk et al. (2020) geht hervor, dass Aushandlungen stattfinden und welche Aspekte geklärt werden müssen (Zielsetzung, Zuständigkeiten, Positionierung). Allerdings wurden weder der Prozess noch konkrete Ergebnisse erläutert. Im empirischen Material der vorliegenden Studie zeigt sich als zusätzlicher zentraler Gegenstand von Verhandlungen die Allokation von Ressourcen.

6.4.1 Allokation der verfügbaren Ressourcen

In der ersten Phase der Entwicklung der Arena und der Entstehung von FGKiKP war vor allem der Konflikt um rechtliche Ressourcen zentral. Streitpunkt war, welche Berufsgruppen in der neuen Gesetzesgrundlage (BKiSchG) als förderungsfähig aufgeführt werden. Die Allokation der Ressourcen (Bundesmittel und teilweise auch Landesgelder) barg Konfliktpotenzial. Bedeutungsvolle Ressourcen waren demnach finanzieller Art. Dazu gehören z. B. auch Arbeits- oder Honorarverträge, der Stundenlohn, darüber hinaus Zeit und Geld für Hausbesuche und auch Ressourcen in Form von Investitionen wie Supervision, angeleitete Fallbesprechungen oder die so genannten Qualitätszirkel. Weitere Ressourcen im Konfliktfeld waren die Reputation, das Image, die gesellschaftliche Stellung, der Professionalisierungsgrad, aber auch Wissensressourcen. Darüber hinaus legen autoritative Ressourcen fest, wer in der Lage ist, sich Handlungsspielräume zu verschaffen. Im Datenmaterial dieser Studie wurden alle diese Ressourcen als Gegenstand von Aushandlungen ersichtlich.

6.4.2 Konkurrenz und Kooperation zwischen (Familien-)Hebammen und FGKiKP

In der Zuteilung der Ressourcen zeigten sich im Material dieser Studie zwei mögliche Strategien in der Interaktion mit anderen Berufsgruppen: Konkurrenz oder Kooperation. Vonseiten der (Familien-)Hebammen erlebten FGKiKP in Frühen Hilfen zunächst Konkurrenzverhalten. Eine Erklärung dafür könnte sein, dass die (Familien-)Hebammen als erste in diesem Arbeitsfeld tätig waren und nicht die Absicht hatten, sich in ihrer Position herausfordern zu lassen. Die FGKiKP, die im Rahmen der vorliegenden Studie befragt wurden, wollten weder Hebammen noch Familienhebammen „ins Gehege kommen" und strebten eine konstruktive Zusammenarbeit an. Doch stehen sich Konkurrenz und Kooperation diametral entgegen: Ein Konkurrenzverhältnis verhindert Kooperation. Konflikte und Differenzen zwischen Familienhebammen und FGKiKP werden auch von Horcher-Metzger (2021) beschrieben. Ihrer Studie zufolge erlebten Familienhebammen das Tätigwerden von GKiKP in Frühen Hilfen als „Eindringen" in das Tätigkeitsfeld der Hebammen (S. 511) und als „Angriff auf die Berufsidentität" (S. 510). Sie erkannte bei den (Familien-)Hebammen eine fehlende Teamorientierung und beschreibt eine gegenseitige Herabwürdigung (Horcher-Metzger, 2021, S. 509). Damit stimmen die Schilderungen von Schröder und Zeller (2018) überein, wonach Familienhebammen sich über andere Professionelle stellten und ihnen Kompetenzen absprachen. Zum Beispiel wurden die Diagnosen von Ärzt*innen infrage gestellt und Jugendamtsmitarbeiter*innen wurden als „unerfahren, unwissend und als bildungsbürgerlich naiv" dargestellt (S. 115). Auch im Überschneidungsbereich von Familienhebammen und FGKiKP sahen Groß et al. (2019) „Kompetenzgerangel" (S. 39). Daneben identifizierten sie aber auch das Erleben von Zusammenarbeit als Bereicherung.

Dieses Ergebnis steht im Einklang mit den Resultaten dieser Studie, in der sich das Verhältnis zwischen (Familien-)Hebammen und FGKiKP als Entwicklungsprozess von Distanz und Allzuständigkeit (Konkurrenz) hin zu Offenheit und Aufgabenteilung (Kooperation) zeigt. Den Interviewanalysen zufolge erkennen FGKiKP die Grenzen der eigenen Zuständigkeit und Kompetenz und sehen darum eine Notwendigkeit für Zusammenarbeit und Kooperation. Eines ihrer Leitmotive ist: Jede Berufsgruppe unterstützt Familien gemäß ihren Fähigkeiten – darum ist es sinnvoll, sich gegenseitig zu ergänzen und zu bereichern. Den Angaben der Befragten zufolge lässt sich folgendes Bild zeichnen: Zentrale Bedingung für erfolgreiche Zusammenarbeit ist, Zuständigkeitsdomänen und Grenzen der Zuständigkeit auszuhandeln, zu markieren und zu respektieren. Die Aushandlung streben die befragten FGKiKP aktiv an, werden selbstinitiativ, bieten Zusammenarbeit an, gehen auf die andere Berufsgruppe zu, zeigen sich friedfertig und empathisch, beschwichtigen, indem sie mit dem unterschiedlichen Ausbildungshintergrund der beiden Berufsgruppen und den gesetzlichen Regelungen für die Tätigkeit in Frühen Hilfen argumentieren. Klare Grenzen zu ziehen und diese auch zu kommunizieren ist ihre Strategie. Je höher die Kompetenzstufe, desto klarer die Durchsetzung von Grenzen. Negativer Gegenhorizont dazu ist, in Grenzsituationen nicht zu wissen, was zu tun ist und sich für alles zuständig zu fühlen (Allzuständigkeit). Dass die beteiligten Berufsgruppen in Frühen Hilfen permanent gefordert sind *Grenzarbeit* zu leisten, ist auch das zentrale Ergebnis von Volk et al. (2020). Ergebnis der vorliegenden Studie ist überdies, dass diese Aushandlungsprozesse von Grenzen wesentlich dafür sind, ob sich eine Gesundheitsfachkraft in Frühen Hilfen einrichtet oder nicht. Gelingt der Aushandlungsprozess nicht, ziehen sich entweder (Familien-)Hebammen oder Kinderkrankenpflegefachpersonen aus dem Arbeitsfeld zurück.

6.4.3 Konkurrenz und Kooperation zwischen SPFH und FGKiKP

Wie ist das Verhältnis von Konkurrenz und Kooperation in der Beziehung zwischen Berufsangehörigen der Sozialen Arbeit und FGKiKP? In den Interviews, die im Rahmen der Studie geführt wurden, zeigt sich Konkurrenzverhalten nicht als dominant. Zwar ist die aufsuchende Arbeit mit Familien ein klassisches Setting der Sozialen Arbeit – im Kinderschutz findet dies insbesondere in der Berufsrolle als SPFH statt, doch zeigt sich bezüglich der Zusammenarbeit zwischen SPFH und FGKiKP ein ambivalentes Bild. Groß et al. (2017, S. 61) arbeiteten heraus, dass die Kooperation zwischen SPFH und FGKiKP vom Fallverständnis der jeweiligen Fachkräfte abhing. FGKiKP rahmten die Fälle medizinisch, wohingegen SPFH sie sozialpädagogisch verstanden. Wenn SPFH und FGKiKP ein unterschiedliches Fallverständnis hatten, arbeiteten sie eher nebeneinanderher und sprachen aneinander vorbei. Herrschte ein gemeinsames Fallverständnis vor, arbeiteten sie eher gemeinsam und sprachen miteinander (S. 61). Die Ergebnisse der vorliegenden Studie entsprechen diesem Befund. Im unterschiedlichen Fallverständnis zeigt sich, dass das professionelle Selbstverständnis der beiden Berufsgruppen unterschiedlich ist. FGKiKP argumentieren eher medizinisch, gesundheitlich und verstehen sich als Anwältinnen der Familien. Wohingegen SPFH aus der Perspektive der interviewten FGKiKP eher eine pädagogische Argumentation bemühen. Zum Konflikt kommt es dem Datenmaterial dieser Studie zufolge, wenn verwaltungsorientiertes, institutionalisiertes Denken von SPFH und familienorientiertes Denken von FGKiKP aufeinandertreffen. Wenn FGKiKP existenzielle Lebensnotwendigkeiten gefährdet sehen, im Notfall-Modus handeln, und dabei auf einen Verwaltungsapparat treffen, in dem sich Prozesse auch in existentiellen Notlagen nicht beschleunigen lassen, geraten die beiden Berufsgruppen aneinander. Der Kampf um Deutungshoheit im einzelnen Fall, beispielsweise in der Frage, ob es sich um Kindeswohlgefährdung handelt oder nicht, ist zwischen Jugendamtsmitarbeiter*innen und FGKiKP ein Konfliktthema. Wenn Aufgaben klar abgegrenzt und aufgeteilt sind, funktioniert den Ergebnissen dieser Studie zufolge die Zusammenarbeit und Kooperation zwischen SPFH und FGKiKP gut. Kompetenzgerangel zwischen Gesundheitsberufen und Sozialer Arbeit/Sozialpädagogik scheint sich eher auf fachwissenschaftlicher Ebene abzuspielen als in der Fachpraxis. Im Praxisfeld zeigt sich Konkurrenz zwischen SPFH und FGKiKP im Material dieser Arbeit weniger.

6.4.4 Grenzarbeit und Grenzsubjekte

Die Autorinnen der Studie zum Handeln von Familienhebammen konzeptualisierten Familienhebammen als *Grenzarbeiterinnen* mit der Begründung, dass Familienhebammen nichts Eigenes hätten, sondern erst in Abgrenzung zu anderen Professionen entstünden (Schröder et al., 2014, S. 67). Diese These wird an einem Zitat aus den Interviews festgemacht. Dieses zeigt jedoch, dass der Interviewer (sic.) den Erzählstimulus so setzte, dass die Abgrenzung zur SPFH förmlich verlangt wurde. Das bedeutet, das Ergebnis von Schröder et al. (2014), dass „Grenzziehungen eingefordert werden, um das Tätigkeitsprofil Familienhebamme zu schärfen" (S. 68), wurde in der Datenerhebung provoziert. Ein weiteres Argument von Schröder und Zeller (2018) das die Konzeptualisierung als Grenzarbeiterinnen stärken soll ist jenes, dass Familienhebammen an „Systemgrenzen zwischen der Gesundheitsförderung und der Kinder- und Jugendhilfe" agieren (Schröder & Zeller, 2018, S. 115).[77] Obwohl die Argumentation von Schröder et al. (2014) fragwürdig ist, bestätigen die Ergebnisse der vorliegenden Studie die vielfältigen Abgrenzungsprozesse, die innerhalb der Arena Frühe Hilfen zwischen den verschiedenen sozialen Welten stattfinden. Es ist jedoch meiner Meinung nach nicht gerechtfertigt, daraus den Schluss zu ziehen, dass die einzelnen Berufsgruppen nichts „Eigenes" hätten (S. 67). Vielmehr lässt sich daraus ableiten, dass die Arena Frühe Hilfen aus einer Vielzahl von Themen besteht, die eine multiprofessionelle Bearbeitung beanspruchen. Kinderschutz erfordert eine sozialpädagogische Herangehensweise und beinhaltet gleichzeitig gesundheitliche Aspekte.

In der Monografie zum Handeln von Familienhebammen (Rettig et al., 2017) bringen die Autorinnen ihre Konzeptualisierung von Familienhebammen als Grenzarbeiterinnen auf den Begriff der „Grenzsubjekte" (S. 150) und nehmen dabei Bezug auf das Konzept der „Grenzobjekte" von Star und Griesemer (1989). Grenzobjekte sind dadurch gekennzeichnet, dass sie einen kleinen gemeinsamen Nenner verschiedener sozialer Welten innehaben und für verschiedene soziale Welten gleichzeitig zentral und verbindend sind. Sie erfüllen den Zweck, im Übergang zwischen verschiedenen Welten zu übersetzen und dienen damit dem Zusammenhalt (Kohärenz). Das Entscheidende ist, dass sich an Grenzobjekten das Ringen um Deutungshoheit manifestiert (vgl. Kapitel 2.1.3.).

Als Beispiel für ein Grenzobjekt lässt sich in der Entstehung der Arena und in der Herausbildung von Familienhebammen und FGKiKP auf Grundlage der Ergebnisse der vorliegenden Studie das *Bundeskinderschutzgesetz* konzeptualisieren. In diesem Gesetz offenbaren sich die Machtverhältnisse im Prozess der Herausbildung der entsprechenden Leistungsgesetzgebung und damit einhergehenden

77 Die Autorinnen vermischen wiederholt Berufsfelder (wie Gesundheitssystem, Jugendhilfe, Sozialwesen, Bildungssystem) mit Handlungsfeldern (wie Gesundheitsförderung, Prävention, Rehabilitation, Krankenversorgung, Patientenedukation).

Zuweisung von Ressourcen. Das BKiSchG hat in den Frühen Hilfen einen hohen Symbolgehalt bezüglich der (Un-)Sichtbarkeit von FGKiKP, die darin nicht explizit erwähnt werden, sondern (nur) als zu Familienhebammen „vergleichbare Berufsgruppe" Eingang finden.

Ein weiteres Beispiel für ein Grenzobjekt in der multiprofessionellen Fallbearbeitung zeigt sich im Datenmaterial der vorliegenden Studie: das *Genogramm* einer Familie. Die unterschiedlichen Berufsgruppen, die gemeinsam den Fall bearbeiten oder beratschlagen, nutzen das Genogramm zur gegenseitigen Verständigung über die Familie und entwickeln daran eine gemeinsame Sprache. Es nimmt – sofern damit gearbeitet wird – einen derart zentralen Stellenwert ein, dass eine Befragte während einer Fallerzählung ein Genogramm aufzeichnet und mit dessen Hilfe den Fall erläutert. Grenzobjekte können demnach ein Hilfsmittel sein, damit multiprofessionelles Zusammenarbeiten gelingt.

Rettig et al. (2017, S. 150) konzipieren das Kompetenzprofil *Familienhebammen*, welches durch das NZFH (2013c) herausgegeben wurde, als Grenzobjekt. Analog kann das Kompetenzprofil *Familien-Gesundheits- und Kinderkrankenpflegerinnen und -pfleger* (NZFH, 2014c) als Grenzobjekt interpretiert werden. Verschiedene soziale Welten nehmen auf diese beiden Konstrukte Bezug. Sie dienen der Verständigung. Forschungsinteresse und Ziel von Rettig et al. (2017, S. 151) war es, die Familienhebamme zu diesem konzeptionellen Konstrukt in Beziehung zu setzen. Sie argumentieren, dass Grenzen nicht konzeptionell gesetzt werden können, sondern von den handelnden Subjekten hergestellt werden müssen. Als zentrales Ergebnis ihrer Studie formulieren sie, dass Familienhebammen Grenzsubjekte sind (Rettig et al., 2017, S. 18, S. 150 ff.). Ihre Argumentation wird im Folgenden mit den Ergebnissen der vorliegenden Arbeit diskutiert.

Rettig et al. (2017) zufolge sind Familienhebammen *Grenzsubjekte*, weil sie Grenzen herstellten und auf verschiedenen Ebenen (Handlungs-, Fall-, Organisationsebene) Grenzarbeit leisteten. Die Autorinnen geben in ihrer Ergebnisdarstellung Beispiele für Grenzarbeit, wo sich Familienhebammen als Grenzsubjekte zeigten: Familienhebammen zogen eine Grenze bezüglich ihrer Zuständigkeit in den Familien, indem sie sich als *Mütterhebammen* herstellten und Väter ausgrenzten (wohingegen sie Großmütter einbezogen) (Rettig et al., 2017, S. 154; Schröder & Zeller, 2018, S. 113). Eine Mütterorientierung lässt sich in den für diese Arbeit erhobenen Daten bezüglich FGKiKP nicht beobachten, sondern vielmehr eine *Kindzentrierung*. FGKiKP nehmen jedoch keine Exklusion vor, für *wen* sie in der Familie zuständig sind. Wer zur Familie gehört, wird von der Familie selbst definiert. Es ist sogar eher so, dass FGKiKP konzeptionelle Grenzen auflösen bzw. ausweiten, indem sie beispielsweise Kinder, die älter als drei Jahre sind, mit unterstützen oder Unterstützung im Netzwerk vermitteln, wenn nötig oder dass das kleinere Geschwisterkind ihre Zuständigkeit legitimiert, wenn eigentlich das ältere Geschwisterkind ihre Unterstützung benötigt. Auch Väter werden von FGKiKP explizit in die Arbeit in der Familie inkludiert. Sie werden sowohl als

Elternteil einbezogen als auch als Partner oder Ehemann oder als Einzelperson, um deren Gesundheit (und Pflege) es im System Familie ebenfalls geht.

Rettig et al. (2017, S. 155) geben ein weiteres Beispiel dafür, inwiefern Familienhebammen als Grenzsubjekte fungieren, und zwar an der Grenze zwischen Tertiär- und Sekundärprävention (Rettig et al., 2017, S. 155). Einerseits war Familienhebammen wichtig, „nicht das Jugendamt" zu sein (S. 155) und das Vertrauen der Mütter nicht zu erschüttern. Andererseits „ist [das] schon tertiär, was wir da machen" (Zeller et al., 2020, S. 110), zitieren die Autorinnen eine Gesundheitsfachkraft. Diese Ambivalenz integrierten Familienhebammen in ihre Arbeit, weshalb sie als Grenzsubjekte anzusehen seien (S. 155). Im Datenmaterial der vorliegenden Studie wird diese Ambivalenz in den Schilderungen zum *Graubereich* deutlich. In diesem Aspekt stimmen die Ergebnisse von Zeller et al. (2020) mit dieser Studie überein, da keine empirisch nachweisbare Trennlinie zwischen Prävention und Intervention festgestellt werden konnte.

Als weiteren und letzten Beleg für das von Rettig et al. (2017) konzipierte Phänomen *Familienhebammen als Grenzsubjekte* sehen die Autorinnen das Aushandeln von Zuständigkeitsgrenzen in der multiprofessionellen Zusammenarbeit. Dabei weisen sie darauf hin, dass die Prozesse der Abgrenzung und Vernetzung nicht zwangsläufig eine Eingrenzung der Zuständigkeit bedeuteten, sondern auch Allzuständigkeit zum Ergebnis haben können (S. 155). Das empirische Material dieser Studie bestätigt in diesem Zusammenhang das Ergebnis von Rettig et al. (2017) indem es zeigt, dass FGKiKP in der Gruppendiskussion die *Allverantwortlichkeit von Familienhebammen* als negativen Gegenhorizont zu *Fälle abgeben können* konzipieren. Sich zurückzunehmen, den Fall aus der Hand zu geben und anderen zu überlassen entwerfen FGKiKP als positiven Horizont zu *sich für unersetzlich halten* und in der Familie *drinbleiben*. Laut Rettig et al. (2017) werden die Grenzziehungen dem Grenzsubjekt überlassen. Dabei ginge es „weniger [um] die Arbeit an (vermeintlich) bestehenden Grenzen [...] als vielmehr [um] die Etablierung, das Schaffen von Grenzen" (S. 156).

In Bezug zum theoretischen Rahmen der vorliegenden Studie stellt sich die Frage, was die Unterschiede zwischen der Konzeptualisierung von Familienhebammen als Grenzsubjekte oder als soziale Welt oder Subwelt sind. Sowohl das Handeln von Familienhebammen als auch das Handeln von FGKiKP findet in Grenzbereichen statt, erfordert Grenzziehungen sowie Abgrenzungen und ist von Ambivalenzen gekennzeichnet. So weit entsprechen sich die Ergebnisse der vorliegenden Studie und der Studie von Rettig et al. (2017). Der Nutzen, Familienhebammen als Grenz*subjekte* zu konzeptualisieren, kann jedoch infrage gestellt werden. Als Grenzsubjekte würden Familienhebammen den Bezugspunkt zwischen den verschiedenen sozialen Welten darstellen (Rettig et al., 2017, S. 152). Analog zu Grenz*objekten* wären Familienhebammen dann das verbindende Element und der gemeinsame Nenner unterschiedlicher sozialer Welten. Die Untersuchung der Relationen zwischen verschiedenen sozialen Welten in der Arena

Frühe Hilfen zeigt das jedoch *nicht*. Denn es gibt Beziehungen zwischen beteiligten sozialen Welten, die *nicht* mit Familienhebammen in Verbindung stehen, wie zwischen FGKiKP und SPFH. Auch für die Beziehung zwischen FGKiKP und den Familien sind Familienhebammen nicht relevant.

Das *Konzept Familienhebamme* fungiert hingegen in der Tat als *Grenzobjekt*, wie aus dem Material der vorliegenden Arbeit hervorgeht, z. B. wenn FGKiKP erklären, dass sie sich als Teil des *Familienhebammenteams* präsentieren, um den Familien oder im Netzwerk ihre Identität verständlich zu machen. Denn während das Konzept der Familienhebamme weithin bekannt ist, erfährt das Konzept der FGKiKP so wenig öffentliche Aufmerksamkeit, dass FGKiKP von den Familien häufig zunächst mit Hebammen verwechselt werden. Die Konzeption Familienhebamme dient demnach als Bezugspunkt, die Familienhebamme selbst jedoch nicht – es sei denn, sie ist als Koordinatorin im Netzwerk tätig, aber in diesem Fall wäre sie Bezugspunkt aufgrund ihrer Funktion unabhängig davon, welcher Berufsgruppe sie angehört. Überdies gibt es auch Netzwerke, in denen keine Familienhebamme tätig ist.

Werden Familienhebammen wie von Rettig et al. (2017) als *Grenzsubjekte* konstruiert, fehlt der analytische Blick auf das Kollektive. Weder bei der Analyse von Machtverhältnissen noch zur Analyse von Aushandlungsprozessen und anderen „*diverse social processes*“ (Clarke, 1991, S. 119) ist das Konzept der Grenzsubjekte wesentlich hilfreich. Eine soziale Welt hingegen ist eine *interaktive* Einheit, in der Kommunikation stattfindet. Zudem handelt es sich sowohl bei (Familien-)Hebammen als auch bei (Familien-)Gesundheits- und Kinderkrankenpflegefachpersonen um Berufsgruppen mit einer eigenen Kernaktivität. Vor diesem Hintergrund ist die Konzeptualisierung der Berufsgruppen als soziale Welten oder Subwelten mit Überschneidungen und in Relation zu anderen Subwelten m. E. sinnvoll(er). Zudem können die Prozesse der Ausdifferenzierung von Berufsausrichtungen, die empirisch stattfinden, mithilfe der Theorie sozialer Welten und Arenen analysiert werden. Grenzarbeit spielt dabei eine große Rolle.

6.4.5 Frage der Legitimierung, Hybridisierung und Entgrenzung

Die Frage, ob die Ausdifferenzierung von Berufsausrichtungen zur Hybridisierung[78] von Berufen führt, wird verschiedentlich erörtert. Rettig et al. (2017, S. 153) diskutieren die These von Bühler-Niederberger und Kollegen (2014) sowie

78 Unter *Hybridisierung* verstehen Bühler-Niederberger und Kollegen (2014) im Rahmen des soziologischen DFG-Projekts „Sozialsystem, Kindeswohlgefährdung und Prozesse professioneller Interventionen“ (SKIPPI) (2010–2013), wenn sich zwei Berufe oder Professionen vermischen. Sie untersuchten Interventionen im Kinderschutz bei Kindeswohlgefährdungen und verglichen Fallschilderungen unterschiedlicher Berufsgruppen wie SPFH und Familienhebammen (Eisentraut & Turba, 2013).

Eisentraut und Turba (2013), ob bei der Konzeption der Familienhebamme ein *Hybrid* aus Hebamme plus sozialpädagogischem Zusatzwissen entsteht. Bei dem Typ von Familienhebamme, der sich für diese Berufsausrichtung prädestiniert fühlt, lasse sich der Prozess der Hybridisierung in Form einer Aneignung sozialpädagogischer Wissensbestände in den Interviews nachzeichnen (Rettig et al., 2017, S. 153). Auch Horcher-Metzger (2021) bezeichnet die Weiterqualifizierung für die Tätigkeit von Gesundheitsfachkräften in Frühen Hilfen als „sozialpädagogische Zusatzqualifikation" (S. 14). Im Material, das der vorliegenden Arbeit zugrunde liegt, versteht sich eine FGKiKP als eine Mischung aus Hebamme und Sozialarbeiterin. Die Ausdrucksweise wird als Behelfskonstruktion benutzt, um beim Gegenüber an Bekanntem anzusetzen und eine komplexe Berufsausrichtung zu erklären. Im Material finden sich einige Belege dafür, wie verwoben die Berufsgruppen (Familien-)Hebammen, Sozialarbeiter*innen und FGKiKP miteinander sind und dass die Arbeitsteilung in diesem Arbeitsfeld ausgehandelt werden muss.

In ihrer ersten Veröffentlichung zum Handeln von Familienhebammen im Jahr 2014 diskutieren Schröder und ihre Kolleginnen die Frage, warum eine Berufsgruppe aus dem Gesundheitssektor die Antwort auf Fragen des Kinderschutzes liefern sollte, die sie als eine sozialpädagogische Angelegenheit betrachten (S. 63). Obwohl sie sich dabei explizit auf Familienhebammen beziehen, lässt sich die Argumentation auf FGKiKP und andere Gesundheitsfachkräfte, die im Bereich der Frühen Hilfen und im Kinderschutz tätig sind, übertragen. Damit wurde die Berechtigung anderer Berufsgruppen, im Kinderschutz mitzuwirken, infrage gestellt.

Wenn wir akzeptieren, dass sozialpädagogische Fragen ausschließlich von Fachkräften im Bereich Soziale Arbeit beantwortet werden sollten und gesundheitliche Fragen ausschließlich von Gesundheitsfachkräften behandelt werden müssen, stellt sich die Frage nach dem Mehrwert der Zusammenarbeit verschiedener Berufsgruppen. Eine solche strikte Trennung von Zuständigkeiten würde das Prinzip des multiprofessionellen Arbeitens grundsätzlich infrage stellen. Darüber hinaus steht sie im Widerspruch zu einem ganzheitlichen Verständnis von Gesundheit, das die Wechselwirkungen zwischen sozialen und gesundheitlichen Aspekten betont (Hurrelmann & Richter, 2022; Franzkowiak & Hurrelmann, 2022).

Zusätzlich stellt sich die Frage, ob das Mitwirken von spezifisch qualifizierten Kinderkrankenpflegefachpersonen in Frühen Hilfen zur Entgrenzung von Pflege führt und ob die Tätigkeiten von FGKiKP noch als *Pflege* bezeichnet werden können. Pflege setzt sich als Disziplin für Gesundheit, Heilung, Wachstum und Entwicklung ein und hat das Ziel, Krankheit, Verletzung und Behinderung vorzubeugen. Eine besondere Domäne der Pflege ist die Auseinandersetzung mit den individuellen Reaktionen von Menschen auf Erfahrungen im Zusammenhang mit Gesundheit, Krankheit, Gebrechlichkeit, Behinderung und gesundheitsbezogenen Lebensereignissen in verschiedenen Umgebungen und Situationen. Diese Definition von Pflege basiert auf der Definition des Royal College of Nursing aus dem Jahr 2003 und betont ein ganzheitliches gesundheitsorientiertes Verständnis von Pflege.

Die Gesundheitsorientierung innerhalb der Pflegeberufe – wie sie auch im Rahmen der vorliegenden Studie im Handeln von FGKiKP ersichtlich wird – wurde durch die Einführung der Berufsbezeichnungen „Gesundheits- und Krankenpflege" sowie „Gesundheits- und Kinderkrankenpflege" im Gesetz über die Berufe der Krankenpflege vom 16. Juli 2003 unterstrichen und ist auch im Kompositum „Familien-Gesundheits- und Kinderkrankenpflege" präsent.

Pflege umfasst ein breites Wissensspektrum, das traditionell Kenntnisse aus verschiedenen Fachdisziplinen (auch „Bezugsdisziplinen" genannt) einbezieht, darunter Medizin, Soziologie, Sozialpädagogik, Soziale Arbeit, Frühe Bildung, Erziehungswissenschaft, Psychologie, Philosophie oder Gesundheitswissenschaften. Denn ganzheitliche Pflege schließt immer auch soziale, psychosoziale und pädagogische Aspekte ein. Die Aufgaben in Frühen Hilfen erfordern diese ganzheitliche Sichtweise auf Pflege. Das Handeln von FGKiKP in Frühen Hilfen zeigt ein Beispiel für das Potenzial und die Qualitäten der Pflegefachberufe, die über traditionelle Grenzen hinausgehen. In vielen Arbeitsbereichen von Pflege ergeben sich aufgrund struktureller Faktoren, beispielsweise durch die Finanzierung von Leistungen in einem fragmentierten Leistungssystem, Einschränkungen, die das Potenzial der Pflegefachberufe für die gesundheitliche und pflegerische Versorgung der Bevölkerung begrenzen.

Rettig et al. (2017) ziehen das Fazit, dass es weniger darum gehen sollte, die im Arbeitsfeld Frühe Hilfen Tätigen zu professionalisieren, als vielmehr darum, das Arbeitsfeld, das sich strukturell wenig organisiert zeigt, weiterzuentwickeln. Im nächsten Kapitel zeige ich auf, warum das eine nicht ohne das andere möglich ist.

6.4.6 Fachliche Autonomie

In diesem Gliederungspunkt geht es darum, Arbeitsbedingungen von FGKiKP und ihre Auswirkungen auf den Selbstbestimmungsgrad der Berufsgruppe zu diskutieren. Festzuhalten ist den Ergebnissen dieser Studie zufolge: Der Grad der fachlichen Autonomie variiert je nach institutioneller und struktureller Rahmung der Beschäftigung (Abbildung 10). Diese Erkenntnis und die Vielgestaltigkeit und Heterogenität der Arbeitsbedingungen in Frühen Hilfen könnten auch Gründe dafür sein, weshalb die Ergebnisse von Göbel und Rettig (2017) und Groß et al. (2017) widersprüchlich sind, obwohl beide Beiträge auf demselben Datenmaterial basieren. Beides kommt vor: dass FGKiKP alle Fäden in der Hand haben (Göbel & Rettig, 2017) und dass sie um Handlungsfähigkeit ringen müssen (Groß et al., 2017).

Ein Ergebnis der vorliegenden Studie ist, dass FGKiKP in hierarchische Strukturen eingebunden sind und diese teils wenig hinterfragen. Stattdessen neigen sie dazu, diese zu akzeptieren und sich unterzuordnen. Die Interviewanalyse zeigt, dass die FGKiKP in extremen Fällen sogar zur *devoten Handlangerin* wird, die auf Anweisung des Jugendamts Aufgaben übernimmt, die nicht zu ihrem Tätigkeitsprofil gehören, und z. B. Aufgaben im Zusammenhang mit einer möglichen Kindeswohlgefährdung übernimmt oder Kontrollmaßnahmen durchführt. Dann wird die FGKiKP zur niedrigschwelligen Einstiegsgehilfin der Jugendhilfe gemacht. Wenn sich FGKiKP auf diese Weise instrumentalisieren lassen, steht dies im Widerspruch zu den Bemühungen um die Professionalisierung der Berufsgruppe. Denn die Einführung von Kontrollmaßnahmen gegenüber Familien steht nicht im Einklang mit den Wertmaßstäben und dem beruflichen Selbstverständnis der (Kinderkranken-)Pflege und beeinträchtigt daher ihre berufliche Selbstbestimmung.

Die Interviews zeigen aber auch FGKiKP, die sich bewusst mit Fragen der Zuständigkeit und Autorität auseinandersetzen. Einige von ihnen kämpfen aktiv für ihre Selbstbestimmung und nehmen eine eigenständige und gestaltende Rolle ein, die im Gegensatz zu der passiven Haltung der devoten Handlangerin steht. Eine dritte Gruppe von FGKiKP versteht sich als *Teamplayerinnen*. Sie schließen sich kollegial zusammen und bilden einen kollektiven Verbund, auch gegenüber Vorgesetzten und anderen Arena-Beteiligten.

Eine zentrale Rolle im hierarchischen Gefüge im Arbeitsfeld Frühe Hilfen kommt den Koordinator*innen in den Netzwerken zu. Welcher Profession sie angehören, ist nicht gesetzlich festgelegt, sie stammen jedoch meistens aus der Sozialen Arbeit (nur in Einzelfällen koordinieren Familienhebammen oder FGKiKP das Team bzw. das Netzwerk). Sie sind dem Team der Gesundheitsfachkräfte in Frühen Hilfen hierarchisch übergeordnet. Das hat zur Folge, dass auch Entscheidungen, die die Kernkompetenz professioneller Pflege betreffen, auf der Grundlage professionsfremder Kriterien getroffen werden.

Die zu diskutierende Frage ist, ob sich die Berufsgruppe instrumentalisieren lässt, um eine gesellschaftliche Problemlage (die des Kinderschutzes) zu bearbeiten, jedoch zu Bedingungen, die nicht ihre eigenen sind (wenig fachliche Autonomie) und die der Professionalisierung womöglich sogar eher entgegenwirken. Im Sinne der Professionalisierung ist es notwendig, dass in Bezug auf professionsimmanente Tätigkeiten mehr professionelle Autonomie hergestellt wird. FGKiKP müssen selbst Entscheidungen treffen können und weniger von anderen, wie den Koordinator*innen, abhängig sein, die aufgrund professionsfremder Kriterien entscheiden. Wenn die Berufsgruppe in ihrer professionellen Autonomie beschnitten wird, werden individuelle Entscheidungen nach fallorientierten Kriterien verhindert, z. B. die Einschätzung, ob eine Familie weiterhin Unterstützungsbedarf hat oder was zu tun ist, um die Familie bestmöglich zu unterstützen.

6.4.7 FGKiKP als implizierte Akteur*innen und Ermächtigungspotenzial

Das Konzept der *Implicated Actors* kann als eine Sensibilisierung für die Einbindung und Teilhabe von Akteur*innen in Diskursen und Entscheidungsprozessen betrachtet werden. Mithilfe des Konzeptes wird gefragt, wer in einer Arena involviert ist, wer an entscheidenden Prozessen beteiligt ist und wer nicht. Gibt es Akteur*innen, die individuell oder kollektiv zwar präsent sind, aber nicht gehört werden oder sogar zum Schweigen gebracht werden, an bestimmten Aushandlungsprozessen nicht beteiligt werden, von den Konsequenzen jedoch betroffen sind? (Clarke & Montini, 1993).

Die Motivation für die Untersuchung von FGKiKP im Arbeitsfeld der Frühen Hilfen war durch meine Verwunderung darüber geprägt, wie wenig sichtbar die Kinderkrankenpflege in Frühen Hilfen war. Dies war bemerkenswert, da die Kinderkrankenpflege bereits von Anfang an und noch vor Inkrafttreten des Bundeskinderschutzgesetzes im Jahr 2012 eine aktive Rolle in diesem Bereich spielte. Dennoch wurden FGKiKP in verschiedenen Veröffentlichungen, Diskussionen und sogar im Gesetzestext des BKiSchG nur implizit berücksichtigt und nicht ausdrücklich genannt. Diese Beobachtung ergab sich aus der Verfolgung der Entwicklungen im Bereich der Frühen Hilfen sowie der Entstehung und Rolle von FGKiKP. Es wurde offensichtlich, dass im Vergleich zu Familienhebammen FGKiKP wenig öffentliche Bekanntheit und politische Präsenz genossen. Sowohl die Bemühungen des BeKD, der sich für die Qualifizierung von Kinderkrankenpflegefachpersonen für die Arbeit in Frühen Hilfen und für die Implementierung der Berufsausrichtung engagierte, als auch die Anliegen einzelner Kinder- und Jugendärzt*innen, die eine stärkere Rolle der Kinderkrankenpflege in Frühen Hilfen befürworteten, fanden kein Gehör bei politischen Entscheidungsträger*innen. Auffällig war, dass FGKiKP selbst in Informationsmaterialien für junge Familien, die von Gemeinden herausgegeben wurden und die FGKiKP als Gesundheitsfachkräfte beschäftigten, nicht erwähnt wurden. Ein vom NZFH im Jahr 2014 in Auftrag gegebener Film mit dem Titel „Frühe Hilfen verstehen und verwirklichen" ließ FGKiKP unerwähnt und zeigte sie nicht in ihrer Tätigkeit. Stattdessen wurden im Film „Krankenschwestern" in Besprechungen gezeigt, ohne dass deutlich wurde, ob es sich dabei um FGKiKP handelte (NZFH, 2014b). Ein bemerkenswertes Beispiel war ferner der Auftritt einer Referentin des NZFH bei einem interdisziplinären Kongress für Kinder- und Jugendgesundheit. Während ihres Vortrags über Forschungsergebnisse zum Einsatz von Gesundheitsfachkräften in einem Panel des BeKD erwähnte sie FGKiKP nicht. Ein Beispiel für Entscheidungsprozesse ohne die Einbeziehung der betroffenen Berufsgruppen betrifft das Nationale Gesundheitsziel *Gesundheit rund um die Geburt* (BMG, 2017). Dieses Ziel wurde von einer 36-köpfigen Arbeitsgruppe entwickelt, allerdings ohne aktive Mitwirkung von FGKiKP an der Konzeption. Entscheidungen bezüglich ihrer Rolle wurden ohne ihre Einbindung getroffen, obwohl diese direkte Auswirkungen auf ihre Arbeit haben. In der multiprofessionellen Arbeitsgruppe war kein*e Vertreter*in der Gesundheits- und Kinderkrankenpflege oder der Pflegewissenschaft beteiligt.

Im Zusammenhang mit der Frage, ob FGKiKP als *Implicated Actors* betrachtet werden können, ist es wichtig zu betonen, dass dieses theoretische Konzept keinen Selbstzweck erfüllt. Es wurde konstruiert, um Analysen zu erleichtern und um Forschende dafür zu sensibilisieren, dass es in Arenen Akteur*innen (oder auch Aktanten) geben kann, die entweder physisch nicht anwesend sind, von anderen jedoch diskursiv konstruiert werden, oder zwar präsent sind, jedoch auf eine Weise ignoriert oder unsichtbar gemacht werden und keine Macht haben (Clarke et al., 2018, S. 76). Das bedeutet, die Frage müsste eigentlich dahingehend formuliert werden, ob es für diese Untersuchung sinnvoll ist, FGKiKP als *Implicated Actor* zu konzeptualisieren und ob das Konzept in der Analyse dazu beiträgt, Machtverhältnisse zu verdeutlichen. Meine Antwort auf diese Frage lautet: Gerade die Unsichtbarkeit von FGKiKP in der Arena Frühe Hilfen weckte mein Interesse, diese Berufsausrichtung genauer zu untersuchen und durch das Konzept der *Implicated Actors* wurde ich darin bestärkt, dass es wichtig ist, sie aus dem Schatten zu holen und sichtbar zu machen. Um im Rahmen der Forschung auf die Existenz von FGKiKP aufmerksam zu machen, war also kein sensibilisierendes Konzept notwendig.

Mit der Sichtbarmachung von *Implicated Actors* gaben sich Clarke und Montini (1993, S. 69) als Forscherinnen nicht zufrieden. Sie wollten mit ihrer Forschung auch dafür sorgen, dass sich an den beforschten Situationen und am aufgefundenen Mächteungleichgewicht etwas verändert. *Implicated Actors* sollten ermächtigt werden, sich Gehör zu verschaffen. Forschung sollte Konsequenzen haben. Schlussfolgerungen aus den Erkenntnissen dieser Studie und Implikationen zur Weiterentwicklung der FGKiKP werden in Kapitel 7 ausformuliert.

6.5 Konstruktion von Kindeswohl und Risiko

Im Rahmen der Rekonstruktion der Entwicklungen Früher Hilfen und der Entstehung von FGKiKP (Kapitel 5.1, 5.2, 5.3) wurden verschiedene Diskurse sichtbar, die an den Entwicklungen beteiligt sind und die Situation von FGKiKP mitkonstituieren. Gegenstand der Analysen waren z. B. der Risiko- und Ressourcendiskurs, der Diskurs um private vs. öffentliche Verantwortung für Gesundheit und Erziehung sowie der Diskurs um die Abgrenzung zwischen Prävention und Intervention im Kinderschutz. Das zentrale Thema, welches diese Diskurse und damit zusammenhängende Debatten überspannt und sich auch im Handeln von FGKiKP niederschlägt, ist das Kindeswohl. Im Folgenden werden die komplexe Verflechtung der Konstruktionen von Risiko und Kindeswohl und deren

Beteiligung an der Konstruktion von Frühen Hilfen und der Hervorbringung von FGKiKP diskutiert.

Betz und Bischoff (2013) analysierten, wie Risiken von Kindern, z. B. Entwicklungs- und Gesundheitsrisiken, in politischen Berichten konstruiert wurden, und zeigten auf, wie Debatten um frühe Förderung, Interventionen im Kinderschutz sowie Frühe Hilfen – die sich damals noch im Anfangsstadium befanden – miteinander verwoben sind und den Risikodiskurs formen. Sie rekonstruierten, wie aus diesem Diskurs als Produkt zum einen das „Risikokind" hervorgeht, das Hilfe und Förderung braucht, zum anderen hierdurch aber auch ein „Risiko Kind" entworfen wird, nämlich wenn Förderung und Hilfe ausbleiben, und das Kind bzw. die Entwicklung des Kindes letztlich von der Normalität abweicht (Betz & Bischoff, 2013, S. 61). Sie leiteten Normalitätskonstruktionen von Kindheit in den von ihnen untersuchten Dokumenten von Defizitkonstruktionen ab (S. 70). Risikokinder werden dort einerseits über das definiert, was sie nicht haben, nicht können und nicht sind, andererseits über die Verhältnisse, in denen sie aufwachsen, die prekär sind. Im Risikodiskurs wird das Aufwachsen in sozialer Benachteiligung als ein Ausgangspunkt von Risiko betrachtet. Es wird als statistisches und gesellschaftliches Risiko identifiziert, da die Benachteiligung ohne Prävention und Intervention generational reproduziert wird (S. 74).

Im Rahmen der Rekonstruktion Früher Hilfen in der vorliegenden Arbeit wurde deutlich, dass Normalitätskonstruktionen auch von Familie und von Elternschaft existieren. In der Arena Frühe Hilfen werden Eltern als defizitär, unterstützungsbedürftig oder sogar als Risiko konstruiert. So lässt sich die Logik der Konstruktion von Risikokind auf die Konstruktion von „Risikofamilie", „Hochrisikofamilie" oder „Multiproblemfamilie" (Cierpka, 2012; Cierpka et al., 2007; Gerber, 2010; Kißgen & Heinen, 2010; Meier-Gräwe & Wagenknecht, 2011; Windus & Franzkowiak, 2012) übertragen, die für prekäre oder belastende Lebensverhältnisse entworfen wird. Die Ergebnisse der vorliegenden Studie zeigen hier ebenfalls eine Doppelfigur: Sie setzt sich zusammen aus „Risikofamilie" einerseits, nämlich wenn Belastungen in Familien kumulieren, und „Risiko Familie" andererseits, also wenn die Familie zum Risiko für das Kind wird. Letzteres wird so z. B. in der Definition von psychosozialer Belastung von Lang (2015) reproduziert, die darunter Merkmale und Eigenschaften von Familien versteht, „die das gesunde Aufwachsen von Säuglingen und Kleinkindern in Familien beeinträchtigen beziehungsweise gefährden können" (S. 8).

In den Forschungsprogrammen im Rahmen der Bundesinitiative bzw. Bundesstiftung Frühe Hilfen werden belastete Familien zu Risikofamilien, da in den Erhebungsinstrumenten zwischen Belastungsmerkmalen von Familien und Risikofaktoren für Kindeswohlgefährdung nicht unterschieden wird. In Familien in Armutslagen oder mit Migrationshintergrund oder wenn ein Elternteil alleinerziehend, arbeitslos oder sehr jung ist oder wenn ein Kind chronisch krank ist, ist das Risiko für Kindeswohlgefährdung jedoch nicht automatisch erhöht. Das

Vorhandensein eines Risikomerkmals allein bedeutet nicht zwangsläufig, dass ein Kind in dieser Familie gefährdet ist. Die Forschung zu Risikofaktoren für das Kindeswohl zeigte, dass verschiedene Faktoren in komplexer Weise zusammenwirken. In Kapitel 2.2.2 wurde dargelegt, wie die Risikofaktorenforschung darin bestrebt ist, Konstellationen von Merkmalen zu identifizieren, die eine genauere Bewertung des Risikos ermöglichen. Doch können weder die tatsächliche Gefährdung eines Kindes noch die geeignete Handlungsweise statistisch berechnet werden, sondern hängen auch von gesellschaftlichen Konstruktionen von Normalität und von Aushandlungsprozessen ab.

Die nicht erfüllte Norm von gesundem Aufwachsen, kompetenter Elternschaft sowie unbelasteter Familienverhältnisse, verknüpft mit den Risiken, die potenziell damit einhergehen, legitimieren Betreuung und Begleitung sowie (explizite oder implizite) Kontrolle, rechtfertigen Interventionen und womöglich auch Überwachung. Das spiegelt sich so auch in den Interviews sowie im Diskursmaterial im Rahmen dieser Arbeit wider. Betz und Bischoff (2013, S. 76f.) zufolge werden über diese Argumentationslogik Kindheiten zum Objekt systematischer Beobachtung gemacht. Systematisch zu beobachten, gehört zum beruflichen Selbstverständnis von (F)GKiKP – das haben sie verinnerlicht. Diese Argumentation kann – so zeigen es wiederum die Ergebnisse der Arena-Analyse der vorliegenden Studie – folgendermaßen weitergeführt werden: Weil die *frühe* Kindheit noch nicht institutionalisiert ist, also Säuglinge und Kleinkinder nicht zwangsläufig bereits unter der Obacht von Erzieher*innen in Kitas stehen, brauchte es zur systematischen Beobachtung der frühen Kindheiten Frühe Hilfen (womit sich die Altersbegrenzung von null bis drei Jahren begründen lässt).

Betz und Bischoff (2013) zeigten mit ihrer Diskursanalyse, wie der Risikodiskurs und der Schutzdiskurs verbunden sind. Nämlich über die politische Funktion dieser beiden Diskurse, die darin besteht, dass sie „neue Maßnahmen, Professionen und Institutionen hervorbringen, die sich den Abweichungen und Risiken zuwenden" (Lohmann & Mayer, 2009 zitiert in Betz & Bischoff, 2013, S. 77). Ein Beispiel dafür sind die Angebote Früher Hilfen und die Hervorbringung der neuen Berufsausrichtung FGKiKP. Anhand der Ergebnisse der vorliegenden Studie konnte aufgezeigt werden, wie der Kinderschutzdiskurs mit der Entstehung und Entwicklung der Arena Frühe Hilfen zusammenhängt und wie daraus die Berufsausrichtung FGKiKP hervorging.

Damit werden nicht nur Kindheiten, sondern auch Familien zu Beobachtungsobjekten gemacht. Diese *Inblicknahme* von Kindheit, Elternschaft, Erziehung, Beziehung und Familie wird durch das Wohl des Kindes legitimiert. Dies wurde sowohl im Interviewmaterial der vorliegenden Studie als auch in weiteren Felddokumenten deutlich. Das erstellte Modell zum Handeln von FGKiKP (Kapitel 5.5.9) fasst deren ganzheitlichen Blick zusammen: Er richtet sich auf das

Kind, die Familie und seine soziale und ökologische Umwelt. Im Kern werden die Gesundheit, die Entwicklung und das Wohl des Kindes beobachtet.

Ein Ergebnis der Arena-Analyse im Rahmen der vorliegenden Arbeit ist, dass das Kindeswohl in der Arena Frühe Hilfen ein Zentrum bildet (Abbildung 7) und dass die unterschiedlichen beteiligten Berufsgruppen, die in der Arena aufeinandertreffen, unterschiedliche Perspektiven darauf haben, weshalb es immer wieder neu ausgehandelt wird. Dabei scheint das Kindeswohl eng mit Konstruktionen von normierter und normalisierter Kindheit verknüpft zu sein. Auch Betz und Bischoff (2013) wiesen darauf hin, wie wenig Kindeswohl definiert ist. Bühler-Niederberger et al. (2014) und Eisentraut und Turba (2013) stellten ebenfalls Spannungen und Paradoxien im Arbeitsfeld fest, die mit der Aushandlung von Kindeswohl verbunden sind. Franzheld (2022) zeigte verschiedene Perspektiven in Bezug auf die Konstruktion von Kindeswohl und Risiko: Medizinisch orientierte Ansätze betonten die Bedeutung der Entwicklungsdiagnostik, während entwicklungspsychologische Ansätze die Ambivalenz zwischen kindlicher Autonomie und elterlicher Fürsorge diskutierten und die Bedeutung von Schutz- und Versorgungsleistungen in der frühen Kindheit für die Sicherung des Kindeswohls hervorhoben (S. 551 f.). Soziologische Perspektiven betrachteten die Familie als Ort der Disziplinierung und Ordnungsbildung sowie als sozialisationsprägende Instanz, die Einfluss auf Identitätsbildung, Geschlechterbeziehungen, Familienformen und die Persönlichkeitsentwicklung hat (Franzheld, 2022, S. 553). Auch von Eisentraut und Turba (2013) sowie von Kelle (2013) wurden Unterschiede bezüglich beruflicher Normalitätsvorstellungen und Normierungen sowie in der Wissensbasis und im Hinblick auf Orientierungsmuster unterschiedlicher Berufsgruppen identifiziert. Die Ergebnisse der vorliegenden Studie zeigen, dass sich soziale Welten in ihrer Perspektive auf das Kindeswohl im Zusammenspiel mit ihrem unterschiedlichen Interesse und ihren kollektiven Überzeugungen unterscheiden. Welchen Blick auf das Kindeswohl haben also FGKiKP?

Als disziplinimmanenter Blick von FGKiKP auf das Kindeswohl lässt sich auf Grundlage des Datenmaterials folgender Grundsatz ausmachen: FGKiKP betrachten das Kindeswohl als gefährdet, wenn die bestmögliche Gesundheit des Kindes nicht angestrebt wird. Das „erreichbare Höchstmaß an Gesundheit" (VN-Kinderrechtskonvention) ist für sie der Maßstab für das Kindeswohl. Die bestmögliche Entwicklung eines Kindes in der Säuglings- und Kleinkindphase hat für sie oberste Priorität, da sie davon überzeugt sind, dass in der frühen Kindheit die Weichen für den Rest des Lebens gestellt werden. Diese Position unterscheidet sich von der der Sozialarbeiter*innen, die eine Gefährdung der optimalen Entwicklung (noch) nicht als Kindeswohlgefährdung betrachten. FGKiKP vertreten die Überzeugung: Wer die Gesundheit im Blick hat, hat immer auch das Kindeswohl im Blick.

7 Implikationen

In diesem Kapitel geht es um die Situation und Empfehlungen für die Zukunft der Kinderkrankenpflege im Arbeitsfeld Frühe Hilfen. Um entsprechende Implikationen zu formulieren, werden aus den Ergebnissen und dem Forschungsstand Empfehlungen für Veränderungen der Praxis Früher Hilfen, von Versorgungsstrukturen, Arbeitsbedingungen und Qualifizierung abgeleitet. Die Empfehlungen richten sich an Bildungsträger, Fachverbände, Berufsverbände; an Entscheidungs- und Verantwortungstragende aus (Berufs-)Politik, Wissenschaft und Forschung für Kindergesundheit und Kinderschutz; sowie an die Berufsgruppe selbst, insbesondere an FGKiKP, um sich über ihr eigenes Profil gewahr zu werden und dieses zu reflektieren, zu justieren und weiterzuentwickeln. Das übergeordnete Ziel der Implikationen ist neben der Berufsentwicklung, die Förderung der Gesundheit und Verbesserung der Versorgung und Unterstützung von Familien mit kleinen Kindern sowie die Fortsetzung des Diskurses um Kindeswohl, Kinderschutz und gesundes Aufwachsen aus einer pflegewissenschaftlichen Perspektive. Das Kapitel schließt mit Impulsen für weitere Forschung.

7.1 … für die Praxis Früher Hilfen

Wie es gelingen kann, dass Kinder gesund und gewaltfrei aufwachsen, ist eine vielschichtige Fragestellung. Die Analyse der Arena Frühe Hilfen hat gezeigt, wie verschiedene Positionen und Perspektiven auf Kindergesundheit und Kinderschutz verhandelt werden und dass die damit verbundenen Fragen psychosozial, pädagogisch, gesundheitlich, ökologisch, ökonomisch, je nachdem auch fachpflegerisch oder medizinisch – also multiprofessionell und multiperspektivisch – beantwortet werden können. Die Analyse hat überdies deutlich gemacht, wie eng Kindergesundheit und Kinderschutz miteinander und mit gesellschaftlichen Verhältnissen und Vorstellungen verwoben sind, dass die Verantwortung für eine gesunde Kindheit zu einem wichtigen gesellschaftlichen Wert geworden ist und Kinderschutz, genauso wie Gesundheit, gesamtgesellschaftliche Aufgaben darstellen. Notwendigerweise muss in den mit Kinderschutz und Kindergesundheit einhergehenden Tätigkeits- und Handlungsfeldern auf kollektive Wissensvorräte und Handlungsmöglichkeiten zurückgegriffen werden. Frühe Hilfen und Kinderschutz müssen darum als berufsübergreifende Versorgungskonzepte verstanden werden. Gleichzeitig ist multiprofessionelle Zusammenarbeit für alle Beteiligten mit Herausforderungen und auch mit Konflikten verbunden, wie es die Analysen sozialer Welten und Arenen im Rahmen dieser Studie verdeutlicht haben. Auf der Grundlage dieser Ergebnisse wird die Empfehlung ausgesprochen, einen fachlichen Austausch jederzeit auf allen Ebenen anzustreben, in den Netzwerken, der Aus- und Weiterbildung, im Studium sowie auf der Ebene der Fachverbände. Die unterschiedlichen Berufsgruppen sollten sich gegenseitig für die Kernthemen und Anliegen der anderen interessieren und sensibilisieren, das Fachwissen und auch die spezifische Fachlichkeit der anderen anerkennen, die Ressourcen und das Potenzial sehen, das andere mitbringen und damit ein Miteinander auf Augenhöhe ermöglichen. Kinderschutz und Gesundheit sind interdisziplinäre Themen, die zahlreiche Berufsgruppen miteinander verbinden, weshalb das gemeinsame Lernen im Studium oder auch in Weiterbildungen als geeigneter Ansatz betrachtet werden kann, damit weniger Gegen- und mehr Miteinander möglich wird sowie ein Zugewinn an Fachkompetenz und eine größere Berufszufriedenheit erreicht werden.

Die relationalen Analysen mithilfe der Theorie sozialer Welten und Arenen haben gezeigt, dass die einzelnen Berufsgruppen in der Konstitution von multiprofessionellen Netzwerken gefordert sind, ihre Expertise und Zuständigkeit zum Ausdruck zu bringen. Dabei treten Fragen der professionellen Zuständigkeit insbesondere in Spannungszonen der Kooperation auf. Gelingende multiprofessionelle Kooperation und Zusammenarbeit setzen dabei die Profilierung und Profilbildung der einzelnen Professionen voraus. Auch für die Identifikation der Berufsangehörigen mit ihrer Berufsrolle ist ein klares Berufsprofil die Voraussetzung. Nachdem sich die Gesetzesgrundlage für Pflegeberufe 2020 verändert hat und – unabhängig davon – den Kommunalbefragungen des DJI (Sann et al., 2022) zufolge weiterhin konzeptioneller Klärungsbedarfs bezüglich des Aufgabenprofils von FGKiKP besteht, scheint es erforderlich, das Kompetenzprofil FGKiKP (NZFH, 2014c) zu überarbeiten. Die Berufsgruppe hat sich in den Frühen Hilfen inzwischen etabliert und verfügt über Praxiswissen und Erfahrung, weshalb die Überarbeitung und Anpassung des Kompetenzprofils durch Berufsangehörige der Kinderkrankenpflege selbst erfolgen sollte.

Frühe Hilfen können als Handlungsfeld der Gesundheitsförderung gesehen werden. Die lebensweltbezogene Arbeit in der längerfristigen aufsuchenden Betreuung und Begleitung bietet für Gesundheitsförderung ein großes Potenzial. Es stellt sich jedoch die Frage, warum diese nur bis zum dritten Lebensjahr des Kindes stattfinden sollte. Eine Ausweitung wäre sinnvoll, um auch längerfristige Auswirkungen zu erzielen und um bestehende Versorgungslücken zu schließen, wie sie sich auf Grundlage der Daten dieser Arbeit zeigen, z. B. in Bezug auf Kinder mit einer chronischen Krankheit oder einer Behinderung. Des Weiteren könnte die Übertragung auf andere Arbeitsfelder eine Verbesserung der Versorgung für viele bedeuten. Die Entwicklung von Kriterien guter Praxis für soziallagenbezogene Gesundheitsförderung könnte hierbei unterstützen. Ein Konflikt ergibt sich jedoch mit der Zielgruppenorientierung. Einerseits ist ein Kriterium guter Praxis für soziallagenbezogene Gesundheitsförderung, dass Angebote konzeptionell auf sozial benachteiligte Zielgruppen ausgerichtet sein sollen. Nur dann, wenn explizit diese Gruppe erreicht wird, besteht eine Aussicht für mehr gesundheitliche Chancengleichheit. Andererseits ist ein Argument, dass Angebote Früher Hilfen nicht stigmatisierend sein sollen. Das bedeutet, es braucht differenzierte Versorgungsstrukturen, die alle Familien je nach ihrem Bedarf unterstützen. In der Gesundheitsförderung mit Familien liegt großes Potenzial für gesundes Aufwachsen (Kaba-Schönstein et al., 2012). Gesundheitsförderung *mit* Familien impliziert Partizipation von Familien, was ein weiteres Kriterium für gute Praxis der soziallagenbezogenen Gesundheitsförderung darstellt.

7.2 ... für Versorgungsstrukturen

Die Schaffung gesunder Lebenswelten ist ein in der Ottawa Charta (WHO, 1986) vorrangig benanntes Handlungsfeld der Gesundheitsförderung. Gesundheitsförderung soll in den Alltag der Kinder und Familien integriert werden. Denn Gesundheit wird in der alltäglichen Umgebung hergestellt, dort, wo Menschen leben, lernen, arbeiten, spielen und lieben (WHO, 1986). Genau dort sucht die FGKiKP Familien auf. Frühe Hilfen sind deshalb ein wichtiger Baustein in der Gesundheitsförderung und Prävention mit Familien. Sie sind ein Beispiel für ein Arbeitsfeld, in dem sozialraumorientiert, soziallagebezogen, familienorientiert, gesundheitsfördernd und präventiv gearbeitet werden kann. Die Kinderkrankenpflege leistet bereits derzeit als Berufsgruppe einen wertvollen Beitrag, und zwar über die etablierten Angebote Früher Hilfen hinaus, z. B. in der Beratung, in Form von Gesundheitssprechstunden, niedrigschwellig im Quartier.

Das Potenzial von Pflegenden und Hebammen im Handlungsfeld der Gesundheitsförderung und Prävention für die öffentliche Gesundheit der Bevölkerung optimal zu nutzen war bereits das Ziel und die Empfehlung vor 23 Jahren (WHO, 2000a). Das macht die Entwicklung neuer Strukturen erforderlich, wie sie beispielhaft mit Frühen Hilfen entstanden sind. Um jedoch Strukturen weiterzuentwickeln, müssten das Pflege- und Hebammenwesen in familien- und gesundheitspolitische Entscheidungen und Entwicklungen einbezogen werden. Dazu müssten sie in Entscheidungsgremien wie dem Gemeinsamen Bundesausschuss (G-BA) beteiligt und Möglichkeiten zur Mitgestaltung und Partizipation geschaffen werden. Dies erfordert auch die institutionelle Einbindung von Pflegefachpersonen und Hebammen, z. B. durch Einrichtung von Stabstellen zur Konzeptentwicklung in gesundheitlichen Einrichtungen wie Krankenhäusern, Einbindung in Arbeitsgruppen, Expertenrunden und Ausschüssen. Denn um eine gesundheitsfördernde Gesamtpolitik gemäß dem internationalen Leitbild von „Health in all Policies“ (Gerlinger, 2021; WHO, 2015) zu gestalten muss Gesundheit auf allen Ebenen und in allen Sektoren eine Rolle spielen, nicht nur im Gesundheitssektor.

7.3 … für Rahmenbedingungen der Beschäftigung im Arbeitsfeld Frühe Hilfen

Auch in Zukunft braucht es die Expertise von Gesundheitsfachkräften (GFK) im Tätigkeitsfeld Früher Hilfen mit Ausrichtung auf Familien mit Säuglingen und Kleinkindern und für damit verbundene spezifische Aufgabenfelder, z. B. die Betreuung und Begleitung dieser Familien in der Häuslichkeit. Dabei kann es vor dem Hintergrund des Fachkräftemangels im Arbeitsfeld Frühe Hilfen nicht nur darum gehen, den Status quo an GFK zu halten, sondern es müssen auch Strategien entwickelt werden, diesen auszuweiten. Um die Attraktivität des Tätigkeitsfeldes zu erhöhen und Fachkräfte zu halten und zu gewinnen, sollten auf der Grundlage der Ergebnisse dieser Studie zu den Rahmenbedingungen der Beschäftigung von FGKiKP verschiedene Aspekte berücksichtigt werden:

Prekäre Arbeitsverhältnisse müssen beendet werden: GFK in Frühen Hilfen müssen fest angestellt und angemessen vergütet werden. Dazu müssen Dauerstellen geschaffen werden und befristete Arbeitsverhältnisse in Dauerstellen überführt werden. Leistungen, auch Honorarleistungen – sofern diese Art der Leistungsfinanzierung von den Fachkräften präferiert wird, müssen angemessen vergütet werden. Dazu gehört auch, dass die Berufserfahrung und Expertise, die die Fachkräfte mitbringen monetär honoriert wird und sie als erfahrene Expert*innen und nicht als Berufsanfänger*innen eingestuft werden.

Die Tätigkeiten in Frühen Hilfen im Rahmen der längerfristigen aufsuchenden Betreuung und Begleitung sollten nicht aufgrund des Abrechnungssystems von anderen Tätigkeiten, wofür Kinderkrankenpflege qualifiziert ist, losgelöst werden. Zusätzlich zu Leistungen, die über den Fonds Frühe Hilfen abgerechnet werden, sollten SGB V-Leistungen, also fachpflegerische Aufgaben wie Wundversorgung oder Katheterwechsel, durch FGKiKP in Frühen Hilfen erbracht und abgerechnet werden können, z. B. bei Familien mit einem frühgeborenen Kind. Versorgungsleistungen der Gesundheitsförderung und von Verhältnisprävention sollten ebenfalls über das Präventionsgesetz (§ 20 Abs. 1 SGB V) abgerechnet werden können.

Fallbesprechungen im multiprofessionellen Team, Supervision, Einbindung in Qualitätszirkel, finanzierte Weiterbildungen, die Schaffung von Möglichkeiten zur besseren Vereinbarkeit von Beruf und familiärer Care-Arbeit sind Aspekte, die den Berufsalltag erleichtern würden und das Arbeitsfeld attraktiv machen (Horcher-Metzger, 2021).

FGKiKP sollten institutionell eingebunden sein und die Arbeitsbedingungen sowie auch die Qualität der Versorgung mitbestimmen. Dies erfordert die Einrichtung von Stabstellen, die Einbindung in Arbeitsgruppen, Expertenrunden und Ausschüssen sowie die Schaffung von Möglichkeiten zur Mitgestaltung und Partizipation, auch auf Landes- und Bundesebene.

Fachliche Autonomie muss ermöglicht werden. Es muss selbstverständlich werden, dass die FGKiKP selbst den individuellen Unterstützungsbedarf der Familie oder einzelner ihrer Mitglieder feststellt, den Arbeitsprozess selbst organisiert, gestaltet und steuert, die Qualität der Versorgung sichert sowie auch das Ende der Betreuung festlegt. Sie muss selbstbestimmt individuelle Entscheidungen nach fallorientierten und fachlichen Kriterien treffen können.

7.4 ... für Berufsbildung, Qualifizierung und Weiterentwicklung

Eine wichtige Frage ist, wie Pflegefachpersonen im Zuge der neuen Ausbildungsregelungen zukünftig für die Tätigkeit im Arbeitsfeld Frühe Hilfen qualifiziert werden. Die derzeitige Zusatzqualifizierung zur FGKiKP richtete sich an examinierte GKiKP mit einer zweijährigen Berufspraxis. Eine zu klärende Frage wird sein, ob nur Pflegefachpersonen, die nach der neuen Ausbildungs- und Prüfungsverordnung den Berufsabschluss GKiKP gewählt haben, die Zusatzqualifizierung als FGKiKP absolvieren können oder ob die Qualifizierung auch für Pflegefachpersonen geöffnet werden soll, die primärqualifizierend keinen spezifischen Berufsabschluss gewählt haben, sich aber dennoch für dieses Arbeitsfeld interessieren. Wenn auch Pflegefachpersonen, die nach dem neuen Pflegeberufegesetz generalistisch ausgebildet sind bzw. studiert haben, die Möglichkeit haben sollen, sich für das spezifische Tätigkeitsfeld in Frühen Hilfen zu qualifizieren, dann muss die Zusatzqualifizierung für Frühe Hilfen, wie sie sich in den letzten zehn Jahren bundesweit etabliert hat, daran angepasst, weiterentwickelt und möglicherweise ausgeweitet werden. Die Ergebnisse dieser Studie zeigen, dass für diese Tätigkeiten ein hohes Kompetenzlevel nötig ist (Kapitel 5.4.2 und 6.1). Berufs- und Lebenserfahrung sind dafür genauso unabdingbar, wie die entsprechende Fachexpertise und zusätzliche spezifische Qualifizierung. Entsprechende (Weiter-)Bildungsstrukturen im Anschluss an den primärqualifizierenden Abschluss müssen entwickelt werden. Expertiseentwicklung geht über die Grundqualifizierung hinaus. Und wie bereits erörtert wurde (Kapitel 6.3), bietet die generalistische Pflegeausbildung bzw. das Pflegestudium eher keinen Spielraum für zusätzliche Inhalte aus der Qualifizierung von FGKiKP. Gleichwohl sollten Auszubildende und Pflegestudierende auch bereits in der Ausbildung bzw. im Pflegestudium

- für Kinderschutzthemen,
- für Belastungen von Familien,
- für die Zusammenhänge von Belastungen der Familie und die Entwicklung von Kindern sowie
- für die Möglichkeiten psychosozialer Unterstützung für junge Familien und
- für sozial bedingte Ungleichheit von Gesundheitschancen

sensibilisiert werden. Es sollte angedacht werden, welche Inhalte zu diesen Themenfeldern curricular und modular aufgenommen werden oder vertieft werden können. Um Studierenden und Auszubildenden verschiedene berufliche Perspektiven im Bereich der Pflegefachberufe aufzuzeigen, sollten im Rahmen ihrer Ausbildung oder ihres Studiums verschiedene Berufsprofile vorgestellt werden. Hier ist die FGKiKP einerseits ein Beispiel für kommunale, familien- und sozialraumorientierte Versorgung, andererseits ein Beispiel für berufliche Karrierewege im Pflegeberuf. Die Tätigkeit als FGKiKP ist für Pflegefachpersonen eine Möglichkeit, sich beruflich weiterzuentwickeln, etwas Neues zu machen und trotzdem im Beruf zu verbleiben. Solche Möglichkeiten gibt es in Pflegefachberufen und insbesondere in der Kinderkrankenpflege wenige.

Die Ergebnisse aus den berufsbiografischen Interviews zeigen eine enge Passung zwischen biografischen Krisen und der Entscheidung, sich für FGKiKP zu qualifizieren und in dieser Berufsrolle tätig zu werden. Denn vor dem Hintergrund dieser Ergebnisse wird die Empfehlung ausgesprochen, dass ein wichtiges Lernziel in der Ausbildung bzw. im Pflegestudium darin bestehen muss, biografische Reflexivität anzuregen und biografische Distanz zu entwickeln. Dabei machen die berufsbiografischen Erzählungen und Wendepunktgeschichten der Studienteilnehmerinnen die Verwobenheit biografischer und beruflicher Prozesse deutlich. Aus einschneidenden Lebenssituationen und Brüchen ergibt sich aus der Perspektive der Befragten eine persönliche Eignung für die Tätigkeit als FGKiKP. Zum Beispiel war ein wiederkehrendes Muster in den Interviewanalysen der Übergang von der Hilfeempfangenden zur Helfenden. Ebenso wurde Mutterschaft als Lebenserfahrung von den Teilnehmerinnen der Studie als Argument oder sogar als Voraussetzung für die berufliche Eignung als FGKiKP diskutiert. In der Gruppendiskussion wurde unter den FGKiKP darüber debattiert, ob das Muttersein – unter anderem (!) – für die Tätigkeit als FGKiKP qualifiziert. In den Interviews wurde deutlich, dass das Muttersein den Fachkräften Selbstreferenzialität ermöglicht, was den Zugang zu Müttern erleichtern kann, aber auch Selbstreflexivität erforderlich macht. Für Reflexion muss die Qualifizierung darum Rahmen und Raum bieten.

Um international anschlussfähig zu werden, müssen Bildungsstrukturen entwickelt werden, die auf den primärqualifizierenden generalistischen Abschluss im Pflegefachberuf aufbauen. Die Bildungslandschaft für Spezialisierungen muss sich weiterentwickeln. In vielen Ländern im internationalen Ausland gibt es spezifische Berufsausrichtungen innerhalb des Pflegefachberufs, um in verschiedenen Bereichen der außerklinischen Versorgung tätig zu werden, die mit höheren Bildungsabschlüssen verbunden sind. Zum Beispiel verfügen *Child and Family Health Nurses* in Australien über einen postgraduellen Abschluss für diese Spezialisierung bzw. Fachrichtung. In den USA besteht die Möglichkeit ein Aufbaustudium als *Neonatal Advanced Practice Nurse*, also als APN im neonatalen Bereich, auf Masterniveau zu absolvieren. Gleiches gilt für Spezialisierungen in

Bereichen wie *Community Health Nursing, Public Health Nursing, School Nursing, Child Safeguarding, Health Visiting* und andere. Konzeptionell gilt es im deutschen Pflegebildungssystem überdies zu klären, wie Weiterbildungen von Spezialisierungen zu unterscheiden sind.

Wie Bildungswege in der Kinderkrankenpflege in Zukunft aussehen, ist noch ungewiss. Die Daten der vorliegenden Studie weisen jedoch darauf hin: Es gibt einen Bedarf an kinderkrankenpflegerischer Unterstützung, sowohl im klinischen als auch im häuslichen Bereich, und zwar über Frühe Hilfen hinaus, z. B. für Familien mit einem Kind mit chronischer Erkrankung bzw. Behinderung. Die Frage, wie Pflegefachpersonen, die sich für die Arbeit mit Kindern und Familien entscheiden, die spezifischen Inhalte und Kompetenzen erwerben und wie die Zusatzqualifizierung an die neuen Bedingungen angepasst werden kann, bleibt eine Frage, der sich die Fachdisziplin stellen muss.

Die Pflege muss sich als Fachdisziplin in der gesundheits- und familienpolitischen Diskussion sichtbar machen. Eine Herausforderung besteht darin, als Berufsgruppe gemeinschaftlich aufzutreten (Horcher-Metzger, 2021, S. 509). Dies ist jedoch unerlässlich, um eine effektive berufspolitische Präsenz und Selbstdarstellung für die Pflege sowie auch die Kinderkrankenpflege zu erreichen. Kinderkrankenpflege befindet sich im Wandel und muss neu gedacht werden. Wenn dies jedoch zu berufspolitischen Konflikten innerhalb der Pflegeberufe führt, schwächt es die Fachdisziplin, anstatt sie zu stärken. Intraprofessionell muss sich die Berufsgruppe gemeinsam auf das Ziel einigen, die Qualität der gesundheitlichen und pflegerischen Versorgung und Betreuung von Früh- und Neugeborenen, Säuglingen, Kindern, Jugendlichen, jungen Erwachsenen und Familien zu wahren und zu entwickeln. Dies erfordert sowohl neue Versorgungskonzepte als auch neue (Weiter-)Bildungsstrukturen.

Ein Lehrgebiet zu familienorientierten Versorgungskonzepten wie Frühe Hilfen sowie zu pädiatrischer Pflege und Gesundheitsversorgung sollte an den Universitäten und Hochschulen aufgebaut werden, wie es an der Dualen Hochschule Baden-Württemberg in Zusammenhang mit dem *Kontaktstudium Gesundheitsförderung und Prävention für junge Familien* der Fall ist (DHBW, o. J.).

7.5 … für weitere Forschung

Forschungsbedarf im Bereich der Professionsforschung von Pflege besteht im Anschluss dieser Forschung in folgenden Bereichen: Der Beitrag und das Potenzial der Pflegefachberufe in anderen neuen Arbeitsfeldern und außerklinischen Versorgungsstrukturen sollten untersucht werden. Auch innerhalb der Pflegefachberufe mit generalistischer Ausbildung werden sich weiterhin Berufsausrichtungen wie die FGKiKP ausdifferenzieren, weil für bestimmte Tätigkeitsfelder eine spezifische Expertise erforderlich ist. Zum Beispiel müssen spezifische

Qualifikations- und Karrierewege für die pädiatrische Pflege und Gesundheitsversorgung (weiter-)entwickelt werden.

Die berufliche Arbeit in der pädiatrischen Pflege sollte multiperspektivisch untersucht werden: aus der Perspektive von Kinderkrankenpflegenden als auch aus der Perspektive generalistisch qualifizierter Pflegefachpersonen, die in der Kinderkrankenpflege arbeiten. Die Ergebnisse dieser Studie haben gezeigt, dass Expertiseentwicklung nicht nur durch Bildung und Zertifikate, sondern auch durch Erfahrung, Lebenserfahrung und Berufspraxis gefördert werden kann und dies sollte auch Anerkennung finden. Diese Berufsentwicklungsprozesse sollten wissenschaftlich untersucht werden, um sowohl die Pflegepraxis als auch notwendige theoretische Konzepte sowie die Profession als solche weiterzuentwickeln. Dazu wird Berufsbildungsforschung benötigt, aber auch Identitätsforschung in den Pflegeberufen sollte durchgeführt werden, z. B. basierend auf der Studie von Flaiz (2018, 2019). Zur theoretischen Weiterentwicklung sollten Modelle der Familienorientierung entwickelt bzw. bestehende, wie das Betreuungsmodell von Wolf (2022), analysiert und evaluiert werden.

Gemeinsam mit der Praxis und dem Pflegemanagement sollten Qualitätsindikatoren für Kinderkrankenpflege entwickelt werden. Eine vergleichende Untersuchung zur pädiatrischen Pflege und zu aufsuchenden Versorgungskonzepten in anderen Ländern sollte durchgeführt werden, um sich an internationalen Standards zu orientieren und voneinander zu lernen.

Es sollte untersucht werden, welchen Beitrag aufsuchende Unterstützungsangebote wie die längerfristige aufsuchende Betreuung und Begleitung im Rahmen der Angebote Früher Hilfen zur Förderung gesundheitlicher Chancengleichheit leisten können, einschließlich ökonomischer Aspekte. In diesem Zusammenhang sollten die Angebote Früher Hilfen im Hinblick auf die „Kriterien für gute Praxis der soziallagenbezogenen Gesundheitsförderung“ (Kooperationsverbund Gesundheitliche Chancengleichheit, 2021) reflektiert und konzeptionell überdacht werden.

Weitere Forschung ist erforderlich, um das Wissen zur bestmöglichen Versorgung von Familien in verschiedenen Lebensphasen zu erweitern. In diesem Zusammenhang gilt es, partizipative Forschungsprojekte zu konzipieren. Mütter, Väter und Familien, die besondere Care-Arbeit leisten, beispielsweise aufgrund des Zusammenlebens mit einem Kind mit Behinderung, sollten in die Forschung einbezogen werden und an der Entwicklung von Versorgungskonzepten mitwirken. Beispielsweise kann eine Familie, die mit einem Kind mit Versorgungsbedarf aus der Geburts- oder Kinderklinik entlassen wird, am besten Auskunft darüber geben, welche Unterstützung sie benötigt, wo ihre Bedürfnisse liegen und welche Herausforderungen bestehen. Familien können wertvolle Einblicke liefern, wo es Hindernisse gibt und welche unterstützenden Maßnahmen erforderlich sind. Unter Beteiligung der Familien könnte deren Bedarf ermittelt werden, was die Basis für neue Versorgungskonzepte und -strukturen bilden könnte. Deshalb wäre ein partizipatives Forschungsprojekt mit Familien, die Unterstützungsbedarf haben, zu empfehlen.

Im Zuge der Multiperspektivität von Forschung könnte anhand mehrerer Gruppendiskussionen im Vergleich untersucht werden, wie verschiedene Berufsgruppen dasselbe Thema unterschiedlich verhandeln. Gruppendiskussionen mit multiprofessionellen Teams Früher Hilfen, z. B. mit FGKiKP, Familienhebammen und Sozialarbeiter*innen oder teilnehmende Beobachtungen würden weiteres Material erzeugen, das zusätzliche Einblicke in interprofessionelle Prozesse ermöglichen würde.

Es besteht außerdem die Notwendigkeit zu untersuchen, wie interprofessionelles Lernen in der Pflegewissenschaft etabliert werden kann, indem nicht nur mit der Medizin, sondern auch mit der Soziologie und Sozialen Arbeit zusammengearbeitet und vor allem bereits zusammen gelernt und studiert wird. Um den transdisziplinären Austausch zu fördern, sollten multiprofessionelle Forschungswerkstätten und Tagungen stattfinden. Ein transdisziplinärer Dialog sollte geführt werden, um eine interdisziplinäre Verständigung, auch in Forschung und Wissenschaft, zu erreichen.

8 Schlussbetrachtung

8.1 Methodische Reflexion und Limitation

Zur methodischen Reflexion dieser Forschungsarbeit werden Gütekriterien herangezogen, wie sie von Strübing et al. (2018) für qualitative Sozialforschung vorgeschlagen werden. Damit wird eine interne Selbstevaluation durch mich als Forschende vorgenommen, wie sie auch im Verlauf der Forschung zur weiteren Justierung immer wieder gedient hat. Die fünf zu reflektierenden Gütekriterien sind Gegenstandsangemessenheit, empirische Sättigung, theoretische Durchdringung, textuelle Performanz und Originalität der Arbeit (S. 83). Bezüglich der *Gegenstandsangemessenheit* geht es darum, in welcher Art und Weise der Forschungsgegenstand hergestellt wurde. Dazu gehört auch, inwiefern die gewählten Methoden, Theorien, Fragestellungen und Datentypen zueinander passen und im Verlauf der Forschung angepasst wurden (S. 86).

Ziel dieser Arbeit war es, ein umfassendes Bild von FGKiKP zeichnen zu können. Um die Metapher des Fotografierens noch einmal aufzugreifen (Kapitel 3.2), richtete sich die Linse im Forschungsprozess zunächst mit dem Teleobjektiv auf FGKiKP, ihr Handeln und ihre Überzeugungen. FGKiKP selbst zu befragen und dafür einen berufsbiografischen Ansatz zu wählen, hat sich als passender Ausgangspunkt herausgestellt. In den Analysen der Interviews mithilfe klassischer Grounded-Theory-Verfahren kristallisierte sich das Kindeswohl als Schlüsselthema der Akteurinnen heraus. Um zu verstehen, weshalb es im Handeln von FGKiKP neben der Unterstützung durch Beratung und Anleitung von Eltern immer auch um Gefahrenabwehr und Kinderschutz geht, wurde das Teleobjektiv mit einem Weitwinkelobjektiv getauscht. Neben der räumlichen Ausweitung des Blickwinkels ging es auch um eine zeitliche Ausdehnung. Indem die Entstehung der Arena Frühe Hilfen untersucht wurde, kam die Verwobenheit des Kinderschutzdiskurses mit der Etablierung von FGKiKP zum Vorschein. Im Rahmen der Analyse von Strukturdaten und Dokumenten bot die SitA geeignete Mittel, um die Datenfülle handhabbar zu machen, sich nicht im Detail zu verlieren und das große Ganze im Blick zu behalten. „One core goal of a good situational analysis is to clearly portray a sense of the big picture – the broader situation of interest" (Clarke et al., 2018, S. 117).

Die Gegenstandsangemessenheit wird auch als Basiskriterium betrachtet (Strübing et al., 2018, S. 97) und steht im Verhältnis zu den anderen Kriterien, z. B. zur *empirischen Sättigung*. Damit ist der Grad der empirischen Durchdringung gemeint. Dieser hängt zum einen von der Beziehung der Forschenden zum Feld ab und davon, wie gut es gelungen ist, sich das Forschungsfeld zu erschließen, z. B. auch Zugang zum Feld herzustellen. Durch meine Verbindung zum

Feld war der Zugang niedrigschwellig möglich und die Studienteilnehmerinnen begegneten mir offen, was mir Zutritt „zu vertraulichen Materialien, zu Hinterbühnen, auch zu streng gehütetem Wissen" (S. 88) ermöglichte. Zum anderen hängt die empirische Sättigung von der Breite und Vielfalt des Datenkorpus ab. Im iterativ-zyklischen Prozess der Datengewinnung und -analyse (*Theoretical Sampling*) im Rahmen der vorliegenden Studie wurde der Grad der empirischen Sättigung dadurch erhöht, dass der Datenkorpus fortlaufend ausgeweitet wurde und im Verlauf vielfältige Daten aus dem Forschungsfeld einbezogen wurden (siehe Tabelle 4 zum Datenkorpus). Dieses Kriterium hängt wiederum eng mit der Wahl der Theorien und Methoden zusammen. Die empirische Sättigung steht also auch mit der Gegenstandsangemessenheit in Verbindung. Darüber hinaus hängt die empirische Sättigung maßgeblich von der *Intensität der Datenanalyse* ab.

Im Zuge dieser Studie wurden verschiedene Methoden herangezogen, die dabei halfen, die Datenanalyse zu intensivieren. Eine erste detaillierte Auseinandersetzung mit dem Material erfolgte, indem ich die Transkription sämtlicher Interviewaufnahmen als Forscherin selbst vornahm. Die Interviewtranskripte wurden Zeile für Zeile kodiert, wie das im Forschungsstil der Grounded Theory üblich ist. Die ersten Narrationen in den berufsbiografischen Interviews wurden mittels sequenzanalytischer Verfahren ausgewertet, um die Fallstrukturhypothesen der berufsbiografischen Interviews zu erarbeiten. Ein weiteres Beispiel für die Intensität der methodengeleiteten Analysen sind die formulierende und die reflektierende Interpretation der Gruppendiskussion nach dem Verfahren der Dokumentarischen Methode. Dieses Vorgehen erwies sich für die Analyse der Positionierung von FGKiKP als ertragreich. Durch homologe Erfahrungshintergründe des Teams entstand ein selbstläufiger Diskurs und kollektive Überzeugungen konnten herausgearbeitet werden.

Darüber hinaus geht es bezüglich der Intensität der Datenanalyse darum, dass die Interpretationen nah an den Daten vorgenommen werden und im Datenkorpus verankert sind. Um dies zu gewährleisten, wurden Lesarten und Interpretationen gemeinsam mit anderen Wissenschaftler*innen erarbeitet, diskutiert und reflektiert. Über verschiedene Formen von Forschungswerkstätten und Kolloquien wurde auf diese Weise Multiperspektivität in die Interpretation der Daten eingebracht. In den Forschungswerkstätten kamen Mitglieder unterschiedlicher Fachdisziplinen und Professionen, Wissenschaftler*innen aus verschiedenen Lebenszusammenhängen und mit unterschiedlichen Erfahrungshintergründen zusammen, was den Analyseprozess bereicherte, um vielfältige Sichtweisen erweiterte und auch für die (Selbst-)Reflexion unerlässlich war.

Das Erstellen und die Diskussion von Maps halfen dabei, sich in dieser detaillierten Auseinandersetzung mit dem Material nicht zu verlieren, sondern die Details wie Puzzleteile zu einem Ganzen zusammenzufügen. Das Kriterium der *empirischen Sättigung* ist erfüllt, „wenn neues Datenmaterial keine neuen Einsichten ermöglicht" (Strübing et al., 2018, S. 90). Ein Anzeichen für empirische Sättigung in der vorliegenden Studie war, als den Maps keine weiteren Details mehr hinzugefügt wurden und das Puzzle zu FGKiKP in Frühen Hilfen ein Bild ergab.

Das Gütekriterium der *theoretischen Durchdringung* bezieht sich auf die Qualität der Theoriebezüge einer Studie (Strübing et al., 2018, S. 83). Die Theorie sozialer Welten und Arenen ermöglichte die Ausweitung der Fragestellung auf Prozesse der Professionalisierung. Sie war hilfreich, um die Ausdifferenzierung der neuen Berufsausrichtung zu verstehen und geeignete Begriffe für die ablaufenden Prozesse zu finden. Frühe Hilfen als Arena zu konzeptualisieren, aus der die Berufsausrichtung hervorging, erwies sich als sinnvoll, um das Gewordensein der Situation und die FGKiKP in ihrem relationalen Gefüge zu untersuchen. In den relationalen Analysen zeigte sich, welche Akteursgruppen für die Etablierung von FGKiKP eine Rolle spielen und dass die Beteiligung von FGKiKP in der Arena Frühe Hilfen das Ergebnis von (berufs-)politischen Kämpfen, Aushandlungsprozessen und Machtverhältnissen ist. Die Ausweitung der Fragestellung von Handeln über Prozesse zu Strukturen und die Einbeziehung von Diskursen spiegelt einen Lernprozess wider, wie ihn Charmaz (2014) in Übereinstimmung mit Clarke (2005) als die logische Erweiterung des konstruktivistischen Ansatzes beschrieben hat, „learning how, when, and to what extent the studied experience is embedded in larger and, often, hidden structures, networks, situations, and relationships" (S. 240). Dazu boten die Theorien der Situationsanalyse ein solides Fundament und die im Rahmen der SitA vorgeschlagenen Methoden nahezu unerschöpfliche Werkzeuge.

Beim Gütekriterium der *textuellen Performanz* wird die Logik der Darstellung reflektiert. Die intersubjektive Nachvollziehbarkeit einer Studie hängt davon ab, wie gut es gelingt, die Vielfalt des Materials auf ein überschaubares Maß zu reduzieren, die Argumentation genügend auszudifferenzieren und gleichzeitig zu pointieren. Um z. B. die Interpretationen für Leser*innen nachvollziehbar zu machen, wurden sie mit Textstellen aus den Interviewtranskripten belegt. Dabei handelt es sich zwar um Detailausschnitte, die jedoch für etwas stehen, was im gesamten Datenkorpus verankert ist. Wie zentral beispielsweise das Phänomen „Aushandlung von Kindeswohl" ist, zeigte sich in pluralen Datentypen dieser Studie: neben den Interviews auch in der Gruppendiskussion und an verschiedensten Stellen im Diskursmaterial. Die Kunst ist, eine geeignete Auswahl zu treffen und den komplexen iterativ-zyklischen Forschungsprozess linear als Text mit einer schlüssigen Argumentation darzulegen.

Bezüglich der *Originalität* dieser Studie bietet meine Arbeit erstmals einen umfassenden Überblick über den Forschungsstand zu FGKiKP in Frühen Hilfen. Durch die Analyse von Frühen Hilfen als Arena aus der die spezifische Berufsausrichtung der FGKiKP hervorgegangen ist, beabsichtige ich, Interesse für die Theorien und Methoden der Situationsanalyse zu wecken und deren Anwendung im Rahmen der Analyse von Berufsentwicklungsprozessen zu verdeutlichen.

Zudem hoffe ich, mit der Analyse der Entstehung von FGKiKP wesentliche Ankerpunkte herausgearbeitet zu haben, die für weitere Berufsentwicklungsprozesse wegweisend sein können. Diese Erkenntnisse können als Grundlage für weitere Forschungsarbeiten dienen. Dabei sollte nicht nur eine Verbesserung der gesundheitlichen Versorgung der Bevölkerung im Fokus stehen, sondern auch beachtet werden, dass die Entwicklung von Versorgungskonzepten im Einklang mit der Professionalisierung der Pflegefachberufe steht. Nur durch eine konsequente Professionalisierung können Pflegefachberufe ihr volles Potenzial entfalten, attraktiv bleiben und sich für die Herausforderungen der Zukunft wappnen.

Eine Herausforderung dieses Forschungsvorhabens war es, analytische Distanz zu den Daten, zum Thema und zum Forschungsfeld herzustellen. Als Kinderkrankenschwester war ich sensibilisiert für die Art und Weise, wie die Berufsgruppe in der Öffentlichkeit inszeniert oder auch marginalisiert wird. Auch im Prozess der Forschung war der Umgang mit berufspolitischen Ambitionen herausfordernd. Zum Beispiel gaben die Teilnehmerinnen der Gruppendiskussion zu verstehen, dass die wissenschaftliche Untersuchung ihrer Person, ihrer beruflichen Rolle und ihrer Arbeit eine Form der Anerkennung und Wertschätzung darstellt, weshalb sie sich über die vorliegende Forschungsarbeit freuten. FGKiKP eine Stimme zu geben, sie in den Fokus zu rücken, war ein wichtiges Ansinnen dieser Studie und es motivierte FGKiKP zur Teilnahme. Sie hofften, dass die Studie die Exklusivität, Präsenz und Kompetenz von FGKiKP bekanntmacht und ihren gesellschaftlichen Stellenwert erhöht. Damit formulierten sie einen direkten Auftrag an mich als Forscherin, der die Möglichkeiten einer Qualifikationsarbeit übersteigt. Einerseits war es genau das, was mich selbst zu dieser Arbeit motivierte, andererseits bestand die Herausforderung darin, die wissenschaftliche Arbeit von (berufs-)politischen Interessen zu trennen und alles, was „Reizwert" für mich hatte, gut zu reflektieren. Beobachtungen an mir selbst sowie meine Resonanz auf Rückmeldungen durch andere, waren damit ein wichtiger Teil der Forschung. Letztlich war meine eigene Rolle im Feld eine Ressource für diese Studie. Daraus entstanden ist eine verortete und begrenzte Geschichte (Clarke et al., 2018, S. 55) mit dem Fokus auf die Situation von FGKiKP aus deren Perspektive. Die Begrenzung auf die Perspektive von FGKiKP limitiert die Multiperspektivität der Daten. Neben der Perspektive weiterer beruflicher Akteursgruppen, z. B. der Netzwerkkoordination, wären Daten zur Perspektive der Familien, z. B. der Eltern, aussichtsreich.

8.2 Ausblick

Die vorliegende Studie stellt die Frage nach der Entwicklung der Kinderkrankenpflege im Arbeitsfeld Frühe Hilfen. Die im Rahmen dieser Studie befragten Fachpersonen zeigten eine starke Identifikation mit der sozialen Welt der

Kinderkrankenpflege. Es stellt sich die Frage, ob sich dieses Zugehörigkeitsgefühl im Zuge der generalistischen Pflegeausbildung verändert. Eine mögliche Folgeuntersuchung könnte daher die Entwicklung und Veränderung der sozialen Welten und Subwelten im Kontext der Pflegeberufe genauer beleuchten. Es wird interessant sein, die Weiterentwicklung der Kinderkrankenpflege im Zuge der Generalistik zu untersuchen. Des Weiteren könnte eine Folgestudie die Integration von Fertigkeiten für Frühe Hilfen in die Primärqualifizierung von Pflegefachpersonen prüfen. Hierbei wäre es interessant zu untersuchen, unter welchen Prämissen eine solche Integration möglich wäre und welche Auswirkungen dies auf die praktische Pflegepraxis in Frühen Hilfen, aber auch in anderen (neuen) Arbeitsfeldern haben könnte. Die Situationsanalyse hat sich mit ihren Theorien und Methoden zur Untersuchung von Berufsentwicklungsprozessen als geeigneter Rahmen erwiesen und könnte auch in Folgestudien gewinnbringend angewendet werden.

Die Frühen Hilfen fordern eine spezifische Form von Kinderkrankenpflege und machen Pflegefachpersonen zu Grenzarbeiterinnen zwischen dem Gesundheitssektor und der Kinder- und Jugendhilfe. Zur Einordnung der Tätigkeiten von Familien-Gesundheits- und Kinderkrankenpflegefachpersonen stellt sich die Frage, ob sich im Arbeitsfeld der Frühen Hilfen pflegerische Arbeit über bisherige Grenzen hinaus ausdehnt oder ob die Tätigkeiten von FGKiKP zwar zum Kernbereich der Kinderkrankenpflege gehören, vor Einführung des BKiSchG jedoch organisational durch Sektorentrennung nur eingeschränkt möglich waren. Diese Studie macht die Begrenzung pflegerischen Tuns durch starre Hilfesysteme und sektorale Trennung von Gesundheitsleistungen und Leistungen der Kinder- und Jugendhilfe deutlich. Eine These könnte sein, dass Entgrenzung dazu führt, dass pflegerische Qualitäten sichtbar werden, indem Grenzarbeit „jenseits bisheriger organisationaler Begrenzungen“ (Schröer & Truschkat, 2013, S. 259) möglich wird. Weitere Beispiele für Tätigkeiten in neuen Arbeitsfeldern im außerklinischen Bereich könnten edukative Angebote für Eltern sein, Eltern-Kind-Gruppen z. B. in Familien-(Gesundheits-)Zentren oder in Kitas. Denkbar wäre auch, die Kinderkrankenpflege in der Primärversorgung, z. B. in pädiatrischen Praxen, einzusetzen. Die vorliegende Forschungsarbeit zeigt jedoch auch: Das Tätigwerden von Pflegefachpersonen im Berufsfeld Jugendhilfe löst bei anderen Berufsgruppen eine Irritation aus. Wenn Pflegeberufe in Berufs- und Arbeitsfeldern Ansprüche formulieren, wo andere Akteurs- und Berufsgruppen Interessen haben, kommt es zu Aushandlungen und prozessualen Ordnungsprozessen (*Processual Ordering*). Die Gefahr von Pflegefachpersonen als Grenzarbeiterinnen ist, dass sie nicht gesehen werden, zu „Beauftragten“ werden, marginalisiert und instrumentalisiert werden. Deshalb müssen Pflegefachpersonen lernen, Bedingungen zu stellen und mitzugestalten. Denn wenn Antworten auf die Gesundheits- und Pflegekrise gefunden werden sollen, müssen Angehörige der Pflegeberufe über Sektorengrenzen hinweg, sektoral entgrenzt, arbeiten können. Unabhängig von den starren organisationalen und sektoralen Grenzen könnten Pflegefachberufe viel mehr zur Gesundheit der Bevölkerung beitragen. Dafür bietet die Tätigkeit von FGKiKP in Frühen Hilfen ein Beispiel.

Ausgehend von diesem Beispiel lässt sich folgern: Gesundheit ist ein Querschnittsthema, das gemäß dem Grundsatz *health in all policies* über alle Sektoren hinweg Beachtung finden muss. Pflegefachpersonen könnten sich als Gesundheitslots*innen an den Schnittstellen verschiedener Sektoren – wie Gesundheitswesen, Bildungssektor, Kinder- und Jugendhilfe – einbringen. Dies könnte gesellschaftlich von großem Nutzen sein und in mehrfacher Hinsicht zur Bewältigung der Pflegekrise beitragen: 1. Es würde das Potenzial des Pflegeberufes stärker sichtbar machen. 2. Dies könnte die Attraktivität der Pflegeberufe steigern. 3. Zudem würde es nicht nur die Professionalisierung der Berufsgruppe fördern, sondern vor allem auch dazu beitragen, die gesundheitliche und pflegerische Versorgung der Gesellschaft zu verbessern und langfristig zu sichern.

8.3 Fazit

Die vorliegenden Erkenntnisse zur Situation von FGKiKP haben wichtige Implikationen für die Professionalisierung und Professionalität der Pflegefachpersonen in Bezug auf ihre Arbeit in den Frühen Hilfen. Wenn Pflegefachpersonen ihre Expertise in diesem Bereich einbringen, ist entscheidend, dass dies zu ihren eigenen Bedingungen geschieht. Das bedeutet, dass die Strukturen zugunsten von mehr professioneller Selbstbestimmung und Handlungsautonomie verändert werden müssen, um das Potenzial der Pflegeberufe und damit die Kompetenzen von Pflegefachpersonen bestmöglich einzubringen. Die Gestaltung der Bedingungen und Strukturen im Arbeitsfeld der Frühen Hilfen hat einen zentralen Einfluss auf die Weiterentwicklung der Berufsgruppe. Um eine nachhaltige Professionalisierung zu ermöglichen ist eine Stärkung der professionellen Selbstbestimmung der FGKiKP unabdingbar.

Darüber hinaus ist von großer Bedeutung, dass die pflegerische und gesundheitliche Versorgung von Familien bedarfsgerecht gestaltet wird. Dies erfordert eine aktive Partizipation der Familien, um deren Bedürfnisse und Wünsche angemessen berücksichtigen zu können. Pflegefachpersonen sollten bei der Weiterentwicklung von Versorgungsstrukturen eine maßgebliche Rolle spielen, da sie die Familie in ihrer Lebenswelt erleben und über das erforderliche Fachwissen und die Expertise verfügen, um den Unterstützungsbedarf zu erkennen und die Versorgung auf einem hohen Qualitätsniveau zu gewährleisten. Zudem wären Forschungsprojekte sinnvoll, die partizipativ mit Familien stattfinden.

Ein weiterer Aspekt ist die Tätigkeit der Pflegefachpersonen im Grenzbereich zur Jugendhilfe: Um eine effektive Zusammenarbeit zu ermöglichen, müssen Pflegefachpersonen in Entscheidungsprozesse einbezogen werden, beispielsweise durch ihre Teilnahme an Hilfeplangesprächen und multiprofessionellen Qualitätszirkeln. Zudem ist es wichtig, dass sie aktiv am Diskurs zum Kinderschutz beteiligt sind, indem ihre Erfahrungen und Einschätzungen gehört und berücksichtigt werden und unterschiedliche Interpretationen von und Perspektiven auf Kindeswohl nicht implizit bleiben, sondern ausgehandelt werden.

Abschließend lässt sich festhalten, dass im Zuge der Verbesserung und Qualitätsentwicklung der pflegerischen und gesundheitlichen Versorgung Fortbildungsangebote und Weiterbildungsmöglichkeiten für die Unterstützung von vulnerablen Familien in ihrer Lebenswelt und in der Häuslichkeit sowie für soziallagenbezogene Gesundheitsförderung erhalten, ausgebaut und neu geschaffen werden sollten.

Literaturverzeichnis

Abbott, A. (1988). *The system of professions: An essay on the division of expert labor.* Univ. of Chicago Press.

Abbott, A. (1993). The Sociology of Work and Occupations. *Annual Review of Sociology*, *19*(1), 187–209. https://doi.org/10.1146/annurev.so.19.080193.001155

Adamaszek, K., Schneider, R., Maier-Pfeiffer, A., Hartmann, S., Helm, G., Refle, M. & Brand, T. (2013). Auswahl der Fachkräfte. In T. Brand & T. Jungmann (Hrsg.), *Kinder schützen, Familien stärken: Erfahrungen und Empfehlungen für die Ausgestaltung früher Hilfen aus der „Pro Kind"-Praxis und -Forschung* (S. 61–69). Beltz Juventa.

Arbeitsgruppe der Ausbildungsoffensive Pflege. (2023). Aufgaben akademisch qualifizierter Pflegefachpersonen: Empfehlungen der Ausbildungsoffensive Pflege (2019–2023). https://www.pflegeausbildung.net/ausbildungsoffensive-pflege/berichte.html

Ayerle, G. (2012). *Frühstart: Familienhebammen im Netzwerk Frühe Hilfen* (Kompakt). Hrsg. durch das Nationale Zentrum Frühe Hilfen (NZFH).

Ayerle, G., Czinzoll, K. & Behrens, J. (2012). *Weiterbildungen im Bereich der Frühen Hilfen für Hebammen und vergleichbare Berufsgruppen aus dem Gesundheitsbereich.* Materialien zu Frühen Hilfen: Expertise Nr. 6. Hrsg. durch das Nationalen Zentrum Frühe Hilfen (NZFH).

Ayerle, G., Luderer, C. & Behrens, J. (2010). FrühStart: Mütterliche Kompetenzen und Selbstwirksamkeitserleben. In NZFH (Hrsg.), *Forschung und Praxisentwicklung Früher Hilfen: Modellprojekte begleitet vom Nationalen Zentrum Frühe Hilfen* (S. 67–87). BZgA.

Bastian, P., Böttcher, W., Lenzmann, V., Lohmann, A. & Ziegler, H. (2008). Frühe Hilfen und die Verbesserung elterlicher Erziehungskompetenzen: Ein Konzept zur wirkungsorientierten Programmevaluation. In P. Bastian, A. Diepholz & E. Lindner (Hrsg.), *Sozialpädagogik. Frühe Hilfen für Familien und soziale Frühwarnsysteme* (83–101). Waxmann.

Bastian, P., Diepholz, A. & Lindner, E. (Hrsg.). (2008). *Sozialpädagogik. Frühe Hilfen für Familien und soziale Frühwarnsysteme.* Waxmann.

BDH. (2004). *Die Familienhebamme: Positionspapier.*

Becker-Gugel, E. & Diehl, M. (2012). Familien-, Gesundheits- und Kinderkrankenpflege im Praxistest: Pflegerische Gesundheitssprechstunde im Familienzentrum. *Kinderkrankenschwester*, *31*(12), 496–500.

Becker-Lenz, R. & Müller, S. (2009). *Der professionelle Habitus in der Sozialen Arbeit: Grundlagen eines Professionsideals. Profession und Fallverstehen.* Lang.

BeKD. (Mai 2009). *Gesundheits- und Kinderkrankenpflege sichert Kindergesundheit: Ein Beitrag der Gesundheits- und Kinderkrankenpflege zur Gesundheitsförderung und Prävention von Gesundheitsrisiken im Kindes- und Jugendalter.* Positionspapier.

BeKD. (2011). *Stellungnahme des Berufsverbandes Kinderkrankenpflege Deutschland (BeKD) e. V. zur öffentlichen Expertenanhörung der Kinderkommission des Deutschen Bundestages zum gesunden Aufwachsen von Kindern und Jugendlichen: Zu Pflegestützpunkten und Pflegeberatung für Kinder.* https://bekd.de/wp-content/uploads/2019/08/BeKD_Stellungnahme_Kiko_9.02.2011.pdf

BeKD (2012). Familien- Gesundheits- und Kinderkrankenpflege: Spezifische Kompetenzen durch Weiterbildung des BeKD e. V.

BeKD. (2015). *Lehrplan der Qualifizierungsmaßnahme zum/zur Familien-Gesundheits- und Kinderkrankenpfleger/Familien-Gesundheits- und Kinderkrankenpflegerin (FGKiKP): entsprechend der Mindestanforderungen der Bundesinitiative Frühe Hilfen (BiFH)*, hrsg. durch den Berufsverband Kinderkrankenpflege Deutschland (BeKD).

Bellinger, A. (2021, 8. Oktober). *Gesundheit 2.0 – digitale Revolution in der Medizin: Rolle des Patienten.* Digitale Welten. BeKD, DGKH, DGKJ, & DGSPJ. Kongress für Kinder- und Jugendmedizin 2021, Berlin. https://dgkj.meta-dcr.com/kkj2021/schedule

Benner, P. E. (2017). *Stufen zur Pflegekompetenz: From novice to expert* (M. Wengenroth, Übers.) (3., unveränderte Auflage). Hogrefe.

Bethmann, S. (2013). *Liebe – eine soziologische Kritik der Zweisamkeit.* Beltz Juventa.

Betz, T. & Bischoff, S. (2013). Risikokind und Risiko Kind: Konstruktionen von Risiken in politischen Berichten. In H. Kelle & J. Mierendorff (Hrsg.), *Kindheiten. Normierung und Normalisierung der Kindheit* (S. 60–81). Beltz Juventa.

Blumer, H. (2013). *Symbolischer Interaktionismus: Aufsätze zu einer Wissenschaft der Interpretation*. Suhrkamp.

BMFSFJ. (2002). *Elfter Kinder- und Jugendbericht: Bericht über die Lebenssituation junger Menschen und die Leistungen der Kinder- und Jugendhilfe in Deutschland*. https://www.bmfsfj.de/resource/blob/94598/92135291ed6ca273285998211782bfa1/prm-18653-broschure-elfter-kinder--und-j-data.pdf

BMFSFJ. (2006a). *Frühe Hilfen für Eltern und Kinder und soziale Frühwarnsysteme: Aktionsprogramm des Bundesministeriums für Familie, Senioren, Frauen und Jugend zum Schutz von Kleinkindern, zur Früherkennung von Risiken und Gefährdungen und zur Implementierung effektiver Hilfesysteme*.

BMFSFJ. (2006b). *Nationaler Aktionsplan: Für ein kindgerechtes Deutschland 2005–2010*. https://www.bmfsfj.de/resource/blob/94404/5aa28b65de1e080ce2b48076380f90b1/nap-nationaler-aktionsplan-data.pdf

BMFSFJ. (2006c). *Zwölfter Kinder- und Jugendbericht: Bericht über die Lebenssituation junger Menschen und die Leistungen der Kinder- und Jugendhilfe in Deutschland*. https://www.bmfsfj.de/resource/blob/112224/7376e6055bbcaf822ec30fc6ff72b287/12-kinder-und-jugendbericht-data.pdf

BMFSFJ. (2007). *Frühe Hilfen für Eltern und Kinder und soziale Frühwarnsysteme: Bekanntmachung zur Förderung von Modellprojekten sowie deren wissenschaftlicher Begleitung und Wirkungsevaluation*. https://www.bmfsfj.de/resource/blob/100674/d8fc9edd616d8832dbe2d863ce86ef2d/ausschreibung-fruehe-hilfen-text-data.pdf

BMFSFJ. (2008). *Lernen aus problematischen Kinderschutzverläufen: Machbarkeitsexpertise zur Verbesserung des Kinderschutzes durch systematische Fehleranalyse*. https://www.bmfsfj.de/resource/blob/94214/851c3940e417a4aa7350671272877daa/lernen-aus-problematischen-kinderschutzverlaeufen-data.pdf

BMFSFJ. (2009). *13. Kinder- und Jugendbericht: Bericht über die Lebenssituation junger Menschen und die Leistungen der Kinder- und Jugendhilfe in Deutschland*. https://www.bmfsfj.de/resource/blob/93144/f5f2144cfc504efbc6574af8a1f30455/13-kinder-jugendbericht-data.pdf

BMFSFJ. (2013). *14. Kinder- und Jugendbericht: Bericht über die Lebenssituation junger Menschen und die Leistungen der Kinder- und Jugendhilfe in Deutschland*. https://www.bmfsfj.de/resource/blob/93146/6358c96a697b0c3527195677c61976cd/14-kinder-und-jugendbericht-data.pdf

BMFSFJ. (2015). *Bericht der Bundesregierung: Evaluation des Bundeskinderschutzgesetzes*. https://www.bmfsfj.de/resource/blob/93348/a41675e1f53ec6f743359b6b75fec3e2/bericht-der-bundesregierung-evaluation-des-bundeskinderschutzgesetzes-data.pdf

BMFSFJ. (November 2022). *Ausbildungsoffensive Pflege (2019–2023): Zweiter Bericht*. Berlin. https://www.pflegeausbildung.net/ausbildungsoffensive-pflege/berichte.html

BMG (2010). Nationales Gesundheitsziel: Gesund aufwachsen: Lebenskompetenz, Bewegung, Ernährung. https://www.bundesgesundheitsministerium.de/service/publikationen/details/nationales-gesundheitsziel-gesund-aufwachsen-lebenskompetenz-bewegung-ernaehrung.html

BMG (2017). Nationales Gesundheitsziel: Gesundheit rund um die Geburt. https://www.bundesgesundheitsministerium.de/service/publikationen/details/nationales-gesundheitsziel-gesundheit-rund-um-die-geburt.html

Bohnsack, H.-J., Rimpl, L. & Windorfer, A. (Hrsg.). (2014). *Was Sie schon immer zu dem Einsatz von Fachkräften „Frühe Hilfen" wissen wollten: Informationen und Stellungsnahmen zu zahlreichen Fragen aus der Praxis*. Schriftenreihe der Stiftung Eine Chance für Kinder, (Bd. 9).

Bohnsack, R. (2002). Gruppendiskussionsverfahren und dokumentarische Methode. In D. Schaeffer & G. Müller-Mundt (Hrsg.), *Qualitative Gesundheits- und Pflegeforschung* (1. Aufl., S. 305–325). Huber.

Bohnsack, R. (2014). *Rekonstruktive Sozialforschung: Einführung in qualitative Methoden* (9. Aufl.). Budrich.

Bohnsack, R., Meuser, M. & Geimer, A. (Hrsg.). (2018). *Hauptbegriffe Qualitativer Sozialforschung* (4. Aufl.). Budrich, UTB.

Bohnsack, R., Przyborski, A. & Schäffer, B. (Hrsg.). (2010). *Das Gruppendiskussionsverfahren in der Forschungspraxis* (2. Aufl., rev. Ausg). Budrich.

Borchardt, S., Benz, M., Eickhorst, A., Scholtes, K., Demant, H., Götzinger, K., Köhler, H. & Cierpka, M. (2010). Vermittlungswege in aufsuchenden Maßnahmen der Frühen Hilfen. In NZFH (Hrsg.), *Forschung und Praxisentwicklung Früher Hilfen: Modellprojekte begleitet vom Nationalen Zentrum Frühe Hilfen* (S. 260–279). BZgA.

Brand, T. & Jungmann, T. (Hrsg.). (2013). *Kinder schützen, Familien stärken: Erfahrungen und Empfehlungen für die Ausgestaltung früher Hilfen aus der „Pro Kind"-Praxis und -Forschung.* Beltz Juventa.

Breuer, F. (2010). *Reflexive Grounded Theory: Eine Einführung für die Forschungspraxis* (2. Aufl.). VS für Soz. wiss.

Bucher, R. & Strauss, A. L. (1961). Professions in Process. *The American Journal of Sociology, 66*(4), 325–334.

Bühler-Niederberger, D., Alberth, L. & Eisentraut, S. (2014). Das Wissen vom Kind – generationale Ordnung und professionelle Logik im Kinderschutz. In B. Bütow, M. Pomey, M. Rutschmann, C. Schär & T. Studer (Hrsg.), *Sozialpädagogik zwischen Staat und Familie: Alte und neue Politiken des Eingreifens* (S. 111–131). Springer VS.

Bühring, P. (2011). Schutz von Kindern vor Misshandlung und Vernachlässigung: Frühe Hilfen und Familienhebammen. *Deutsches Ärzteblatt, 108*(46), 2461–2462.

Bund, Länder und Kommunen in Zusammenarbeit mit dem NZFH. (2008, 18. April). *Ergebnis der AG I „Vernetzung": Entwurf eines Eckpunktepapiers* [Pressemitteilung].

Bundesinstitut für Berufsbildung (Hrsg.). (2020). *Rahmenpläne der Fachkommission nach § 53 PflBG* (2., überarb. Aufl.).

Bundesrat (27. Mai 2011) Drucksache 202/11.

Büscher, A., Jendrzej, B., Krautz, B. & Weiß, T. (2023). Pflegeprozesse selbstbewusst verantworten: Vorbehaltsaufgaben in der Praxis. *Die Schwester | Der Pfleger, 62*(4).

Buschhorn, C. (2012). *Frühe Hilfen.* Springer VS.

Bütow, B. & Gries, E.-M. (2013). Zur Bearbeitung von professionellen Grenzen in der Jugendhilfe – eine empirische Analyse von Gruppendiskussionen. *Soziale Passagen, 5*(2), 229–244.

Cassier-Woidasky, A.-K. (2007). *Pflegequalität durch Professionsentwicklung: Eine qualitative Studie zum Zusammenhang von professioneller Identität, Pflegequalität und Patientenorientierung.* Mabuse.

CDU/CSU und SPD. (2005). *Koalitionsvertrag: Gemeinsam für Deutschland – mit Mut und Menschlichkeit.* https://www.kas.de/c/document_library/get_file?uuid=16f196dd-0298-d416-0acb-954d2a6a9d8d&groupId=252038

Charmaz, K. (2011). Den Standpunkt verändern: Methoden der konstruktivistischen Grounded Theory. In G. Mey & K. Mruck (Hrsg.), *Grounded Theory Reader* (2. Aufl., S. 181–205). VS für Sozialwiss.

Charmaz, K. (2014). *Constructing grounded theory* (2. Aufl.). *Introducing qualitative methods.* SAGE.

Cierpka, M. (2012). Die Familienhebamme im wissenschaftlichen Diskurs. In D. Nakhla (Hrsg.), *Praxishandbuch für Familienhebammen: Arbeit mit belasteten Familien* (2. Aufl., S. 17–21). Mabuse.

Cierpka, M., Stasch, M. & Groß, L. M. (2007). *Expertise zum Stand der Prävention/Frühintervention in der frühen Kindheit in Deutschland. Forschung und Praxis der Gesundheitsförderung: Bd. 34.* Bundeszentrale für gesundheitliche Aufklärung.

Clarke, A. E. (1991). Social Worlds/Arenas Theory as Organizational Theory. In D. R. Maines (Hrsg.), *Communication and social order. Social Organization and Social Process: Essays in Honour of Anselm Strauss* (S. 119–158). De Gruyter.

Clarke, A. E. (2002). Neue Wege der qualitativen Forschung und die Grounded Theory. In D. Schaeffer & G. Müller-Mundt (Hrsg.), *Qualitative Gesundheits- und Pflegeforschung* (1. Aufl.). Huber.

Clarke, A. E. (2005). *Situational analysis: Grounded theory after the postmodern turn.* SAGE.

Clarke, A. E. (2009). From Grounded Theory to Situational Analysis: What's New? Why? How? In J. M. Morse (Hrsg.), *Developing Grounded Theory: The Second Generation* (S. 194–235). Taylor & Francis.

Clarke, A. E. (2012). *Interdisziplinäre Diskursforschung. Situationsanalyse: Grounded Theory nach dem postmodern turn* (J. Sarnes, Übers.) (R. Keller, Hg.). Springer VS.

Clarke, A. E. (2019). Situating Grounded Theory and Situational Analysis in Interpretive Qualitative Inquiry. In A. Bryant & K. Charmaz (Hrsg.), *The SAGE handbook of current developments in grounded theory* (S. 3–47). SAGE.

Clarke, A. E. (2021). Straussian negotiated order theory c. 1960-present. In D. vom Lehn, N. Ruiz-Junco & W. Gibson (Hrsg.), *The Routledge International Handbook of Interactionism* (S. 47–58). Routledge.

Clarke, A. E., Friese, C. & Washburn, R. (2018). *Situational analysis: Grounded theory after the interpretive turn* (2. Aufl.). SAGE.

Clarke, A. E. & Montini, T. (1993). The Many Faces of RU486: Tales of Situated Knowledges and Technological Contestations. *Science, Technology, & Human Values, 18*(1), 42–78.

Clarke, A. E. & Star, S. L. (2008). The social worlds framework: A theory/methods package. In E. J. Hackett, O. Amsterdamska, W. E. Bijker, M. Lynch & J. Wajcman (Hrsg.), *The handbook of science and technology studies* (3. Aufl., S. 113–138). The MIT Press.

Clarke, A. E., Washburn, R. & Friese, C. (2022a). Introducing Situational Analysis. In A. E. Clarke, R. Washburn & C. Friese (Hrsg.), *Situational analysis in practice: Mapping relationalities across disciplines* (5–36). Routledge.

Clarke, A. E., Washburn, R. & Friese, C. (Hrsg.). (2022b). *Situational analysis in practice: Mapping relationalities across disciplines* (2. Aufl.). Routledge.

Corbin, J. M. & Strauss, A. L. (2010). *Weiterleben lernen: Verlauf und Bewältigung chronischer Krankheit* (3. Aufl.). Huber.

Corbin, J. M. & Strauss, A. L. (2015). *Basics of qualitative research: Techniques and procedures for developing grounded theory* (4. Aufl.). SAGE.

DBfK (Hrsg.). (2004). *We train for health in Europe: Handbuch zur Fortbildung: Public Health/Gesundheitsförderung für Pflegeberufe in der Europäischen Union* (2. Aufl.).

DBfK. (2009a [2007]). *Familiengesundheit: Ein neues Handlungsfeld für Pflegende und Hebammen.*

DBfK. (2009b). *Familiengesundheitspflege in Deutschland: Ein Konzept für gesündere Familien.*

Deutsche Gesellschaft für Fachkrankenpflege und Funktionsdienste. (2022, 6. Dezember). *DGF-Stellungnahme zur Aushilfe von Intensivpflegenden aus dem Erwachsenen Bereich in der Pädiatrie und Neonatologie.* https://www.dgf-online.de/dgf-stellungnahme-zur-aushilfe-von-intensivpflegenden-aus-dem-erwachsenen-bereich-in-der-paediatrie-und-neonatologie/

Deutscher Pflegerat. (2022, 2. Dezember). *Kinder werden nicht wohnortnah versorgt, weil wir es nicht schaffen, dass ausreichend Pflegepersonal für sie da ist.* https://deutscher-pflegerat.de/profession-staerken/pressemitteilungen/deutscher-pflegerat-kinder-werden-nicht-wohnortnah-versorgt-weil-wir-es-nicht-schaffen-dass-ausreichend-pflegepersonal-fuer-sie-da-ist?hl=wohnortnah

Dewe, B. & Gensicke, D. (2020). Theoretische und methodologische Aspekte des Konzeptes „Reflexive Professionalität". In C. Schnell & M. Pfadenhauer (Hrsg.), *Handbuch Professionssoziologie.* Springer VS.

DGP. (2016). *Ethikkodex zum Verhältnis zwischen Forschenden und Probanden.* https://dg-pflegewissenschaft.de/wp-content/uploads/2017/05/EthikkodexDGP.pdf

DHBW. (o. J.). *Kontaktstudium Gesundheitsförderung und Prävention für junge Familien I und II: Mit der Möglichkeit zur Qualifizierung als Familien-Gesundheits- und Kinderkrankenpfleger/-in (FGKiKP) bzw. Familienhebamme.* Entwicklung in Kooperation mit dem Berufsverband Kinderkrankenpflege Deutschland (BeKD e. V.), S. 1–10. https://www.dhbw-stuttgart.de/studium/lebenslanges-lernen/kontaktstudium/

Dick, M., Marotzki, W. & Mieg, H. (Hrsg.). (2016). *Handbuch Professionsentwicklung.* Klinkhardt.

Diehl, M. (2009). 20 Jahre UN-Kinderrechtskonvention: Alle Kinder haben ein Recht auf Gesundheit. *Kinderkrankenschwester, 28*(11), 451–453.

Diehl, M. (2010). Nachfrage trifft Angebot: Elternkompetenzen im Alltag stärken. *Kinderkrankenschwester, 29*(3), 99–101.

Diehl, M. (2011a). „Frühe Hilfen" und Familien-Gesundheits- und Kinderkrankenpflege: Beide gehören zusammen! *Kinderkrankenschwester, 30*(9), 387–388.

Diehl, M. (2011b). Kinderschutz und Frühe Hilfen: Einsatz für Familien-, Gesundheits- und Kinderkrankenpflege. *Kinderkrankenschwester, 30*(4), 142.

Diehl, M. (2012). Praktischer Einsatz für angehende FGKiKP: „Themenabende" kommen gut an. *Kinderkrankenschwester, 31*(8), 348–349.

Diehl, M. & Holoch, E. (2010). Erster Weiterbildungslehrgang zur Familien-Gesundheits- und Kinderkrankenpflegerin in Stuttgart erfolgreich beendet. *Kinderkrankenschwester, 29*(12), 499.

DJI. (2011). *Stellungnahme des Deutschen Jugendinstituts: zum Referentenentwurf eines Gesetztes zur Stärkung des aktiven Schutzes von Kindern und Jugendlichen (Bundeskinderschutzgesetz BKiSchG) vom 22.12.2010.* München.

DJI. (2021). *Projektbereich: „Lernen aus problematischen Kinderschutzverläufen“* [Laufzeit: 01.01.2009–31.12.2015]. Deutsches Jugendinstitut (DJI). https://www.dji.de/ueber-uns/projekte/projekte/projektbereich-lernen-aus-problematischen-kinderschutzverlaeufen.html

Dresing, T. & Pehl, T. (2018). *Praxisbuch Interview, Transkription & Analyse: Anleitungen und Regelsysteme für qualitativ Forschende* (8. Aufl.). www.audiotranskription.de/praxisbuch

Durkheim, É. (1902). *De la division du travail social.* Alcan.

Eberl, I. & Schnepp, W. (2007). *Die multizentrische Pilotstudie der WHO zur Family Health Nurse: Eine Untersuchung über die Machbarkeit der Familiengesundheitspflege in Deutschland.*

Eickhorst, A., Schreier, A., Brand, C, Lang, K., Liel, C., Renner, I., Neumann, A. & Sann, A. (2016). Inanspruchnahme von Angeboten der Frühen Hilfen und darüber hinaus durch psychosozial belastete Eltern. *Bundesgesundheitsblatt, Gesundheitsforschung, Gesundheitsschutz, 59*(10), 1271–1280.

Eickhorst, A., Brand, C., Lang, K., Liel, C., Neumann, A., Schreier, A., Renner, I. & Sann, A. (2015). Die Prävalenzstudie „Kinder in Deutschland – KiD 0–3“ zur Erfassung von psychosozialen Belastungen und Frühen Hilfen in Familien mit 0–3-jährigen Kindern: Studiendesign und Analysepotential. *Soziale Passagen, 7*(2), 381–387. https://doi.org/10.1007/s12592-015-0212-z

Eickhorst, A., Fullerton, B. & Schreier, A. (2019). *Psychische Belastungen bei Eltern mit Kleinkindern.* Faktenblatt 5 zur Prävalenz- und Versorgungsforschung der Bundesinitiative Frühe Hilfen. (2., unveränderte Auflage der Erstveröffentlichung von 2017). https://doi.org/10.17623/NZFH:FB5-PVF

Eickhorst, A. & Liel, C. (2020). *Design und Methoden der Studienfolge „Kinder in Deutschland – KiD 0–3“.* Faktenblatt 1 zur Prävalenz- und Versorgungsforschung der Bundesinitiative Frühe Hilfen. Hrsg. vom Nationalen Zentrum Frühe Hilfen (NZFH). BZgA. https://doi.org/10.17623/NZFH:FB1-PVF

Eisentraut, S. & Turba, H. (2013). Norm(alis)ierung im Kinderschutz: Am Beispiel von Familienhebammen und Sozialpädagogischen FamilienhelferInnen. In H. Kelle & J. Mierendorff (Hrsg.), *Normierung und Normalisierung der Kindheit* (S. 82–98). Beltz Juventa.

Elendt, E. (1992). *Das kranke Kind und seine Pflegerin: Zur Geschichte der Kinderkrankenpflege in Jena von 1917–1987.* Univ.-Verl. Jena.

Fegert, J. M., Ziegenhain, U. & Fangerau, H. (2010). *Problematische Kinderschutzverläufe: Mediale Skandalisierung, fachliche Fehleranalyse und Strategien zur Verbesserung des Kinderschutzes* (1. Aufl.). *Studien und Praxishilfen zum Kinderschutz.* Juventa.

Fernkorn, A. (2008). Die Elternberatungsstelle der Stadt Gütersloh: Ausgangspunkt eines sozialen Frühwarnsystems mit Tradition für Säuglinge und Kleinkinder. In P. Bastian, A. Diepholz & E. Lindner (Hrsg.), *Frühe Hilfen für Familien und soziale Frühwarnsysteme* (S. 173–188). Waxmann.

Fertmann, R. (2012). *Die Arbeit der Familienhebammen in Hamburg: Stand 2012.* Hamburg. http://www.hamburg.de/contentblob/3753740/data/familienhebammenbericht-2012.pdf

Fischer, J. & Geene, R. (Hrsg.). (2017). *Netzwerke in Frühen Hilfen und Gesundheitsförderung: Neue Perspektiven kommunaler Modernisierung* (1. Auflage). Beltz Juventa.

Fischer, J. & Kosellek, T. (2013). Netzwerkorientierung in der Sozialen Arbeit: eine Einleitung. In J. Fischer & T. Kosellek (Hrsg.), *Netzwerke und soziale Arbeit: Theorien, Methoden, Anwendungen* (S. 17–23). Beltz Juventa.

Flaiz, B. (2018). *Die professionelle Identität von Pflegefachpersonen.* Mabuse.

Flaiz, B. (2019). Unterschiede professioneller Identität von Pflegefachpersonen in Australien und Deutschland: eine Ländervergleichsstudie. *Pflege & Gesellschaft: Zeitschrift für Pflegewissenschaft, 24*(3), 1430–9653.

Flick, U. (2009). *Qualitative Sozialforschung: Eine Einführung* (2. Aufl.). Rowohlt.

Foucault, M. (1963). *Naissance de la clinique: une archeologie du regard medical.* Univ. de France.

Foucault, M. (1966). *Les mots et les choses: une archéologie des sciences humaines.* Gallimard.

Foucault, M. (2015). *Analytik der Macht* (6. Aufl.). Suhrkamp.

Franzheld, T. (2022). Familie und Kindeswohl. In A. Schierbaum & J. Ecarius (Hrsg.), *Handbuch Familie: Band II: Erziehung, Bildung und pädagogische Arbeitsfelder* (2. Aufl., S. 541–559). Springer VS. https://doi.org/10.1007/978-3-658-19843-5_24

Franzkowiak, P. & Hurrelmann, K. (2022). Gesundheit. In Bundeszentrale für gesundheitliche Aufklärung (Hrsg.), *Leitbegriffe der Gesundheitsförderung und Prävention: Glossar zu Konzepten, Strategien und Methoden.* https://doi.org/10.17623/BZGA:Q4-I023-1.0

Freidson, E. (Hrsg.). (1963). *The Hospital in modern society.* Free Pr. of Glencoe.

Freidson, E. (1989). *Medical work in America: Essays on health care.* Yale Univ. Pr.

Friese, C., Clarke, A. E. & Washburn, R. (2022). Situational analysis as critical pragmatist interactionism. In A. E. Clarke, R. Washburn & C. Friese (Hrsg.), *Situational analysis in practice: Mapping relationalities across disciplines* (S. 97–110). Routledge.

Froschauer, U. & Lueger, M. (2009). *Interpretative Sozialforschung: Der Prozess*. Facultas.

Fullerton, B., Eickhorst, A. & Lorenz, S. (2019). *Psychosoziale Belastungen im Zusammenhang mit wahrgenommenem Stress der Eltern*. Faktenblatt 2 zur Prävalenz- und Versorgungsforschung der Bundesinitiative Frühe Hilfen. Hrsg. vom Nationalen Zentrum Frühe Hilfen (NZFH). https://doi.org/10.17623/NZFH:FB2-PVF

Fullerton, B., Eickhorst, A., Sann, A. & Lorenz, S. (2019). *Suchtanzeichen bei Eltern mit Kleinkindern*. Faktenblatt 4 zur Prävalenz und Versorgungsforschung der Bundesinitiative Frühe Hilfen. Hrsg. vom Nationales Zentrum Frühe Hilfen (NZFH). https://doi.org/10.17623/NZFH:FB4-PVF

Fullerton, B., Sann, A. & Eickhorst, A. (2018). *Kenntnis und Nutzung von Unterstützungsangeboten durch Familien mit Migrationshintergrund*. Faktenblatt 6 zur Prävalenz- und Versorgungsforschung der Bundesinitiative Frühe Hilfen. Hrsg. vom Nationalen Zentrum Frühe Hilfen (NZFH). https://doi.org/10.17623/NZFH:FB6-PVF

Gauditz, L., Klages, A.-L., Kruse, S., Marr, E., Mazur, A., Schwertel, T. & Tietje, O. (Hrsg.). (2023). *Die Situationsanalyse als Forschungsprogramm: Theoretische Implikationen*. Springer VS. https://doi.org/10.1007/978-3-658-38714-3

Gerber, C. (2010). Über das Verhältnis der Frühen Hilfen zum Kinderschutz. In A. Kröhnert (Hrsg.), *Frühe Hilfen II: Vertrauen aufbauen, Kontakt halten, Perspektiven entwickeln* (S. 101–111). Bundesarbeitsgemeinschaft der Kinderschutz-Zentren.

Gerlinger, T. (2021). Präventionsgesetz. In Bundeszentrale für gesundheitliche Aufklärung (Hrsg.), Leitbegriffe der Gesundheitsförderung und Prävention: Glossar zu Konzepten, Strategien und Methoden. https://doi.org/10.17623/BZGA:Q4-i092-3.0

Gesundheitsamt Bremen (Hrsg.). (2021). *Familien-Hebammen*. https://familiennetz-bremen.de/veranstaltungen/familienhebammen/

Gesundheitsamt Stadt Oldenburg i. O. (Hrsg.). (Stand Dezember 2020). *GUSTL: Guter Start ins Leben*. Informationen für Familien. https://www.oldenburg.de/startseite/leben-umwelt/familie/angebote-fuer-eltern/beratung-und-hilfe/guter-start-ins-leben/die-gustl-mappe-und-ihr-inhalt.html

Glaser, B. G. & Strauss, A. L. (1974). *Interaktion mit Sterbenden: Beobachtungen für Ärzte, Schwestern, Seelsorger und Angehörige*. Vandenhoeck & Ruprecht.

Glaser, B. G. & Strauss, A. L. (2010). *Grounded theory: Strategien qualitativer Forschung* (3. Aufl.). *Gesundheitswissenschaften: Methoden*. Huber.

Göbel, A. & Rettig, H. (2017). Die Systemlogik des Krankenhauses als Handlungsfolie: Familien-Gesundheits- und Kinderkrankenpflegende in den Frühen Hilfen. *Neue Praxis – Zeitschrift für Sozialarbeit, Sozialpädagogik und Sozialpolitik*, *47*(5), 457–474.

Gran, E., Küster, E.-U. & Sann, A. (2012). *Bestandsaufnahme Frühe Hilfen: Dritte Teiluntersuchung*. Kurzbefragung der Jugendämter 2012. *Kompakt*.

Groß, L. M., Ginter, J. & Zeller, M. (2017). „‚… wenn andere Professionen ihren eigenen Blick auf die Sachen haben' – Über die (Nicht-)Herstellung von Zuständigkeit im multiprofessionellen Handlungsfeld der Frühen Hilfen". *Neue Praxis – Zeitschrift für Sozialarbeit, Sozialpädagogik und Sozialpolitik* (Sonderheft 14), 53–64.

Groß, L. M., Ginter, J. & Zeller, M. (2019). Familien- Gesundheits- und Kinderkrankenpflegerinnen in den Frühen Hilfen. *Kinderkrankenschwester*, *38*(2), 36–40.

Hanck, H. & Reimers, A. (2013). *Gemeinsame Qualifizierung von Hebammen zu Familienhebammen und Gesundheits- und KrankenpflegerInnen zu Familien-, Gesundheits- und KrankenpflegerInnen.*

HC (27. November 1980). Bremen: Modellversuch „Familienhebamme" gestartet. *Deutsches Ärzteblatt*(48), S. 2835.

Heiner, M. (2010). *Soziale Arbeit als Beruf: Fälle – Felder – Fähigkeiten* (2. Aufl.). *Soziale Arbeit*. Reinhardt.

Heiner, M. (2017). *Professionalität in der sozialen Arbeit: Theoretische Konzepte, Modelle und empirische Perspektiven* (4. Aufl.). Kohlhammer.

Helsper, W. (2004). Antinomien, Widersprüche, Paradoxien: Lehrerarbeit – ein unmögliches Geschäft? Eine strukturtheoretisch-rekonstruktive Perspektive auf das Lehrerhandeln. In B. Koch-Priewe (Hrsg.), *Grundlagenforschung und mikrodidaktische Reformansätze zur Lehrerbildung* (S. 49–98). Klinkhardt.

Helsper, W. (2016). Antinomien und Paradoxien im professionellen Handeln. In M. Dick, W. Marotzki & H. Mieg (Hrsg.), *Handbuch Professionsentwicklung* (S. 50–62). Klinkhardt.

Helsper, W., Krüger, H.-H. & Rabe-Kleberg, U. (2000). Professionstheorie, Professions- und Biographieforschung: Einführung in den Themenschwerpunkt. *Zeitschrift für Qualitative Bildungs-, Beratungs- und Sozialforschung, 1*(1), 5–19.

Hensen, G. & Schone, R. (2010). Kinderschutz und Frühe Hilfen für Familien als Planungsthema. *Handbuch Jugendhilfeplanung*, 329–347.

Hesse, C., Siemke, S. & Elstner-Neugebauer, A. (2012). Familien-, Gesundheits- und Kinderkrankenpflege: Wieso – Weshalb – Warum? *Kinderkrankenschwester, 31*(2), 61 (Ein Leserbrief zum Artikel „Der von Familienhebammen im System der Frühen Hilfen: ihre Rolle und ihre Aufgaben" 2011: 30(11) 459–463).

Hofrath, C. & Meng, M. (2023). *BIBB-Pflegepanel: Kurzbericht zur ersten Erhebungswelle 2022/2023.* https://www.bibb.de/dokumente/pdf/AB26_Kurzbericht-BIBB-Pflegepanel_2022-2023.pdf

Holoch, E. & Frech, S. (2001). Familienorientierte Kinderkrankenpflege: Das Modell der familien- und umweltbezogenen Pflege von Marie-Luise Friedemann und seine Relevanz für die Ausbildung. *Kinderkrankenschwester, 20*(10), 438–443.

Holoch, E., Lüdeke, M. & Zoller, E. (Hrsg.). (2017). *Gesundheitsförderung und Prävention bei Kindern und Jugendlichen: Lehrbuch für die Gesundheits- und Kinderkrankenpflege* (1. Auflage). Kohlhammer.

Horcher-Metzger, R. (2021). *Im Spannungsfeld von Geburtshilfe und Frühen Hilfen: Eine biografieanalytische Studie zum beruflichen Selbstverständnis von Hebammen und Familienhebammen.* Beltz.

Hörster, R., Köngeter, S. & Müller, B. (Hrsg.). (2013). *Grenzobjekte: Soziale Welten und ihre Übergänge.* Springer VS. https://doi.org/10.1007/978-3-531-18953-6

Hughes, E. C. (1963). Professions. *Daedalus, 92*, 655–668.

Hurrelmann, K. & Richter, M. (2022). Determinanten der Gesundheit. In Bundeszentrale für gesundheitliche Aufklärung (Hrsg.), *Leitbegriffe der Gesundheitsförderung und Prävention: Glossar zu Konzepten, Strategien und Methoden.* https://doi.org/10.17623/BZGA:Q4-I008-2.0

JMK. (2005). *TOP 7 Kinder und Gesundheit: Gesundheitsförderung als gesamtgesellschaftliche Aufgabe.* Mitverantwortung der Kinder- und Jugendhilfe.

Jungmann, T. (2018). Kinderschutz und Prävention – Gesundheitsförderung. In Bundeszentrale für gesundheitliche Aufklärung (Hrsg.), *Leitbegriffe der Gesundheitsförderung und Prävention: Glossar zu Konzepten, Strategien und Methoden.* https://doi.org/10.17623/BZGA:Q4-i068-2.0

Kaba-Schönstein, L., Letsch-Stockmann, S. & Kimmerle, B. (2012). *Gesund aufwachsen und leben in Baden-Württemberg: Gesundheitsförderung mit allen in Kindertageseinrichtungen.* Eine soziallagenbezogene und integrative Perspektive mit den Schwerpunkten Ernährung und Bewegung. https://www.gesundheitsamt-bw.de/lga/DE/Fachinformationen/Fachpublikationen/Seiten/Gesundheitsfoerderung.aspx

Kelle, H. (2013). Normierung und Normalisierung der Kindheit: Zur (Un)Unterscheidbarkeit und Bestimmung der Begriffe. In H. Kelle & J. Mierendorff (Hrsg.), *Normierung und Normalisierung der Kindheit* (S. 15–37). Beltz Juventa.

Keller, R. (2008a). *Michel Foucault.* UVK.

Keller, R. (2008b). *Wissenssoziologische Diskursanalyse: Grundlegung eines Forschungsprogramms* (2. Auflage). VS für Soz. wiss. https://doi.org/10.1007/978-3-531-90788-8

Keller, R. (2012). *Das Interpretative Paradigma: Eine Einführung.* VS für Soz. wiss.

Kimmerle, B., Offenberger, U. & Sayn-Wittgenstein, F. zu (2020). Die Situationsanalyse als Weiterentwicklung der Grounded Theory: am Beispiel einer empirischen Untersuchung zur Kinderkrankenpflege in Frühen Hilfen. *Journal für Qualitative Forschung in Pflege- und Gesundheitswissenschaft, 7*(2), 86–94.

Kimmerle, B., Sayn-Wittgenstein, F. zu & Offenberger, U. (2023). Pediatric nurses in early childhood intervention in Germany – emergence of a new professional role: Situational Analysis and Mapping. *Forum Qualitative Sozialforschung / Forum: Qualitative Social Research, 24*(2), Artikel 5, -24.2.4036

Kindler, H. (2007). *Kinderschutz in Deutschland stärken: Analyse des nationalen und internationalen Forschungsstandes zu Kindeswohlgefährdung und die Notwendigkeit eines nationalen Forschungsplanes zur Unterstützung der Praxis.* Expertise. Deutsches Jugendinstitut (DJI).

Kindler, H. (2009). Kindeswohlgefährdung: Ein Forschungsupdate zu Ätiologie, Folgen, Diagnostik und Intervention. *Praxis der Kinderpsychologie und Kinderpsychiatrie, 58*(10), 764–785.

Kindler, H. (2011). Einschätzungen und Einschätzungshilfen in den Frühen Hilfen und im Kinderschutz. In J. Freese, V. Göppert & M. Paul (Hrsg.), *Frühe Hilfen und Kinderschutz in den Kommunen: [Praxisgrundlagen]* (1. Aufl., S. 129–145). Kommunal- und Schul-Verl.

Kindler, H. (2016). Frühe Hilfen und interventiver Kinderschutz – eine Abgrenzung. In V. Mall & A. Friedmann (Hrsg.), *Frühe Hilfen in der Pädiatrie: Bedarf erkennen; intervenieren; vernetzen* (1. Aufl., S. 13–26). Springer.

Kindler, H. & Sann, A. (2010). Früherkennung von Risiken für Kindeswohlgefährdung. In R. Kißgen & N. Heinen (Hrsg.), *Frühe Risiken und Frühe Hilfen: Grundlagen, Diagnostik, Prävention* (S. 161–174). Klett-Cotta.

Kindler, H. & Suess, G. J. (2012). Forschung zu Frühen Hilfen: Eine Einführung in Methoden. In I. Renner, A. Sann & NZFH (Hrsg.), *Forschung und Praxisentwicklung Früher Hilfen: Modellprojekte begleitet vom Nationalen Zentrum Frühe Hilfen* (2. Aufl., S. 11–39). BZgA.

Kißgen, R. & Heinen, N. (Hrsg.). (2010). *Frühe Risiken und Frühe Hilfen: Grundlagen, Diagnostik, Prävention.* Klett-Cotta.

Kohl, G. & Lüdeke, M. (2017). Prävention von Kindeswohlgefährdung. In E. Holoch, M. Lüdeke & E. Zoller (Hrsg.), *Gesundheitsförderung und Prävention bei Kindern und Jugendlichen: Lehrbuch für die Gesundheits- und Kinderkrankenpflege* (1. Aufl., S. 170–205). Kohlhammer.

Koltermann, K. C. (2022). Das neue Pflegeberufegesetz und seine Berufsabschlüsse. *Gesundheits- und Sozialpolitik, 76*(2), 13–18. https://doi.org/10.5771/1611-5821-2022-2-13

Kooperationsverbund Gesundheitliche Chancengleichheit. (2021). *Kriterien für gute Praxis der soziallagenbezogenen Gesundheitsförderung.* Berlin. https://www.gesundheitliche-chancengleichheit.de/good-practice-kriterien/

Krampe, E.-M. (2009). *Emanzipation durch Professionalisierung? Akademisierung des Frauenberufs Pflege in den 1990er Jahren: Erwartungen und Folgen.* Mabuse.

Krüger, C., Eberl, I. & Schnepp, W. (2012). Die WHO-Pilotstudie zur Family Health Nurse in Deutschland: Sichtweisen von Familien zur Familiengesundheitspflege – Eine qualitative Untersuchung. *Pflege, 25*(3), 175–184.

Kruse, J. (2015). *Qualitative Interviewforschung: Ein integrativer Ansatz* (2. Aufl.). *Grundlagentexte Methoden.* Beltz Juventa.

Kubisch, S. (2015). Dokumentarische Methode. In R. Rätz & B. Völter (Hrsg.), *Rekonstruktive Forschung in der sozialen Arbeit: Bd. 11. Wörterbuch Rekonstruktive Soziale Arbeit* (S. 51–53). Budrich.

Künster, A. K., Knorr, C., Fegert, J. M. & Ziegenhain, U. (2010). Netzwerkanalyse als Chance der Praxisentwicklung und Evaluation im Bereich Frühe Hilfen und Kinderschutz. In NZFH (Hrsg.), *Forschung und Praxisentwicklung Früher Hilfen: Modellprojekte begleitet vom Nationalen Zentrum Frühe Hilfen* (S. 241–259). BZgA.

Künster, A. K., Schöllhorn, A., Knorr, C., Fegert, J. M. & Ziegenhain, U. (2010). Kooperation und Vernetzung im Bereich Frühe Hilfen und Kinderschutz: Bedeutung evidenzbasierter Methoden. *Praxis der Kinderpsychologie und Kinderpsychiatrie: Ergebnisse aus Psychotherapie, Beratung und Psychiatrie, 59*(9), 731–743.

Küster, E.-U., Pabst, C. & Sann, A. (2017). *Einsatz von Gesundheitsfachkräften in den Frühen Hilfen.* Faktenblatt 7 zu den Kommunalbefragungen zum Auf- und Ausbau der Frühen Hilfen. https://www.fruehehilfen.de/fileadmin/user_upload/fruehehilfen.de/pdf/faktenblaetter/Faktenblatt-7-NZFH-Kommunalbefragungen-Einsatz-GFK-in-FH.pdf

Küster, E.-U., Pabst, C. & Sann, A. (2017a). *Frühe Hilfen in der kommunalen Planung und Steuerung.* Faktenblatt 2 zu den Kommunalbefragungen zum Auf- und Ausbau der Frühen Hilfen. Hrsg. vom Nationalen Zentrum Frühe Hilfen (NZFH). https://www.fruehehilfen.de/forschung-im-nzfh/faktenblaetter-zur-forschung-im-nzfh/

Küster, E.-U., Pabst, C. & Sann, A. (2017b). *Kommunale Netzwerkstrukturen Frühe Hilfen.* Faktenblatt 3 zu den Kommunalbefragungen zum Auf- und Ausbau der Frühen Hilfen. Hrsg. vom Nationalen Zentrum Frühe Hilfen (NZFH). https://www.dji.de/veroeffentlichungen.html

Küster, E.-U., Pabst, C. & Sann, A. (2017c). *Der Öffentliche Gesundheitsdienst als Kooperationspartner in den Frühen Hilfen.* Faktenblatt 6 zu den Kommunalbefragungen zum Auf- und Ausbau der Frühen Hilfen. Hrsg. vom Nationalen Zentrum Frühe Hilfen (NZFH). https://www.dji.de/veroeffentlichungen.html

Küster, E.-U., Pabst, C. & Sann, A. (2017d). *Schnittstelle von Frühen Hilfen zu Maßnahmen zum Schutz bei Kindeswohlgefährdung.* Faktenblatt 8 zu den Kommunalbefragungen zum Auf- und Ausbau der Frühen Hilfen. Hrsg. vom Nationalen Zentrum Frühe Hilfen (NZFH). https://www.dji.de/veroeffentlichungen.html

Küster, E.-U., Pabst, C. & Sann, A. (2017e). *Vernetzung der ambulanten medizinischen Versorgung mit den Frühen Hilfen.* Faktenblatt 4 zu den Kommunalbefragungen zum Auf- und Ausbau der Frühen Hilfen. Hrsg. vom Nationalen Zentrum Frühe Hilfen (NZFH). https://www.dji.de/veroeffentlichungen.html

Küster, E.-U., Pabst, C. & Sann, A. (2017f). *Vernetzung der stationären medizinischen Versorgung mit den Frühen Hilfen.* Faktenblatt 5 zu den Kommunalbefragungen zum Auf- und Ausbau der Frühen Hilfen. Hrsg. vom Nationalen Zentrum Frühe Hilfen (NZFH). https://www.dji.de/veroeffentlichungen.html

Lang, K. (2015). *Zusammenhänge zwischen elterlichen psychosozialen Risikofaktoren und selbstberichtetem Misshandlungsrisiko: Expertise zum Projekt Kinder in Deutschland: 0–3.*

Lang, K., Liel, C., Lux, U., Kindler, H., Vierhaus, M. & Eickhorst, A. (2022). Child Abuse Potential in Young German Parents: Predictors, Associations with Self-reported Maltreatment and Intervention Use. *Child psychiatry and human development, 53*(3), 569–581. https://doi.org/10.1007/s10578-021-01157-y

Lange, U. & Liebald, C. (2013). *Der Einsatz von Familienhebammen in Netzwerken Früher Hilfen: Leitfaden für Kommunen.* https://shop.bzga.de/der-einsatz-von-familienhebammen-in-netzwerken-frueher-hilfen-leitfad-16000134/

Latour, B. (2010 [2007]). *Eine neue Soziologie für eine neue Gesellschaft: Einführung in die Akteur-Netzwerk-Theorie* (1. Aufl.). Suhrkamp.

Leistungsleitlinien Bundesstiftung Frühe Hilfen zur Umsetzung des Fonds Frühe Hilfen (gem. § 3 Absatz 4 des Gesetzes zur Kooperation und Information im Kinderschutz (KKG). https://www.fruehehilfen.de/service/publikationen/einzelansicht-publikationen/titel/leistungsleitlinien-bundesstiftung-fruehe-hilfen-zur-umsetzung-des-fonds-fruehe-hilfen/

Lohmann, A. (2015). *Kooperationen in Frühen Hilfen: Ansätze zur zielorientierten Gestaltung.* Beltz Juventa.

Lorenz, S., Ulrich, S.M., Kindler, H. & Liel, C. (2020). Wie viele Familien in Deutschland sind in welchem Ausmaß psychosozial belastet? *Kindheit und Entwicklung, 29*(3), 128–137. https://doi.org/10.1026/0942-5403/a000310

Lorenz, S., Ulrich, S.M., Sann, A. & Liel, C. (2020). Self-reported psychosocial stress in parents with small children – results from the Kinder in Deutschland – KiD-0–3 study. *Deutsches Ärzteblatt Online*, 709–716. https://doi.org/10.3238/arztebl.2020.0709

Lüdeke, M. (2017). Einführung: Die Bedeutung von Gesundheitsförderung und Prävention in der pädiatrischen Pflege. In E. Holoch, M. Lüdeke & E. Zoller (Hrsg.), *Gesundheitsförderung und Prävention bei Kindern und Jugendlichen: Lehrbuch für die Gesundheits- und Kinderkrankenpflege* (1. Aufl., S. 17–20). Kohlhammer.

Lukasczyk, P. & Pöllen, W. (2008). Präventionsprojekt „Zukunft für Kinder in Düsseldorf": Hilfen für Kinder und Familien in Risikolagen. In P. Bastian, A. Diepholz & E. Lindner (Hrsg.), *Frühe Hilfen für Familien und soziale Frühwarnsysteme* (S. 161–171). Waxmann.

Lutz, P.F. & Sandner, M. (2010a). Kosten-Nutzen-Analyse: Effekte auf den (Wieder-)Einstieg in das Berufsleben. In NZFH (Hrsg.), *Forschung und Praxisentwicklung Früher Hilfen: Modellprojekte begleitet vom Nationalen Zentrum Frühe Hilfen* (S. 104–125).

Lutz, P.F. & Sandner, M. (2010b). Zur Effizienz Früher Hilfen: Forschungsdesign und erste Ergebnisse eines randomisierten kontrollierten Experiments. *DIW-Vierteljahrshefte zur Wirtschaftsforschung, 79*(3), 79–97.

Mahler, C. & Elsbernd, A. (2022). Dranbleiben und die Probleme lösen: Hochschulische Pflegeausbildung. *Die Schwester | Der Pfleger* (10), 4–7.

Maier, A., Fegert, J.M. & Hoffmann, U. (2019). Weiterbildung für Pflegekräfte zum Thema Kinderschutz: Online-Kurs „Kinderschutz in der Medizin – ein Grundkurs für alle Gesundheitsberufe". *Kinderkrankenschwester, 38*(1), 4–9.

Makowsky, K. & Schücking, B. (2010). Familienhebammen im Landkreis Osnabrück: Perspektive von Nichtnutzerinnen und Zugänge. In NZFH (Hrsg.), *Forschung und Praxisentwicklung Früher Hilfen: Modellprojekte begleitet vom Nationalen Zentrum Frühe Hilfen* (S. 280–295). Bundeszentrale für gesundheitliche Aufklärung.

Makowsky, K. & Schücking, B. (Hrsg.). (2013). *Gesundheitsforschung. Was sagen die Mütter? Qualitative und quantitative Forschung rund um Schwangerschaft, Geburt und Wochenbett*. Beltz Juventa.

Marshall, T. H. (1939). The Recent History of Professionalism in Relation to Social Structure and Social Policy. *Canadian Journal of Economics and Political Science, 5*(3), 325–340.

Marx, C. (2020). Neue Vorgaben für die pädiatrische Pflegeausbildung. *Pflegezeitschrift, 73*(5), 35–37.

Mattern, E., Ayerle, G. & Behrens, J. (2013). *Zieldefinition für das berufliche Handeln von Familienhebammen: Internationaler Forschungsstand, Evaluationsstandards und Empfehlungen für die Umsetzung in Deutschland*. Eine Expertise im Auftrag des Nationalen Zentrums Frühe Hilfen. Materialien zu Frühen Hilfen: Expertise Nr. 5. Hrsg. durch das NZFH.

Mattern, E. & Lange, U. (2012). Die Rolle der Familienhebammen im System der Frühen Hilfen: Entwicklungsperspektiven nach Inkrafttreten des Bundeskinderschutzgesetztes. *Zeitschrift der Deutschen Liga für das Kind: frühe Kindheit. Sonderausgabe 2012, 14*, 66–75.

Meier-Gräwe, U. & Wagenknecht, I. (2011). *Kosten und Nutzen Früher Hilfen: Eine Kosten-Nutzen-Analyse im Projekt „Guter Start ins Kinderleben"*. Materialien zu Frühen Hilfen: Expertise Nr. 4. Hrsg. durch das Nationale Zentrum Frühe Hilfen (NZFH).

Metzing, S. (2007). *Kinder und Jugendliche als pflegende Angehörige: Erleben und Gestalten familialer Pflege*. Huber.

Metzner, G., Horstmann, S., Barth, M., Giesler, J. M., Jünemann, S., Kaier, K., Schlett, C., Schroeder, N., Siebolds, M., Sinss, F., van Staa, J., Glattacker, M. & Renner, I. (2022). Evaluation of a cross-sectoral care intervention for families with psychosocial burden: a study protocol of a controlled trial. *BMC health services research, 22*(1).

Meysen, T., Schönecker, L., Kindler, H., Ziegenhain, U. & Fegert, J. M. (Hrsg.). (2009). *Studien und Praxishilfen zum Kinderschutz. Frühe Hilfen im Kinderschutz: Rechtliche Rahmenbedingungen und Risikodiagnostik in der Kooperation von Gesundheits- und Jugendhilfe*. Juventa.

Mieg, H. A. (2008). Expertisierung vs. Professionalisierung: relative und andere Experten aus Sicht der psychologischen Expertiseforschung. In K.-S. Rehberg & D. Giesecke (Hrsg.), *Verhandlungen des 33. Kongresses der Deutschen Gesellschaft für Soziologie in Kassel 2006* (S. 3265–3275). Campus. https://nbn-resolving.org/urn:nbn:de:0168-ssoar-151215

Mieg, H. A. (2016). Profession: Begriff, Merkmale, gesellschaftliche Bedeutung. In M. Dick, W. Marotzki & H. Mieg (Hrsg.), *Handbuch Professionsentwicklung* (S. 27–40). Klinkhardt.

Morse, J. M., Clarke, A. E., Bowers, B., Charmaz, K., Corbin, J. & Stern, P. N. (2009). Grounded Theory: On Solid Ground. In J. M. Morse (Hrsg.), *Developing Grounded Theory: The Second Generation* (S. 236–249). Taylor & Francis.

MPK. (2007). *Vorläufiges Ergebnisprotokoll der Ministerpräsidentenkonferenz vom 19.12.07 in Berlin*. https://www.fruehehilfen.de/fileadmin/user_upload/fruehehilfen.de/pdf/ergebnisprotokoll-mpk.pdf

Nadai, E. & Sommerfeld, P. (2005). Professionelles Handeln in Organisationen: Inszenierungen der Sozialen Arbeit. In M. Pfadenhauer (Hrsg.), *Professionelles Handeln* (1. Aufl., S. 181–205). VS für Soz. wiss.

Nadai, E., Sommerfeld, P., Bühlmann, F. & Krattiger, B. (2005). *Fürsorgliche Verstrickung: Soziale Arbeit zwischen Profession und Freiwilligenarbeit* (1. Aufl.). VS für Soz. wiss.

Näther, A. (2022). Das Pflegeberufegesetz: Ein Instrument zur Standardabsenkung für die Kinderkrankenpflege? *Kinderkrankenschwester, 41*(7), 202–204.

Neuhaus, D. & Harking, M. (2004, 8. Oktober). Community & Family Health Nursing. In Projektgruppe „Pflegefachtagung 2004" (Vorsitz), *9. Studentische Pflegefachtagung*. Symposium im Rahmen der Tagung von Evangelische Fachhochschule Bochum, Bochum.

Neumann, A. & Renner, I. (2020a). Befragung von Gynäkologen: Welche psychosozialen Belastungen fallen in der Schwangerenvorsorge auf? *Frauenarzt, 61*(4), 260–263. https://www.fruehehilfen.de/fileadmin/user_upload/fruehehilfen.de/pdf/FA-2020-4_BERUF_Neumann.pdf.

Neumann, A. & Renner, I. (2020b). *Die Gynäkologische Praxis in den Frühen Hilfen: Ergebnisse aus dem NZFH-Forschungszyklus „Zusammen für Familien" (ZuFa-Monitoring)*. Kompakt. Hrsg. vom Nationales Zentrum Frühe Hilfen (NZFH).

Nittel, D. (2002). Professionalität ohne Profession? In M. Kraul, W. Marotzki & C. Schweppe (Hrsg.), *Biographie und Profession* (S. 253–286). Klinkhardt.

Nittel, D. (2011). Von der Profession zur sozialen Welt pädagogisch Tätiger? Vorarbeiten zu einer komparativ angelegten Empirie pädagogischer Arbeit. In W. Helsper & R. Tippelt (Hrsg.), *Zeitschrift für Pädagogik: Beiheft 57. Pädagogische Professionalität* (S. 40–59). Beltz.

Nolte, J. (2013). Damit Netzwerke nicht zu Knoten werden: Netzwerksteuerung als Voraussetzung für gelingende Zusammenarbeit in Netzwerken des Kinderschutzes und der Frühen Hilfen. In Bundesarbeitsgemeinschaft der Kinderschutz-Zentren (Hrsg.), *Frühe Hilfen III: Unterstützung für Familien in belasteten Lebenssituationen* (S. 65–81). Bundesarbeitsgemeinschaft der Kinderschutz-Zentren.

NZFH (Hrsg.). (2008). *Frühe Hilfen: Modellprojekte in den Ländern* (1. Aufl.). Nationales Zentrum Frühe Hilfen.

NZFH. (2009). *Begriffsbestimmung Frühe Hilfen.* https://www.fruehehilfen.de/grundlagen-und-fachthemen/grundlagen-der-fruehen-hilfen/begriffsbestimmung-fruehe-hilfen/

NZFH (Hrsg.). (2010). *Forschung und Praxisentwicklung Früher Hilfen: Modellprojekte begleitet vom Nationalen Zentrum Frühe Hilfen.* Bundeszentrale für gesundheitliche Aufklärung.

NZFH. (2011). *Bestandsaufnahme zur Entwicklung der kommunalen Praxis im Bereich Früher Hilfen: Zweite Teiluntersuchung. Kompakt.*

NZFH. (2012). *Unterstützung von Familien von Anfang an: Bundesinitiative Frühe Hilfen 2012–2015.* Bundeszentrale für gesundheitliche Aufklärung.

NZFH. (2013a). *Bundesinitiative Frühe Hilfen: Akteure im Dialog – Auftaktveranstaltung am 5.11.2012 in Berlin.* Dokumentation. https://www.fruehehilfen.de/service/veranstaltungen/dokumentationen/auftaktveranstaltung-bundesinitiative-1/

NZFH. (2013c). *Kompetenzprofil Familienhebammen.* BZgA. https://www.fruehehilfen.de/qualitaets-entwicklung-fruehe-hilfen/qualifizierung/kompetenzprofile/

NZFH. (2013d). *Kompetenzprofil Netzwerkkoordinatorinnen und Netzwerkkoordinatoren Frühe Hilfen* (1. Aufl.). https://www.fruehehilfen.de/qualitaetsentwicklung-fruehe-hilfen/qualifizierung/kompetenzprofile/

NZFH. (2014a). *Bundesinitiative Frühe Hilfen: Zwischenbericht 2014* (2. Aufl.). https://www.fruehehilfen.de/service/publikationen/einzelansicht-publikationen/titel/bundesinitiative-fruehe-hilfen-zwischenbericht-2014-mit-stellungnahme-der-bundesregierung/

NZFH (Hrsg.). (2014b). Guter Start in die Familie: Frühe Hilfen verstehen und verwirklichen [Sonderheft].

NZFH. (2014c). *Kompetenzprofil Familien-Gesundheits- und Kinderkrankenpflegerinnen und -pfleger in den Frühen Hilfen.* BZgA. https://www.fruehehilfen.de/qualitaetsentwicklung-fruehe-hilfen/qualifizierung/kompetenzprofile/

NZFH (2015a). Bundesinitiative Frühe Hilfen aktuell: Qualifizierungsmodule(1), 4 (Informationen aus dem Nationalen Zentrum Frühe Hilfen).

NZFH (Hrsg.). (2015b). *Datenreport Frühe Hilfen: Ausgabe 2015.* https://www.fruehehilfen.de/service/publikationen/einzelansicht-publikationen/titel/datenreport-fruehe-hilfen-ausgabe-2015/

NZFH. (2015c). *Guter Start in die Familie: Frühe Hilfen verstehen und verwirklichen* [Lehrprogramm gemäß § 14 JuSchG].

NZFH. (2015d). *Konferenzreihe Netzwerkarbeit und Netzwerkkoordination des Nationalen Zentrums Frühe Hilfen startete in Potsdam: Dokumentation der Tagung vom 21. April 2015.* https://www.fruehehilfen.de/service/veranstaltungen/dokumentationen/konferenzreihe-netzwerkarbeit-und-netzwerkkoordination-potsdam/

NZFH. (2015e). *Konferenzreihe Netzwerkarbeit und Netzwerkkoordination: Themeninseln zu gelungenen Praxisbeispielen.* https://www.fruehehilfen.de/service/veranstaltungen/dokumentationen/konferenzreihe-netzwerkarbeit-und-netzwerkkoordination-potsdam/themeninseln-potsdam/

BMFSFJ; BZgA; DJI. (2015, 21. April). *„Netze weben – Brücken bauen": Nationales Zentrum Frühe Hilfen startet neue Konferenzreihe* [Pressemitteilung]. https://www.fruehehilfen.de/service/aktuelles/presse/pressearchiv-pressemitteilungen-bis-2017/

NZFH. (2016a). *Aufgaben und Rolle klären: Qualifizierungsmodul [1] für Familienhebammen und Familien-Gesundheits- und Kinderkrankenpflegerinnen und -pflegern* (Qualifizierungsmodule für Familienhebammen und Familien-Gesundheits- und Kinderkrankenpflegerinnen und -pflegern). https://www.fruehehilfen.de/service/publikationen/einzelansicht-publikationen/titel/qualifizierungsmodul-fuer-famhebfgkikp-modul-1-aufgaben-und-rolle-klaeren/

NZFH. (2016b). *Bundesinitiative Frühe Hilfen: Bericht 2016.* Mit Empfehlungen zur Weiterentwicklung Früher Hilfen. https://www.fruehehilfen.de/service/publikationen/einzelansicht-publikationen/titel/bundesinitiative-fruehe-hilfen-bericht-2016/

NZFH. (2016c). *Eltern-Kind-Interaktion begleiten: Qualifizierungsmodul [7] für Familienhebammen und Familien-Gesundheits- und Kinderkrankenpflegerinnen und -pflegern* (Qualifizierungsmodule für Familienhebammen und Familien-Gesundheits- und Kinderkrankenpflegerinnen und -pflegern). https://www.fruehehilfen.de/qualitaetsentwicklung-fruehe-hilfen/qualifizierung/qualifizierungsmodule-fuer-gesundheitsfachkraefte/

NZFH. (2016d). *Entwicklung begleiten: Qualifizierungsmodul [6] für Familienhebammen und Familien-Gesundheits- und Kinderkrankenpflegerinnen und -pflegern* (Qualifizierungsmodule für Familienhebammen und Familien-Gesundheits- und Kinderkrankenpflegerinnen und -pflegern). https://www.fruehehilfen.de/qualitaetsentwicklung-fruehe-hilfen/qualifizierung/qualifizierungsmodule-fuer-gesundheitsfachkraefte/

NZFH. (2016e). *Gespräche mit Familien führen: Qualifizierungsmodul [4] für Familienhebammen und Familien-Gesundheits- und Kinderkrankenpflegerinnen und -pflegern* (Qualifizierungsmodule für Familienhebammen und Familien-Gesundheits- und Kinderkrankenpflegerinnen und -pflegern). https://www.fruehehilfen.de/qualitaetsentwicklung-fruehe-hilfen/qualifizierung/qualifizierungsmodule-fuer-gesundheitsfachkraefte/

NZFH. (2016f). *Kompetenzorientiertes Arbeiten in der Qualifizierung von Familienhebammen und Familien-Gesundheits- und Kinderkrankenpflegerinnen und -pflegern* (Qualifizierungsmodule für Familienhebammen und Familien-Gesundheits- und Kinderkrankenpflegerinnen und -pflegern). https://www.fruehehilfen.de/qualitaetsentwicklung-fruehe-hilfen/qualifizierung/qualifizierungsmodule-fuer-gesundheitsfachkraefte/

NZFH. (2016g). *Lebenswelt Familie verstehen: Qualifizierungsmodul [8] für Familienhebammen und Familien-Gesundheits- und Kinderkrankenpflegerinnen und -pflegern* (Qualifizierungsmodule für Familienhebammen und Familien-Gesundheits- und Kinderkrankenpflegerinnen und -pflegern). https://www.fruehehilfen.de/qualitaetsentwicklung-fruehe-hilfen/qualifizierung/qualifizierungsmodule-fuer-gesundheitsfachkraefte/

NZFH. (2016h). *Leitbild Frühe Hilfen: Beitrag des NZFH-Beirats* (Kompakt Nr. 1). BZgA. https://shop.bzga.de/leitbild-fruehe-hilfen-beitrag-des-nzfh-beirats-1-16000162/

NZFH. (2016i). *Methodensammlung: Qualifizierungsmodule für Familienhebammen und Familien-Gesundheits- und Kinderkrankenpflegerinnen und -pfleger* (Qualifizierungsmodule für Familienhebammen und Familien-Gesundheits- und Kinderkrankenpflegerinnen und -pflegern). https://www.fruehehilfen.de/qualitaetsentwicklung-fruehe-hilfen/qualifizierung/qualifizierungsmodule-fuer-gesundheitsfachkraefte/

NZFH. (2016j). *Ressourcenorientiert mit Familien arbeiten: Qualifizierungsmodul [3] für Familienhebammen und Familien-Gesundheits- und Kinderkrankenpflegerinnen und -pfleger* (Qualifizierungsmodule für Familienhebammen und Familien-Gesundheits- und Kinderkrankenpflegerinnen und -pflegern). Nationales Zentrum Frühe Hilfen (NZFH) in Kooperation mit dem Felsenweg-Institut der Karl Kübel Stiftung für Kind und Familie. https://www.fruehehilfen.de/qualitaetsentwicklung-fruehe-hilfen/qualifizierung/qualifizierungsmodule-fuer-gesundheitsfachkraefte/

NZFH. (2016k). *Vernetzt arbeiten: Qualifizierungsmodul [2] für Familienhebammen und Familien-Gesundheits- und Kinderkrankenpflegerinnen und -pflegern* (Qualifizierungsmodule für Familienhebammen und Familien-Gesundheits- und Kinderkrankenpflegerinnen und -pflegern). https://www.fruehehilfen.de/qualitaetsentwicklung-fruehe-hilfen/qualifizierung/qualifizierungsmodule-fuer-gesundheitsfachkraefte/

NZFH. (2017). *Elterliche Kompetenzen Stärken: Qualifizierungsmodul [5] für Familienhebammen und Familien-Gesundheits- und Kinderkrankenpflegerinnen und -pflegern* (Qualifizierungsmodule für Familienhebammen und Familien-Gesundheits- und Kinderkrankenpflegerinnen und -pflegern). https://www.fruehehilfen.de/qualitaetsentwicklung-fruehe-hilfen/qualifizierung/qualifizierungsmodule-fuer-gesundheitsfachkraefte/

NZFH. (2018a). Mission statement early childhood intervention: Contribution by the NZFH. https://www.fruehehilfen.de/qualitaetsentwicklung-fruehe-hilfen/qualifizierung/qualifizierungsmodule-fuer-gesundheitsfachkraefte/

NZFH. (2018b). *Qualität entwickeln und Handeln dokumentieren: Qualifizierungsmodul [10] für Familienhebammen und Familien-Gesundheits- und Kinderkrankenpflegerinnen und -pflegern* (Qualifizierungsmodule für Familienhebammen und Familien-Gesundheits- und Kinderkrankenpflegerinnen und -pflegern). https://www.fruehehilfen.de/service/publikationen/einzelansicht-publikationen/titel/qualifizierungsmodul-fuer-famhebfgkikp-modul-10-qualitaet-entwickeln-und-handeln-dokumentiere/

NZFH. (2018c). *Dokumentationsvorlage für Familienhebammen und vergleichbare Berufsgruppen aus dem Gesundheitsbereich.* https://www.fruehehilfen.de/service/arbeitshilfen-fuer-die-praxis/dokumentationsvorlage/

NZFH. (2018d). *Mit möglichen Hinweisen auf Kindeswohlgefährdung umgehen: Qualifizierungsmodul [9] für Familienhebammen und Familien-Gesundheits- und Kinderkrankenpflegerinnen und -pflegern* (Qualifizierungsmodule für Familienhebammen und Familien-Gesundheits- und Kinderkrankenpflegerinnen und -pflegern). https://www.fruehehilfen.de/qualitaetsentwicklung-fruehe-hilfen/qualifizierung/qualifizierungsmodule-fuer-gesundheitsfachkraefte/

NZFH. (2021). *Frühe Hilfen: Ein Überblick.* https://www.fruehehilfen.de/grundlagen-und-fachthemen/grundlagen-der-fruehen-hilfen/fruehe-hilfen-ein-ueberblick/

NZFH. (2023). *Netzwerke Frühe Hilfen: Multiprofessionelle Kooperation als Grenzarbeit.* https://www.fruehehilfen.de/service/publikationen/einzelansicht-publikationen/titel/netzwerke-fruehe-hilfen-multiprofessionelle-kooperation-als-grenzarbeit/

NZFH (2024). *Netzwerke Frühe Hilfen.* https://www.fruehehilfen.de/grundlagen-und-fachthemen/netzwerke-fruehe-hilfen/

NZFH, DJI & TU Dortmund (Hrsg.). (2013). *Datenreport Frühe Hilfen: Ausgabe 2013.* https://www.fruehehilfen.de/service/publikationen/einzelansicht-publikationen/titel/datenreport-fruehe-hilfen-ausgabe-2013/

NZFH, DJI & TU Dortmund (Hrsg.). (2018). *Datenreport Frühe Hilfen: Ausgabe 2017.* https://www.fruehehilfen.de/service/publikationen/einzelansicht-publikationen/titel/datenreport-fruehe-hilfen-ausgabe-2017/

Oetken, F., Herdegen, A. & Diehl, M. (2005). Vorbildlich: Das Bremer Modell der Familienhebamme und Familienkinderkrankenschwester. *Kinderkrankenschwester, 24*(9), 365–366.

Oevermann, U. (1983). Hermeneutische Sinnrekonstruktion: Als Therapie und Pädagogik missverstanden, oder: Das notorische strukturtheoretische Defizit pädagogischer Wissenschaft. In D. Garz & K. Kraimer (Hrsg.), *Brauchen wir andere Forschungsmethoden? Beiträge zur Diskussion interpretativer Verfahren* (S. 113–155). Scriptor.

Oevermann, U. (1997). Theoretische Skizze einer revidierten Theorie professionalisierten Handelns. In A. Combe & W. Helsper (Hrsg.), *Pädagogische Professionalität: Untersuchungen zum Typus pädagogischen Handelns* (2. Aufl., S. 70–182). Suhrkamp.

Oevermann, U. (2008). Profession contra Organisation? Strukturtheoretische Perspektiven zum Verhältnis von Organisation und Profession. In W. Helsper, S. Busse, M. Hummrich & R.-T. Kramer (Hrsg.), *Pädagogische Professionalität in Organisationen: Neue Verhältnisbestimmungen am Beispiel der Schule* (S. 55–79). VS für Soz. wiss.

Oevermann, U. (2013). Die Problematik der Strukturlogik des Arbeitsbündnisses und der Dynamik von Übertragung und Gegenübertragung in einer professionalisierten Praxis von Sozialarbeit. In R. Becker-Lenz, S. Busse, G. Ehlert & S. Müller-Hermann (Hrsg.), *Professionalität in der sozialen Arbeit: Standpunkte, Kontroversen, Perspektiven* (3. Aufl., S. 119–147). Springer VS.

Offenberger, U. (2016). *Geschlecht und Gemütlichkeit: Paarentscheidungen über das Beheizte Zuhause.* De Gruyter.

Offenberger, U. (2019). Anselm Strauss, Adele Clarke und die feministische Gretchenfrage. Zum Verhältnis von Grounded-Theory-Methodologie und Situationsanalyse. *Forum Qualitative Sozialforschung / Forum: Qualitative Social Research, 20*(2), Artikel 6. https://doi.org/10.17169/FQS-20.2.2997

Offenberger, U., Baumgartner, R., Schwertel, T., Tietje, O., Evans-Jordan, S. B. & Kimmerle, B. (2023). Soziale Welten, Arenen und Situationsanalysen: Theoretische Debatten und forschungspraktische Erfahrungen. *Forum Qualitative Sozialforschung / Forum: Qualitative Social Research, 24*(2), Artikel 14.

Offenberger, U., Stange, L., Kohler, S. & Kamenik, A. M. (2023). Sozialwissenschaftsgeschichte performativ erzählt: Hintergrund und Entstehung des Webcomics ‚Pragmatism Reloded. Die Siedlerinnen von Chicago'. *Forum Qualitative Sozialforschung / Forum: Qualitative Social Research, 24*(1), Artikel Art. 8. http://dx.doi.org/10.17169/fqs-24.1.3946

Olds, D. L. (2010). The Nurse-Family Partnership: From Trials to Practice. In A. J. Reynolds (Hrsg.), *Childhood Programs and Practices in the First Decade of Life: A Human Capital Integration* (S. 49–75). Cambridge University Press.

Otto, H.-U. (2013). Vorwort. In J. Fischer & T. Kosellek (Hrsg.). *Netzwerke und soziale Arbeit: Theorien, Methoden, Anwendungen* (S. 5–6). Beltz Juventa.

Pabst, C., Küster, E.-U. & Sann, A. (2017). *Ziele und Methoden der Kommunalbefragungen.* Faktenblatt 1 zu den Kommunalbefragungen zum Auf- und Ausbau der Frühen Hilfen. Hrsg. vom Nationalen Zentrum Frühe Hilfen (NZFH). https://www.fruehehilfen.de/forschung-im-nzfh/faktenblaetter-zur-forschung-im-nzfh/

Pabst, C., Sann, A., Salzmann, D. & Küster, E.-U. (2018). Im Profil: Gesundheitsfachkräfte in den Frühen Hilfen. In NZFH, DJI & TU Dortmund (Hrsg.), *Datenreport Frühe Hilfen: Ausgabe 2017* (S. 54–71).

Parsons, T. (1939). The Professions and Social Structure. *Social Forces, 17*(4), 457–467. https://doi.org/10.2307/2570695

Patschke, M. (2016). *Der Diskurs Frühe Hilfen.* Beltz Juventa.

Pätzmann-Sietas, B. (2023). Anschlussfinanzierung zur/zum Gesundheits- und Kinderkrankenpfleger/in. *Kinderkrankenschwester, 42*(6), 180.

Paul, M. (2017). Geleitwort. In E. Holoch, M. Lüdeke & E. Zoller (Hrsg.), *Gesundheitsförderung und Prävention bei Kindern und Jugendlichen: Lehrbuch für die Gesundheits- und Kinderkrankenpflege* (1. Aufl., S. 11–13). Kohlhammer.

Paul, M. & Backes, J [J.] (2008). Frühe Hilfen zur Prävention von Kindesmisshandlung und -vernachlässigung. *Monatsschrift Kinderheilkunde, 156*(7), 662–668. https://doi.org/10.1007/s00112-008-1784-x

Paul, M. & Backes, J. (2017). Frühe Hilfen. In Bundeszentrale für gesundheitliche Aufklärung (Hrsg.), *Leitbegriffe der Gesundheitsförderung und Prävention: Glossar zu Konzepten, Strategien und Methoden.* https://doi.org/10.17623/BZGA:224-i020-1.0

Paul, M., Backes, J., Renner, I. & Scharmanski, S. (2018). Vom Aktionsprogramm über die Bundesinitiative zur Bundesstiftung Frühe Hilfen. *JuKiP, 07*(04), 157–161.

Paul, M. & Renner, I. (2015). Familienhebammen. In W. Melzer, D. Hermann, M. Schäfer, U. Sandfuchs, W. Schubarth & P. Daschner (Hrsg.), *Handbuch Aggression, Gewalt und Kriminalität bei Kindern und Jugendlichen* (380–384). UTB, Klinkhardt.

Pfadenhauer, M. (Hrsg.). (2005). *Professionelles Handeln* (1. Aufl.). VS für Soz. wiss.

Pfadenhauer, M. (2014). Professionalität als spezifische Kompetenzdarstellung. In M. P. Schwarz, W. Ferchhoff & R. Vollbrecht (Hrsg.), *Professionalität: Wissen – Kontext: Sozialwissenschaftliche Analysen und pädagogische Reflexionen zur Struktur bildenden und beratenden Handelns* (S. 162–183). Klinkhardt.

Pfeiffer, C. (2013). Vorwort der Stiftung Pro Kind. In T. Brand & T. Jungmann (Hrsg.), *Kinder schützen, Familien stärken: Erfahrungen und Empfehlungen für die Ausgestaltung früher Hilfen aus der „Pro Kind"-Praxis und -Forschung* (S. 5–7). Beltz Juventa.

Piechotta, G. (2000). *Weiblich oder kompetent? Der Pflegeberuf im Spannungsfeld von Geschlecht, Bildung und gesellschaftlicher Anerkennung* (1. Aufl.). Huber.

Przyborski, A. (2004). *Gesprächsanalyse und dokumentarische Methode: Qualitative Auswertung von Gesprächen, Gruppendiskussionen und anderen Diskursen.* VS für Soz. wiss.

Przyborski, A. & Slunecko, T. (2010). Dokumentarische Methode. In G. Mey & K. Mruck (Hrsg.), *Handbuch Qualitative Forschung in der Psychologie* (S. 627–642). Springer.

Przyborski, A. & Wohlrab-Sahr, M. (2014). *Qualitative Sozialforschung: Ein Arbeitsbuch* (4., erw. Aufl.). Oldenbourg.

Renner, I. & Scharmanski, S. (2016). Gesundheitsfachkräfte in den Frühen Hilfen: Hat sich ihr Einsatz bewährt? *Bundesgesundheitsblatt, Gesundheitsforschung, Gesundheitsschutz, 59*(10), 1323–1331.

Renner, I. & Scharmanski, S. (2018). Der Einsatz von Gesundheitsfachkräften in den Frühen Hilfen und im Kinderschutz. In NZFH, DJI & TU Dortmund (Hrsg.), *Datenreport Frühe Hilfen: Ausgabe 2017* (S. 80–87).

Renner, I., Scharmanski, S. & Paul, M. (2017a). *Ergebnisse der NZFH-Elternbefragung: Wie bewerten Mütter den Einsatz von Gesundheitsfachkräften in den Frühen Hilfen?* Faktenblatt 2 zur Einschätzung von Effektivität und Nutzen der Angebote in den Frühen Hilfen. Hrsg. vom Nationalen Zentrum Frühe Hilfen (NZFH).

Renner, I., Scharmanski, S. & Paul, M. (2017b). *Gesundheitsfachkräfte in den Frühen Hilfen: Möglichkeiten und Grenzen des professionellen Handelns.* Faktenblatt 1 zur Einschätzung von Effektivität und Nutzen der Angebote in den Frühen Hilfen. Hrsg. vom Nationalen Zentrum Frühe Hilfen (NZFH).

Renner, I., Scharmanski, S. & Paul, M. (2018). Frühe Hilfen – Wirkungsforschung und weiterer Bedarf. *Die Hebamme, 31*(02), 119–127.

Renner, I., Scharmanski, S. & Paul, M. (2019a). *Ergebnisse der NZFH-Elternbefragung: Wie bewerten Mütter den Einsatz von Gesundheitsfachkräften in den Frühen Hilfen?* Faktenblatt 2 zur Erreichbarkeit und Effektivität der Angebote in den Frühen Hilfen (2. überarbeitete Aufl.). https://www.fruehehilfen.de/forschung-im-nzfh/erreichbarkeit-und-effektivitaet-der-angebote-in-den-fruehen-hilfen/elternbefragung-zum-einsatz-von-gesundheitsfachkraeften/elternbefragung-zum-einsatz-von-gfk-steckbrief/

Renner, I., Scharmanski, S. & Paul, M. (2019b). *Gesundheitsfachkräfte in den Frühen Hilfen: Möglichkeiten und Grenzen des professionellen Handelns.* Faktenblatt 1 zur Einschätzung von Effektivität und Nutzen der Angebote in den Frühen Hilfen. Hrsg. vom Nationalen Zentrum Frühe Hilfen (NZFH).

Renner, I., Scharmanski, S., van Staa, J., Neumann, A. & Paul, M. (2018). Gesundheit und Frühe Hilfen: Die intersektorale Kooperation im Blick der Forschung. *Bundesgesundheitsblatt, Gesundheitsforschung, Gesundheitsschutz, 61*(10), 1225–1235. https://doi.org/10.1007/s00103-018-2805-0

Renner, I., van Staa, J., Backes, J. & Paul, M. (2019c). Die Frühen Hilfen aus Sicht der Pädiatrie: Erkenntnisse aus einer bundesweit repräsentativen Studie. *Kinderärztliche Praxis, 90*(5), 330–335.

Rettig, H., Schröder, J. & Zeller, M. (2017). *Das Handeln von Familienhebammen: Entgrenzen, abgrenzen, begrenzen* (1. Auflage). Beltz Juventa.

Salzmann, D., Fullerton, B. & Sann, A. (2021). *Kenntnis und Inanspruchnahme von Präventionsangeboten in der frühen Kindheit in Abhängigkeit vom Bildungsstand der Eltern.* Faktenblatt 3 zur Prävalenz- und Versorgungsforschung der Bundesinitiative Frühe Hilfen. Hrsg. vom Nationalen Zentrum Frühe Hilfen (NZFH). https://doi.org/10.17623/NZFH:FB3-PVF

Salzmann, D., Lorenz, S., Eickhorst, A. & Liel, C. (2020). *Psychosoziale Belastungen und Inanspruchnahme Früher Hilfen von Familien in Armutsrisikolagen.* Faktenblatt 8 zur Prävalenz- und Versorgungsforschung der Bundesinitiative Frühe Hilfen. Hrsg. vom Nationalen Zentrum Frühe Hilfen (NZFH). https://doi.org/10.17623/NZFH:FB8-PVF

Salzmann, D., Lorenz, S., Sann, A., Fullerton, B., Liel, C., Schreier, A., Eickhorst, A. & Walper, S. (2018). Wie geht es Familien mit Kleinkindern in Deutschland? In NZFH, DJI & TU Dortmund (Hrsg.), *Datenreport Frühe Hilfen: Ausgabe 2017* (S. 6–23).

Sann, A. (2010). *Kommunale Praxis Früher Hilfen in Deutschland: Teiluntersuchung 1: Kooperationsformen (Bestandsaufnahme).* Materialien zu Frühen Hilfen. Hrsg. durch das NZFH.

Sann, A. (2011). Frühe Hilfen in der kommunalen Praxis: erste Bestandsaufnahme. In J. Freese, V. Göppert & M. Paul (Hrsg.), *Frühe Hilfen und Kinderschutz in den Kommunen* (1. Aufl., S. 113–128). Kommunal- und Schul-Verl.

Sann, A. & Küster, E.-U. (2013). Zum Stand des Ausbaus Früher Hilfen in den Kommunen. In NZFH, DJI & TU Dortmund (Hrsg.), *Datenreport Frühe Hilfen: Ausgabe 2013* (S. 36–45).

Sann, A., Küster, E.-U., Pabst, C. & Peterle, C. (2022). *Entwicklung der Frühen Hilfen in Deutschland: Ergebnisse der NZFH-Kommunalbefragungen im Rahmen der Dokumentation und Evaluation der Bundesinitiative Frühe Hilfen (2013–2017).* Forschungsbericht. Materialien zu Frühen Hilfen 14. Hrsg. durch das Nationale Zentrum Frühe Hilfen (NZFH). Deutsches Jugendinstitut (DJI). https://doi.org/10.17623/NZFH:MFH-EFHD-KB

Sann, A. & Schäfer, R. (2008). Das Nationale Zentrum Frühe Hilfen: eine Plattform zur Unterstützung der Praxis. In P. Bastian, A. Diepholz & E. Lindner (Hrsg.), *Sozialpädagogik. Frühe Hilfen für Familien und soziale Frühwarnsysteme* (S. 103–121). Waxmann.

Sayn-Wittgenstein, F. zu (Hrsg.). (2019 [2007]). *Geburtshilfe neu denken – Bericht zur Situation und Zukunft des Hebammenwesens in Deutschland.* Hochschule Osnabrück. https://opus.hs-osnabrueck.de/frontdoor/index/index/docId/1380

Schäffer, B. (2018). Gruppendiskussion. In R. Bohnsack, M. Meuser & A. Geimer (Hrsg.), *Hauptbegriffe Qualitativer Sozialforschung* (4. Aufl., S. 75–80). Budrich, UTB.

Scharmanski, S. & Renner, I. (2016). Familiäre Ressourcen und Hilfebedarfe erfassen: Zur Konstruktvalidität und Reliabilität des Systematischen Explorations- und Verlaufsinventars für Gesundheitsfachkräfte in den Frühen Hilfen (SEVG). *Zeitschrift für Evidenz, Fortbildung und Qualitat im Gesundheitswesen, 118–119*, 1–9.

Scharmanski, S. & Renner, I. (2018). Gesundheitsfachkräfte in den Frühen Hilfen: Wie nützlich ist die Zusatzqualifikation? Eine quantitative Studie. *Pflege, 31*(5), 267–277.

Scharmanski, S. & Renner, I. (2019). *Geburtskliniken und Frühe Hilfen: Eine Win-Win-Situation? Ergebnisse aus dem NZFH-Forschungszyklus „Zusammen für Familien" (ZuFa-Monitoring).* Kompakt. Hrsg. vom Nationalen Zentrum Frühe Hilfen (NZFH).

Schlüter-Cruse, M. & Sayn-Wittgenstein, F. zu. (2022). *Freiberufliche Hebammen in den Frühen Hilfen: Eckpunktepapier.* https://doi.org/10.17623/NZFH:EPP-FbHeb

Schneider, E. (2004). *Familienhebammen: Die Betreuung von Familien mit Risikofaktoren.* Mabuse.

Schnell, M. W. (2008). *Ethik als Schutzbereich: Kurzlehrbuch für Pflege, Medizin und Philosophie* (1. Aufl.). Huber.

Schnell, M. W. & Dunger, C. (2010). Qualitätssicherung und Ethik in der Pflegeforschung. Geschichte, Stand und Entwicklung in Deutschland. In U. H. J. Körtner (Hrsg.), *Ethik und Recht in der Humanforschung* (S. 187–197). Springer.

Schnell, M. W. & Heinritz, C. (2006). *Forschungsethik: Ein Grundlagen- und Arbeitsbuch mit Beispielen aus der Gesundheits- und Pflegewissenschaft* (1. Aufl.). Huber.

Schöllhorn, A., König, C., Künster, A. K., Fegert, J. M. & Ziegenhain, U. (2010). Lücken und Brücken. In NZFH (Hrsg.), *Forschung und Praxisentwicklung Früher Hilfen: Modellprojekte begleitet vom Nationalen Zentrum Frühe Hilfen* (S. 202–221). BZgA.

Schone, R. (2010). Kinderschutz: Zwischen Frühen Hilfen und Gefährdungsabwehr. *Informationszentrum Kindesmisshandlung/Kindesvernachlässigung (IzKK): IzKK-Nachrichten*(1), 4–7.

Schone, R. (2011). „Frühe Hilfen" und „Schutzauftrag bei Kindeswohlgefährdung": Plädoyer für eine fachliche und begriffliche Differenzierung. In J. Freese, V. Göppert & M. Paul (Hrsg.), *Frühe Hilfen und Kinderschutz in den Kommunen* (1. Aufl., S. 17–33). Kommunal- und Schul-Verl.

Schone, R. & Wolff, R. (2012). Frühe Hilfen und Kinderschutz: Entwicklungsperspektiven nach Inkrafttreten des Bundeskinderschutzgesetztes. *Zeitschrift der Deutschen Liga für das Kind: frühe Kindheit. Sonderausgabe 2012, 14*, 56–59.

Schröder, J. & Zeller, M. (2018). Das Besondere ist das ganz Normale – zum Handeln von Familienhebammen. *Die Hebamme, 31*(02), 111–118.

Schröder, J., Zeller, M. & Rettig, H. (2014). Familienhebammen als professionelle Grenzarbeiterinnen? *Sozialmagazin: die Zeitschrift für soziale Arbeit, 39*(7/8), 62–69.

Schröer, W. & Truschkat, I. (2013). Alltägliche Grenzarbeit: Organisationspädagogik im Spiegel einer entgrenzten Sozialpädagogik. In R. Hörster, S. Köngeter & B. Müller (Hrsg.), *Grenzobjekte: Soziale Welten und ihre Übergänge* (S. 257–268). Springer VS.

Schulze, H. (2015). Theoretical Sampling: Theoretische Sättigung. In R. Rätz & B. Völter (Hrsg.), *Wörterbuch Rekonstruktive Soziale Arbeit* (S. 224–225). Budrich.

Schüssler, D. (2007). Familiengesundheit sichern: Ein Handlungsfeld für die Pflege. *Pflegezeitschrift*(9), 495–498.

Schütze, F. (1997). Organisationszwänge und hoheitsstaatliche Rahmenbedingungen im Sozialwesen: Ihre Auswirkungen auf die Paradoxien des professionellen Handelns. In A. Combe & W. Helsper (Hrsg.), *Pädagogische Professionalität: Untersuchungen zum Typus pädagogischen Handelns* (2. Aufl., S. 183–275). Suhrkamp.

Schütze, F. (2000). Schwierigkeiten bei der Arbeit und Paradoxien professionellen Handelns: Ein grundlagentheoretischer Aufriß. *Zeitschrift für Qualitative Bildungs-, Beratungs- und Sozialforschung, 1*(1), 49–96.

Schütze, F. (2014). Professionelles Handeln auf der Basis von Fallanalyse: Sozialarbeit als Profession. In M. P. Schwarz, W. Ferchhoff & R. Vollbrecht (Hrsg.), *Professionalität: Wissen – Kontext: Sozialwissenschaftliche Analysen und pädagogische Reflexionen zur Struktur bildenden und beratenden Handelns* (S. 140–161). Klinkhardt.

Schütze, F. (2015). Paradoxien des professionellen Handelns. In R. Rätz & B. Völter (Hrsg.), *Wörterbuch Rekonstruktive Soziale Arbeit* (S. 164–166). Budrich.

Seltrecht, A. (2016). Arbeitsbogen: Reflexion professioneller Arbeit im Projkekt- oder Verlaufskurvenkontext. In M. Dick, W. Marotzki & H. Mieg (Hrsg.), *Handbuch Professionsentwicklung* (S. 62–74). Klinkhardt.

Sidor, A., Kunz, E., Schweyer, D., Eickhorst, A. & Cierpka, M. (2010). Zusammenhänge zwischen Mütterlicher post-partaler depressiver Symptomatik und Feinfühligkeit. In NZFH (Hrsg.), *Forschung und Praxisentwicklung Früher Hilfen: Modellprojekte begleitet vom Nationalen Zentrum Frühe Hilfen* (S. 56–66). Bundeszentrale für gesundheitliche Aufklärung.

Sielert, D. (2023). Die Situationsanalyse für vergleichende Forschung nutzbar machen. In L. Gauditz, A.-L. Klages, S. Kruse, E. Marr, A. Mazur, T. Schwertel & O. Tietje (Hrsg.), *Die Situationsanalyse als Forschungsprogramm: Theoretische Implikationen* (S. 241–256). Springer VS. https://doi.org/10.1007/978-3-658-38714-3_15

Spangler, G., Vierhaus, M. & Zimmermann, P. (2020). *Entwicklung von Säuglingen und Kleinkindern aus Familien mit unterschiedlich starken Belastungen: Zentrale Ergebnisse aus der Vertiefungsstudie im Rahmen der Prävalenz- und Versorgungsforschung des NZFH.*

Star, S. L. & Griesemer, J. R. (1989). Institutional Ecology, 'Translations' and Boundary Objects: Amateurs and Professionals in Berkeley's Museum of Vertebrate Zoology, 1907–39. *Social Studies of Science, 19*(3), 387–420.

Stötzel, M. (2009). Kinderschutz in Deutschland im Licht der MPK-Beschlüsse – Was ist daraus geworden? *Praxis der Kinderpsychologie und Kinderpsychiatrie*, 58(10), 786–797.

Strauss, A. L. (1974). *Spiegel und Masken: Die Suche nach Identität* (H. Munscheid, Übers.). Suhrkamp.

Strauss, A. L. (1978a). A Social Worlds Perspective. *Studies in symbolic interaction*(1), 119–128.

Strauss, A. L. (1978b). General Considerations: An Introduction. In A. L. Strauss (Hrsg.), *The Jossey-Bass social and behavioral science series. Negotiations: Varieties, contexts, processes, and social order* (1. Aufl., S. 1–26).

Strauss, A. L. (Hrsg.). (1978c). *The Jossey-Bass social and behavioral science series. Negotiations: Varieties, contexts, processes, and social order* (1. Aufl.).

Strauss, A. L. (1982a). Interorganizational Negotiations. *Urban Life, 11*(3), 350–367. https://journals.sagepub.com/doi/pdf/10.1177/089124168201100306?casa_token=1vCpn4byJwkAAAAA%3AE8jmdNnWHZTdpQFaTRBZPPU3O5yUR5tAP8rpZ_wzWDscNQQNpfhE6Ion34kTioEeBsWAaCc0dFxLXg

Strauss, A. L. (1982b). Social Worls and Legitimation Processes. *Studies in symbolic interaction, 4*, 171–190.

Strauss, A. L. (1991). A Social World Perspective. In A. L. Strauss (Hrsg.), *Creating Sociological Awareness: Collective Images and Symbolic Representations* (S. 233–244). Transaction.

Strauss, A. L. (1993). *Continual Permutations of Action* (1. Aufl.). Taylor & Francis.

Strauss, A. L. (1998 [1987]). *Grundlagen qualitativer Sozialforschung: Datenanalyse und Theoriebildung in der empirischen soziologischen Forschung* (A. Hildenbrand, Übers.) (2. Aufl.). *UTB:* Fink.

Strübing, J. (2005). *Pragmatistische Wissenschafts- und Technikforschung: Theorie und Methode.* Campus.

Strübing, J. (2007). *Anselm Strauss. Klassiker der Wissenssoziologie: Bd. 4.* UVK.

Strübing, J. (2014). *Grounded Theory: Zur sozialtheoretischen und epistemologischen Fundierung eines pragmatistischen Forschungsstils* (3. Aufl.). *Qualitative Sozialforschung.* Springer VS. https://doi.org/10.1007/978-3-531-19897-2

Strübing, J. (2018a). Grounded Theory: Methodische und methodologische Grundlagen. In C. Pentzold, A. Bischof & N. Heise (Hrsg.), *Praxis Grounded Theory: Theoriegenerierendes empirisches Forschen in medienbezogenen Lebenswelten: ein Lehr- und Arbeitsbuch* (S. 27–52). Springer VS.

Strübing, J. (2018b). *Qualitative Sozialforschung: Eine komprimierte Einführung für Studierende* (2. Aufl.). Oldenbourg.

Strübing, J. (2018c). Situationsanalyse: Eine pragmatische Erweiterung der Grounded Theory unter dem Eindruck der Postmoderne. In L. Akremi, N. Baur, H. Knoblauch & B. Traue (Hrsg.), *Interpretativ Forschen: Ein Handbuch für die Sozialwissenschaften* (1. Aufl., S. 1–28). Juventa.

Strübing, J. (2019). Grounded Theory und Theoretical Sampling. In N. Baur & J. Blasius (Hrsg.), *Handbuch Methoden der empirischen Sozialforschung* (S. 525–544). Springer Fachmedien.

Strübing, J., Hirschauer, S., Ayaß, R., Krähnke, U. & Scheffer, T. (2018). Gütekriterien qualitativer Sozialforschung. Ein Diskussionsanstoß. *Zeitschrift für Soziologie*, 47(2), 83–100. https://doi.org/10.1515/zfsoz-2018-1006

Suess, G. J. (2010). Schritte zu einer effektiven, Freude bereitenden Elternschaft: Das STEEP-Programm. In R. Kißgen & N. Heinen (Hrsg.), *Frühe Risiken und Frühe Hilfen: Grundlagen, Diagnostik, Prävention* (S. 194–208). Klett-Cotta.

Suess, G. J., Mali, A. & Bohlen, U. (2010). Einfluss des Bindungshintergrunds der Helferinnen auf Effekte der Intervention: Erste Ergebnisse und Erfahrungen aus dem Praxis- und Forschungsprojekt „Wie Elternschaft gelingt (WIEGE)". In NZFH (Hrsg.), *Forschung und Praxisentwicklung Früher Hilfen: Modellprojekte begleitet vom Nationalen Zentrum Frühe Hilfen* (S. 147–162). Bundeszentrale für gesundheitliche Aufklärung.

Urban-Stahl, U. (2011). *Ombuds- und Beschwerdestellen in der Kinder- und Jugendhilfe in Deutschland: Eine Bestandsaufnahme unter besonderer Berücksichtigung des möglichen Beitrags zum „Lernen aus Fehlern im Kinderschutz". Beiträge zur Qualitätsentwicklung im Kinderschutz.* Nationales Zentrum Frühe Hilfen.

van Staa, J. & Renner, I. (2019). *Die kinderärztliche Praxis und Frühe Hilfen: Ergebnisse aus dem NZFH-Forschungszyklus „Zusammen für Familien" (ZuFa-Monitoring).* Kompakt. Hrsg. durch das Nationale Zentrum Frühe Hilfen (NZFH).

Verwaltungsvereinbarung Bundesinitiative Netzwerke Frühe Hilfen und Familienhebammen (gem. § 3 Absatz 4 des Gesetzes zur Kooperation und Information im Kinderschutz) (2012). https://www.fruehehilfen.de/service/publikationen/einzelansicht-publikationen/titel/verwaltungsvereinbarung-bundesinitiative-netzwerke-fruehe-hilfen-und-familienhebammen/

Verwaltungsvereinbarung Fonds Frühe Hilfen (gem. § 3 Absatz 4 des Gesetzes zur Kooperation und Information im Kinderschutz) über die Bundesstifung Frühe Hilfen (2017). https://www.fruehehilfen.de/service/publikationen/einzelansicht-publikationen/titel/verwaltungsvereinbarung-fonds-fruehe-hilfen/

Volk, S., Warnecke, A.-V., Haude, C., Pieper, S., Cloos, P. & Schröer, W. (2020). *Netzwerke Frühe Hilfen. Multiprofessionelle Kooperation als Grenzarbeit: Ergebnisse einer Studie der Stiftung Universität Hildesheim (2013–2015).* Kompakt. Hrsg. vom Nationales Zentrum Frühe Hilfen (NZFH). https://doi.org/10.17623/NZFH:K-NwFHMpKoop

Wagner, F. & Schnepp, W. (2011). *Familiengesundheitspflege in Deutschland: Bestandsaufnahme und Beiträge zur Weiterbildung und Praxis* (1. Aufl.). *Familiengesundheitspflege.* Huber.

Wegmann, H. (1992). *Antonie Zerwer: Ein Leben für Kinder; 75 Jahre Kinderkrankenpflege.* Hentrich.

Weidner, F. (2000). Zur Einführung in das Grundverständnis der Praxisdisziplin Pflege. In F. Weidner (Hrsg.), *Pflegeforschung praxisnah: Beispiele aus verschiedenen Handlungsfeldern* (2. Aufl.). Mabuse.

Weidner, F. (2011[1995]). *Professionelle Pflegepraxis und Gesundheitsförderung: Eine empirische Untersuchung über Voraussetzungen und Perspektiven des beruflichen Handelns in der Krankenpflege* (3. Aufl.). Mabuse.

Weidner, F. (2019). Künftig Pflegefachkräften vorbehalten. *Heilberufe, 71*(1), 25–28.

Weidner, F. (2021). Vorbehaltsaufgaben in der Praxis. *Die Schwester | Der Pfleger, 60*(12), 20–25.

Weiß, H. (2010). Kinderarmut als Entwicklungsrisiko. In R. Kißgen & N. Heinen (Hrsg.), *Frühe Risiken und Frühe Hilfen: Grundlagen, Diagnostik, Prävention* (S. 47–67). Klett-Cotta.

Weltärztebund (WMA). (2013). *Deklaration von Helsinki: Ethische Grundsätze für die medizinische Forschung am Menschen.* https://www.uke.de/forschung/wissenschaftliche-leitlinien/deklaration-von-helsinki/index.html

Weskamm, A. (2012). Tätigkeitsfelder von Familiengesundheitspflegerinnen und -hebammen: Zum Verbleib der Absolventinnen der Weiterbildung „Familiengesundheitspflege". *Pflegewissenschaft*(4), 197–204.

Weskamm, A. (2015). „Sie haben immer eine gute Idee": Familiengesundheitspflege – ein innovatives pflegerisches Handlungsfeld. *PFLEGEN*(3), 5–8.

WHO. (1986). *Ottawa Charter for Health Promotion, 1986.*

WHO. (1999). *GESUNDHEIT 21: Das Rahmenkonzept „Gesundheit für alle" für die Europäische Region der WHO. Europäische Schriftenreihe „Gesundheit für alle": Nr. 6.* Weltgesundheitsorganisation – Regionalbüro für Europa.

WHO. (2000a). *Erklärung von München: Pflegende und Hebammen.* Ein Plus für Gesundheit. https://hebammenkammer.files.wordpress.com/2017/08/e93016g.pdf

WHO. (2000b). *The Family Health Nurse: Context, Conceptual Framework and Curriculum.* https://apps.who.int/iris/handle/10665/107930

WHO. (2015). *Strategische Leitlinien für das Pflege- und Hebammenwesen in der Europäischen Region im Einklang mit den Zielen von Gesundheit 2020.* https://apps.who.int/iris/handle/10665/353557

Windus, G. & Franzkowiak, P. (2012). Editorial. *Prävention – Zeitschrift für Gesundheitsförderung, 35*(4), 98.

Wissenschaftsrat (WR). (2023). Perspektiven für die Weiterentwicklung der Gesundheitsfachberufe:: Wissenschaftliche Potenziale für die Gesundheitsversorgung erkennen und nutzen. https://doi.org/10.57674/6exf-am35

Witkowski, K., Bischof, T. & Holoch, E. (2017). Gesundheitsförderung und Prävention in einer Familie mit einem Kleinkind. In E. Holoch, M. Lüdeke & E. Zoller (Hrsg.), *Gesundheitsförderung und Prävention bei Kindern und Jugendlichen: Lehrbuch für die Gesundheits- und Kinderkrankenpflege* (1. Aufl., 91–127). Kohlhammer.

Witzel, A. (2000). Das Problemzentrierte Interview. *Forum Qualitative Sozialforschung / Forum: Qualitative Social Research, 1*(1), Art. 22.

Witzel, A. & Reiter, H. (2012). *The problem-centred interview: Principles and practice.* SAGE.

Wolf, C. (2022). *Die Bedeutung von Familienorientierug in der Hebammentätigkeit: Entwicklung eines Betreuungsmodells für Familien.*

Wunderlich, P. (1967). *Arthur Schloßmann und die Düsseldorfer Kinderklinik.* Triltsch.

Zeller, M., Groß, L. M. & Ginter, J. (2020). „Und das ist schon tertiär, was wir da machen, ne?": Gesundheitsfachkräfte und Kinderschutzaufgaben. In H. Kelle & S. Dahmen (Hrsg.), *Ambivalenzen des Kinderschutzes: Empirische und theoretische Perspektiven* (1. Aufl., S. 110–130).

Ziegenhain, U., Schöllhorn, A., Künster, A. K., Hofer, A., König, C. & Fegert, J. M. (2011). *Werkbuch Vernetzung: Modellprojekt: Guter Start ins Kinderleben.* Chancen und Stolpersteine interdisziplinärer Kooperation und Vernetzung im Bereich Früher Hilfen und im Kinderschutz. BZgA.

Zierau, J. & Gonzáles-C., I.-M. (2005). *Modellprojekt Aufsuchende Familienhilfe für junge Mütter – Netzwerk Familienhebammen: Ergebnisse der Evaluation.* Inst. für Entwicklungsplanung und Strukturforschung.

Ziert, Y., Kurtz, V. & Jungmann, T. (2010). Gesundheit und Gesundheitsverhalten der Mütter in der Schwangerschaft: Ergebnisse des Modellprojektes „Pro Kind". In NZFH (Hrsg.), *Forschung und Praxisentwicklung Früher Hilfen: Modellprojekte begleitet vom Nationalen Zentrum Frühe Hilfen* (S. 89–103). Bundeszentrale für gesundheitliche Aufklärung.

Zimmermann, P., Vierhaus, M., Eickhorst, A., Sann, A., Egger, C., Förthner, J., Gerlach, J., Iwanski, A. & Liel, C. (2016). Aufwachsen unter familiärer Belastung in Deutschland: Design und Methoden einer entwicklungspsychologischen Studie zu Risiko- und Schutzmechanismen bei Familien mit unterschiedlicher psychosozialer Belastung. *Bundesgesundheitsblatt, Gesundheitsforschung, Gesundheitsschutz, 59*(10), 1262–1270.

Anlagenverzeichnis

ANLAGE 1: Tabelle zu politischen Meilensteinen der Entwicklung Früher Hilfen (2005/2006)

Zeitleiste	Politische Meilensteine	Funktion
2005 Feb.	Nationaler Aktionsplan für ein kindgerechtes Deutschland (2005–2010)	erklärte Ziele/Handlungsfelder: Aufwachsen ohne Gewalt und gesundes Aufwachsen, Bewusstseinswandel soll angestoßen und unterstützt werden; Anstoß dafür, Problemfeld *Gewalt durch Vernachlässigung* wissenschaftlich zu untersuchen; Motto: *kids in all policies*
2005 Mai	Jugendministerkonferenz (JMK) „Gesundheitsförderung" in München	aufgeworfen Problemfelder: Gesundheitsrisiken, „soziale Bedarfssituation", Erreichbarkeit; Ziele: Gesundheitsschutz, Gesundheitsförderung und Früherkennung; angestrebter Lösungsweg: Verknüpfung, Vernetzung und Kooperation; Gesundheitsziele-Diskurs; Motto: Stärkung der Erziehungskompetenz
2005 Nov.	Koalitionsvertrag (CDU/CSU, SPD)	Problematisierung und Fokus: defizitäre Eltern, gefährdete Kinder, Erziehungsverantwortung, staatliches Wächteramt und Schutzauftrag; erklärtes Ziel: Verbesserung des Kinderschutzes durch Aufbau von Frühwarnsystemen und frühen Hilfen; Initiierung, Förderung, Begleitung und Evaluation von Modellprojekten angestrebt; Grundlage für Arbeit des NZFH als „Servicebüro" auf Bundesebene zur Koordination der Aktivitäten in den Ländern usw.
2006 Mai	Jugend- und Familienministerkonferenz (JFMK) „Familien stärken – Kinder schützen" in Hamburg	Stärkung der Kindergesundheit und Bedeutung der Familie; intersektorale Kooperation und systematische Zusammenarbeit von Gesundheitswesen und Jugendhilfe; Gesundheit als Querschnittsthema auch für Fort- und Weiterbildungen; Netzwerkarbeit und Einbindung verschiedener Kompetenzen und Ressourcen
2006 Aug.	Bekanntgabe Aktionsprogramm	Fokus: Gefährdungen durch Vernachlässigung und Gewalt; Forderung: Weiterentwicklung des Hilfesystems zur Sicherung des Kindeswohls; Lösungsweg: aufsuchende Angebote der primären Prävention für Eltern und Kinder; schwierige Zielgruppen erreichen; Zugang über Gesundheitssystem nutzen; Früherkennung von Risiken und Gefährdung, Screeninginstrumente für Risikofaktoren; Bedingung: professionelle Qualifikation gewährleisten und nutzen; Forschung: Basiswissen zum Kinderschutz, Ursachen für KWG wissenschaftliche, Kosten-Nutzen-Relation und Wirksamkeit von Modellprojekten; Instrumente entwickeln; in internationalen Fachaustausch treten; Praxis: Kooperation und Verzahnung zur Sicherung des Kindeswohls

Quelle: eigene Darstellung

ANLAGE 2: Tabelle zu beschleunigenden Ereignissen der Entwicklung Früher Hilfen (2006/2007)

Zeitleiste	Politische Meilensteine	Funktion
2006 Okt.	Mediale Explosion um den Tod von *Kevin* in Bremen	„Brandbeschleuniger"; Beweis für Versagen des Kinderschutzsystems; Sozialbehörden an den Pranger gestellt; Kindeswohl sei aus dem Blick geraten; die richtigen Fachpersonen an den richtigen Stellen gefordert, Lücken zu schließen; zahlreiche Forderungen: Kooperation, standardisierte Risikoeinschätzung und Aktenführung, systematische und regelmäßige Fehleranalyse, kollegiale Beratung und Supervision, Finanzierung von Maßnahmen; Debatte um Kontrolle; Position: Familie als Risiko, Eltern als Gefährder*innen
2006 Dez.	Sonderkonferenz der Jugend- und Familienminister*innen – „Sonder-JFMK"	Entwurf Kinderschutzgesetz; gesetzliche Maßnahmen für besseren Kinderschutz
2007	Ausschreibung des Aktionsprogramms Frühe Hilfen / soziale Frühwarnsysteme	Finanzierung ausgewählter Modellprojekte [Anmerkung: Finanzierung dauerhafter Strukturen liegt beim Land]; Schlüsselfrage: Wie gelingt der Zugang zu Familien mit besonderen Belastungen und Risiken? Devise: passgenaue Hilfen und Hilfearrangements, adäquate fachliche Qualifikation der Helfenden; Schwerpunkt: Stärkung der Elternkompetenz; Position: die frühe Kindheit stellt Weichen; Forschung: Entwicklung von Erfolgskriterien für Modellprojekte, Förderung der wissenschaftlichen Begleitung
2007 Dez.	Kinderschutzgipfel	Motto: Starke Netze für Kinder und Eltern knüpfen; Förderung von Anfang an; Qualifizierung von Fachpersonen; Beschluss über die Einrichtung des NZFH als Wissensplattform, zum Wissenstransfer, für Kommunikation und Öffentlichkeitsarbeit; Einrichtung eines Fachbeirats beim NZFH; Ziel: Sensibilisierung der Öffentlichkeit für Kinderschutz

Quelle: eigene Darstellung

ANLAGE 3: Tabelle zu Modellprojekten der Praxis und Forschung im Aktionsprogramm (2006–2010)

Modell-projekt	BL	Forschungs-gruppe	Ausrichtung Praxis/Forschung	Systematik, Besonderheiten, Schwer-punkt	Berufs- und Akteursgruppen
„Keiner fällt durchs Netz“	HE SL	Cierpka, Eickhorst, Sidor u. a.	Projekt „Frühe Interventionen für Familien“ (PFIFF) Kurs „Das Baby verstehen“ (www.focus-familie.de): Elternschulung durch Familienhebammen AK „Netzwerk für Eltern“	Zugang herstellen (universell) Risikokonstellation identifizieren (Screening) Intervention/Hilfe vermitteln (selektiv)	Hebammennachsorge als universelles Angebot Familienhebammen als selektives Angebot für Familien mit Belastungen und Problemen Aufsuchende Arbeit auch durch Sozialmedizinische Assistent*innen (SMAs)
Familienhebammen im Landkreis Osnabrück	NI	Makowsky, Schücking	Evaluationsstudie: „Familienhebammen: Frühe Unterstützung – Frühe Stärkung?“ Nutzerinnen-perspektive: „Was sagen die Mütter?“ Perspektive von Familienhebammen	Familienhebammen unterstützen junge Schwangere, Alleinerziehende, von Gewalt Betroffene, Eltern mit kulturellen oder psychischen Hindernissen, Eltern, die drogenabhängig sind	Freiberufliche Familienhebammen – Anbindung an freien Träger (Honorarkräfte bei Deutschem Kinderschutzbund) Sozialarbeiterin als Koordinatorin, Leiterin und Ansprechpartnerin Deutscher Kinderschutzbund als freier Träger für Beratung und als Förderer

Modell-projekt	BL	Forschungs-gruppe	Ausrichtung Praxis/Forschung	Systematik, Besonderheiten, Schwerpunkt	Berufs- und Akteursgruppen
Pro Kind	NI HB SN	Jungmann, Lutz u. a.	Implementierungsforschung (formativ) Biopsychosoziale Evaluation (RCT) (summativ) ⇨ Gesundheitskompetenz, Gesundheitszustand, Gesundheitsverhalten Kosten-Nutzen-Analyse (Effizienz)	Vorbild: Hausbesuchsprogramm *Nurse-Family Partnership* (USA) Fokus auf Mütter bzw. sozial benachteiligte Erstgebärende in der Schwangerschaft (!) verhaltenspräventiv ausgerichtet: Aufklärung, Information, Verhaltensmodifikation, Psyche stärken	„Familienbegleiterinnen" Angestellte Hebammen Hebammen im Tandem mit Sozialpädagog*innen Stiftung Pro Kind Hannover DRK Kreisverband Bremen Karl Kübel Stiftung Felsenweg-Institut
Familien-hebammen in Sachsen-Anhalt (FrühStart)	ST	Behrens, Ayerle, Luderer u. a. Institut für Gesundheits- und Pflegewissenschaft der Martin-Luther-Universität Halle-Wittenberg	Evaluationsstudie: „FrühStart" Wirksamkeit von Familienhebammen, Zugang, Akzeptanz, Zufriedenheit, Zielorientierung ⇨ Gesundheitskompetenz Nutzen der Qualifikation von Familienhebammen hinsichtlich Vernetzung	A) Kontinuierliche, aufsuchende Betreuung hoch belasteter Familien mit psychosozialen und gesundheitlichen Risikofaktoren B) Qualifizierung freiberuflicher Hebammen zu Familienhebammen Vernetzung und Kooperation	Hebammen, die auch als Familienhebammen tätig werden (Honorar max. 10h/Wo à 36 €/h) Landeshebammenverband als Förderer

Modell-projekt	BL	Forschungs-gruppe	Ausrichtung Praxis/Forschung	Systematik, Besonderheiten, Schwerpunkt	Berufs- und Akteursgruppen
Frühwarn-systeme (NW)	NW	Böttcher, Bastian, Lohmann u. a.	Wirkungsanalyse (Telefonbefragung)	Vor Gefährdung schützen Vernetzung	„Helfende": Sozialarbeiter*innen, Hebammen, Ehrenamtliche, etc.
Schutzengel (SH) (14 Projekte)	SH		Qualitative Fallstudien Formativer Transfer Erfolgsbedingungen: professionelles Selbstverständnis, Ausgestaltung Arbeitsbündnis, Verarbeitung Handlungsparadoxien ⇨ Handlungstypen ⇨ Berufsgruppen Kontextfaktoren Qualitätsentwicklung	Kooperation Zusammenarbeit	Jugendhilfesystem: Mitarbeiter*innen der öffentlichen und freien Jugendhilfe, Clearing- und Beratungsstellen, SPFH, Mutter-Kind-Einrichtungen; Bildungssystem: Kitas, Tagespflege, Familienbildung, Schulsozialarbeit; Gesundheitssystem: ÖGD, Gesundheitsämter, Kliniken, SPZ, Beratungsstellen, Krankenkassen, Familienpflege, Mutter-Kind-Kur, Hebammen, Kinderkrankenpflege, Gynäkologie, Kinder- und Jugendärzt*innen, Allgemeinmediziner*innen, sozialer Dienst in Krankenhäusern, Therapeut*innen, Psychiatrie
Guter Start ins Kinderleben	BW BY RP TH	Ziegenhain, Fegert, Schöllhorn u. a.	Netzwerkanalyse: Analyse bestehender kommunaler Kooperations- und Vernetzungsstrukturen ⇨ Verbesserung der Zusammenarbeit Kosten-Nutzen-Analyse Fallbezogene Evaluation Expert*innen-Interviews	Förderung der Elternkompetenz, für belastete Eltern Risikoeinschätzung Erprobung eines Risikoinventars Interdisziplinäre Kooperation und Vernetzung, Weiterbildung, Workshops	Akteursgruppen aus Netzwerkanalysen: Niedergelassene Hausärzt*innen, Kinderärzt*innen, Frauenärzt*innen, Kinder- und Jugendpsychiater*innen, Hebammen Institutionen: Jugend- und Gesundheitsamt, Kita, Beratungsstellen

Modell-projekt	BL	Forschungs-gruppe	Ausrichtung Praxis/Forschung	Systematik, Besonderheiten, Schwer-punkt	Berufs- und Akteursgruppen
Wie Eleternschaft gelingt (WiEge)	HH BB	Suess, Ludwig-Körner	Forschung: Multizentrische Interventions-studie Wirksamkeit, Effekte, Prüfung von Instrumenten zur Einschätzung von Risiken Qualifizierungsangebote (STEEP-Beraterin), Ausbildung in entwicklungs-psychologischen und bindungs-theoretischen Grundlagen	Vorbild für Praxis: S-teps T-owards E-ffective E-njoyable (affektive Komponente!) P-arenting = Programm aus USA, basiert auf Bindungstheorie, Eltern-Kind-Interaktion Frühinterventionsprogramm: Haus-besuche + Gruppenangebote für „Hoch-risikofamilien" Videointervention (*Seeing is Believing*) Beratung Ziel: Sicherheit des Kindes, Unterstützung der Mutter	STEEP-Beraterinnen: Psycholog*innen, Heilpädagog*innen, Sozialarbeiter*innen Fragen auf der Wissensebene und der sozialen Unterstützung: „Wie erfährt eine Mutter, wann sie ihr Kind wie und mit welcher Nahrung sowie in welchem Umfang versorgen soll? Wie kann sie die Bedeutung der einzelnen Ent-wicklungsschritte ihres Kindes und ihren Beitrag dazu verstehen?" (Suess, 2010, S. 200) ⇨ Unterstützung durch Sozial-arbeiter*innen
Soziales Früh-warnsystem	BE	Gries, Scharf	Evaluation und Coaching zum „Sozialen Frühwarnsystem"; Evaluation der Netzwerkaktivitäten	Entwicklung eines Vernetzungskonzepts im Rahmen des Gesamtkonzepts „Netz-werk Kinderschutz"	
Chancen für Kinder psychisch kranker und/ oder sucht-belasteter Eltern	MV	Freyberger, Mielke, Stern	Wirkungsevaluation Vernetzungsprozess Interventionseffekte Netzwerkanalyse Prä-Post-Vergleich	Beratungsstelle Rückenwind Aufsuchende Beratung/Hausbesuche, Vermittlung/Begleitung	Kinderärzt:innen, Hebammen Institutionen: Jugendhilfe, Gesundheits-ämter, Familienbildungsstätte, Kliniken, Beratungsstelle

Quelle: eigene Darstellung, NZFH, 2008, 2010; Paul & Backes, 2008

ANLAGE 4: Tabelle zu ersten Publikationen des NZFH (2008–2011)

Zeitleiste	Veröffentlichungen und wissenschaftliche Publikationen	Hintergrund
2008 2009 1. Nachdruck 2010 2. Nachdruck 2014 (2. Aufl.)	NZFH (Hrsg.). (2008). *Frühe Hilfen: Modellprojekte in den Ländern* (1. Aufl.). Nationales Zentrum Frühe Hilfen.	NZFH stellt sich vor, Modellprojekte stellen sich vor, Übersicht: Wer begleitet welches Forschungsprojekt 2. Auflage: erste zusammenfassende Ergebnisse aus Modellprojekten NZFH, 2008
2010 2012 (2. Aufl.)	NZFH (Hrsg.). (2010). *Forschung und Praxisentwicklung Früher Hilfen: Modellprojekte begleitet vom Nationalen Zentrum Frühe Hilfen*. Bundeszentrale für gesundheitliche Aufklärung.	Sammelband mit Beiträgen aus allen Praxis- und Forschungsprojekten NZFH, 2010
2010 2011 (4. Aufl.)	Ziegenhain, U., Schöllhorn, A., Künster, A. K., Hofer, A., König, C. & Fegert, J. M. (2011). *Werkbuch Vernetzung: Modellprojekt: Guter Start ins Kinderleben. Chancen und Stolpersteine interdisziplinärer Kooperation und Vernetzung im Bereich Früher Hilfen und im Kinderschutz.*	Ergebnisse aus dem Forschungsprojekt „Guter Start ins Kinderleben" Ziegenhain et al., 2011
2010	Sann, A. (2010). *Kommunale Praxis Früher Hilfen in Deutschland: Teiluntersuchung 1: Kooperationsformen (Bestandsaufnahme).* Materialien zu Frühen Hilfen: Bestandsaufnahme.	Bestandsaufnahme: erste Teiluntersuchung Sann, 2010
2011	NZFH (Hrsg.). (2011). *Bestandsaufnahme zur Entwicklung der kommunalen Praxis im Bereich Früher Hilfen: Zweite Teiluntersuchung*. Kompakt.	Bestandsaufnahme: zweite Teiluntersuchung NZFH, 2011
2011	Urban-Stahl, U. (2011). *Ombuds- und Beschwerdestellen in der Kinder- und Jugendhilfe in Deutschland: Eine Bestandsaufnahme unter besonderer Berücksichtigung des möglichen Beitrags zum „Lernen aus Fehlern im Kinderschutz". Beiträge zur Qualitätsentwicklung im Kinderschutz*. Nationales Zentrum Frühe Hilfen.	Urban-Stahl, 2011
2011	Meier-Gräwe, U., & Wagenknecht, I. (2011). *Kosten und Nutzen Früher Hilfen: Eine Kosten-Nutzen-Analyse im Projekt „Guter Start ins Kinderleben"* (Materialien zu Frühen Hilfen: Expertise Nr. 4). Nationales Zentrum Frühe Hilfen.	Meier-Gräwe & Wagenknecht, 2011

ANLAGE 5: Tabelle zu Familienhebammenmodellen (1980–2000)

Zeitspanne	Modell	Quelle, teils wissenschaftliche Begleitung
1980–1983	Familienhebammenmodell Bremen	Collatz et al.
1983–1985	Nachfolgemodell Familienhebammen Bremen	Collatz et al.
seit 1988	Familienhebammen als fester Bestandteil des regulären Dienstleistungsangebots des Gesundheitsamts Bremen	Collatz et al.
Ende 80er	Stellen von Familienhebammen am Gesundheitsamt Bremen werden auch mit Kinderkrankenschwestern besetzt, die sich „Familienkinderkrankenschwestern" nannten	Oetken et al., 2005
1990er	Familienhebammenmodell NW – Landesprojekt „Gesundheit für Mutter und Kind"	Allhoff, 1995, 1999
1990er	Familienhebammen in Hamburg	Schneider, 2004
2000	Familienhebammenprojekte in NI z. B. „Aufsuchende Familienhilfe für junge Mütter – Familienhebammen"	Zierau et al., 2005

Quelle: Oetken et al., 2005; Schneider, 2004, S. 45–52; Zierau & Gonzáles-C., 2005

ANLAGE 6: Tabelle zum Vergleich der Weiterbildungsangebote zur Familiengesundheit des DBfK und des BeKD

	Familiengesundheitspflege (FGP)	Familien-Gesundheits- und Kinderkrankenpflege (FGKiKP)
Curriculums-entwicklung	„Family Health Nursing" (WHO), umgesetzt durch den DBfK	BeKD mit IG Kikra und DRK-Schwesternschaft Kiel und Krefeld
Vorausgesetzter Berufsabschluss	GKP, GKiKP, Altenpflege, Hebamme	GKiKP, Hebamme
Vorausgesetzte Berufserfahrung	2 Jahre	2 Jahre
Dauer	2 Jahre	12–18 Monate (anfangs 1 Jahr)
Struktur	berufsbegleitend	berufsbegleitend
Blöcke	3–4-tägig (Mi–Sa oder Do–Sa)	3-tägig (Do–Sa)
Stundenumfang	720	200–270
Aufbau	8 Module	10 Module (à 20 Unterrichtsstunden)

	Familiengesundheitspflege (FGP)	Familien-Gesundheits- und Kinderkrankenpflege (FGKiKP)
Module	Einführung in FGP Public Health Arbeit mit Familien Gesundheitsförderung und Beratung Entscheidungsfindung und Problemlösung Informationsmanagement und Forschung Case-Management Multidisziplinäres Arbeiten	1. Professionelle Haltung weiter entwickeln (I); 2. Vertiefte Kenntnis der Pflegewissenschaft erlangen; 3. Anleitungs-, Schulungs-, Beratungssituationen für Familien und einzelne Familienmitglieder planen, gestalten und reflektieren; 4. Im multidisziplinären Netzwerk arbeiten; 5. Entwicklungs- und gesundheitsförderndes Handeln (I); 6. Entwicklungs- und gesundheitsförderndes Handeln (II); 7. Eltern-Kind-Bindung fördern und unterstützen; 8. Gesellschaftlich-politisch-rechtliche Rahmenbedingungen in das Pflegehandeln integrieren; 9. Professionelle Haltung entwickeln (II) 10. Prüfungsleistung[79]
Konzeptentwicklung	DBfK	BeKD
Einsatzfelder, institutionelle Anbindung	freiberuflich, in Beratungseinrichtungen, Jugendamt, Gesundheitsamt, im ÖGD, in Projekten: Frühe Hilfen, Demenzhilfe, Entlastung pflegender Angehöriger, Drogenberatung, familiale Pflege, Entlassmanagement	Freiberuflich, in Beratungseinrichtungen, Jugendamt, Gesundheitsamt, im ÖGD in Modellprojekten des Aktionsprogramms der Bundesregierung
Handlungsfeld	Gesundheitsförderung und Prävention, Familiengesundheit	Kinderschutz, Gesundheitsförderung und Prävention
Kosten	3990 Euro (Rabatt bei DBfK-Mitgliedschaft, Stipendium möglich)	1500 Euro (ohne Landeszuschuss) 1300 Euro (reduzierter Beitrag bei Vereinszugehörigkeit/Mitgliedschaft) 750 Euro (durch Zuschüsse vom Land, reduzierter Beitrag)

79 Das Curriculum wurde in seiner ursprünglichen Fassung 2009 vom BeKD zusammen mit der IG Kikra erarbeitet. 2013 wurden Modulaufbau und -beschreibungen, zusammen mit der DRK-Schwesternschaft, überarbeitet. 2015 wurde das Curriculum gemäß Mindestanforderungen zur Qualifizierung von Familienhebammen und Familien-Gesundheits- und Kinderkrankenpflegerinnen und -pflegern im Rahmen der Bundesinitiative Frühe Hilfen (BIFH) (2014) vom 09.07.2014 modifiziert. Der Modulaufbau wurde später auch dem Kompetenzprofil des NZFH (2014c) angepasst.

	Familiengesundheitspflege (FGP)	Familien-Gesundheits- und Kinderkrankenpflege (FGKiKP)
Weiterbildungsorte	seit 2005: München Essen Ab 2010: Gütersloh Itzehoe Hamburg Dresden Potsdam Stuttgart (Ayerle et al., 2012)	seit Okt. 2009: Kiel, DRK-Heinrich-Schwesternschaft e. V. seit Nov. 2009: Stuttgart, BeKD (finanzielle Förderung durch Sozialministerium Baden-Württemberg) seit März 2010: Krefeld, DRK-Schwesternschaft Krefeld seit 2012: an der Hochschule für Fort- und Weiterbildung in Buxtehude, Hannover
Quellen	Flyer des DBfK Südwest; DBfK, 2009a, 2009b; Wagner & Schnepp, 2011	Flyer des BeKD, Forumsbeitrag auf PflegeBoard der DRK-Heinrich-Schwesternschaft Kiel von 2011 und 2012, Diehl, 2010, 2011a, 2011b; Diehl & Holoch, 2010

ANLAGE 7: Tabelle zum Einsatz von Kinderkrankenpflege in kommunalen Angeboten und familienorientierten Qualifizierungsangeboten (1980er bis 2011)

Zeitleiste	Entwicklung Weiterbildungsangebot	BL	Städte
1980er	„Familienkinderkrankenschwestern" neben Familienhebammen am Gesundheitsamt in Bremen angestellt (Diehl, 2010; Oetken et al., 2005)	HB	Bremen
1990	„Familienkinderkrankenschwestern" am Gesundheitsamt Oldenburg (Oetken et al., 2005)	NI	Oldenburg
2004	Kinderkrankenpflegerin als *Family Health Nurse* beim Gesundheitsamt in Bochum angestellt	NW	Bochum
seit 2006	Entwicklung von Weiterbildungsangeboten im Rahmen von Modellprojekten des Aktionsprogramms „Frühe Hilfen für Eltern und Kinder und Soziale Frühwarnsysteme" (Bastian, Diepholz & Lindner, 2008)	Alle	mehrere
	Clearing-Stelle des Gesundheitsamtes: Kinderarzt/-ärztin, „Kinderkrankenschwestern" und Sozialarbeiterin des Jugendamtes im Team (Lukasczyk & Pöllen, 2008, S. 166) Hausbesuch einer „Kinderkrankenschwester" wenn kinderärztliche Vorsorgeuntersuchung ausbleibt (Lukasczyk & Pöllen, 2008, S. 167) „Präventionsprojekt ‚Zukunft für Kinder in Düsseldorf' – Hilfen für Kinder und Familien in Risikolagen" (Lukasczyk & Pöllen, 2008, S. 161–171)	NW	Düsseldorf

Zeitleiste	Entwicklung Weiterbildungsangebot	BL	Städte
	Team der Elternberatungsstelle in Gütersloh: drei „Kinderkrankenschwestern" mit Zusatzqualifikation im Bereich der frühen Kindheit und Heilpädagogik, als universelles Angebot nach der Geburt Leistungen: ein Hausbesuch bei allen Erstgeborenen, individuelle Beratung, Unterstützung und Begleitung bei besonderen Belastungen (0–3 Jahre), Stillunterstützung, Ernährungsberatung, enge Kooperation mit ASD (Fernkorn, 2008, S. 173–188)	NW	Gütersloh
2007	Fortbildung: „Familien beraten" für Hebammen und Kinderkrankenpfleger*innen	RP	
2008	Einsatz von „Familien-, Gesundheit- und Kinderkrankenpflegerinnen" für Hausbesuchsdienst in München (Diehl, 2010)	BY	München
2008	Einsatz von „Familien-, Gesundheit- und Kinderkrankenpflegerinnen" in Frankfurt: Angebot für sozial belastete Familien mit Neugeborenen, 4 FGKiKP + 2 Familienhebammen, angestellt am Gesundheitsamt, Beratung, Betreuung und Begleitung, im Gesundheitsamt und Hausbesuche, Anleitung zur Pflege und Ernährung, Vermittlung weiterer Hilfsangebote (Diehl, 2010)	HE	Frankfurt a. M.
2009	Gründung des Kompetenzzentrums Familiengesundheitspflege in Berlin zur Vernetzung der sieben Bildungsinstitute für die Weiterbildung „Familiengesundheit für Pflegende und Hebammen" als Qualifizierungsangebot im Bereich von Prävention und Gesundheitsförderung (DBfK)	NW SH HH ST BB BW BY	Gütersloh Itzehoe Hamburg Dresden Potsdam Stuttgart München
2009 Okt.	Qualifizierungsangebot zum/zur Familien-Gesundheits- und Kinderkrankenpfleger/in (auf Grundlage des Curriculums des BeKD und IG Kikra) der DRK-Heinrich-Schwesternschaft in Kiel (Diehl, 2010)	SH	Kiel
2009	Forum Krankenschwester.de: Austausch zum Thema „Familien-Gesundheits- und Kinderkrankenpflege (FGKiKP)" mit Beiträgen vom 26.10.2009–09.11.2013 Austausch von GKiKP zur Qualifizierung FGKiKP, zum Qualifizierungsangebot, beruflichen Perspektiven, Entwicklung von Arbeitsfeldern, Chancen und Hindernissen Erwähnte Akteur*innen: DRK-Heinrich-Schwesternschaft Kiel, IG Kikra, BeKD, Krankenkassen, Familienhebammen, Bundesländer/Länder, Oberin, Arbeitgeber*in		

Zeitleiste	Entwicklung Weiterbildungsangebot	BL	Städte
2009 Nov.	Qualifizierungsangebot zum/zur Familien-Gesundheits- und Kinderkrankenpfleger/in (auf Grundlage des Curriculums des BeKD/IG Kikra) durch den BeKD in Stuttgart; finanzielle Förderung durch Sozialministerium Baden-Württemberg (Diehl, 2010)	BW	Stuttgart
2010 Mrz.	Qualifizierungsangebot zum/zur Familien-Gesundheits- und Kinderkrankenpfleger/in (auf Grundlage des Curriculums des BeKD und IG Kikra) der DRK-Schwesternschaft Krefeld (Diehl, 2010)	NW	Krefeld
2010	DBfK Südwest: erste Weiterbildung Familiengesundheitspflege startet in Stuttgart; Flyer zur „Weiterbildung: Familiengesundheitspflege – Family Health Nurse“ mit 720h (DBfK Südwest in Kooperation mit dem Marienhospital Stuttgart) (DBfK 2010)	BW	Weihnachtsbrief DBfK 2010
2010	Qualifizierung von Familienhebammen bei der Stiftung „Eine Chance für Kinder“ (170h) Staatliche Anerkennung der Weiterbildung zur „Familienhebamme“ (Niedersachsen GVBl Nr. 28, 2010 zitiert in Ayerle et al., 2012). (Bohnsack et al., 2014; Makowsky & Schücking, 2010, S. 281)	NI	Hannover
	Qualifikationskurs für Familienhebammen von 250h FrühStart, Felsenweg Institut, Landeshebammenverband (Ayerle et al., 2010, S. 68)	ST	
	Qualifizierungsangebot zur STEEP-Beraterin	HH BB	Hamburg u. a.
2010 Okt.	Zweiter Qualifikationskurs Familien-Gesundheits- und Kinderkrankenpflege startet in Stuttgart; finanzielle Förderung durch Sozialministerium Baden-Württemberg (Diehl, 2010)	BW	Stuttgart
2010 Nov.	Erster Qualifizierungslehrgang zur Familien-Gesundheits- und Kinderkrankenpflegerin in Stuttgart erfolgreich beendet (Diehl & Holoch, 2010)	BW	Stuttgart
2011 Jun.	Freischaltung des E-Learning-Fortbildungskurses „Frühe Hilfen und Frühe Interventionen im Kinderschutz“, frei zugängliche und interdisziplinäre Weiterqualifikation im Bereich Früher Hilfen und Kinderschutz (Maier et al., 2019)		bundesweit für alle interessierten Fachkräfte zugänglich (elearning-kinderschutz.de)
2011 Nov.	Verabschiedung des Bundeskinderschutzgesetzes im Deutschen Bundestag Ministerin: Kristina Schröder Erlass am 22. Dezember 2011 Inkrafttreten am 1. Jan. 2012		

Quelle: eigene Darstellung

ANLAGE 8: Tabelle zur Entwicklung der Qualifizierungsangebote für GKiKP im Bereich Früher Hilfen (2012–2016)

Zeitleiste	Qualifizierungsangebote	Bundesland
seit 2012	Zusatzqualifizierungen für GKiKP (Horcher-Metzger, 2021, S. 542–545)	BY, MV, HH, BE
2012	In Niedersachsen konnten ab 2012 neben Hebammen auch Gesundheits- und Kinderkrankenpflegerinnen zur „Fachkraft Frühe Hilfen" qualifiziert werden (BeKD, 2012). Die Weiterbildung zur „Fachkraft Frühe Hilfen" war für Hebammen staatlich anerkannt.	NI
2012	In NW wurde 2012 ebenfalls sowohl Hebammen als auch GKiKP eine gemeinsame Qualifizierung für die Tätigkeit in Frühen Hilfen angeboten.	NW
2012	Qualifizierungsangebot zum/zur Familien-Gesundheits- und Kinderkrankenpfleger/in des BeKD an der Hochschule für Fort- und Weiterbildung in Buxtehude (BeKD, 2012)	NI
2013	Curriculum für eine „Gemeinsame Qualifizierung von Hebammen zu Familienhebammen und Gesundheit- und KinderkrankenpflegerInnen zu Familien-, Gesundheits- und KinderkrankenpflegerInnen" (Hanck & Reimers, 2013)	HH, SH
seit 2013	Zusatzqualifizierungen für GKiKP (Horcher-Metzger, 2021, S. 542–545)	HE, RP, SN, TH
Seit 2014	Zusatzqualifizierungen für GKiKP (Horcher-Metzger, 2021, S. 542–545)	ST, BB
2015	Kontaktstudium „Gesundheitsförderung und Prävention für junge Familien" an der DHBW Stuttgart mit der Möglichkeit zur Qualifizierung als FGKiKP bzw. Familienhebamme durch Kooperation mit dem Berufsverband Kinderkrankenpflege Deutschland e. V. (BeKD); gefördert durch das BMBF im Förderprogramm „Aufstieg durch Bildung – Offene Hochschule" (DHBW, o. J.)	BW
2016	Staatliche Anerkennung der Weiterbildung „Fachkraft Frühe Hilfen" in Niedersachsen auch für GKiKP seit Sommer 2016	NI

ANLAGE 9: Übersicht Qualifizierungsmodule

Modulnummer	**Modulbezeichnung**	**Inhalt**	**Jahr**
Qualifizierungsmodul 1:	Aufgaben und Rolle klären	Ziel: Teilnehmer lernen Aufgaben, Rolle, Grenzen kennen, reflektieren gesetzliche Grundlagen, Begriffe, Prinzipien. Unterschied zwischen grundständigen Aufgaben und neuer Rolle. Kernbereiche: erkennen und vermitteln, unterstützen und fördern, vernetzen und kooperieren. Rollen: Gesundheitspädagogin, Koordinatorin, Lotsin, Ratgeberin, Beraterin, Familienfürsprecherin, Rollenmodell, Informationsverarbeiterin, Informationsaufbereiterin. Kommunikation des eigenen Arbeitsfelds.	2016
Qualifizierungsmodul 2:	Vernetzt arbeiten	Ziel: Vermittlung von Wissen über Vernetzung und Kooperation, Entwicklung einer Haltung und Reflexion des eigenen Beitrags zur Vernetzung. Bedeutung, Nutzen und Grenzen der Vernetzung verstehen. Kenntnisse über Strukturen, Kommunikation, Interaktion und Handlungsanforderungen. Mitglieder von Netzwerken sein und aktive Akteure der Vernetzung werden.	2016
Qualifizierungsmodul 3:	Ressourcenorientiert mit Familien arbeiten	Ziel: Entdeckung und Zugänglichmachung von Ressourcen durch FGKiKP/FamHeb, um die Bewältigung herausfordernder Lebenssituationen zu unterstützen. Verbesserung der Familienbegleitung und Hilfequalität. Fachkräfte finden eigene Kraftquellen und unterstützen Familien dabei, ihre Ressourcen zu erkennen und aktivieren. Theoretische Grundlagen, Konzepte wie Salutogenese, Resilienz, Empowerment und praktische Methoden werden vermittelt.	2016
Qualifizierungsmodul 4:	Gespräche mit Familien führen	Ziel: Aufbau eines kommunikativen Kontakts und erfolgreiche Gesprächsführung mit Familien, auch in herausfordernden Situationen. Vermittlung kommunikativer Kompetenzen und Strategien im systemischen Ansatz. Dialog auf Augenhöhe, Unterstützung in Krisen und Konflikten, Moderation, Grenzsetzung und Vermittlung elterlichen Fürsorgeverhaltens. Methoden: Gesprächsführungstechniken, Konfliktlösungsstrategien, systemische Sichtweisen, Kontaktgestaltung und kommunikative Ansätze.	2016
Qualifizierungsmodul 5:	Elterliche Kompetenzen stärken	Ziel: Anregung und Begleitung von Lern- und Veränderungsprozessen bei Eltern. Stärkung von Erziehungs-, Beziehungs- und Versorgungskompetenzen. Theoretische Grundlagen: Kompetenzmodelle, Förderung der Elternkompetenz, Lerntheorien und Verhaltensänderungsmodelle. Verbindung zu anderen Modulen der Qualifizierung. Anerkennung vorhandener Ressourcen, dialogische Verständigung, flexible Reaktion auf Bedarfe, Vermittlung weiterer Hilfsangebote. Handlungsanforderungen des Kompetenzprofils für FGKiKP werden erfüllt.	2017

Modulnummer	Modulbezeichnung	Inhalt	Jahr
Qualifizierungsmodul 6:	Entwicklung begleiten	Ziel: Unterstützung von Eltern in der Entwicklungsbegleitung ihrer Kinder. Vermittlung von Wissen über Meilensteine der pränatalen und frühkindlichen Entwicklung sowie Erkennen von Entwicklungsverzögerungen. Sensibilisierung für frühkindliche Entwicklung, Förderung der Selbstregulation des Kindes. Zusammenarbeit mit Modul 7. Handlungsanforderung 4 des Kompetenzprofils wird erfüllt.	2016
Qualifizierungsmodul 7:	Eltern-Kind-Interaktion begleiten	Ziel: Unterstützung von Familienhebammen und FGKiKP bei der Beziehungsgestaltung zwischen Eltern und Kind. Beobachtung und Wahrnehmung der Eltern-Kind-Interaktion. Identifizierung von unterstützenden und hinderlichen Mustern. Anregung zu funktionaler Interaktion und Eingehen auf dysfunktionale Interaktion. Vermittlung theoretischer Konzepte und Handlungskompetenzen. Zusammenarbeit mit Modul 4 und Bezug zum Kompetenzprofil (Handlungskompetenz 3 und 4).	2016
Qualifizierungsmodul 8:	Lebenswelt Familie verstehen	Ziel: Professionelle Unterstützung von Familien aus verschiedenen Lebenswelten. Sensibilisierung für Vielfalt und Vorbereitung auf den Umgang mit fremden Lebenswelten. Aufbau tragfähiger Arbeitsbeziehungen. Kultursensibles Arbeiten und Wissen über heterogene Lebenswelten. Reflexion eigener Vorstellungen und theoretische Grundlagen. Sensibilitätstraining und kultursensible Kommunikation. Zusammenhang mit Modul 4 und Handlungsanforderungen 1, 2 und 4 des Kompetenzprofils.	2016
Qualifizierungsmodul 9:	Mit möglichen Hinweisen auf Kindeswohlgefährdung umgehen	Ziel: Wissen und Handlungskompetenz für Verdachtsfälle. Gesetzliche Vorgaben, Grenzen der Fachlichkeit, Kommunikation mit Familien und Behörden. Wahrnehmung und Bewertung von Anhaltspunkten, Gefährdungseinschätzung, Einbezug von Eltern und Kindern, Vermittlung von Hilfen. Theoretischer Rahmen, Instrumente zur Gefährdungseinschätzung, Beobachtung und Dokumentation. Fachliche Unterstützung und Zusammenarbeit mit dem Jugendamt. Normative und emotionale Aspekte. Verbindung zu anderen Modulen und Handlungsanforderungen des Kompetenzprofils.	2018
Qualifizierungsmodul 10:	Qualität entwickeln und Handeln dokumentieren	Ziel: Anregung zur Reflexion und Verbesserung der Arbeit. Notwendigkeit von Qualitätssicherung und Dokumentation, angepasst an Arbeitskontext und -verhältnis. Theoretischer Rahmen: Qualitätsmanagementsysteme, Methoden und Instrumente. Schnittmengen mit anderen Modulen. Basierend auf Handlungsanforderungen 1 und 8 des Kompetenzprofils.	2018

Quelle: NZFH, 2016a, 2016c, 2016d, 2016e, 2016g, 2016j, 2016k, 2017, 2018b, 2018d

In meinem Dissertationsprojekt geht es um die Rolle von Familien-Gesundheits- und Kinderkrankenpflegekräften (FGKiKP) in den Netzwerken der Frühen Hilfen. Ich möchte wissen, welchen Stellenwert diese Berufsgruppe in den Netzwerken der Frühen Hilfen inne hat, welchen Beitrag sie dort leistet und welche Funktionen sie gegenüber den Adressatinnen erfüllt.

Meine vorrangige Befragungszielgruppe sind Gesundheits- und Kinderkrankenpflegekräfte, die den Weiterbildungslehrgang zur FGKiKP durchlaufen oder erfolgreich abgeschlossen haben und als Familien-Gesundheits- und Kinderkrankenpflegekraft tätig sind.

Zum gegebenen Zeitpunkt geht es um die Frage, welche Facetten das Thema hat, um es anschließend zielgerichtet einzugrenzen.

Zu diesem Zweck möchte ich mit Ihnen ein Interview führen. Die erhobenen Daten werden ausschließlich zu Forschungszwecken verwendet. Dabei werden Ihre Antworten anonymisiert, so dass keine Rückschlüsse auf Sie persönlich gezogen werden können.

Mit Ihrer Unterschrift erklären Sie sich damit einverstanden, dass

- das Interview mithilfe eines Aufnahmeträgers aufgezeichnet wird.
- die Daten im Rahmen des Forschungsvorhabens transkribiert und ausgewertet werden. Das Datenmaterial wird anonymisiert.
- im Rahmen von Veröffentlichungen und Vorträgen Aspekte der Interviewanalyse einfließen, ohne Nennung des Namens und ohne dass Rückschlüsse auf Sie persönlich gezogen werden können.

____

Ort, Datum

____

Unterschrift der Teilnehmerin

Ich freue mich über Ihre Bereitschaft, mir als Interviewpartnerin zur Verfügung zu stehen. Vielen Dank, dass Sie sich die Zeit dafür nehmen.
Ihre Entscheidung zur Teilnahme ist freiwillig und Sie können diese jederzeit – auch während oder nach dem Interview – ohne Angabe von Gründen zurückziehen.
Falls Sie im Nachhinein noch irgendwelche Fragen haben, können Sie sich jederzeit an mich wenden.
Kontakt:
Birte Kimmerle, Birte.Kimmerle@uni-wh.de

Ich werde mir ein paar Notizen machen, auf die ich später noch eingehen werde, Sie aber erstmal nicht unterbrechen.
Ich bin daran interessiert, wie Sie zu Ihrem Beruf kamen, wie Sie Ihre Tätigkeit (als FGKiKP) erleben und die Entwicklungsprozesse (in den Frühe Hilfen) in dem Bereich wahrnehmen.
Ich stelle mir vor, dass Sie mir Ihre Geschichte dazu erzählen, alles, was Sie denken, was wichtig ist. Sie können dort beginnen, wo Sie möchten. Sie können sich dazu so viel Zeit nehmen, wie Sie möchten.

Einstieg
Erzählen Sie mal, wie ist es dazu gekommen, dass Sie FGKiKP geworden sind?
Alternativ: …, dass Sie geworden sind, was Sie sind?

Identifikation
Stellen Sie sich vor, Sie gehen auf ein Klassentreffen. Wie erklären Sie den anderen, die Sie lange nicht gesehen haben, was Sie beruflich machen?

Wahrnehmung der Berufsgruppe
Als FGKiKP – wie treten Ihnen andere entgegen? Was ist das für ein Gefühl? (Familien, andere Berufsgruppen, Kolleginnen, Mitarbeitende der Kommunalverwaltung)

Entwicklung des Tätigkeitsfeldes
Wie hat sich Ihr Tätigkeitsfeld (das mit den Frühen Hilfen) hier in °[Name der Stadt oder des Landkreises] aus Ihrer Sicht entwickelt? Erzählen Sie mal aus Ihrer Erinnerung.
Was denken Sie, warum braucht es FGKiKP?
Wie ist das hier organisiert?

Zusammenarbeit, Vernetzung, Kooperation
Wie gestaltet sich das Netzwerk Frühe Hilfen? Wie läuft das genau in °[Name der Stadt oder des Landkreises]? Wie sind Sie hier vernetzt?
Wie ist der Kontakt zu Kolleginnen?
Erzählen Sie doch mal von einer Besprechung. Wie läuft das so ab? Wer ist dabei? Was wird besprochen? Worum geht's?
Wie würden Sie die *Zusammenarbeit* mit anderen (Akteur*innen) beschreiben? Was funktioniert gut? Was sehen Sie kritisch?
Welche Kooperation schätzen Sie besonders? Weshalb? Woran liegt das?

Zielgruppen und Zugang
Wie kommt der Kontakt (zu den Frauen/Familien) zustande?
Wenn Sie an die *Fälle* denken, für die sie zuständig sind: Was sind das für Fälle? Erzählen Sie mal.
Erzählen Sie doch mal von einem Fall, wo es nötig war, sich mit anderen/interdisziplinär abzustimmen: Wie hat die Kooperation geklappt? Was hat gut geklappt? Was hätten Sie sich anders gewünscht?

Handlungsbereiche
Wofür fühlen Sie sich zuständig?
Wofür möchten Sie nicht zuständig sein? Warum?
Was machen Sie so? Beschreiben Sie doch mal einen ganz normalen Arbeitstag.
Wenn Sie an Ihre letzte Arbeitswoche denken, wie war das? Was fiel an?

Bewertung/Bedeutung
Wie gefällt Ihnen Ihr Beruf? Und die Tätigkeit in den Frühen Hilfen?
Was gefällt Ihnen daran? Was würden Sie sich anders wünschen?

Wünsche – Abschluss
Was wünschen Sie sich für Ihre berufliche Arbeit?
Was wünschen Sie sich in Bezug auf die Berufsgruppe der FGKiKPs?
Was liegt Ihnen noch auf dem Herzen?

Weiterentwicklung des Leitfadens im Verlauf:
nach den ersten beiden Interviews: berufsbiografischer Erzählimpuls offener
nach Interview 3: Weiterqualifizierung thematisieren
Weitere Fragen zum „Diskurs Frühe Hilfen“:
Was verstehen Sie unter „Frühe Hilfen“?

Hinweise vor der Diskussion:
Es wird immer die gesamte Gruppe angesprochen.
Ich greife inhaltlich nicht ein.
Ich werde mir ein paar Notizen machen, auf die ich später noch eingehen werde, Sie aber erstmal nicht unterbrechen.

NARRATIVER TEIL
Einstiegsimpuls:
Wie Sie wissen, beschäftige ich mich in meinem Forschungsprojekt damit, wie sich das entwickelt mit GKiKP in den Frühen Hilfen. Zu Beginn möchte ich Sie daher fragen, was für Sie einzeln und vielleicht auch für Sie als Gruppe wichtig ist, in Bezug auf das Forschungsthema: FGKiKP in Netzwerken Früher Hilfen. Fangen Sie einfach da an, wo Sie möchten, und kommen Sie miteinander darüber ins Gespräch.

EVALUATIVER TEIL – EXMANENTE NACHFRAGEN
theoretisieren:
Woran könnte es Ihrer Meinung nach liegen, dass FGKiKP in den Frühen Hilfen immer mehr gefragt sind? Was ich immer wieder höre ist der Ausspruch, dass GKiKP „aus den Frühen Hilfen nicht mehr wegzudenken“ seien. Woran liegt das? Was meinen Sie?
bewerten:
Wie schätzen Sie die Qualität der *Zusammenarbeit* mit anderen Akteur*innen im Netzwerk ein?
Wie könnte sich aus Ihrer Perspektive die Zusammenarbeit mit XY verbessern?
theoretisieren:
Was ist anders im Gegensatz zur Arbeit im *Krankenhaus*?
In einem vor kurzem erschienenen Artikel einer Forschungsgruppe aus Hildesheim konnte ich lesen: GKiKP kommen aus dem *Krankenhaus*, dort ist professions- und disziplinübergreifendes Arbeiten gang und gäbe, das kennen GKiKP, es sei für sie eine Selbstverständlichkeit, deswegen klappe das auch in den Frühen Hilfen mit dem *Zusammenarbeiten* mit anderen. Für Hebammen hingegen, die aus der Selbständigkeit/Freiberuflichkeit kommen, sei das viel schwieriger und weniger selbstverständlich multidisziplinär zusammenzuarbeiten. Was sagen Sie dazu?
Im Krankenhaus sind Auftrag und Zweck, immer ganz klar, genauso wie die Arbeitsteilung und hierarchische Organisation. Alles klar geregelt und routiniert. Wie ist das hier?
Wie läuft die Arbeitsteilung bzw. auch die Abstimmung mit dem *Jugendamt*/der Jugendhilfe?
Wen betrachten Sie als Ihren Auftraggeber / Ihre Auftraggeberin?

Sie sind in Ihrer Tätigkeit hier am Gesundheitsamt fest angestellt. Was macht den Unterschied zur *Freiberuflichkeit*?

argumentieren:
Das Team° hier in °[Stadt in Niedersachsen] ist beim Gesundheitsamt angesiedelt. Was spricht dafür oder auch dagegen, FGKiKP beim *Gesundheitsamt anstelle beim Jugendamt* anzustellen bzw. zu koordinieren?
In den Unterlagen des NZFH werden FGKiKP häufig als *„vergleichbare Berufsgruppe"* den Familienhebammen zugeordnet oder mit Familienhebammen in einen Topf geworfen. Wie sehen Sie das? Inwiefern sehen Sie sich als „vergleichbare Berufsgruppe", inwiefern nicht?
Sie arbeiten hier im Team sowohl als GKiKP als auch als FGKiKP. Was würden Sie sagen: Inwiefern unterscheidet sich Ihre Vorbildung? Was nutzt die *Weiterbildung* zur FGKiKP? Was spricht dafür oder auch dagegen, dass in den Frühen Hilfen tätige GKiKP diese Weiterbildung machen?
In Ergebnissen einer Forschungsgruppe zur multiprofessionellen Zusammenarbeit in den Frühen Hilfen konnte ich lesen, FGKiKP beschrieben und bezeichneten sich als *„Mädchen für alles"*. Inwiefern stimmen Sie dieser These zu, inwiefern nicht?
erklären:
Das °-Team scheint ja hier einen guten Ruf zu haben. Viele – auch andernorts – können es sich sicher gar nicht mehr vorstellen, wie es ohne GKiKP in den Frühen Hilfen laufen sollte. Was würden Sie sagen, wie schaffen Sie es, bei Familien die Vermutung zu provozieren, dass Sie das gut machen? Woran erkennt die Zielgruppe/erkennen Familien/Eltern, dass Sie zuständig sind?
Was ist aus Ihrer Sicht die Grundlage der Zusammenarbeit mit den Familien?
Wenn Sie neu in eine Familie kommen: wie läuft das ab?
Wann betrachten Sie Ihre Hilfe in den Familien als wirksam?
bewerten:
Wie schätzen Sie die Qualität der *Zusammenarbeit im Team* ein? Wie läuft das?
Wie könnte sich aus Ihrer Perspektive die Zusammenarbeit verbessern?
kollektive Entwürfe/Orientierungstheorien:
Was wären Ihre Vorschläge, um den *Bekanntheitsgrad* von FGKiKP zu verbessern?
Was beinhaltet Ihrer Meinung nach der *Begriff* „Frühe Hilfen" bzw. „Netzwerke Frühe Hilfen"?
Was wären Ihre *Perspektiven*, wie es mit GKiKP in den Frühe Hilfen weitergehen könnte?
Wünsche – Abschluss
Was wünschen Sie sich für Ihre berufliche Arbeit?
Was wünschen Sie sich in Bezug auf die Berufsgruppe der FGKiKPs?
Was liegt Ihnen noch auf dem Herzen?

/	wenn ein Gedanke nicht zu Ende geführt wird bzw. Satzabbrüche
Abc-	Wortabbrüche
//	überlappende Sprache
(.)	Pause einer Länge von einer Sekunde
(..)	Pause einer Länge von zwei Sekunden
(Sek.)	Pause in Sekunden angegeben, ab 3 Sek.
WORT	Betonung
(Worte)	Klammern grenzen unsichere Transkriptionen ab und beinhalten den besten Tipp der transkribierenden Person
((unv.))	unverständlich
°	anstelle von Ortsbezeichnungen oder Namen
[Anm.]	Umschreibung von Ortsbezeichnungen, Anmerkungen, Ergänzungen, Unterbrechungen, Geräusche, besonderes Atmen, Lachen etc.

Literatur

Flick, U. (2009). *Qualitative Sozialforschung: Eine Einführung* (2. Aufl., S. 381 f.). Rowohlt.

Dresing, T. & Pehl, T. (2018). *Praxisbuch Interview, Transkription & Analyse: Anleitungen und Regelsysteme für qualitativ Forschende* (8. Aufl.). www.audiotranskription.de/praxisbuch

Dank

Eine Promotion gleicht einem Marathon und das Schreiben einer Dissertation ist harte Arbeit. Zahlreiche Menschen haben mich auf diesem Weg begleitet, wofür ich sehr dankbar bin. Mein ausgesprochener Dank gilt …

- insbesondere Prof. Dr. Friederike zu Sayn-Wittgenstein-Hohenstein für ihre Bereitschaft, meine Arbeit zu betreuen, deren Vergleiche mit dem Geburtsvorgang mir stets verlässlich angezeigt haben, was noch vor mir liegt. Ihre Anregungen, Ermutigungen und konstruktiven Rückmeldungen waren entscheidend für den Erfolg dieser Arbeit.
- Prof. Dr. Ursula Offenberger für den inspirierenden Austausch, die Aufnahme in die Schreibgruppe und die fachliche Betreuung. Die Arbeitsgemeinschaft „Soziale Welten und Arenen" hat mir neue Forschungswelten eröffnet, meine Wissenschaftslandschaft erweitert, mein Netzwerk bereichert und mich persönlich weitergebracht. Herzlichen Dank.
- Prof. Dr. Jörg Strübing, durch den ich zur Situationsanalyse fand, sowie der Forschungswerkstatt zur Situationsanalyse an der Universität Tübingen (2018–2020).
- der Schreibgruppe, dem Stuttgarter Kolloquium, meiner gesamten Forschungscommunity, TWA und Coachingzonen für die gemeinsam etablierten guten Gewohnheiten, Schreibroutinen, jede Menge Schreibflow, Inspiration, Kontinuität, Austausch und Zusammenhalt.
- Prof. Dr. Norma Huss, Haley Paige Leersen und Sarah B. Jordan-Evans für ihre Unterstützung bei den englischsprachigen Veröffentlichungen.
- meiner Tochter Marlen für die Erstellung der Grafiken.
- allen, die die Schrift geprüft und Ratschläge gegeben haben, besonders Johanna Ristau.
- meinen Interviewpartnerinnen und den Teilnehmerinnen der Gruppendiskussion für ihre Offenheit und ihr Vertrauen.
- allen Kinderkrankenpflegefachpersonen, denen ich als Dozentin in der Qualifizierung zur FGKiKP begegnet bin, für fachlichen Austausch, Interesse und Inspiration.
- Elfriede Zoller, die mich in meiner beruflichen Sozialisation geprägt hat, für ihr Interesse, ihre Fragen, den Austausch und ihre Unterstützung im Feldzugang.
- meinem Mann Felix, der immer an mich geglaubt hat, fürs gemeinsame Durchstehen aller Tiefen, Feiern aller Hochs und für den gemeinsamen Alltag während der Promotionszeit. Danke für alles.

- meinen Töchtern Marlen und Charlotte für ihren Zuspruch, Ablenkung und Erdung.
- meinen Eltern und meiner großen Familie für Unterstützung und Begleitung.
- meinem Großvater und meiner Großtante, die den Abschluss der Arbeit nicht mehr erlebt haben, für das Gefühl: *dat löpt sik t'recht.*
- meinen Freundinnen und Freunden für ihre Geduld, Ermutigung und fürs Dasein.
- allen, die direkt oder indirekt zum Gelingen dieser Arbeit beigetragen haben.

Ich bin sehr dankbar dafür, ein Stück des Weges von Prof. Dr. Wilfried Schnepp begleitet worden zu sein. Seine ermutigenden Worte und wohlwollende Haltung waren für das Entstehen dieser Arbeit entscheidend. Er war der beste „Netzwerker", den ich kenne. Einen Teil meines Netzwerks verdanke ich ihm. Ich denke oft an ihn, z. B., wenn ich *mit* Gepäck aus einem Zug aussteige – aber das ist eine längere Geschichte.

Mein abschließender Dank gilt allen, die mich dazu ermutigt haben, über mich hinauszuwachsen und meinen Weg erfolgreich zu gestalten. Von Herzen Danke.